Hausmittel

Dr. Jörg Zittlau
Dr. Norbert Kriegisch
Dagmar P. Heinke

Hausmittel

Die bewährte Hausapotheke
gegen alle Krankheiten

Südwest

Inhalt

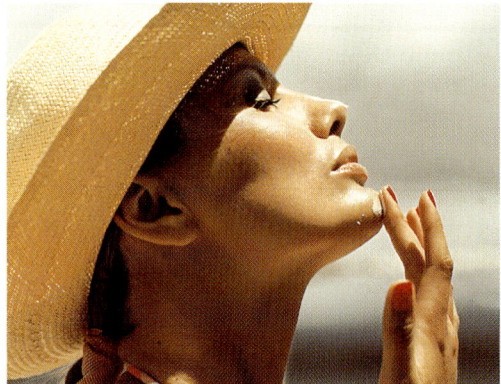

Die Haut ist ein empfindliches Organ.

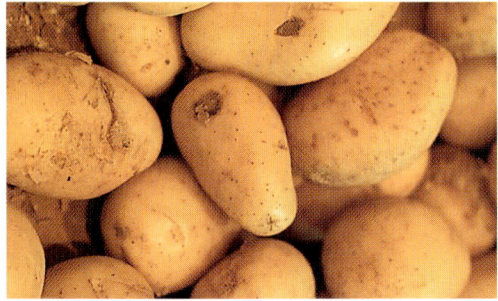

Kartoffeln haben eine entzündungshemmende Wirkung.

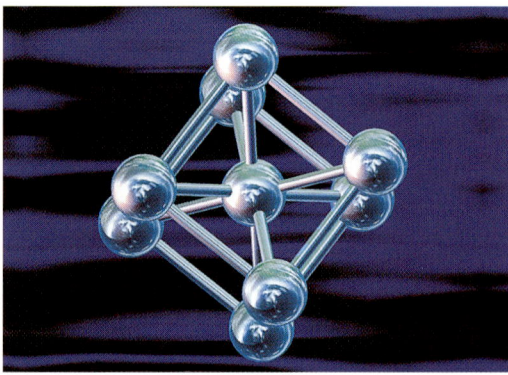

Eisen – ein wichtiger Bestandteil unseres Körpers.

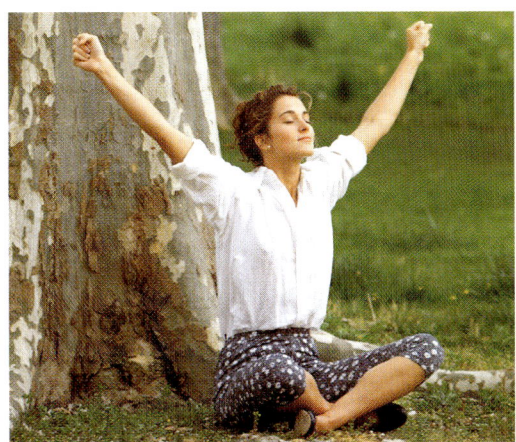

Entspannungsübungen an der frischen Luft.

Gefäßerkrankungen

Gehirn und Nervensystem

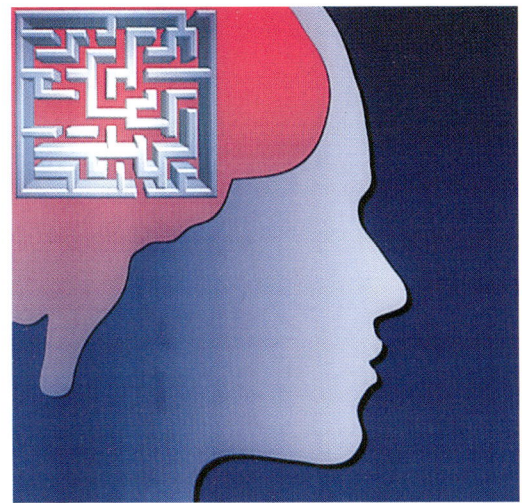

Der Sitz des Schmerzzentrums ist im Gehirn.

Hals-, Nasen- und Ohrenerkrankungen

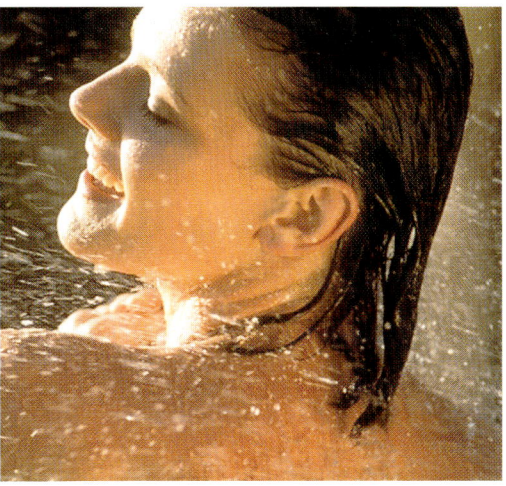

Gegen Ohrensausen hilft Entspannung.

Hautprobleme

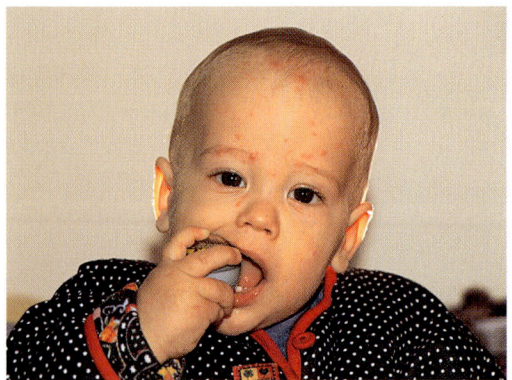

Kamille lindert den Juckreiz bei Windpocken.

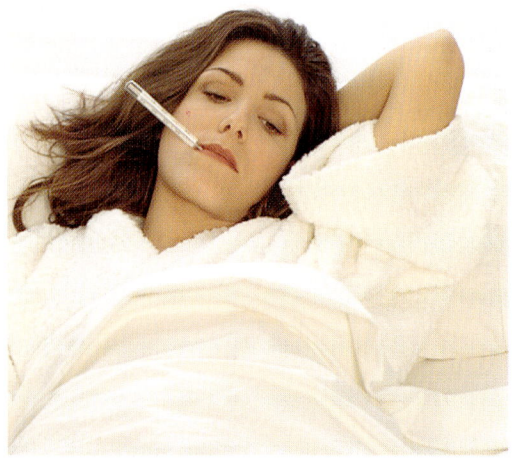

Bei Fieber arbeitet das Immunsystem auf Hochtouren.

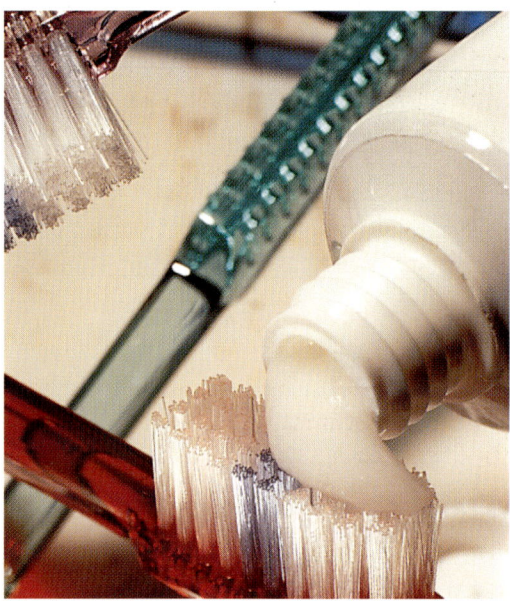

Mangelnde Mundhygiene kann Entzündung hervorrufen.

Nieren und ableitende Harnwege

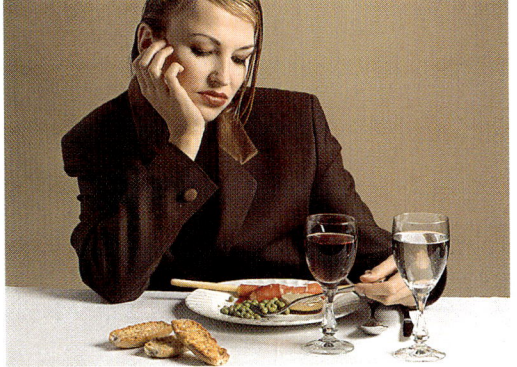

Appetitlosigkeit kann viele Ursachen haben.

Psychische Störungen und Beschwerden

Unfälle und Verletzungen

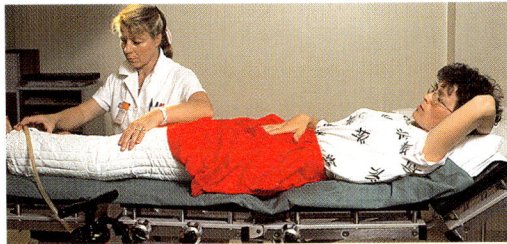

Verletzte Gelenke sollten gut bandagiert und hoch gelagert werden.

Verdauungsorgane

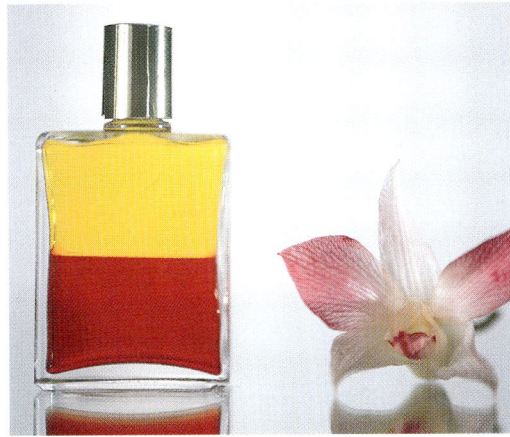

Balanceöle sind heilsam für Körper und Seele.

Heilmethoden im Überblick

Einige Bemerkungen zu diesem Buch

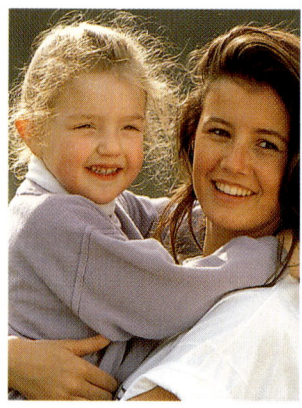

Zum Glück gehört vor allem eins – Gesundheit.

Gesundheit – so problematisch wie nie zuvor

Gesundheit gehört schon seit alters zu den wichtigsten Zielen der Menschen. Der deutsche Philosoph Arthur Schopenhauer erklärte sogar kategorisch: »Gesundheit ist nicht alles, aber ohne Gesundheit ist alles nichts.«

Im Gegensatz zu früheren Zeiten, in denen teilweise die hygienischen Verhältnisse katastrophal waren, die Ernährung für große Bevölkerungsteile mangelhaft und die ärztliche Versorgung ungenügend war, stehen wir heute relativ gut da.

Und dennoch: Wir leben zwar im Zeitalter des technischen und medizinischen Fortschritts, der immer bessere Diagnosemöglichkeiten und neue Therapien hervorbringt; andererseits sehen wir uns einer Flut steigender und ganz neuer, unheilbarer Erkrankungen gegenüber. Die Zunahme von Allergien, das Auftauchen von AIDS- und Ebolaviren beunruhigen uns. Die Industrie beklagt eine dramatisch zunehmende Zahl von Krankmeldungen, die öffentlichen Krankenkassen steuern auf eine finanzielle Apokalypse zu, Ärzte und Therapeuten blicken in überfüllte Wartezimmer, und die Krankenhäuser platzen aus allen Nähten.

In dieser Situation gewinnen alternative Therapien, Naturheilverfahren und sinnvolle Vorbeugungsmaßnahmen gegen Krankheiten wieder zunehmend an Interesse – sowohl bei Patienten als auch bei Ärzten. Und immer mehr Menschen suchen nach einer sanften Medizin für alltägliche Beschwerden und Befindlichkeitsstörungen und erinnern sich an den alten Grundsatz, daß die heilenden Kräfte auch in uns selbst liegen.

Hausmittel – so begehrt wie nie zuvor

Viele Menschen sind von der modernen Medizin enttäuscht. Sie sind auch vielfach enttäuscht von Ärzten, die sich keine Zeit mehr für ihre Patienten nehmen (können). Den technischen Fortschritt betrachten Sie eher mit Skepsis; sie wollen eigentlich nicht noch mehr Spezialisten für immer mehr Erkrankungen, sondern sie wollen ihr Leben und ihre Gesundheit selbst in die Hand nehmen.

Aus diesem Grund ist ein umfassendes Buch über Hausmittel, deren Wirkungen nachgewiesen sind und deren Anwendungen sich bewährt haben, so notwendig wie schon lange nicht mehr.

Gesundheit als höchstes Gut
Die Menschen wußten schon immer: Gesundheit ist unser wertvollster Besitz. Die Philosophen der Antike bewerteten Gesundheit als unersetzbaren Bestandteil der Tugendhaftigkeit eines Menschen, die mittelalterlichen Scholastiker betrachteten sie als Weg zu Gott.

Alternative Wege
Einige alternative Methoden sind in der Schulmedizin nach wie vor umstritten, da sich ihre Wirkungen nicht naturwissenschaftlich nachweisen lassen. Gleichwohl zeitigen sie bei manchen Patienten erstaunliche Erfolge.

Die ganzheitliche Hausapotheke

Der gesundheitsbewußte Mensch von heute ist kritisch gegenüber der Schulmedizin und offen gegenüber alternativen Heilmethoden. Deshalb haben wir uns für die in diesem Buch aufgeführten Mittel nicht nur am neuesten medizinischen Stand orientiert, sondern unseren Blick auch in die Vergangenheit gerichtet: Was hat man früher getan, um Schweißattacken, Plattfüße, Kopf- und Bauchschmerzen in den Griff zu bekommen? Und wir haben unseren Blick seitwärts gelenkt – auf erfolgversprechende Methoden der Alternativmedizin: auf Aromatherapie, Heilgymnastik, Farbtherapie, Teebaumöl, Akupressur, Homöopathie u.v.a.m.

Unter den einzelnen Stichwörtern finden Sie Hinweise auf solche Heilmethoden; im hinteren Teil des Buches geben wir Ihnen einen Überblick, der Sie mit verschiedenen alternativen Anwendungen und Behandlungsmethoden, die Sie vielleicht noch nicht kennen, vertraut machen soll. Wenn Ihnen also die fernöstliche Meditationstechnik Qi Gong oder die Bach-Blütentherapie nichts sagt und Sie mehr darüber wissen wollen, können Sie sich in diesem Teil darüber informieren.

Auch die Seele kann krank sein

Wir haben auch die psychischen Hintergründe von Krankheiten in dieses Buch mit aufgenommen. Die Erkenntnis, daß ein kranker Mensch nicht nur körperlich, sondern ganzheitlich – nämlich an Leib und Seele – erkrankt ist, setzt sich mehr und mehr durch. Es sind nicht allein die Bakterien, Viren, Pilze und Unfälle, die krank machen können, sondern auch ein bestimmtes Verhalten, Stimmungen und innere Konflikte.

Wichtige Tips für die Anwendung

Bei der Auswahl der in diesem Buch aufgeführten Heilmittel wurde darauf geachtet, daß sie einerseits möglichst wenig Nebenwirkungen haben, andererseits aber wissenschaftlich-empirisch abgesichert sind. Darüber hinaus haben wir großen Wert auf Hintergrundinformationen für den Leser gelegt. Das bedeutet: Er erfährt nicht nur, welche Hausmittel ihm bei seiner Erkrankung helfen, sondern auch, wie sie wirken, wie man sie am einfachsten anwendet, wo man sie gegebenenfalls erhält und was ihre besonderen Vorzüge sind.

Gleichwohl gilt auch für unsere Hausapotheke: Weniger ist mehr. Mit anderen Worten: Wenn Sie bei einer entzündlichen Erkrankung die unter dem betreffenden Stichwort aufgeführten Entzündungsmittel alle gleichzeitig einnehmen (von Aspirin und Ibuprofen über die homöopathischen Präparate bis hin zu Teebaumöl und Kamillentee), dann tun Sie des Guten zuviel. Entscheiden Sie sich immer für eine der angegebenen Therapieformen!

Den Überblick nicht verlieren

Was Therapieformen und Medikamente betrifft, haben wir heute riesengroße Auswahlmöglichkeiten – und wir (und vor allem Ärzte) haben die Qual der Wahl. Denken Sie nur an die Vielzahl von Arzneimitteln! Auch Naturheilmittel gibt es mittlerweile in großer Anzahl.

Ziel dieses Buches war es einerseits, Altbewährtes anzubieten, und andererseits, auf ganz neue wirkungsvolle Mittel und Therapien aufmerksam zu machen und auch Adressen anzugeben, die weiterhelfen.

Kleine Wundermittel

Manche Mittel sind ausgesprochen vielseitig und helfen bei verschiedenen Symptomen. Teebaumöl beispielsweise tötet bei Pilzerkrankungen nicht nur die Parasiten ab, sondern wirkt zusätzlich auch noch entzündungshemmend und fördert die Regeneration der Haut.

Selbstdiagnose
und Selbstmedikation
Eine genaue Selbst-
diagnose der Symptome
einer Erkrankung
ist unablässig.
Falsche Diagnose
oder wahllose Einnahme
von Mitteln – eben
auch von Hausmitteln –
stellt den Heilungs-
erfolg in Frage.
Andererseits:
Seien Sie ein bißchen
geduldig.
Tees, Kräuter oder
Umschläge bringen nicht
sofort den Umschwung.
Ihre Wirkung
ist langsamer, dafür
dauerhafter, sanft und
nebenwirkungsarm.

Psychosomatik
Auch in der Schul-
medizin setzt sich mehr
und mehr die
Erkenntnis durch,
daß der Körper krank
werden kann, wenn die
Seele leidet.
Daß selbstlose
Menschen zu Arthritis
neigen und Magen-
probleme oft mit unter-
drückten Aggressionen
zu tun haben, ist mittlerweile fast Allgemeingut.
Eine Änderung des
Verhaltens wirkt teilweise
besser und nachhaltiger
als manches Medikament.

Der besondere Tip

Nach Aufführung der Symptome, Ursachen und Hintergründe einer Krankheit stellen wir Ihnen zunächst altbewährte und erprobte Hausmittel vor – überschaubar und sorgsam ausgewählt. Darüber hinaus bieten wir Ihnen bei den meisten Beschwerden noch einen besonderen Tip – eine Neuigkeit, eine etwas andere Anwendung eines Mittels, ein besonders sanftes Mittel, die Tricks von Sportprofis oder ein altes Mittel, dessen Wirkung wiederentdeckt wurde.

Das sollten Sie bei der Lektüre beachten

Wenn Sie sich beim Lesen und bei der Anwendung an folgende Prinzipien halten, kann eigentlich nichts schiefgehen:

● Lesen Sie zunächst einmal die Abschnitte zu den Symptomen und Ursachen einer Erkrankung.

● Testen Sie dann, ob die angegebenen Symptome überhaupt auf Sie zutreffen und – wenn ja – welche Symptome bei Ihnen besonders stark ausgeprägt sind. Ist beispielsweise Ihr Husten begleitet von einem weißen, grünen oder einem rötlichen Auswurf? Ist er schmerzhaft, trocken oder eher räuspernd? Die Beantwortung dieser Fragen ist wichtig für die spätere Therapie!

● Überprüfen Sie, welche Ursachen bei Ihnen in Frage kommen! Ist beispielsweise Ihr Husten die Folge einer Erkältung, einer chronisch gewordenen Erkältung oder einer Überbeanspruchung der Stimmbänder? Hier müssen Sie die Symptome genau prüfen, um zu einer sinnvollen Therapie zu gelangen.

● Lesen Sie sich den Abschnitt zu den psychischen Hintergründen gut durch, und seien Sie ehrlich zu sich selbst! Bedenken Sie bitte: Auch wenn die darin aufgeführten Fakten genau auf Sie zutreffen sollten – dann sind Sie immer noch ein ganz normaler Mensch. Sie sind keineswegs ein Fall für den Psychiater, sondern so normal oder anormal wie wir alle. Ganz wichtig ist vielmehr: Wer erkennt, daß seine Hautprobleme möglicherweise in frühkindlichen Trennungsängsten wurzeln oder daß seine Magenreizungen von unterschwelligen Aggressionen herrühren, hat einen wichtigen Schritt zur Selbsterkenntnis getan! Und Selbsterkenntnis hat in der medizinischen Therapie erwiesenermaßen einen großen Heileffekt.

● Nehmen Sie nur ein Mittel zur Behandlung eines Symptoms! Also nur eins gegen die Schmerzen, nur eins gegen die Entzündung, nur eins gegen den Husten, nur eins für die Stärkung der Immunabwehr usw. Andererseits: Der Weg in die andere Richtung ist durchaus erlaubt und erwünscht, denn möglicherweise gibt es ja ein Medikament, daß die entscheidenden Symptome Ihrer Erkrankung vollständig abdeckt.

● Übersehen Sie bitte nicht die Wichtig-Hinweise, die in der Rand-spalte stehen! Denn manche Heilmittel können Allergien auslö-sen oder vertragen sich nicht mit anderen Medikamenten.

● Seien Sie geduldig! Hausmittel helfen meistens nicht innerhalb von Minuten, sondern brauchen mitunter mehrere Tage oder Wo-chen, um ihre Wirkung zu entfalten. Dafür sind sie in der Regel sanfter als pharmazeutische Medikamente. Bei homöopathischen Mitteln ist es sogar ein gutes Zeichen, wenn sich die Symptome erst einmal verschlimmern – denn das zeigt, daß Sie das richtige Mittel gewählt haben und eine Heilung kurz bevorsteht.

● Abschließend geben wir Ihnen jeweils am Ende – sofern dies sinnvoll erscheint – noch ein paar Tips zur Vorsorge, damit sich Ihre Erkrankung möglichst nicht so schnell wiederholt.

● Überschätzen Sie die Wirkung von Hausmitteln nicht – bleiben Sie auf dem Teppich! Schwerwiegende Erkrankungen – vor allem schwere Infektionen – müssen von einem erfahrenen Arzt behan-delt werden! Auch wenn die Hausmittel partout keinen Erfolg zeigen wollen, sollten sie den Arzt aufsuchen – denn möglicher-weise haben Sie sich in der Diagnose geirrt.

So finden Sie sich schnell zurecht

Im Inhaltsverzeichnis sind die verschiedenen Beschwerden nach Obergruppen geordnet. Hierzu ein Beispiel: *Schlafstörungen* finden Sie unter der Rubrik *Psychische Störungen und Beschwerden*, das *Schlafwandeln* hingegen steht unter *Gehirn und Nerven*, da es in er-ster Linie neurologisch bedingt ist, auch wenn psychische Aspekte eine Rolle spielen. Falls Sie irgendwelche Beschwerden nicht finden oder nicht auf Anhieb finden, sollten Sie im Register nachsehen. Es handelt sich um ein sogenanntes Symptomregister, d. h., daß Sie zu einem bestimmten Symptom – etwa Husten – mehrere Seitenver-weise finden. Diese führen Sie zu folgenden Stichwörtern: *Bronchi-tis, Erkältung, Grippe, Heiserkeit, Keuchhusten.*
Dieses Buch ist vor allem für medizinische Laien geschrieben. Das Symptomregister enthält daher viele der umgangssprachlichen Be-zeichnungen für Beschwerden. Beispiel: Im Inhaltsverzeichnis lesen Sie unter der Rubrik *Unfälle und Verletzungen* den Eintrag »Bluter-guß«; im Register finden Sie auch den »blauen Fleck«, der Sie genau zu diesem Stichwort führt.

Die Medizin der Zukunft – sanft und wirksam zugleich

Zweifellos wird die moderne Medizin auch in Zukunft nicht auf chemische Präparate verzichten können. Aber sowohl Patienten als auch Ärzte sind nicht mehr so grenzenlos chemiegläubig wie noch vor wenigen Jahren. Beide Seiten suchen nach Alternativen. Mit diesem Buch leisten wir einen Beitrag für diese Suche.

Besonders wichtig!
Die Grenzen eines Hausmittelbuches liegen klar auf der Hand: Hausmittel helfen gegen alltägliche Erkrankungen und Beschwerden. Sie ersetzen bei schwer-wiegenden Krankheiten und chronischen Erkrankungen keinesfalls den Gang zum Arzt! Sie können allerdings oft sinnvoll als begleitende Maßnahmen zu medi-kamentösen Therapien angewandt werden.

Vorbeugen – so bleiben Sie gesund
Viele Erkrankungen ließen sich vermeiden, wenn wir gesünder leben würden; etwa wenn wir anders essen, unseren Streß reduzieren und regelmäßig Sport treiben würden. Dieses Buch gibt Ihnen daher bei den meisten Beschwerden und Erkrankungen Tips an die Hand, wie Sie diese in Zukunft wir-kungsvoller vermeiden bzw. was Sie – wenn Sie für bestimmte Erkran-kungen erblich vorbela-stet sind – tun können, um den Gefahrenfaktoren aus dem Weg zu gehen. Denn: Die beste Medizin ist Vorbeugung.

Hausstauballergie

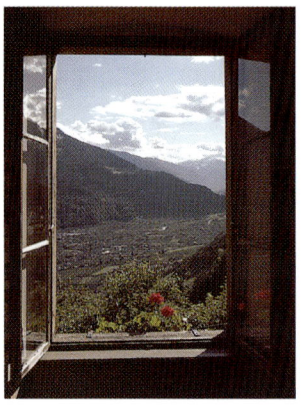

Kräftiges Lüften mögen die Hausstaub-milben überhaupt nicht.

Symptome

- Schnupfen, Hautausschläge (Nesselsucht), asthmatische Anfälle und Bindehautentzündungen
- Kreislaufstörungen, je nach Schwere der Allergie
- Die Symptome häufen bzw. verschlimmern sich, wenn der Patient mit Hausstaub in Berührung kommt, also beim Saugen oder Wischen von Staub, Berühren des Haustiers, Teppich-klopfen etc.

Die Qual der Wahl
Bei Allergien grundsätzlich zum Arzt – dieser Satz ist leider nicht immer richtig. In Deutschland wird die Allergologie zum Teil sehr unprofessionell betrieben. Die meisten Ärzte beginnen mit umfang-reichen Hautallergietests, ohne eine vorhergehende Patientenbefragung vorgenommen zu haben – und ohne diese ist der Allergietest eigentlich vollkommen sinnlos. Unser Tip: Gehen Sie am besten zu einem speziell ausgebildeten Arzt, der die Bezeichnung »Allergologe« trägt.

Ursachen

Die Hausstaubmilbe spielt bei allergischen Erkrankungen gar nicht die dominante Rolle, die ihr gerne zugesprochen wird. Sie ist gerade einmal für acht Prozent aller Allergien verantwortlich; 31 Prozent gehen hingegen auf Schimmelpilze zurück, die sich ebenfalls in großer Anzahl im Hausstaub befinden. Eine weitere, oft geäußerte These ist ebenfalls falsch – nämlich die, daß sich die Milbe hauptsächlich in unserem Bettzeug tummelt. Neuere Untersuchun-gen ergaben, daß 98 Prozent unserer Bettdecken und 78 Prozent un-serer Kopfkissen nicht eine einzige Milbe enthalten. Das kleine Spinnentier fühlt sich in Teppichböden und Matratzen viel wohler.

Immunologische Hintergründe

Hausstauballergien häufen sich in der warmen Jahreszeit, obwohl die Milben- und Schimmelbelastung in unseren Räumen aufgrund der Beheizung eigentlich durchgehend gleich ist. Der Grund: In der warmen Jahreszeit kommt es häufiger zu Pollenallergien, die unser Immunsystem derart durcheinanderbringen, daß sich auch allergi-sche Reaktionen gegenüber Hausstaub einstellen können. Behandelt werden muß dann freilich nur die Pollenallergie als eigentliche Mutter der Allergien.

Psychische Hintergründe

Menschen, die unter besonderem psychischen Streß stehen, leiden besonders häufig unter Allergien, da ihr Immunsystem schneller außer Kontrolle gerät.
Darüber hinaus gibt es Patienten, bei denen ärztlicherseits eine Hausstauballergie festgestellt wurde, die jedoch selbst dann noch allergische Reaktionen zeigen, wenn man ihre Umgebung vollstän-dig von Milben und Schimmel befreit hat.

Ein typisches Beispiel: Eine Hausstauballergikerin befindet sich in einem gekachelten Raum, sie hat keinerlei Beschwerden. Dann bringt man ihren Wohnzimmerteppich herein, den man zuvor vollständig von Milben und Schimmel befreit hat. Bei ihr brechen wieder schwere allergische Reaktionen aus. Den Grund ermittelt der Psychoanalytiker: Der Teppich stammte ursprünglich von ihrer Schwester – und für diese empfindet die Allergikerin einen abgrundtiefen Haß. Gegenstände wirken eben nicht allein durch die in ihnen enthaltenen Substanzen oder Lebewesen allergisch, sondern auch durch ihre Bedeutung. So kann es durchaus sein, daß jemand als Hausstauballergiker eingestuft wird, obwohl er eigentlich nur gegen feuchtwarme Räume mit flauschig gemütlichen Teppichen allergisch ist – die alle zwar für Milben und Schimmel ideale Lebensbedingungen darstellen, den Allergiker aber in erster Linie nur deswegen überreagieren lassen, weil er unbewußt an seine bedrückende Kindheit im spießigen Elternhaus erinnert wird.

Altbewährt – so helfen Sie sich selbst!

Grobgewebte Läufer anstatt Teppiche!
Legen Sie Ihre Wohnung mit grobgewebten Läufern aus. Denn dort finden Schimmelpilze und Milben schlechtere Lebensbedingungen.

Verschweißen Sie Ihre neuen Matratzen in Plastikfolie!
Auf diese Weise gelangen keine Hautschuppen als Milbenfutter in die Matratze, und es kommen auch keine Milbenexkremente als Allergene aus der Matratze.

Vorsicht vor Stofftieren!
Waschen Sie Stofftiere, oder entfernen Sie diese gänzlich aus den Räumen. Denn sie ziehen sehr viel Staub an.

Ledermöbel bevorzugen!
Ledermöbel ziehen wesentlich weniger Staub an als Polstermöbel. Dies sollten Sie als Allergiker zumindest bei einer Neuanschaffung berücksichtigen.

Synthetikware
Tauschen Sie Ihr Daunenbettzeug gegen Synthetikware aus, da diese sich leichter waschen läßt. Oder lüften Sie häufig Ihre Daunendecken, bzw. hängen Sie sie über die Heizung, damit die Federn wieder aufgehen.

Schlafzimmerverbot für Haustiere
Lassen Sie Ihre Haustiere bitte nicht ins Schlafzimmer. Dort gehören sie wirklich nicht hin.

Nicht nur negativ
Eine Allergie ist die überschießende Reaktion des Körpers auf bestimmte Substanzen, Situationen oder psychische Symbole. Immerhin zeigt der Körper damit, daß er überhaupt reagiert – und allein dieser Umstand ist aus medizinischer Sicht durchaus positiv zu bewerten.

Mit Bach-Blüten Allergien lindern
Wer eine Bach-Blütentherapie ausprobieren möchte, wird bei Allergien immer zur Blütenessenz Crab Apple greifen. Sie hilft bei allen Hauterkrankungen und beeinflußt das Gefühl der Unreinheit positiv. Weitere Bach-Blüten muß ein Spezialist gemäß den individuellen Begleitumständen auswählen.

Pflegeleichte Böden
Für Hausstauballergiker empfehlen sich im Schlafzimmer pflegeleichte Böden aus Kork oder Parkett, die man gut feucht wischen kann.

13

Im Hausstaub finden sich alle möglichen Substanzen, die Allergien auslösen können: Schimmelpilze, Kot der Hausstaubmilben, Haare und Hautschuppen von Tieren, wie z.B. Hunden, Katzen, Meerschweinchen usw., aber auch Blüten- und Gräserpollen.
Oben: Hausstaub im Rasterelektronenmikroskop in 180facher Vergrößerung.
Unten: Mikroaufnahme einer Hausstaubmilbe in 50facher Vergrößerung.

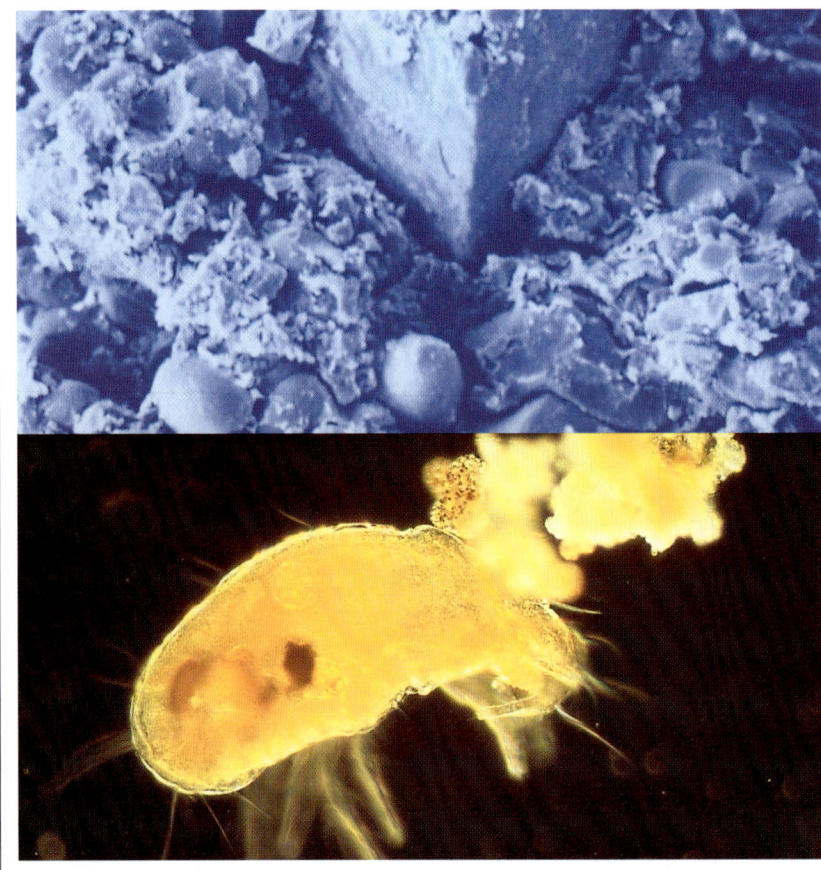

Medikamente
● **Deutschland**
Fomos, Hisfedin, Hismanal, Lisino, Teldane, Terfemundin, Terfenadin-ratiopharm
● **Österreich**
Clarytin, Hismanal, Triludan
● **Schweiz**
Claritine, Hismanal, Teldane, Triludan

Lüften schadet nie
Abgestandene Luft begünstigt ein Raumklima, in dem sich Tierchen aller Art wohl fühlen. Feuchtwarme Räume sind für ihre Vermehrung ideal. Also: Lüften Sie häufig und gründlich!

Antihistaminika
Diese Medikamente dämpfen allergische Reaktionen, führen jedoch auch häufig zu starker Müdigkeit. Die neueren Wirkstoffe wie Terfenadin oder Loratadin sind diesbezüglich nicht mehr schlimm.
Preiswerte Präparate, die keine ermüdenden Nebenwirkungen zeitigen, sind: Fomos, Hisfedin, Hismanal, Lisino, Teldane, Terfemundin, Terfenadin-ratiopharm.

Homöopathische Mittel
Allium cepa D6 ist ein homöopathisches Zwiebelpräparat, das bei Niesanfällen, tropfender Nase sowie tränenden und geröteten Augen hilft.
Dosierung: 3mal täglich 10 bis 20 Kügelchen.

Natürlich desinfizieren – unser Tip!

Teebaumöl

Eine völlig keimfreie Wohnung ist wohl nicht erreichbar – und vielleicht auch gar nicht erstrebenswert. Doch Sie können Ihre Umgebung mit Teebaumöl auf natürliche Weise desinfizieren. Teebaumöl wirkt darüber hinaus auch insektenabwehrend; die Mücken mögen diesen Geruch nicht.

Als Putzmittel: Geben Sie auf 1 Eimer Wischwasser für Fußböden etwa 50 Tropfen Teebaumöl. Verrühren Sie das Öl gut im Wischwasser.

Als Waschmittel: Setzen Sie einem Flüssigwaschmittel 50 Tropfen Teebaumöl zu. Dadurch werden bei der Maschinenwäsche Hausstaubmilben, die sich in Kleidungsstücken aufhalten, abgetötet. Für die Handwäsche geben Sie ebenfalls 50 Tropfen ins Wasser.

Als Mottenkugel: Geben Sie ein paar Tropfen Teebaumöl auf Taschentücher, die Sie dann in Ihrem Schrank verteilen. Auf diese Weise sind Sie vor allem Kleingetier sicher.

Als Luftreiniger: Geben Sie ein paar Tropfen des Öls in einen Luftbefeuchter oder auch in eine Duftlampe. Dieser Duft vertreibt nicht nur Insekten, sondern auch anderes Ungeziefer.

Vorbeugen – so bleiben Sie gesund

- Lüften Sie so oft wie möglich, vor allem dann, wenn die Räume doppelverglaste Fensterscheiben haben!

- Keine Zigaretten! Rauchen schwächt die Fremdkörperabwehr in den oberen Atemwegen.

- Richten Sie Ihre Wohnung wirklich so ein, daß sie Ihnen gefällt. Lassen Sie sich nicht auf Möbelstücke ein, die Ihnen partout nicht gefallen und deren Anblick Ihnen schon fast körperlich weh tut. Denn andernfalls könnte es passieren, daß Sie aus psychischen Motiven eine Allergie gegen diese Möbelstücke entwickeln, die dann fälschlicherweise als Hausstauballergie ausgelegt wird.

- Sorgen Sie in Ihrer Nahrung für ausreichend Vitamin C! Der eigentliche Schuldige an unseren Allergien ist das Histamin, das beim Allergiker im Übermaß ausgeschüttet wird und für die typischen Reaktionen sorgt. Vitamin C ist jedoch imstande, einen Teil des überschüssigen Histamins zu binden und zu einer harmlosen Säure abzubauen. Sie finden das Vitamin vor allem in Holunderbeeren, Kiwis, Orangen, Zitronen, Grapefruits, Sanddornsaft und Tomaten.

Eine unbezwingbare Armee?

In unseren Innenräumen leben etwa 40 verschiedene Schimmelpilzarten, die mit ihren Sporen den Allergikern das Leben schwermachen können. Da darf es nicht verwundern, daß so viele der ärztlich durchgeführten Hausstaub-Desensibilisierungsmaßnahmen wirkungslos verpuffen.

Hochburgen der Hausstauballergie

Schimmelpilze und Hausstaubmilben entfalten sich am besten in warmen und feuchten Gegenden. Aus diesem Grund gilt Freiburg i. Br. als Hauptstadt der Hausstauballergiker, während Seestädte wie Kiel oder Cuxhaven eine eher niedrige Quote aufweisen.

Spezialstaubsauger

Es gibt spezielle Staubsauger, die den aufgesaugten Staub durch Wasser ziehen, und ihn so nicht wieder hinten in der aufgewärmten Luft hinauspusten.

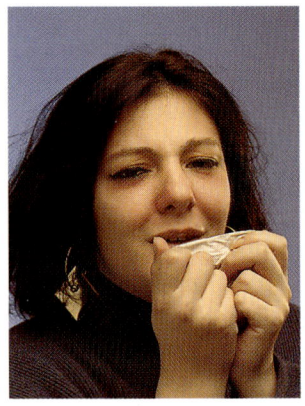

*Heuschnupfen ist oft
von heftigen
Niesattacken begleitet.*

Heuschnupfen

Ursachen

Auslöser des Heuschnupfens sind – neben Gräserpollen – die Pollen von Bäumen, Sträuchern und Kräutern. Zwischen Februar und April dominieren Frühblüher, z. B. Erle, Hasel und Birke, von Mai bis Juni lassen Gräserpollen die Nase tropfen, und im Spätsommer und frühen Herbst ist es der Staub von Beifuß, Spitzwegerich und anderen Kräutern, der dem Allergiker zusetzt.

Immunologische Hintergründe

Der Pollenallergiker leidet darunter, daß die Mastzellen seines Immunsystems zu viele Histamine zur Pollenabwehr produzieren. Diese Stoffe schaffen normalerweise ideale »Kampfbedingungen« für die »Frontkämpfer« des Immunsystems, indem sie die Blutgefäße erweitern und dadurch die Versorgungswege zur Nasenschleimhaut verbessern. Darüber hinaus werden durch die Histamine die Bronchien verengt, damit den nachrückenden Pollen der Weg zu den Lungen erschwert wird. Beim Allergiker geschieht dies alles im Übermaß: Seine Schleimhäute schwellen an, weil sie zu stark durchblutet werden, und dadurch wird Gewebewasser in die Nasenlöcher gedrückt. Die Folge: Er bekommt starken Schnupfen. Außerdem werden seine Bronchien überdurchschnittlich verengt, was mit Atemproblemen verbunden ist; möglicherweise kommt es sogar zu einem asthmatischen Anfall.

Psychische Hintergründe

Menschen, die unter besonderem psychischen Streß stehen, leiden besonders häufig an Allergien, da ihr Immunsystem schneller außer Kontrolle gerät. Deshalb gibt es in der blütenarmen Stadt mehr Pollenallergiker als auf dem dicht begrünten Land.

Wichtig!
Falls es Ihnen nicht gelingen sollte, die für Ihre tropfende Nase verantwortlichen Pollen ausfindig zu machen, kommen Sie nicht umhin, einen Allergologen aufzusuchen. Lassen Sie eventuell einen Hauttest machen. Der wichtigste Bestandteil einer seriösen Allergiediagnose ist aber das ausführliche Gespräch!

Altbewährt – so helfen Sie sich selbst!

Keine Zigaretten!

Ihre Schleimhäute haben bereits genug mit den Pollen zu tun, als daß Sie sich auch noch den »Luxus« einer Teer- und Nikotinbekämpfung erlauben könnten. Nikotin rasiert vor allem die sogenannten Flimmerhärchen weg, die Bakterien, Staub und auch Pollen auffangen.

Die Allergene finden

Bei einfachen Allergien braucht man dazu nicht unbedingt einen aufwendigen Allergietest in der Arztpraxis. Nehmen Sie einfach einen zuverlässigen Pollenflugkalender zur Hand, und beobachten Sie Ihre Symptome, um Parallelen zwischen Ihrem Heuschnupfen bzw. anderen Allergien und bestimmten Pollenflugzeiten ziehen zu können.

Wenn Sie dann herausgefunden haben, welche Pollen für Ihre Beschwerden verantwortlich sind, können Sie im nächsten Jahr rechtzeitig Maßnahmen zur Vorbeugung ergreifen. Am besten führen Sie dazu ein richtiggehendes Allergietagebuch, in das Sie penibel alle Beschwerden, die Stärke Ihrer Beschwerden, Besonderheiten (zuwenig Schlaf, zuviel Alkohol) etc. eintragen.

Nasenspülungen mit kaltem Wasser

Sie lindern die Reizungen der Nasenschleimhaut, außerdem spülen sie nicht wenige Pollen weg. So machen Sie's richtig: Bringen Sie einfach mit Ihren Händen oder einer flachen Schüssel etwas Wasser an Ihre Nase. Dann halten Sie sich ein Nasenloch zu, und mit dem anderen saugen Sie das Wasser ein. Sie können die Spülung immer dann wiederholen, wenn Ihnen die Schnupfensymptome gerade besonders stark zusetzen.

Ackerschachtelhalmtinktur

Diese Tinktur dämpft die Schwellungen der Schleimhäute.
Rezept: 1/2 TL Ackerschachtelhalm in 3/4 l Wasser kurz aufkochen lassen und dann abseihen. Ziehen Sie den Trank durch die Nasenlöcher ein (nach den ersten Anlaufschwierigkeiten gewöhnt man sich daran). Als Dosis werden 3 bis 5 Nasenspülungen täglich empfohlen.

Königskerzentee

Die Königskerze hilft bei allen möglichen Problemen mit den Atemwegen; sie kann auch bei Allergien hilfreich sein.
Rezept: 1 EL Königskerzenblüten in 1/4 l Wasser zum Kochen bringen, 5 Minuten ziehen lassen, dann abseihen. Trinken Sie von diesem Tee täglich 3 Tassen.

Von der Mutter geerbt

Heuschnupfenkranke haben meistens ein »gestörtes« Rezeptormolekül, das ihre Zellen zu einer übermäßigen Histaminproduktion verleitet. Wie nun ein japanisch-englisches Forscherteam herausgefunden hat, erhält der Pollenallergiker dieses Molekül von seiner Mutter. Mit anderen Worten: Von unserem Vater können wir keine Veranlagung zum Heuschnupfen erben, wohl aber von unserer Mutter!

Wichtig!

Bei Allergien kann es leicht zu Asthmaerkrankungen kommen. Versuchen Sie, diesen Teufelskreis zu vermeiden. Falls es schon soweit ist: Sowohl Allergien als auch Asthma lassen sich durch eine ausgewogene Ernährung und durch Entspannungstechniken günstig beeinflussen.

Allergien

Mit Hilfe des sogenannten Epikutantests wird nach allergieauslösenden Stoffen gefahndet. Verschiedene Substanzen, die möglicherweise als Ursache in Frage kommen, werden in verdünnter Lösung auf ein spezielles Pflaster aufgeträufelt (oben). Anschließend wird dieses so präparierte Pflaster auf den Unterarm oder den Rücken des Patienten geklebt (unten). Nach zwei bzw. drei Tagen kann der Arzt dann erkennen, auf welche Stoffe der Patient allergisch reagiert hat.

Achtung!

Antihistaminika können unter Umständen zu einer Beeinträchtigung der Potenz führen. Sie sollten sie daher nicht im Übermaß nehmen.

Medikamente

● **Deutschland**
Fomos, Hisfedin, Hismanal, Lisino, Teldane, Terfemundin, Terfenadin-ratiopharm
● **Österreich**
Clarytin, Hismanal, Triludan
● **Schweiz**
Claritine, Hismanal, Teldane, Triludan

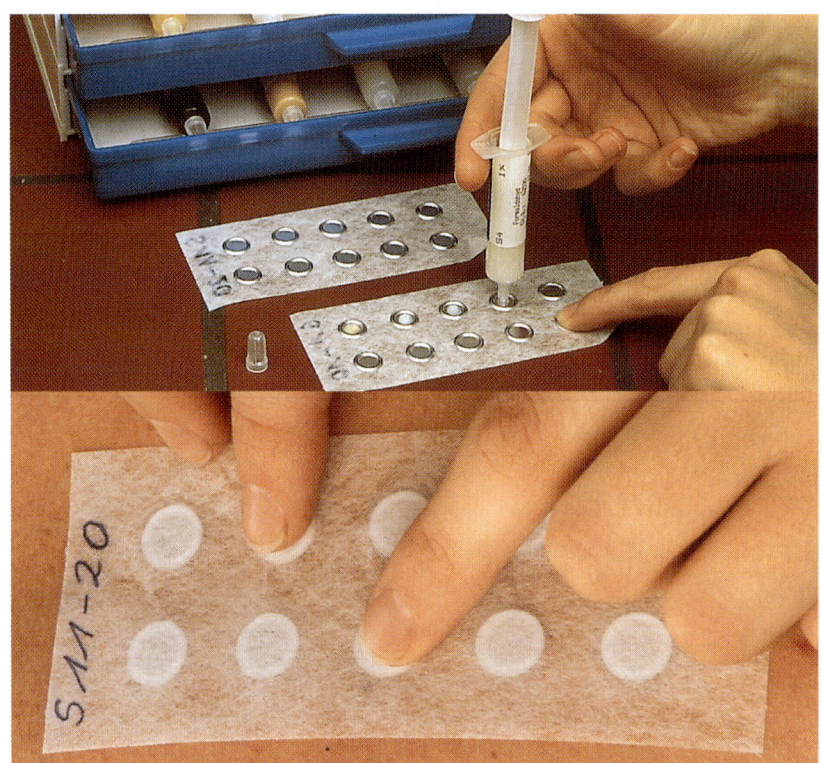

Antihistaminika
Sie dämpfen allergische Reaktionen, führen jedoch häufig zu starker Müdigkeit. Preiswerte Präparate ohne ermüdende Nebenwirkungen sind z. B.: Fomos, Hisfedin, Hismanal, Lisino, Teldane, Terfemundin, Terfenadin-ratiopharm.

Kortison nur begrenzt einsetzen
Sollte Ihr Heuschnupfen zu asthmatischen Anfällen ausarten, müssen Sie unbedingt zum Arzt! Er wird Ihnen in der Regel erst einmal Kortison verschreiben, und das sollten Sie auch zur Begrenzung der akuten Beschwerden unbedingt einnehmen. Die neueren Präparate sind nicht mehr so schlimm wie früher und richten – bei kurzfristiger Anwendung – nur selten Schaden an. Mittelfristig sollten Sie allerdings versuchen, ob Sie nicht vorbeugend etwas tun können oder ob Ihnen »mildere« Präparate nicht auch das Leben leichter machen können.

Homöopathische Mittel
Alium cepa D6 ist ein Zwiebelpräparat, das bei Niesanfällen, tropfender Nase sowie tränenden und geröteten Augen hilft.
Dosierung: 3mal täglich 10 bis 20 Kügelchen.

Neu und sanft – unser Tip!

Aromatherapie mit Rosenöl

Versuchen Sie einmal, Ihre Blütenpollenallergie durch Blütengeruch zu bekämpfen! Bei manchen Menschen, die an Allergien leiden, hat sich die Aromatherapie bewährt; bei anderen verstärkt sie allerdings die Beschwerden. Probieren Sie's einfach mal aus.

Besonders *Rosenöl* scheint bei Heuschnupfen zu wirken. Schnuppern Sie einfach an einem Fläschchen mit dem kostbaren (allerdings auch teuren) ätherischen Öl. Sie können sich auch lindernde Kompressen aus Rosenwasser auf die entzündeten Augen legen.

Falls Sie auf Rosenöl allergisch reagieren, gibt es die Möglichkeit, *Kamille, Eukalyptus, Lavendel* und *Melisse* einmal zu testen.

Wichtig!

Nehmen Sie ätherische Öle nicht zusammen mit homöopathischen Mitteln. Sie können sich gegenseitig in ihrer Wirkung beeinträchtigen.

Immunstärkung

Zur Vorbeugung lassen Sie sich von Ihrem Arzt im Winter mit einer sogenannten Autovakzine (das ist ein Eigenimpfstoff) bzw. mit einer speziellen Allergostoplösung behandeln.

Wichtige Adressen

Bei den folgenden Einrichtungen erhalten Sie Infos und Tips:
- Deutscher Allergiker- und Asthmatikerbund Hindenburgstr. 110 41061 Mönchengladbach
- Arbeitsgemeinschaft Allergiekrankes Kind Hauptstr. 29 35745 Herborn

Vorbeugen – so bleiben Sie gesund

- **Magnesium senkt über eine Hemmung seines Gegenspielers Kalzium die Histaminproduktion der sogenannten Mastzellen. Es sollte am besten sechs Wochen vor dem Einsetzen des Pollenflugs, also etwa Mitte Januar, in Form einer mehrwöchigen Kur zugeführt werden. Dazu eignen sich entsprechende Präparate oder auch eine magnesiumbetonte Ernährung.**
  Zu den magnesiumreichen Nahrungsmitteln gehören Johannisbeere, Gurke und Radieschen.
  Spitzenwerte erreichen Paprika, Kopfsalat, das Knäckebrot – und schließlich mit einem Anteil von über 70 mg pro 100 g: der gute alte Pumpernickel.

- **Cromoglizinsäure verhindert die Freisetzung von Histamin. Sie gilt als das Mittel zur Vorsorge schlechthin, da sie kaum Nebenwirkungen aufweist.**
  Die Einnahme sollte am besten zwei Wochen vor dem erwarteten Beginn der Allergiezeit erfolgen. Preiswerte Präparate sind z. B.: Cromo-ratiopharm-Nasenspray, Cromo-ratiopharm-Kombinationspackung (Augentropfen und Nasenspray), Cromohexal Kombinationspackung (Augentropfen und Nasenspray), Vividrin Heuschnupfen Kombinationspackung (Augentropfen und Nasenspray).

- **Sorgen Sie in Ihrer Nahrung für ausreichend Vitamin C! Denn der eigentliche Schuldige an den Allergien ist das Histamin, das bei den Betroffenen im Übermaß ausgeschüttet wird. Vitamin C ist jedoch imstande, einen Teil des überschüssigen Histamins zu binden und zu einer harmlosen Säure abzubauen. Sie finden das Vitamin vor allem in Holunderbeeren, Kiwis, Orangen, Zitronen, Sanddorn und Tomaten.**

Medikamente
- **Deutschland**
Cromo-ratiopharm, Cromohexal, Vividrin Heuschnupfen
- **Österreich**
Allercrom, Intal, Vividrin
(alle rezeptpflichtig)
- **Schweiz**
Cromodyn, Lamusol, Novacrom

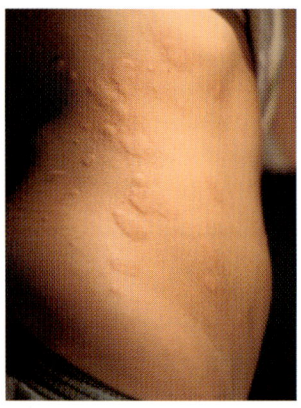

Die hellroten, leicht erhabenen Quaddeln entstehen innerhalb weniger Minuten.

Nesselsucht

<table>
<tr><td>Symptome</td></tr>
<tr><td>

● Hellrote, linsen- bis münzgroße Quaddeln, die sich binnen weniger Minuten entwickeln können und stark jucken

● Relatives schnelles Verschwinden der Quaddeln, teilweise schon nach 60 Minuten
</td></tr>
</table>

Ursachen

Beim Nesselausschlag handelt es sich um eine heftige Hautreaktion auf allergene Stoffe, bestimmte Gifte, Kälte, Streß und emotionale Probleme, bei der zuviel Histamin freigesetzt wird. Durch diese Substanz wird Flüssigkeit aus den Blutgefäßen ins Unterhautgewebe gedrückt, und es kommt zu den typischen Nesselquaddeln.

Organische Hintergründe

Nesselsucht ist keine Bagatelle. Eine massive Nesselsucht kann zu einem lebensbedrohlichen Kreislaufschock führen.

Psychische Hintergründe

Menschen mit Neigung zur Nesselsucht besitzen oft starke Abhängigkeitsbeziehungen gegenüber anderen Personen, die sie als übermächtig erleben. Ihre Nesselquaddeln signalisieren gewissermaßen: »Bis hier – und nicht weiter!«

Altbewährt – so helfen Sie sich selbst!

Lavendel und Teebaumöl
Beide ätherischen Öle helfen gegen das Jucken. Geben Sie 1 bis 2 Tropfen des jeweiligen Öls pur auf die juckenden Stellen. Auch Bäder mit 3 Tropfen Lavendel und 3 Tropfen Kamille beruhigen die gereizte Haut, besonders vor dem Schlafengehen.

Roterlentee
Die Blätter und die Rinde der Roterle enthalten Gerbsäure, die den Reizzustand der bei Nesselsucht zu stark erweiterten Blutgefäße stoppt.
Rezept: 2 TL der Blätter und der Rinde mit 1/4 l kochendem Wasser übergießen, 10 Minuten ziehen lassen, dann abseihen. Trinken Sie diesen Tee in kleinen Schlucken. Ein paar Teetropfen geben Sie auf einen mit kaltem Wasser getränkten Umschlag, den Sie auf die betroffenen Hautstellen legen.

Allergene
Folgende Nahrungsmittel führen besonders häufig zur Nesselsucht: Fisch, Muscheln, Erdbeeren, Milchprodukte, Getreide, Honig, Nüsse, Gewürze und Eier. Auch bestimmte Medikamente, wie beispielsweise Penizillin, fördern mitunter die Nesselsucht.

Wichtig!
Bitte verwenden Sie ätherische Öle nicht zusammen mit homöopathischen Mitteln; die Wirkungen könnten sich gegenseitig aufheben.

Pheniramin

Dies ist ein besonders wirksames Antiallergikum bei Nesselsucht. Es macht allerdings müde und sollte daher nicht vor dem Autofahren oder anderen konzentrierten Tätigkeiten eingenommen werden. In der Apotheke erhalten Sie z. B. Avil retard.

Terfenadin

Die antiallergische Substanz Terfenadin ist ein weiteres, nebenwirkungsarmes Mittel gegen Nesselsucht. Die preiswertesten Präparate sind: Hisfedin, Terfemundin, Terfenadin-ratiopharm.

Homöopathische Mittel

Sie setzen bei Nesselsucht eine genaue Beobachtung der Begleitsymptome voraus.

Urtica D6 wirkt bei kleinen Quaddeln, die stark jucken.
Dosierung: 2 Tabletten pro Stunde, bis die Beschwerden abgeklungen sind.

Dulcamara D3 hilft, wenn der Ausschlag bei Bettwärme schlimmer wird und sich bei Kälte bessert.
Dosierung: 2 Tabletten pro Stunde, bis die Beschwerden abgeklungen sind.

Rhus toxicodendron D3 ist das Mittel der Wahl, wenn der Ausschlag mit Bläschen besetzt ist und sich die Beschwerden bei kühler Luft verschlimmern.
Dosierung: 2 Tabletten pro Stunde, bis die Beschwerden abgeklungen sind.

Neu und sanft – unser Tip!

Farbtherapie

Bestimmte Farben ziehen unsere Aufmerksamkeit auf sich und beruhigen uns, so daß das Jucken weniger stark empfunden wird. Das gilt vor allem für die Farbe Blau. Tragen Sie also Kleidung mit dezenten Blautönen; Ihre Bettüberzüge sollten ebenfalls ein warmes Himmelblau zeigen. Wenn Sie mit einem Textverarbeitungsprogramm auf dem Computerbildschirm arbeiten: Weg von grellen Gelb- und Grüntönen, am besten ist eine hellblaue Schrift auf dunklem Untergrund.

Vorbeugen – so bleiben Sie gesund

- Finden Sie heraus, in welchem Zusammenhang Ihre Nesselsucht auftritt. Dazu bedarf es oftmals großer Geduld. Doch letztendlich läßt sich Nesselsucht nur vermeiden, wenn man ihren Auslösern aus dem Weg geht.

Terfenadin

Terfenadin gehört zu den nebenwirkungsarmen Wirkstoffen, die zur Allergiebekämpfung eingesetzt werden. Wenn Sie es jedoch zusammen mit anderen Mitteln einnehmen, kann es zu Wechselwirkungen kommen.
In diesem Fall sollten Sie unbedingt mit Ihrem Arzt oder Apotheker darüber sprechen.

Medikamente
- **Deutschland**
Avil retard;
Hisfedin, Terfemundin, Terfenadin-ratiopharm
- **Österreich**
Avil retard;
Triludan
- **Schweiz**
Neo Citran;
Hismanal, Triludan

Salzwasserkompressen

Stellen Sie eine Lösung aus 1 l Wasser und 2 bis 3 EL Salz her, tränken Sie damit ein Tuch, und legen es für 10 Minuten auf die juckende Haut; danach die Stelle lauwarm abwaschen.

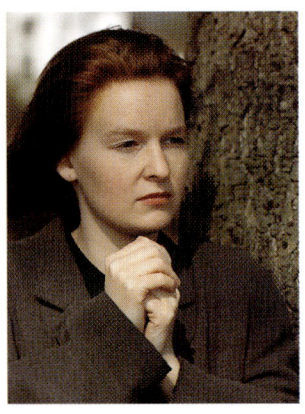

Chronische Haut-erkrankungen stellen oft eine erhebliche psychische Belastung dar.

Neurodermitis

Symptome

- Rötung, Schuppung und Nässen vor allem an Gesicht, Hals, Ellbeugen, Kniekehlen und Ohrläppchenansatz

- Entscheidendes Symptom der Neurodermitis ist der quälende Juckreiz, der die Betroffenen dazu bringt, die sehr trockene Haut an den betroffenen Stellen aufzukratzen

Ursachen

Die Veranlagung zur Neurodermitis wird vererbt. Doch lediglich bei einem von zehn Fällen kommt diese Veranlagung auch als Krankheitsausbruch an die Oberfläche; Hauptauslöser sind dann Allergien und zwischenmenschliche Konfliktsituationen. Die Bedeutung von Nahrungsmittelallergien wird in diesem Zusammenhang oft überschätzt, und unkritisch angewandte Diäten zur Bekämpfung der Neurodermitis bei Kindern bringen oft nur eine Mangelernährung mit sich.

Dermatologische Hintergründe

Die Haut des Neurodermitikers ist sehr trocken. Viele Betroffene (bzw. die Eltern von betroffenen Kindern) reagieren auf diese Trockenheit mit fettenden Salben und häufigem Waschen oder Baden. Damit wird jedoch nur das Gegenteil erreicht: Die Fettsalben verstopfen die Schweißdrüsenausgänge, wodurch der Schweiß in die Haut eindringen und schwere Juckattacken auslösen kann, und häufiges Waschen mit Seife und Wasser sorgt für die Auflösung der (ohnehin nur wenig entwickelten) natürlichen Schutzsubstanzen in der Haut von Neurodermitikern.

Psychische Hintergründe

Die Neurodermitis taucht in allen Altersklassen auf. Männer leiden ebenso unter ihr wie Frauen. Selbst Säuglinge sind schon betroffen, und in diesen Fällen ist die Krankheit geradezu tragisch. Denn die derart erkrankten und entstellten Kinder besitzen nicht jenen »Babybonus«, den ihre gesunden Altersgenossen nicht zuletzt aufgrund ihrer »Pfirsichhaut« haben, die zum Streicheln und Liebkosen einlädt. Und wenn die Mutter trotzdem einen Körperkontakt herstellen will, muß sie oft zu ihrem Entsetzen feststellen, daß sie abgewiesen wird; denn durch sein Krankheitserleben hat das Baby gelernt, Hautkontakt mit Schmerzen gleichzusetzen.

Von Dick- und Dünnhäutern
Die deutsche Sprache weiß sehr gut, wie sensibel unsere Haut für Stimmungen und Gefühle ist: Wir werden »rot vor Scham«, »blaß vor Angst«, etwas »geht uns unter die Haut«, oder es läuft uns »ein kalter Schauer über den Rücken«. Wir schätzen uns glücklich, wenn wir »ein dickes Fell« haben, und leiden darunter, wenn wir zu »dünnhäutig« für diese Welt sind.

Bei erwachsenen Neurodermitikern wurde beobachtet, daß ihre Krankheit in Schüben einsetzt. Auslöser dieser Schübe sind meistens zwischenmenschliche Probleme, sei es die Angst vor einer Trennung oder die Angst vor zuviel Nähe. Der typische Neurodermitiker steckt in einem Zwiespalt: Einerseits verspürt er eine intensive Sehnsucht nach menschlicher Nähe, andererseits hat er eine geradezu panische Angst davor, sich einem anderen Menschen nackt zu zeigen, ihn zu berühren oder von ihm berührt zu werden.

Altbewährt – so helfen Sie sich und Ihrem Kind!

Geborgenheit und Wärme

Gerade neurodermitische Kinder brauchen familiäre Sicherheit und Geborgenheit, um mit ihrer Erkrankung besser umgehen zu können. Besonders wichtig ist die Gewißheit, daß sie trotz ihrer zum Teil entstellenden Erkrankung geliebt werden und daß die Eltern nicht in ihrem Bemühen verzagen, Hautkontakt mit ihrem Kind herzustellen – wobei dieses Bemühen allerdings keine fordernden oder zwanghaften Züge aufweisen darf.

Lavendel und Teebaumöl

Lavendel und Teebaumöl helfen gegen das Jucken. Geben Sie einfach 1 bis 2 Tropfen des jeweiligen ätherischen Öls pur auf die betroffenen Stellen. Sie können auch ein nasses Tuch mit 3 bis 5 Tropfen beträufeln und diese Kompresse auflegen.

Nachtkerzenöl

Die regelmäßige Einnahme von Nachtkerzenöl hat schon so manchen Neurodermitisschub gedämpft oder sogar verhindert. Sie erhalten es in jeder Apotheke. Beachten Sie bitte die Packungsbeilage!

Roterlentee

Die Blätter und die Rinde der Roterle enthalten Gerbsäure, die den Reizzustand beim Neurodermitisschub dämpft.
Rezept: 2 TL der Blätter und der Rinde mit 1/4 l kochendem Wasser übergießen, 10 Minuten ziehen lassen, dann abseihen. Trinken Sie ihn in kleinen Schlucken. Ein paar Tropfen dieses Tees können Sie auf ein mit kaltem Wasser getränktes Tuch geben, das Sie auf die betroffenen Hautstellen legen.

Farbtherapie

Bestimmte Farben wirken stark auf unser Unterbewußtsein, ziehen unsere Aufmerksamkeit auf sich und beruhigen uns, so daß das Jucken weniger stark empfunden wird. Das gilt vor allem für die Farbe Blau. Tragen Sie also Kleidung mit dezenten Blautönen, Ihre Bettüberzüge sollten ebenfalls ein warmes Himmelblau zeigen.

Allergietagebuch
Schreiben Sie über einen längeren Zeitraum auf, wann Sie Neurodermitisschübe haben.
Notieren Sie alles, was im Kontext dieses Zeitraums an Streß, Unregelmäßigkeiten und zwischenmenschlichen Problemen anstand.
Es hilft Ihnen dabei, sich über die auslösenden Faktoren klarzuwerden.

Eine altbekannte Krankheit
Der Name Neurodermitis geht auf das Jahr 1891 und die französischen Wissenschaftler Brocq und Jaquet zurück.
Sie erkannten, daß es bei chronischen Hautekzemen eine auffällige Verbindung zu seelischen Mechanismen gibt, und tauften die Krankheit folgerichtig Neuro-Dermitis.

Versteckte Allergie
Gelegentlich ist eine Lebensmittelallergie oder eine Schwermetallbelastung die eigentliche Ursache einer Neurodermitis. Lassen Sie Ihr Kind darauf testen.

Um sich seelisch, körperlich und geistig richtig entwickeln zu können, braucht ein Säugling Zuwendung und Geborgenheit durch die Mutter und vor allem sehr viel Hautkontakt. Dies gilt für gesunde, aber auch in ganz besonderem Maße für kranke Babys.

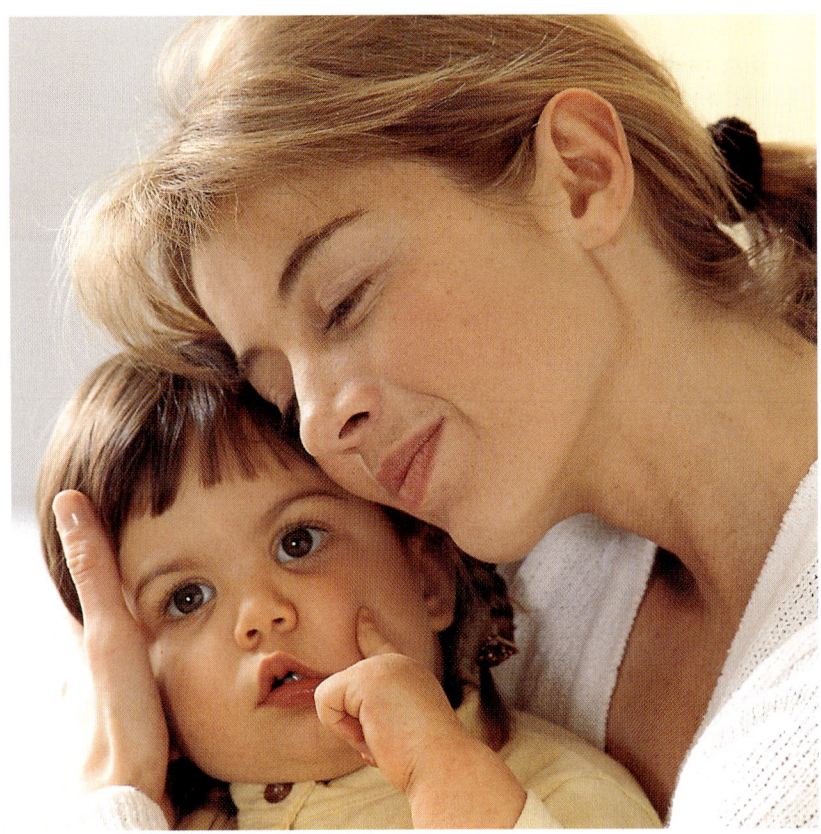

Kühles Linnen
Zum Schlafen sollten Sie glattgebügelte Leintücher verwenden. Sie verschaffen der Haut am wenigsten Reizung und lindern so den Juckreiz ebenfalls.

Wichtig!
Verwenden Sie ätherische Öle und homöopathische Präparate nicht gleichzeitig. Die Wirkungen können sich gegenseitig beeinflussen bzw. aufheben.

Wenn Sie mit einem Textverarbeitungsprogramm am Computerbildschirm arbeiten: Weg von grellen Gelb- und Grüntönen, am besten ist eine hellblaue Schrift auf dunklem Untergrund.

Homöopathische Mittel

Ihre Anwendung setzt eine genaue Beobachtung der Begleitsymptome voraus.

Antimonium crudum D6 hilft bei starkem Jucken, das sich durch Bettwärme, Sonnenlicht, Essen, Alkohol und Waschen mit kaltem Wasser verschlimmert, durch Ruhe und Spaziergänge an der frischen Luft jedoch gelindert wird.

Dosierung: 3mal täglich 1 bis 2 Tabletten.

Dulcamara D3 wirkt, wenn der Ausschlag bei Bettwärme schlimmer wird und sich bei Kälte bessert.

Dosierung: 3mal täglich 1 bis 2 Tabletten.

Rhus toxicodendron D3 sollte genommen werden, wenn der Ausschlag mit Bläschen besetzt ist und sich die Beschwerden bei kühler Luft verschlimmern.

Dosierung: 3mal täglich 1 bis 2 Tabletten.

So machte es die Königin – unser Tip!

Kleopatra-Bad

Dieses Bad stellt eine echte Alternative zu den sonstigen Bädern dar, weil es die Haut beruhigt und vor allem ihren Schutzfilm nicht angreift.

Rezept: Mischen Sie 1 EL Olivenöl mit 1/4 l Milch, und geben Sie diese Mischung ins etwa 30°C warme Badewasser. Dauer des Bades: etwa 10 Minuten.

Vorbeugen – so bleiben Sie und Ihr Kind gesund

- Stillen Sie Ihr Kind – wenn möglich –, bis es ein halbes Jahr alt ist. Nur so kann sich die kindliche Immunabwehr voll entwickeln.

- Die richtige Hautpflege vermag viele Neurodermitisschübe bereits im Vorfeld zu lindern: Im Sommer braucht die Haut viel Feuchtigkeit. Hierzu eignen sich fettarme Cremes mit wäßriger Trägersubstanz.
  Im Winter braucht die Haut etwas mehr Fett. Jetzt sollte auf Salben mit öliger Trägersubstanz umgestellt werden.

- Nässende und gereizte Haut pflegt man am besten mit Umschlägen aus physiologischer Kochsalzlösung oder essigsaurer Tonerde (zehn Prozent).
  Sie erhalten beides in der Apotheke. Trockene Haut sollte möglichst wenig gewaschen werden. Zum Waschen verwenden Sie am besten nur reines Wasser; baden Sie höchstens einmal pro Woche, wobei das Wasser nicht über 30°C warm sein sollte.

- Der richtige Beruf: Neurodermitische Jugendliche sollten in ihrer Berufswahl besonders sorgfältig sein.
  Beim Friseur, in der Bäckerei, in Kfz-Werkstätten und chemischen Labors gerät die Haut mit zahlreichen – möglicherweise allergen wirkenden – Substanzen in Kontakt. Der Beruf des Tierpflegers hingegen kann sehr unterschiedliche Wirkungen haben: Haare und Parasiten von Tieren können einerseits Allergien fördern, die Kommunikation mit ihnen hat jedoch nachgewiesenermaßen eine heilende Wirkung auf viele psychische Konflikte.

- Die richtige Kleidung: Sie sollte möglichst wenig allergieverdächtige Tiermaterialien (also auch keine Wolle!) enthalten, möglichst weit sein und den Körperschweiß rasch zum Abdampfen bringen.

Kortison oder Psychotherapie?

Viele Neurodermitiker erhalten von ihren Ärzten Kortison, das allerdings nur gegen die Symptome der Krankheit vorgeht, nicht aber gegen ihre Ursachen. Der chronische Neurodermitiker ist in der Regel nicht nur ein Fall für Hautarzt und Hausapotheke, sondern auch einer für den Psychotherapeuten.

Wichtige Adressen

Die folgenden Institutionen helfen bei Neurodermitis weiter:
- Bundesverband Neurodermitiskranker
Postfach 1165
56135 Boppard
Tel. 0 67 42 / 25 98
- Deutscher Neurodermitikerbund
Mozartstr. 11
22083 Hamburg
Tel. 0 40 / 2 20 57 57

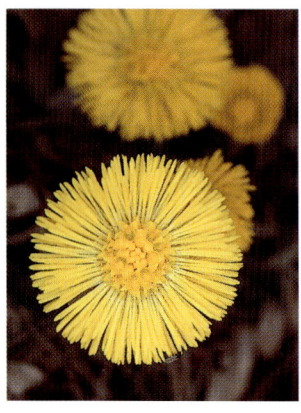

*Der unscheinbare
Huflattich
hilft den Bronchien.*

Asthmatischer Anfall

Symptome

- »Giemende« Atmung, d.h. stoßartige Atemzüge, das entspannte Ausatmen bleibt aus
- Enge- und Druckgefühl in der Brust
- Krampfartiger Husten
- Starke Ängste, der Kranke ist ganz auf seine Lungen fixiert und kaum ansprechbar
- Dauer des Anfalls: Wenige Minuten, aber auch mehrere Stunden oder Tage

Ursachen

Bei Patienten im Alter von bis zu 40 Jahren wird das Asthma in 90 Prozent aller Fälle durch eine Allergie verursacht. Bei Patienten im Alter von über 40 Jahren entsteht es oft als Begleitung eines Emphysems (Lungenüberblähung) und anderer Lungenkrankheiten. Bronchien, Atemmuskeln und Allergien besitzen jedoch einen starken Bezug zur Psyche. Asthma gehört daher zu den psychosomatischen Krankheiten, asthmatische Anfälle treten unter seelischen Belastungen besonders häufig auf.

Organische Hintergründe

Während des Schlafes sorgt das Nervensystem für eine Engstellung der Bronchien, weil dann weniger Luft verbraucht wird. Diese Engstellung hält auch noch eine gewisse Zeit nach dem Aufwachen an, obwohl eigentlich schon wieder mehr Luft benötigt wird. Deshalb passieren Asthmaanfälle meistens in den frühen Morgenstunden.

Psychische Hintergründe

In der Psychosomatik wird der Asthmaanfall häufig als ein unterdrücktes Weinen, als eine Art »Heulszene der Lunge« dargestellt. Für diese These spricht, daß ein Asthmaanfall unter Schluchzen ein Ende finden kann und daß gerade diejenigen unter Asthma leiden, die in ihrer Kindheit Vorwürfe und Zurückweisungen erlebten, wenn sie ihre Mutter (oder ihren Vater) durch Schreien oder Weinen zu sich rufen wollten.

Darüber hinaus darf nicht vergessen werden, daß der Atmen für den Menschen eine tiefe psychische Bedeutung besitzt. Wenn wir einatmen, nehmen wir ein Stück Welt in uns auf, wenn wir ausatmen, geben wir ein Stück unseres Inneren an die Welt ab.

Wichtig!
Bronchialasthma sollte so früh wie möglich vom Arzt behandelt werden, um den Ursachen der Atemnot auf die Spur zu kommen. Die hier angegebenen Tips zur Selbsthilfe dienen als Ergänzung der ärztlichen Therapie und sollen helfen, die Anzahl der Asthmaattacken zu verringern oder ihnen zumindest etwas von ihrer Stärke zu nehmen.

Demzufolge kann der Asthmakranke mit seinem Hang zum überbetonten Einatmen als ein Mensch gesehen werden, der am liebsten seine ganze Umwelt samt Mitmenschen in sich aufsaugen würde, ohne jedoch die Fähigkeit zu besitzen, sich gehenzulassen und etwas aus seinem Inneren preiszugeben.

Tatsächlich konnten Psychoanalytiker beobachten, daß Asthmatiker eine verstärkte Tendenz zeigen, sich in ihrer Beziehung zu anderen Personen total mit dem Gegenüber zu identifizieren.

Altbewährt – so helfen Sie sich selbst!

Die richtige Sitzhaltung

Bei einem plötzlich auftretenden Anfall sollten Sie sich möglichst gerade auf einen Stuhl setzen und den Bauch etwas nach vorn wölben, um dem Zwerchfell – einem der wichtigsten Atemmuskeln – die Arbeit zu erleichtern. Lassen Sie die Arme locker herunterhängen. Auch die sogenannte Kutscherhaltung, die beim autogenen Training angewandt wird, ist eine sehr entspannende Sitzhaltung und kann bei einem asthmatischen Anfall helfen. Zusätzlich sollten Sie die Lippen beim Ausatmen spitzen. Dies verhindert das Zusammenfallen der Lungenbläschen, was maßgeblich dafür verantwortlich ist, daß der Asthmatiker die eingeatmete Luft nicht mehr aus seiner Lunge herausbekommt.

Auch Kaffee hilft

Wenn der Asthmakranke sein Inhalationsspray nicht zur Hand hat und spürt, daß ein Anfall kommt, kann er ersatzweise zu Kaffee greifen. Koffein wirkt der Verkrampfung der Atemwegsmuskeln entgegen. Man muß jedoch mindestens zwei Tassen trinken, um eine Wirkung zu erzielen.

Lernen Sie weinen!

Besser als die »Heulszene« in Ihren Lungen ist das wirkliche Weinen. Machen Sie Ihren Gefühlen durch echtes Schluchzen Luft! Egal, ob Frust, Trauer oder Wut – alles, was den Druck in Ihren Tränendrüsen erhöht, sollte rausgelassen werden. Wenn Sie sich Ihrer Tränen in der Öffentlichkeit schämen, können Sie sich an einen stillen Ort zurückziehen. Aber dort sollten Sie Ihren Gefühlen wirklich freien Lauf lassen.

Senfwickel

Sie entspannen die Atemwege und befreien sie auch von zähem Schleim.

Rezept: 15 g Senfmehl in 1 l warmem Wasser anrühren, danach ein Leinentuch in die Flüssigkeit eintauchen. Das Leinentuch abtropfen lassen, auf die Brust legen und mit einem warmen Tuch bzw. Handtuch abdecken. Dauer der Anwendung: Mindestens 20, aber nicht länger als 30 Minuten.

Ein besonderer Rauch

Ein besonderer Rauch ermöglicht bei einem (leichten) Asthmaanfall schnell freies Atmen: Huflattichblätter auf glimmende Zypressenkohle legen und den Rauch (z.B. durch einen Trichter) einatmen. Man kann Huflattichblätter übrigens auch direkt rauchen.

Armbäder gegen Asthma

● Für ein warmes Armbad tauchen Sie beide Arme bis zur Mitte der Oberarme in 36 bis 38°C warmes Wasser. Das Bad sollte etwa 5 bis 10 Minuten dauern; danach die Arme gut abtrocknen.
● Das ansteigende Armbad beginnt wie das warme. Dann lassen Sie langsam heißes Wasser zufließen (über 20 Minuten), bis das Bad 40 bis 42°C erreicht hat. Legen Sie sich danach zum Ausruhen ins Bett.

Inhalationen bringen bei Asthma Erleichterung. Man kann sie auf althergebrachte Art – Handtuch über Kopf und Schüssel – oder mit einem Inhalationsgerät durchführen. Es gibt auch Inhalationssprays. Vor allem bei Kindern sollte darauf geachtet werden, daß sie immer ein solches Spray bei sich tragen.

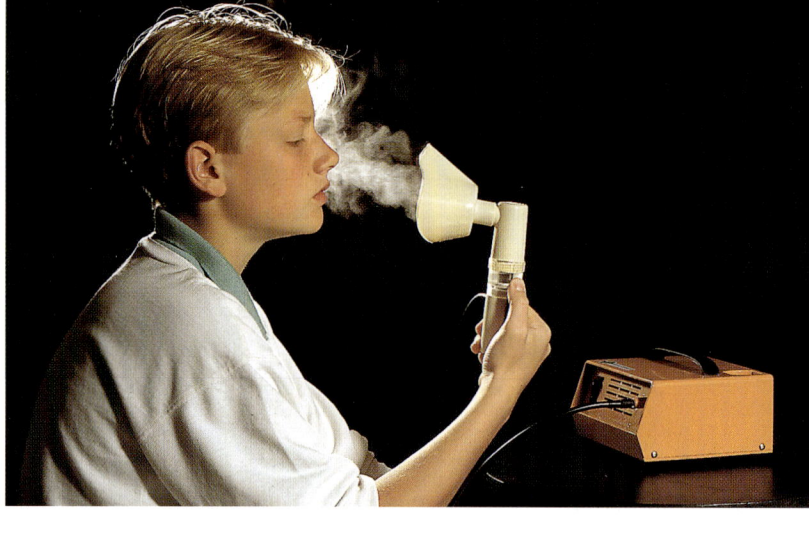

Asthma und schulische Leistung
Asthmakranke Schüler haben oft große Schwierigkeiten, da sie viele Fehlzeiten haben oder aufgrund ihrer Atemnot unter Konzentrationsschwäche leiden. Doch es gibt auch spezielle Schulen für asthma- und allergiekranke Kinder. Der Besuch solcher Schulen wird unter bestimmten Voraussetzungen vom Sozialamt oder von den Krankenkassen bezahlt. Nähere Auskünfte bei:
● Jugenddorf Buchenhöhe Berchtesgarden Tel. 0 86 52 / 6 00 00

Lungenkrauttee

Lungenkraut enthält Kieselsäure, die zur Erhaltung der Elastizität des Lungengewebes dient.

Rezept: 2 TL Lungenkraut mit 1 Tasse kochendem Wasser übergießen. 10 Minuten ziehen lassen, danach abseihen. Trinken Sie diesen Tee am besten 3mal täglich zu den Mahlzeiten.

Tee aus Isländisch Moos

Isländisch Moos wirkt schleimlösend, reizmildernd und auch antibiotisch. Es ist besonders wichtig, daß Sie Ihre Lungen vom zähen Schleim befreien.

Rezept: 1 TL Isländisch Moos mit 1 Tasse Wasser aufkochen, 10 Minuten ziehen lassen. Davon können Sie 2 oder 3 Tassen pro Tag trinken.

Huflattichtee

Huflattich ist eigentlich ein Hustenmittel, hat sich aber auch bei Asthma hervorragend bewährt.

Rezept: 2 TL Huflattich mit 1/4 l kochendem Wasser übergießen, 5 Minuten ziehen lassen und 2 bis 3 Tassen pro Tag trinken. Sie können den Tee auch mit Honig süßen.

Aus den Blüten des Huflattichs läßt sich auch eine Tinktur herstellen. Diese Blüten müssen Sie allerdings wohl selbst sammeln. Bedenken Sie bitte, daß Sie die Blüten an einem Ort sammeln sollten, der eine geringe Schadstoffbelastung hat. Pflanzen, die neben einer Straße wachsen, sind zu sehr belastet.

Tinktur: Dazu setzt man eine Handvoll Huflattichblüten etwa 6 bis 8 Wochen in Alkohol an. 3mal täglich 8 bis 10 Tropfen in Wasser oder auf einem Stück Zucker einnehmen.

Neu und sanft – unser Tip!

Atemtherapie

Mit der sogenannten Atemtherapie hat sich in den letzten Jahren eine interessante und erfolgversprechende Alternative in der deutschen Asthmatherapielandschaft entwickelt. Wer mehr darüber wissen will, wendet sich am besten an:

AFA, Arbeits- und Forschungsgemeinschaft für Atempflege e.V.
Waldstr. 5
10551 Berlin

Vorbeugen – so bleiben Sie gesund

- Keine Zigaretten! Meiden Sie verrauchte Räume! Der Qualm fördert aufquellende Entzündungen in Ihren Bronchien, und das Nikotin regt Ihr Nervensystem zur Ausschüttung von bronchienverengenden Hormonen an.

- Nicht zuviel Alkohol! Übermäßiger Alkoholgenuß beunruhigt das Atemzentrum und führt zur Hechelatmung.

- Vorsicht bei Kälte! Akute Kältereize führen zur spontanen Engstellung der Bronchien. Bleiben Sie bei arktischen Temperaturen lieber zu Hause, oder ziehen Sie sich zumindest einen Schal über Mund und Nase!

- Atmen Sie durch die Nase! Auf diese Weise wird die Luft vor dem Eintritt in die Bronchien gereinigt und erwärmt.

- Treiben Sie Sport! Besonders geeignet sind Ausdauersportarten wie Schwimmen, Radfahren und Joggen. Halten Sie sich dabei jedoch an den Grundsatz vom »Laufen, ohne zu schnaufen«. Achten Sie darauf, daß Sie den Sauerstoffbedarf Ihres sporttreibenden Körpers durch eine verstärkte Atemtiefe decken können, ohne dabei die Frequenz der Atemzüge erhöhen zu müssen.

- Achten Sie bei Streß und Angst auf ruhiges Ein- und Ausatmen. Legen Sie die Hand auf den Bauch, und spüren Sie, wie Ihr Zwerchfell die Bauchdecke auf und ab bewegt. Solche Übungen sind unauffällig, man kann sie auch in der Öffentlichkeit durchführen.

- Um bei einem Asthmaanfall nicht in allzu große Panik zu geraten, sollten Sie Entspannungsübungen erlernen. Autogenes Training ist eine von mehreren Möglichkeiten, die sich hierfür eignen.

Thymian hilft

Für einen Asthmatee mischen Sie
50 g Thymian,
20 g Sonnentau,
30 g Majoran und
50 g Meisterwurz.
2 TL davon werden pro Tasse überbrüht. Man trinkt morgens ganz früh 1 Tasse und weitere 4 bis 6 Tassen über den Tag verteilt.

Haschisch rückt ins Rampenlicht

Neuere Untersuchungen zeigten, daß der Wirkstoff Tetrahydrokannabinol, wie er sich in Haschisch findet, die krampfartige Verengung der Bronchien verhindern kann. In Deutschland werden Haschischzigaretten allerdings nicht zur Therapie eingesetzt – wegen der ungeklärten Nebenwirkungen und der eventuellen Suchtgefährdung.

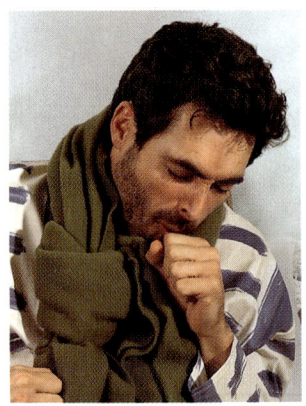

*Rechtzeitige Behandlung
verkürzt die
Dauer einer Bronchitis.*

Bronchitis

Symptome

- Die Bronchitis macht sich zunächst durch ein Brennen auf der Brust und einen trockenen, schmerzhaften Reizhusten bemerkbar; wer in dieser Phase mit der Therapie beginnt, hat die größten Erfolgschancen
- Der Husten verstärkt sich in der Regel bei raschem Temperaturwechsel oder dann, wenn der Patient seine Lage im Bett verändert; nach einigen Tagen wird der Husten locker, der weiße Schleim löst sich und läßt sich besser abhusten
- Die Bronchitis wird häufig von Fieber begleitet

Ursachen

Bei der Bronchitis handelt es sich um eine akute oder chronische Entzündung der Bronchien, die die Luft zu den Lungen und von ihnen weg befördern. Sie tritt oft im Zusammenhang von Erkältungen und grippalen Infekten auf.

Organische Hintergründe

Von akut bis chronisch
Eine akute Bronchitis sollte nicht länger als zwei bis drei Wochen anhalten. Wenn man sich nicht richtig um sie kümmert, kann sie chronisch werden – in diesem Fall sinken die Heilungsaussichten rapide!

Die Bronchitis gehört zu den Krankheiten, deren Symptome durch die Abwehrmaßnahmen des Körpers zugespitzt werden. In der guten Absicht, die Infektion zu bekämpfen, verstärkt er die Durchblutung der Bronchien. Die Folge: Das Schleimhautgewebe schwillt an und blockiert dadurch die Atmung. Außerdem behindert es die Tätigkeit des sogenannten Flimmerepithels, eines Gewebes mit winzigen Härchen, das die Aufgabe hat, unerwünschte Bestandteile der Atemluft abzufangen, bevor sie die Lungen erreichen. So bieten die normalerweise sterilen Bronchien auf einmal die idealen Bedingungen für das Wachstum von Bakterien, das wiederum zu einer weiteren Reizung und Schleimbildung führt.

Psychische Hintergründe

Die Infektionsanfälligkeit der Bronchien steht und fällt mit dem Zustand der Psyche. Unter Streß und Angst haben es Parasiten leichter, sich in den Bronchialwänden festzusetzen. Außerdem müssen die Atemwege oft das Versagen unserer Därme ausbaden. Wenn die nämlich wegen psychischer Belastung oder falscher Ernährung nicht mehr in vollem Umfang ihrer Ausscheidungspflicht nachkommen können, müssen die Bronchialschleimhäute einen Teil der Entgiftung übernehmen. Und das geht zu Lasten ihrer Widerstandsfähigkeit.

Altbewährt – so helfen Sie sich selbst!

Viel trinken!

Während einer Bronchitis ist der Wasserbedarf deutlich erhöht. Denken Sie daran, wieviel Flüssigkeit allein durch das Abhusten verlorengeht! Der Kranke trinkt am besten Tee oder ein Gemisch aus stillem Mineralwasser und Fruchtsaft (im Verhältnis 4:1). Die Getränke sollten Zimmertemperatur haben.

Ansteigende Fußbäder

Sie wirken im Anfangsstadium der Erkrankung entspannend auf die Bronchien.

Bad: Kochen Sie zunächst jeweils 1 l Thymian- und Schachtelhalmtee, indem Sie jeweils 8 TL der beiden Kräuter mit 1 l kochendem Wasser übergießen; 10 Minuten ziehen lassen und danach abseihen. Diese beiden Tees schütten Sie dann in eine hohe Fußbadewanne und füllen diese mit kaltem Wasser auf, bis eine Temperatur von etwa 33°C erreicht ist. Stellen Sie dann Ihre Füße in die Wanne. Jetzt gießen Sie langsam aus einer Kanne oder einem Kessel heißes Wasser hinzu, bis die Temperatur langsam auf 42°C ansteigt. Danach Füße abtrocknen und warme Strümpfe anziehen. Vergessen Sie nicht, sich nach dem Fußbad etwas Ruhe zu gönnen!

Eibischtee

Eibisch unterstützt Ihre Bronchialschleimhaut. Sie müssen den Tee allerdings kalt zubereiten, da sonst der Schleim der Eibischwurzeln verlorengeht.

Rezept: Übergießen Sie 1 TL der Wurzeln mit 1/4 l kaltem Wasser; abgedeckt mindestens 2 Stunden lang ziehen lassen. Trinken Sie 3 bis 4 Tassen pro Tag.

Inhalationen mit Kamille und Thymian

Diese Inhalationen wirken schmerzlindernd und stoppen den Reizhusten zu Beginn der Erkrankung.

Rezept: Bringen Sie 3 bis 4 l Wasser in einem Topf zum Kochen. Dann fügen Sie 2 EL Kamillenblüten und 2 EL Thymiankräuter hinzu. 10 Minuten ziehen lassen.

Inhalation: Gießen Sie den Inhalt zum Inhalieren in eine große Schüssel. Halten Sie Ihr Gesicht über den Dampf, und bedecken Sie Kopf, Oberkörper und Schüssel mit einem großen Handtuch. Atmen Sie langsam und tief ein, wechselweise durch Mund und Nase. Das Atmen muß noch angenehm für Sie sein; der Dampf darf keinesfalls in Ihren Atemwegen oder auf der Haut brennen! Falls dies der Fall ist, halten Sie Ihr Gesicht weiter entfernt, später gehen Sie dann mit dem Gesicht näher zur Schüssel. Inhalieren Sie mindestens 8, höchstens 15 Minuten.

Richtig inhalieren!

Kopfdampfanwendungen reinigen die oberen Atemwege von Schleim und Ablagerungen. Sie dürfen allerdings nicht angewandt werden, wenn jemand an entzündlichen Hauterkrankungen, Augenbeschwerden und Herz-Kreislauf-Erkrankungen leidet. Gönnen Sie sich nach der Inhalation etwas Ruhe. Kommen Sie vor allem nicht auf die Idee, direkt danach hinaus in die kalte Luft zu gehen – das würde Ihre frisch durchwärmten Bronchien wie ein Schlag treffen!

Schüssel oder Inhaliergerät

Sie können die heilenden Dämpfe entweder über einer Schüssel einatmen, oder Sie benutzen ein fertiges Inhaliergerät aus der Apotheke.

Beim richtig durchgeführten Inhalieren gelangen die dem Wasser zugesetzten Substanzen – sie sind in den winzigen Wasserdampftröpfchen gelöst – tief in die Lunge hinein, wo sie ihre heilende und lindernde Wirkung voll entfalten können. Atmen Sie daher beim Inhalieren den Dampf tief ein, halten Sie für einige Sekunden die Luft an, und atmen Sie dann wieder aus.

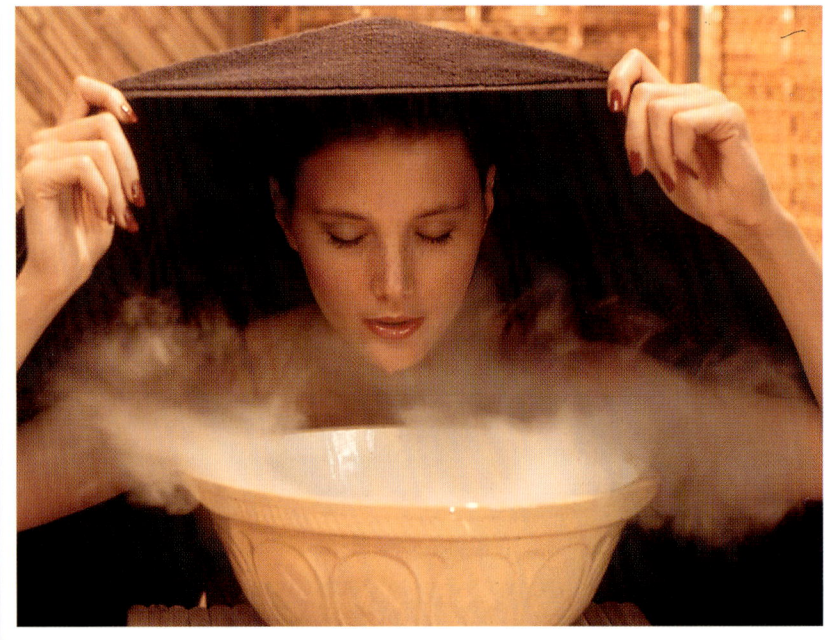

Inhalationen mit Fenchel

Sie unterstützen die Tätigkeit des Flimmerepithels in Ihren Bronchien.

Rezept: Lösen Sie für die Feuchtinhalation 4 EL Fenchel in 3 bis 4 l kochendem Wasser auf.

Ansonsten gehen Sie wie bei der oben angegebenen Inhalation mit Thymian und Kamille vor.

Vorsicht, Lungenentzündung!
Kommt es während der Bronchitis zu starkem Husten, Atemschmerzen, Müdigkeit, Erschöpfung und hohem Fieber, besteht der Verdacht einer Lungenentzündung. Spätestens hier muß der Arzt hinzugezogen werden!

Schwitzen entgiftet

Ist die Bronchitis gerade erst ausgebrochen und nicht mit Fieber verbunden, kann Schwitzen heilsam sein. Machen Sie warm gekleidet einen ausgiebigen Spaziergang, oder trinken Sie 1 Tasse Schwitztee.

Rezept: Mischen Sie 20 g Holunderblüten, 20 g Lindenblüten und 20 g Mädesüßblüten. Überbrühen Sie 1 TL davon mit 1 Tasse kochendem Wasser, 10 Minuten ziehen lassen; Tee trinken und danach sofort ins Bett und gut zudecken.

Brustwickel helfen
Kochen und zerdrücken Sie Kartoffeln bzw. Zwiebeln, streichen Sie sie auf ein Tuch, und legen Sie den warmen Wickel bis zum Erkalten auf die Brust.

Homöopathische Mittel

Sie helfen, wenn Sie die Begleitsymptome der Bronchitis genau beobachten.

Aconitum D6 hilft bei raschem Fieberanstieg.

Dosierung: In der Akutphase stündlich 1 Tablette.

Drosera Pentarkan hilft bei krampfartigem Husten.

Dosierung: 4mal täglich 10 Tropfen, bei starkem Husten stündlich.

Neu und sanft – unser Tip!

Teebaumöl

Teebaumöl kann sowohl die Dauer als auch die Schwere einer Bronchitis reduzieren. Sie können es auf verschiedene Weise anwenden.

Vollbad: Lösen Sie 5 Tropfen Teebaumöl und 5 Tropfen Kamillenöl in 1 TL 50prozentigem Alkohol. Geben Sie diese Mischung ins Badewasser.

Inhalation: Geben Sie 5 Tropfen Teebaumöl in eine Schüssel mit kochendheißem Wasser. Umhüllen Sie Kopf, Schultern und Schüssel mit einem Handtuch, und inhalieren Sie den Dampf etwa 10 Minuten lang.

Einreibung: Vermischen Sie 3 Tropfen Teebaumöl mit 1 TL Oliven-, Mandel- oder Avocadoöl. Reiben Sie diese Mischung 2mal täglich auf Brust, Rücken und Hals.

Sie können auch einige Tropfen Teebaumöl direkt auf ein Taschentuch geben und tagsüber mehrfach inhalieren. Atmen Sie tief ein, halten Sie den Atmen dann ein wenig an, und atmen Sie wieder aus. Nachts können Sie einige Tropfen auf Ihr Kopfkissen geben.

Vorbeugen – so bleiben Sie gesund

- Keine Zigaretten! Halten Sie sich auch nicht zu lange in verqualmten Räumen auf. Denn der Zigarettenrauch radiert das Flimmerepithel von Ihren Bronchien ab!

- Bevorzugen Sie Nahrung mit viel Vitamin C und A! Vitamin C schützt vor Infektionen, während Vitamin A eine spezielle Immunwirkung in den Schleimhäuten entfaltet.
  Ergiebige Quellen für beide Vitamine sind Spinat und Brokkoli, ebenso Salat, Tomaten und Spargel. Kürbis und Karotten enthalten vor allem Vitamin A, Holunderbeeren und Kiwis zählen zu den ergiebigsten Vitamin-C-Versorgern.
  Bedenken Sie jedoch, daß beide Vitamine extrem hitze- und lichtanfällig sind. Essen Sie also die angegebenen Nahrungsmittel möglichst frisch und roh, allenfalls gedünstet, aber nicht gekocht.

- Treiben Sie viel Sport im Freien, auch in der kalten Jahreszeit. Das stärkt die Widerstandskraft der oberen Atemwege und härtet Sie ab.

- Falls Sie zu den infektanfälligen Menschen zählen, sollten Sie in den Wintermonaten Ihr Immunsystem mit Sonnenhuttinkturen (Echinacea) stärken. Die entsprechenden Präparate gibt es in der Apotheke.

Atemübungen

Wer an Bronchitis leidet, sollte seine Atmung bewußt unterstützen: täglich 2mal 1/4 Stunde. Atmen Sie bewußt 6 Sekunden ein; dabei hebt sich der Bauch. Halten Sie 1 Minute den Atem an, um dann mindestens 6 Sekunden auszuatmen.

Milchtrinkende Raucher

Laut amerikanischen Untersuchungen leiden milchtrinkende Raucher erheblich seltener an Bronchitis als Raucher, die keine Milch trinken. Die Ursachen für dieses Phänomen liegen noch im dunkeln. Interessant ist jedoch, daß Milch bei Nichtrauchern keinerlei bronchienschützende Effekte zeigt.

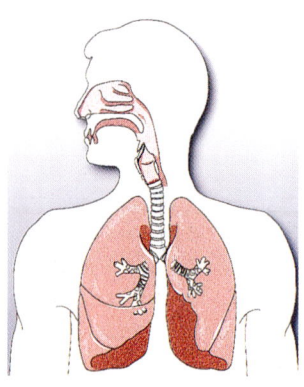

Bei Reizungen der Atemwege und der Bronchien wird er reflexartig ausgelöst: der Husten.

Husten

Ursachen

Unabhängig von Art, Ursache und dem Ausmaß des Hustens – es geht bei fast jedem Husten darum, Fremdkörper aus den Atemwegen zu entfernen. Eine Ausnahme bildet das psychosomatische Hüsteln – doch auch hier geht es letzten Endes darum, Fremdkörper im Sinn von psychischen Hemmungen abzuhusten.

Neurobiologische Hintergründe

Der Hustenreflex wird durch zahlreiche Sinneszellen in der Bronchialschleimhaut und den Atemwegen ausgelöst. Bei Reizung dieser Zellen (z.B. durch Gase, Kälte oder Fremdkörper) werden Signale ans Gehirn weitergeleitet, von wo aus schließlich gezielte Befehle an die Muskeln des Oberkörpers (vor allem die Rücken- und Bauchmuskeln) geschickt werden. Der Hustenreflex genießt in der Bewertungsskala unseres Gehirns eine starke Priorität – mit anderen Worten: Wenn wir uns erst einmal eingehustet haben, können wir nicht mehr ohne weiteres damit aufhören. Aus diesem Grund enden nicht wenige Hustenanfälle in lebensbedrohlicher Atemnot.

Psychische Hintergründe

Räuspern und Hüsteln werden gemeinhin als typisches Anzeichen von Unsicherheit und Verlegenheit interpretiert. Doch dies trifft den Kern nur oberflächlich.

Die Luftwege symbolisieren für unsere Psyche generell den Zugang zur Außenwelt. Freies, ungehindertes Atmen steht für eine positive und weltoffene Einstellung, während Hüsteln und Räuspern vielmehr zeigen, daß in unserem Kontakt zur Außenwelt eine Blockade existiert, die wir gern abhusten möchten. So gibt es Menschen, die vor jedem Geschlechtsverkehr husten – ein Zeichen für sexuelle

Wichtig!
Husten kann ein Symptom für zahlreiche Erkrankungen sein. Gehen Sie zum Arzt, wenn Sie einen farbigen (gelbgrünen oder roten) Auswurf abhusten, starke Schmerzen beim Husten haben, sich ein Rasseln und Pfeifen bemerkbar macht oder der Husten länger als zwei bis drei Wochen anhält.

Blockierung. Andere räuspern sich zwanghaft, wenn sie sich mit ihren Eltern oder anderen Verwandten treffen – ein Zeichen für ungelöste Kind-Eltern-Konflikte.

Altbewährt – so helfen Sie sich selbst!

Eibischtee

Er unterstützt Ihre Bronchialschleimhaut. Sie müssen ihn allerdings kalt zubereiten, da sonst der Schleim der Eibischwurzeln verlorengeht.

Rezept: Übergießen Sie 1 TL der Wurzeln mit 1/4 l kaltem Wasser. Lassen Sie das ganze abgedeckt mindestens 2 Stunden lang ziehen. Trinken Sie von dem zähen Getränk 3 bis 4 Tassen pro Tag.

Kamille und Thymian

Inhalationen mit Kamille und Thymian sind schmerzlindernd und wirken vor allem gegen Reizhusten: Bringen Sie 3 bis 4 l Wasser in einem Topf zum Kochen. Dann fügen Sie 2 EL Kamillenblüten und Thymiankräuter hinzu. 10 Minuten ziehen lassen, danach zum Inhalieren in einer großen Schüssel bereitstellen. Das Gesicht über den Dampf halten und Kopf, Oberkörper und Schüssel mit einem Handtuch bedecken.

Atmen Sie langsam und tief ein, wechselweise durch Mund und Nase; das Atmen muß angenehm sein, der Dampf darf nicht in Ihren Atemwegen oder auf der Haut brennen! Dauer der Anwendung: Mindestens 8, höchstens 15 Minuten.

Fenchel

Inhalationen mit Fenchel unterstützen die Tätigkeit der Flimmerhärchen in Ihren Bronchien.

Rezept: Lösen Sie für die Fenchelinhalation 4 EL Fenchelsamen in 3 bis 4 l kochendem Wasser. Ansonsten gehen Sie vor wie bei der Thymian- und Kamilleninhalation.

Homöopathie

Homöopathische Mittel erzielen bei Husten große Erfolge. Sie müssen jedoch genau auf die einzelnen Merkmale Ihres Hustens achten.

Drosera Pentarkan hilft bei krampfartigem Husten ohne Schleimauswurf.

Dosierung: 4mal täglich 10 Tropfen, bei starkem Husten stündlich.

Hepar sulfaris D12 beseitigt Reizhusten bei kaltem Wetter.

Dosierung: 3mal täglich 1 bis 2 Tabletten.

Pulsatilla D6 heilt trockenen Husten abends und nachts, lockeren Husten mit reichlich Schleim am Morgen (typisch für Raucherhusten).

Dosierung: 3mal täglich 2 Tabletten.

Hustenreiz ist sinnvoll

Der Hustenreiz ist lästig, aber bei vielen Erkrankungen ist er unerläßlich, um die Bronchien von Fremdkörpern zu reinigen. Greifen Sie daher nur dann zu hustenreizlindernden Medikamenten (sogenannten Antitussiva), wenn es sich gar nicht vermeiden läßt, z. B. wenn der Hustenreiz Sie in der Nacht einfach nicht schlafen läßt.

Richtig inhalieren!

Kopfdampfanwendungen reinigen die oberen Atemwege von Schleim und Ablagerungen. Sie dürfen allerdings nicht angewandt werden, wenn jemand an entzündlichen Hauterkrankungen, Augenbeschwerden und Herz-Kreislauf-Erkrankungen leidet. Gönnen Sie sich nach der Inhalation etwas Ruhe. Gehen Sie vor allem nicht direkt danach in die kalte Luft – das würde Ihre durchwärmten Bronchien wie ein Schlag treffen!

Eine ausreichende Versorgung mit Vitamin A ist besonders wichtig, denn gerade in den Schleimhäuten der Atemwege wird dieses Vitamin dringend zur Aufrechterhaltung der Immunabwehr und damit zur Bekämpfung von eindringenden Viren und Bakterien benötigt.

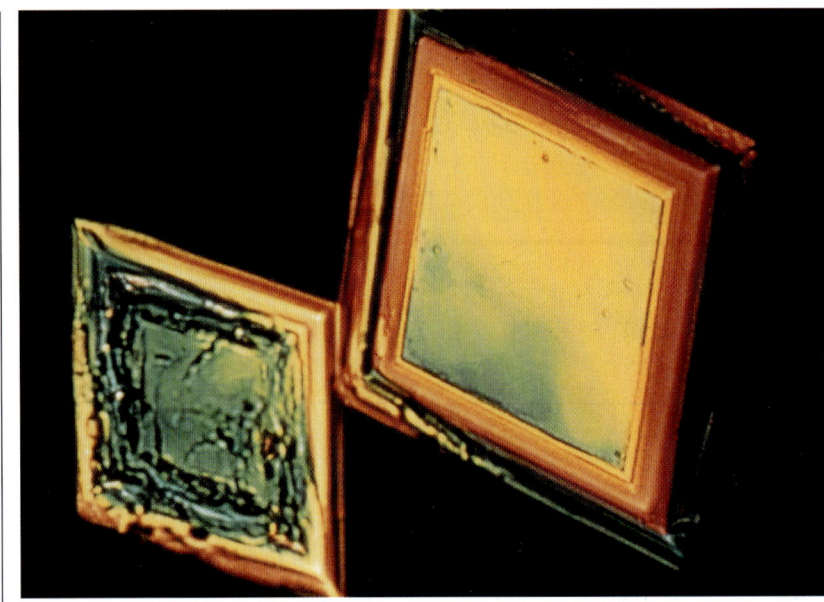

Vorsicht, Gujakol!
Mittlerweile gibt es Hustenlöser mit dem alternativen Wirkstoff Gujakol auf dem Markt. Es soll angeblich wirksamer sein als andere Hustenmittel. Doch die Substanz ist wissenschaftlich noch wenig untersucht; sicher ist, daß sie oftmals Nebenwirkungen wie Benommenheit und Erbrechen auslöst.

Krampfartiger Husten
Bei krampfartigen Hustenanfällen hilft 1 Tl des im Orient beliebten Tahinas, ein Sesamrückstand, den Sie in arabischen Geschäften erhalten können.

Bryonia D6 ist angeraten, wenn der Husten von Brustschmerzen begleitet ist und bei Bewegung schlimmer wird.
Dosierung: 3mal täglich 1 bis 2 Tabletten.
Ipecacuanha D6 nehmen Sie bei tiefsitzendem Husten mit Schleimauswurf, Nasenbluten, Würgen und Erbrechen. Der Patient ist unruhig und ständig in Bewegung.
Dosierung: 3mal täglich 1 bis 2 Tabletten.

Bier

Die Biertrinker wird es freuen: Warmes Bier lindert den Husten; am besten probieren Sie es mit diesem alten Hausmittel einmal abends. Erhitzen Sie 1/2 l Bier, fügen Sie 4 EL Honig hinzu, und trinken Sie es noch warm. Es versteht sich wohl von selbst, daß dieses Rezept nichts für Kinder ist!

Sirup und Hustenbonbons

Nutzen Sie den Eibisch, eine schleimhaltige Heilpflanze, nicht nur für Hustentees, sondern auch für einen hustenlindernden Sirup, den Sie in der Apotheke erhalten. Zusätzlich helfen Hustenbonbons, ausreichend Speichel zu produzieren; das ist wichtig für die gereizte Rachenschleimhaut.
Oder bereiten Sie selbst den bewährten Zwiebelsirup, ein altes Hausrezept, das allerdings nicht für Zuckerkranke geeignet ist.
Rezept: 1 Gemüsezwiebel roh fein hacken, 150 g Rohrzucker darüberschütten, mehrere Stunden stehenlassen, Saft auspressen. Davon stündlich 1 TL einnehmen.

Hustenbalsam

Eukalyptus stärkt die Atemwege; daher eignet er sich vorzüglich bei Husten.

Rezept: Mischen Sie je 2 g Rosmarin- und Eukalyptusöl mit 40 g Kampferöl oder -salbe (aus der Apotheke), und reiben Sie täglich 2mal die Brust damit ein.

Wiederentdeckt und wirkungsvoll – unser Tip!

Akupressur

Akupressur hat gerade bei Husten große Erfolge, da es hier gilt, einen vom Gehirn gesteuerten Reflex zu durchbrechen.

● *Cha-ba-Es* – dieser Punkt liegt genau zwischen den Schlüsselbeinenden über dem Brustbein. Drücken Sie diesen Punkt mit mittelstarkem, gleichbleibendem Druck, wenn Sie einen akuten Hustenanfall haben.

● *Lu 5*, der »Ellbogenteich«, liegt in der Ellbogenfalte auf der dem Daumen zugewandten Seite. Sie spüren ihn bei gebeugtem Arm deutlich als Kuhle neben der Sehne des Bizepsmuskels. Massieren Sie diesen Punkt in kreisenden Bewegungen mindestens 1 Minute lang 4mal täglich, erst rechts, dann links. Das hilft gegen nervöses Hüsteln und Räuspern.

Vorbeugen – so bleiben Sie gesund

● Keine Zigaretten! Halten Sie sich auch nicht zu lange in verqualmten Räumen auf. Denn der Zigarettenrauch radiert die Flimmerhärchen von Ihren Bronchien ab!

● Bevorzugen Sie Nahrung mit viel Vitamin C und A! Vitamin C schützt vor Infektionen, während Vitamin A eine spezielle Immunwirkung in den Schleimhäuten entfaltet. Ergiebige Vitamin-A- und -C-Quellen sind Spinat und Brokkoli sowie Salat, Tomaten und Spargel. Kürbis und Karotten enthalten vor allem Vitamin A, Holunderbeeren und Kiwis zählen zu den ergiebigsten Vitamin-C-Versorgern. Bedenken Sie jedoch, daß beide Vitamine extrem hitze- und lichtanfällig sind. Essen Sie also die angegebenen Nahrungsmittel möglichst frisch und roh oder allenfalls gedünstet, aber nicht gekocht.

● Treiben Sie viel Sport im Freien, auch in der kalten Jahreszeit. Das stärkt die Widerstandskraft der oberen Atemwege.

● Bitten Sie Ihren Partner, daß er Sie darauf aufmerksam macht, wenn Sie ohne Grund oder aus purer Verlegenheit hüsteln. Das hilft Ihnen, sich Ihren Hustentick abzugewöhnen.

Wichtig!

Krampfartiger Husten gehört unbedingt in fachärztliche Behandlung! Es könnte sich um Keuchhusten handeln. Jetzt dürfen Sie Hausmittel nur noch begleitend neben der medikamentösen Therapie einsetzen. Am besten, Sie fragen Ihren Arzt, bevor Sie altbewährte Mittel einsetzen.

Vorsicht, kalte Füße!

Damit der lästige und oft schmerzende Husten Sie gar nicht erst erwischt, sollten Sie vor allem in der naßkalten Jahreszeit von November bis April dafür sorgen, daß Sie auch bei langen Spaziergängen oder beim Wintersport nie kalte Füße bekommen; sie sind meist der Anfang von Erkältungen und Husten. Wenn doch, nehmen Sie vorsorglich ein warmes Fußbad!

Franzbranntwein

Klopfen Sie den Rücken des Hustenpatienten mit Franzbranntwein mehrmals am Tag ab, das lindert den oft quälenden Hustenreiz und erleichtert das Abhusten.

Augenermüdung

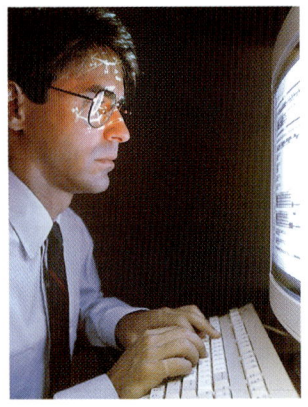

Langes Arbeiten am Computer strengt die Augen stark an.

Symptome

- Verschwimmende, unscharfe Bilder
- Brennende Augen
- Gefühl, als ob irgend etwas im Auge ist
- Oft auch Kopfschmerzen

Ursachen

Wir schauen stundenlang auf Fernseh- oder Computerbildschirme, lassen die Pupillen beim Autofahren und Lesen aufmerksam hin und her wandern und orientieren uns bei all unseren Bewegungen vorwiegend an den Bildern, die uns der Gesichtssinn anbietet. Da sind Überanstrengungen unvermeidlich. Hinzu kommen oft noch unerkannte oder aus Eitelkeit nicht behobene Sehfehler, die unsere Augenmuskeln zu ermüdenden Daueranstrengungen und Verkrampfungen zwingen.

Organische Hintergründe

Eine entscheidende Rolle bei unserem Sehvermögen spielt die Tränenflüssigkeit. Sie wird von den Tränendrüsen ausgeschüttet und durch den Lidschlag über das Auge verteilt. Die Tränenflüssigkeit verbessert die optischen Eigenschaften der Hornhaut, schwemmt Staub, ätzende Dämpfe u.ä. weg und schützt das Auge vor Austrocknung und Krankheitserregern. Beim Dauerstarren auf Computer- und Fernsehbildschirme ist ihre Produktion jedoch eingeschränkt – außerdem sinkt die Lidschlagfrequenz von 14 auf 7 Schläge in der Minute.

Mit anderen Worten: Bildschirmarbeit belastet unser Sehvermögen sowieso schon in besonders hohem Maße, doch zusätzlich beeinträchtigt sie auch noch diejenigen Funktionen, die unser Auge in Form halten.

Psychische Hintergründe

Bei starkem Streß begeben sich unsere Pupillen in die »Habachtstellung«, um den vermeintlichen Feind (der ja immer noch das Ziel unserer schon in der Urzeit entwickelten Streßreaktionen ist) genau im Visier zu haben. Für die Augenmuskeln ist dieser Zustand, wenn er länger anhält, jedoch außerordentlich anstrengend und ermüdend. Auch die Eitelkeit, keine Brille tragen zu wollen, spielt hier eine Rolle.

Flocken vor den Augen?
Wenn man gegen einen hellen Hintergrund blickt, etwa gegen einen klaren Himmel oder ein Stück weißes Papier, kann es schon einmal zu umhertreibenden Flocken oder »Mücken« vor den Augen kommen. Das ist normalerweise nichts Schlimmes, außer wenn sich gleichzeitig das Sehvermögen verschlechtert oder Lichtblitze durchs Bild zucken. In diesem Fall sollte unbedingt der Arzt hinzugezogen werden.

Altbewährt – so helfen Sie sich selbst!

Ein alter »Designertrick«

Unterbrechen Sie Ihre Bildschirmarbeit für einige Minuten, um aus dem Fenster zu schauen und mit Ihren Augen ein entferntes Ziel zu fixieren. Ihr optischer Apparat bleibt dadurch beweglich und bildet eine gewisse Widerstandskraft gegenüber länger andauernden Belastungen aus.

Verändern Sie die Position Ihres Monitors!

Japanische Wissenschaftler fanden heraus, daß sich die Lidschlagfrequenz erhöht und damit auch die Hornhaut besser geschützt und versorgt wird, wenn man den Monitor tiefer stellt und den Bildschirm nach oben hin etwas abkippt.

Augentrosttee

Augentrost ist – wie schon der Name erwarten läßt – das Augenheilkraut schlechthin.
Rezept: 1 TL Augentrost mit 1 Tasse Wasser überbrühen, 1 bis 2 Minuten ziehen lassen, dann abseihen. Wenn Sie den Tee heiß trinken, wirkt er gegen Überanstrengungskopfschmerzen. Wenn Sie ihn abkühlen lassen und teedurchtränkte Wattebäusche auf Ihre geschlossenen Augen legen, lindert er die dortigen Reizzustände.

Chinesisch sanft – unser Tip!

Chinesische Meditationsübungen schließen oft Augenübungen mit ein. Hier ein Beispiel aus dem Qi Gong: Stellen Sie sich mit locker durchgedrückten Knien aufrecht hin, die Füße etwa in Schulterbreite auseinander. Lassen Sie die Arme locker hängen, Schultern entspannt. Schieben Sie das Becken etwas vor, so daß Ihre Wirbelsäule gerade ist (kein Hohlkreuz!). Lassen Sie nun bei geschlossenen Augen Ihre Augen im Uhrzeigersinn mehrmals kreisen, dann entgegen dem Uhrzeigersinn. Öffnen Sie die Augen so langsam wie möglich, und fixieren Sie einen Punkt in der Ferne.

Vorbeugen – so bleiben Sie gesund

- Verzichten Sie nicht aus Eitelkeit auf Ihre Sehhilfen! Es gibt hochmodische Brillen.
- Stellen Sie Ihren Computermonitor so, daß das Tageslicht von der Seite kommt.
- Gönnen Sie Ihren Augen ein paar Ruhepausen! Telefonieren kann man z. B. auch mit geschlossenen Augen.
- Und: Schrauben Sie Ihren Fernsehkonsum zurück!

Wichtig!

Gehen Sie zum Augenarzt, wenn:
- Plötzlich unerklärliche Schmerzen und Lichtempfindlichkeiten am Auge auftreten
- Sich die Sehleistung verschlechtert und Sie sich anstrengen müssen, um noch scharf sehen zu können
- Sie einen Schleier vor Ihren Augen sehen.

Licht und Computer

Am besten ist es, wenn sowohl das Tageslicht als auch die künstliche Beleuchtung von links kommen (dies gilt für Rechtshänder; bei Linkshändern ist es umgekehrt).

Urintherapie

Bei müden Augen hilft eine altbewährte Therapieform, die allerdings nicht jedermanns Geschmack ist: die Urinbehandlung. Tränken Sie dazu Wattepads mit Ihrem Urin, und legen Sie sie für 10 Minuten auf die Augen.

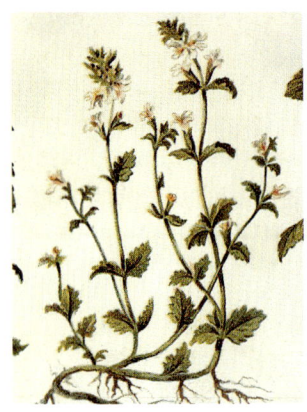

Es ist ein Kraut speziell für die Augen gewachsen – Augentrost.

Bindehautentzündung

Symptome

- Rötung, Jucken, Brennen und Tränen der Augen
- Bei infektiösen Bindehautentzündungen: Eiterausfluß
- Bei Entzündungen aufgrund einer Allergie: Zusätzliche Beschwerden im Nasen- und Rachenraum

Ursachen

Einer Bindehautentzündung liegt meistens eine der folgenden drei Ursachen zugrunde:

- Verletzung bzw. Reizung durch Sonnenlicht, Rauch, Chlor im Badewasser, ätzende Dämpfe, Wind oder Staubkörner
- Infektionen durch Bakterien oder Viren
- Allergische Reaktionen.

Die ersten beiden Ursachen stehen dabei des öfteren miteinander in Verbindung, da Reizungen oder Verletzungen den Mikroorganismen den Eintritt ins Gewebe erleichtern.

Immunologische Hintergründe

Eine Bindehautentzündung, die durch Viren verursacht wurde, belastet das Immunsystem in starkem Maße. Sie wird daher nicht selten von einer deutlich spürbaren Schwellung der Lymphknoten im Hals begleitet.

Psychische Hintergründe

Lidschlag und Tränenflüssigkeit bieten der Bindehaut einen natürlichen Schutz – beispielsweise vor Staub, Gasen, Zugluft und auch vor Bakterien. Beide werden jedoch stark von der Psyche beeinflußt. Streßreize wie Angst und Hektik wirken eher hemmend auf Tränenproduktion und Lidschlagfrequenz, während Trauer und Wut eher anregend auf sie wirken.

Altbewährt – so helfen Sie sich selbst!

Reinigen Sie Auge und Augenlid!

Wischen Sie mit einem Wattebausch, den Sie zuvor in destilliertes Wasser getaucht haben, die durch die Entzündung entstandenen Flüssigkeiten und Krusten fort. Leichtere Entzündungen verschwinden durch diese Maßnahme meistens schon nach 2 bis 3 Tagen.

Achtung, Ansteckungsgefahr! Eitrige Bindehautentzündungen, die durch Bakterien verursacht wurden, und Virusinfektionen sind ansteckend. Sie sind ein Fall für den Augenarzt. Darüber hinaus sollten die Betroffenen andere Handtücher, Waschlappen und Seifen benutzen als die übrigen Mitglieder der Familie. Im Normalfall reicht dies als Hygienemaßnahme aus. Daneben gibt es noch hochansteckende Virusinfektionen, bei denen die Betroffenen eine Zeitlang isoliert werden müssen.

Augentrostauflage

Augentrost ist entzündungshemmend und wirkt besonders bei allergisch bedingten Bindehauterkrankungen.
Rezept: 1/2 TL Augentrost für 1 Tasse Aufguß nehmen, 1 bis 2 Minuten ziehen lassen. Abkühlen lassen und danach als Kompresse auf die geschlossenen Augen legen.

Cromoglizinsäure

Dies ist ein altes Mittel zur Behandlung von Heuschnupfen. Es wirkt entzündungshemmend und verengt die Blutgefäße der Bindehaut. Zu den cromoglizinhaltigen Augentropfen gehören: Allergocrom, Cromo-ratiopharm und Opticrom.

Homöopathische Mittel

Arsenicum album D6 hilft bei Bindehautentzündungen, die durch Heuschnupfen entstanden sind.
Dosierung: 3mal täglich 1 bis 2 Tabletten.
Hamamelis D6 hat blutungsstillende und blutgefäßverengende Eigenschaften.
Dosierung: 3mal täglich 1 bis 2 Tabletten.

Sanft, aber effektiv – unser Tip!

Salbeiauflage

Salbei wirkt entzündungshemmend, ohne auszutrocknen (im Gegensatz etwa zu Kamille).
Rezept: 1 EL Salbei mit 1/4 l Wasser aufbrühen, 10 Minuten ziehen lassen, dann abseihen. Tauchen Sie einen Wattebausch oder ein Tuch in den abgekühlten Tee, und legen Sie es über die geschlossenen Augen.

Vorbeugen – so bleiben Sie gesund

- Meiden Sie Zugluft und offene Fenster, vor allem beim Autofahren!
- Wenn Sie empfindliche Augen haben, gehen Sie am besten nur mit einer Schutzbrille ins Chlorwasser der öffentlichen Schwimmbäder. Auf jeden Fall sollten Sie dort nicht mit offenen Augen tauchen.
- Schonen Sie Ihre Augen! Nicht länger als eine Stunde durchgehend am Computerbildschirm arbeiten! Legen Sie auch beim Fernsehen gelegentliche Pausen ein. Die in die Sendungen eingestreuten Werbeblöcke sind doch wie geschaffen, um für eine Weile die Augen zu schließen.
- Verwenden Sie zum Duschen und Baden möglichst wenig Seifen, Shampoos und Badezusätze. Achten Sie darauf, daß es sich dabei nur um milde Produkte handelt.

Medikamente
- **Deutschland**
Allergocrom, Cromo-ratiopharm, Opticrom
- **Österreich**
Nur rezeptpflichtige Präparate
- **Schweiz**
Novacrom, Opticrom

Wichtig!
Augentropfen besitzen nur eine beschränkte Haltbarkeit. Kommen Sie bitte nicht auf die Idee, bei einer Bindehautentzündung auf Tropfen zurückzugreifen, die Sie schon einmal vor einem halben Jahr benutzt haben. Das kann Ihr Leiden möglicherweise dramatisch verschlimmern.

Übrigens …
Eine Bindehautentzündung kann auch manchmal durch fehlende Sehhilfen ausgelöst werden. Wenn Sie eine Sehschwäche haben, verzichten Sie bitte nicht auf eine Brille oder auf Kontaktlinsen.

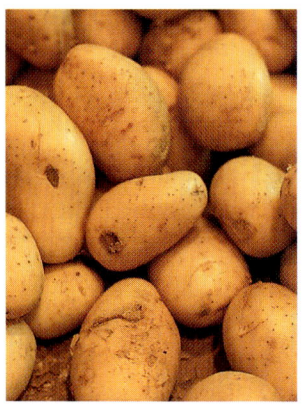

Eine Auflage aus gekochten Kartoffeln wird bei einem Gerstenkorn erfolgreich eingesetzt.

Unterschied Gerstenkorn/Hagelkorn
Das schmerzhafte Gerstenkorn entleert sich meistens nach wenigen Tagen von selbst. Demgegenüber bleibt das Hagelkorn chronisch – dafür ist es weniger schmerzhaft.

Gerstenkorn

Symptome
● Anfangsstadium: Schmerzen im Augenlid, vor allem beim Schließen
● Späteres Stadium: Eiterherd, sich nach vorn wölbende Lidhaut

Ursachen
Gerstenkörner werden meistens durch eine bakterielle Infektion hervorgerufen.

Hormonelle Hintergründe
Gerstenkörner kommen besonders häufig während der Pubertät vor. Allein diese Tatsache spricht dafür, daß auch hormonelle Veränderungen eine Rolle spielen.

Psychische Hintergründe
Das eitrige Gerstenkorn verleitet dazu, es – trotz der Schmerzen – wie einen Mitesser auszudrücken. Doch das wäre genau das Falsche. Denn das Augenlid ist viel zu weich, als daß Quetschungen einen anderen Erfolg als eine schwere Entzündung haben könnten. Bitte halten Sie sich zurück, wenn Sie zu den Menschen gehören, die gerne ihre Haut ausquetschen.

Altbewährt – so helfen Sie sich selbst!
Heiße Leinsamenwickel
Sie fördern die Reifung des Gerstenkorns und beschleunigen seine Entleerung.
Rezept: 2 EL geschroteten Leinsamen mit 2 Tassen kochendheißem Wasser verrühren, dann für ein paar Minuten quellen lassen. Anschließend ein Tuch oder einen Waschlappen damit tränken und auf die geschlossenen Augen legen. Dauer der Anwendung: Etwa 20 Minuten, 2- bis 3mal täglich wiederholen.

Kartoffelbreipackungen
Kartoffeln haben eine entzündungshemmende Wirkung.
Rezept: 1 heiße Pellkartoffel mit der Gabel fein zerdrücken, anschließend 1 Eigelb und soviel heiße Milch hinzufügen, bis ein streichfähiger Brei entstanden ist. Diesen Brei tragen Sie auf einen Lappen oder ein Tuch auf, das Sie dann 20 Minuten lang auf die geschlossenen Augen legen. Wiederholen Sie diese Anwendung 2- bis 3mal pro Tag.

Kühle Quarkpackungen

Sie wirken schmerz- und schwellungslindernd.

Rezept: 3 EL Quark werden mit dem Saft 1 Zitrone und 1 EL Milch verrührt und dann auf einem warmen Lappen verteilt. Damit haben Sie eine Kompresse, die Sie für 20 Minuten auf die geschlossenen Augen legen können. Wiederholen Sie diese Anwendung 2mal pro Tag.

Fencheltee

Dieser Tee zur äußeren Anwendung lindert den akuten Entzündungszustand.

Rezept: 1 gehäuften TL zerdrückte Fenchelfrüchte oder 2 TL ganze Früchte mit 1/4 l kochendem Wasser übergießen. Zugedeckt 10 Minuten ziehen lassen, dann abseihen. Tunken Sie einen Lappen in den Tee, und legen Sie diesen dann auf die geschlossenen Augen. Dauer der Anwendung: 20 Minuten. Wiederholen Sie die Auflage 2- bis 3mal pro Tag.

Homöopathische Mittel

Cinnabaris Pentarkan S hilft gegen schmerzhafte und stark entzündliche Formen des Gerstenkorns.

Dosierung: Jede Stunde 1 Tablette, nach Abklingen des akuten Beschwerdebildes 3mal täglich 1 Tablette.

Staphisagria D3 lindert Eiterbildung und Schwellung.

Dosierung: 3mal täglich 10 Kügelchen.

Wohlriechendes für Ihr Auge – unser Tip!

Veilchenteeauflage

Auflagen mit Veilchentee wirken bei allen Entzündungen der Augenlider.

Rezept: Verwendet werden Blätter, Blüten und Wurzeln. 2 TL dieser Mischung mit 1 Tasse Wasser überbrühen, 15 Minuten ziehen lassen, dann abseihen. Legen Sie einen mit diesem Tee getränkten Lappen auf Ihre geschlossenen Augen. Die Auflage kann 20 Minuten auf Ihren Augen bleiben. Wiederholen Sie die Anwendung mehrmals am Tag.

Vorbeugen – so bleiben Sie gesund

- Stärken Sie Ihr Immunsystem! Treiben Sie viel Sport an der frischen Luft, und achten Sie auf genügend frisches Gemüse und Obst in Ihrer Nahrung.
- Wenn Sie unter psychischem oder körperlichem Streß stehen: Stärken Sie Ihre Abwehrkräfte mit Sonnenhut (Echinacea). Die entsprechenden Präparate gibt es in Apotheken.

Wichtig!

Wenn die Hausmittel nicht binnen weniger Tage Erfolg bringen, sollte der Augenarzt oder Chirurg aufgesucht werden, um eine Öffnung des Eiterherdes vorzunehmen.

Ruhe und gedämpftes Licht

Die Schmerzen im Augenlid und die sich nach vorn wölbende Lidhaut beim Gerstenkorn fordern Ruhe. Strengen Sie jetzt die Augen nicht noch unnötig an, lesen Sie nicht, gehen Sie nicht in die grelle Sonne, und entspannen Sie sich in einem abgedunkelten Zimmer.

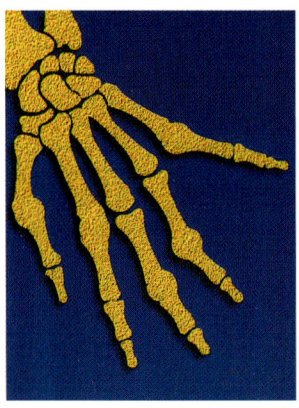

Verdickungen, Knoten und schließlich Deformierungen der Gelenke sind typisch für Arthritis.

Arthritis, rheumatoide

Symptome

- Gelenkschmerzen, meistens mit Schwellung
- Vorwiegend sind die Fingermittel- und -grundgelenke, Handgelenke, Ellbogen, Knie sowie Sprung- und Zehengrundgelenke betroffen
- Morgensteifigkeit
- Rheumaknoten in Gelenken, Knochenvorsprüngen und Sehnen

Ursachen

Rheumatoide Arthritis (auch chronische Polyarthritis oder cP genannt, ist eine Fehlorientierung des Immunsystems. Als Ursachen werden eine anlagebedingte Konstitution, Infektionen, aber auch psychische Einflüsse vermutet. Hauptsächlich spielen wohl die erbliche Veranlagung, Übergewicht und ein starker Hang zur Selbstaufopferung eine größere Rolle für die Entstehung und den Schweregrad dieser entzündlichen Gelenkerkrankung.

Biologische Hintergründe

Die rheumatoide Arthritis gehört zu den sogenannten Autoimmunkrankheiten, bei denen sich der Körper buchstäblich gegen sich selbst wendet. Das Immunsystem verliert bei Arthritikern die Orientierung und richtet sich nicht nur gegen Keime im Gelenk, sondern auch zerstörerisch gegen die körpereigenen, gesunden Zellen der Gelenkinnenhaut, was dort zu schmerzhaften Entzündungen und Wucherungen führt.

Eine sehr alte Krankheit
Arthritis gehört mit zu den ältesten bekannten Krankheiten. Die Untersuchungen der Gelenke prähistorischer Menschen und ägyptischer Mumien ergaben, daß sowohl die Neandertaler als auch die Pharaonen schon an Arthritis litten. Übrigens: Auch Tiere leiden daran; so waren beispielsweise bereits die Dinosaurier von diesem Übel betroffen.

Psychische Hintergründe

Arthritiker gelten in der Psychosomatik als »unbeugsame Samariter« mit »typisch weiblichem« Charakterprofil. In der Regel haben sie Probleme, mit ihren Aggressionen umzugehen. Wenn sie auf andere Menschen wütend sind, lassen sie ihre Gefühle nicht spontan heraus, sondern sie lenken ihre zerstörerischen Energien eher auf sich selbst – genauso wie ihre Immunabwehr sich gegen die Gelenkzellen ihres eigenen Körpers richtet. Gegenüber ihren Mitmenschen verhalten Arthritiker sich nur selten aufbrausend und direkt, sondern schüchtern, aufopfernd und zum Teil regelrecht unterwürfig. Diese Charaktereigenschaften entsprechen dem Klischee, das auch heute leider noch für die Rolle von Frauen gilt. Allerdings leiden Frauen dreimal so häufig unter rheumatoider Arthritis wie Männer.

Altbewährt – so helfen Sie sich selbst!

Essen Sie Fisch!

Fisch ist ein echter »Schmerz- und Entzündungskiller«. Seine soge-nannten Omega-3-Fettsäuren, die vor allem in Makrelen, Lachsen und Heringen zu finden sind, vermögen nämlich bis zu einem ge-wissen Grad die Bildung von Entzündungsmediatoren zu hemmen; Entzündungsmediatoren sind Stoffe, welche die typischen Gelenk-schwellungen und besonders auch die Schmerzen des Arthritispatien-ten in Gang setzen.

Moorpackungen

Moorpackungen sind ein altbewährtes Rheumamittel (ein Präparat ist z. B. Kytta-Thermopack Moor-Fango-Parafin). Diese Packungen werden 1mal pro Tag um die betroffenen Gelenke gelegt. Die An-wendung ist allerdings relativ teuer!

Ibuprofen

Von allen Schmerzmitteln ist Ibuprofen für Arthritiker am besten geeignet. Präparate zum Einreiben sind z. B.: Dolgit Creme und Ibu-top Creme.

Teufelskrallenwurzel

Die Teufelskrallenwurzel gilt als schmerz- und entzündungshem-mend, ohne bemerkenswerte Nebenwirkungen zu besitzen (Präpa-rat: Dolo-Arthrosetten).

Gewichtsreduktion und Diät

Je mehr Gewicht auf den Gelenken lastet, desto anfälliger werden sie für Entzündungen. Deshalb sollten Sie Ihr Gewicht unbedingt reduzieren, falls Sie zuviel auf die Waage bringen; die Gelenke wer-den dadurch entlastet.
Essen Sie generell weniger Fleisch und mehr frisches Gemüse und Obst! Leider gibt es keine verbindliche Diät bei Arthritisbeschwer-den. Sie müssen ausprobieren, welche Nahrungsmittel Ihre Situati-on eventuell verschlechtern. Wichtig ist in diesem Zusammenhang eine ausreichende Versorgung mit Vitamin C.

Ätherische Öle

Rosmarin, Majoran und *Lavendel* fördern über die Haut die örtliche Durchblutung, als Duft wirken sie auf diejenigen Gehirnareale, die unser Immunsystem steuern. Mischen Sie die genannten Aromaöle zu gleichen Teilen, und geben Sie 10 Tropfen dieser Mischung auf ein in heißes Wasser getauchtes Leinentuch, das Sie dann als heißen Umschlag um die betroffenen Gelenke wickeln. Dauer der Anwen-dung: 10 Minuten, täglich mindestens 1mal.

Kein Aal!

Nicht alle Fische sind für den Arthritispatienten geeignet. Der Aal muß vom Speisezettel gestrichen werden. Denn er enthält überdurchschnittlich viel Arachidonsäure, jene Substanz, aus der die Mediatoren für die Schmerzentstehung in unserem Organismus gebildet werden.

Medikamente
● **Deutschland**
Kytta-Thermopack Moor-Fango-Parafin; Dolgit Creme, Ibutop Creme
● **Österreich**
Keine fertigen Moorpackungen; Dolgit Creme, Ibutop Creme
● **Schweiz**
Fangopress; Brufen Gel, Dolgit Creme

Aromatherapie

Verwenden Sie Aromaöle auch in einer Duftlampe. Die Gerüche wirken auf unser Unterbewußtes und können uns entspannen. Und Entspannung kann vor allem chronische Schmerzen lindern.

Wasser ist hilfreich

Arthritische Schmerzen können gelindert werden, wenn Sie das Badewasser genau auf Körpertemperatur bringen (also etwa 37˚C). In den USA werden Arthritispatienten in Wasserbehältern, die mit Wasser in Körpertemperaturhöhe gefüllt sind, behandelt. Der Aufenthalt darin wirkt entspannend und schmerzlindernd. Wasser trägt den Körper und entlastet die Gelenke, daher sind spezielle Gelenkübungen im Wasser oder etwa Aqua-Jogging für Betroffene besonders gut geeignet.

Werden Sie egoistischer!

Arthritiker leiden oft unter dem Samaritersyndrom: Sie denken hauptsächlich an andere, sind übermäßig hilfsbereit, fürsorglich, bisweilen sogar unterwürfig und opportunistisch. Versuchen Sie, diese Einstellungen zugunsten einer positiven, egoistischeren Haltung abzubauen! Ein paar Vorschläge:

● Deponieren Sie überall in Ihrer Wohnung Fotos, die nur Sie zeigen, also keine Gruppenfotos, auf denen Sie nur einen Teil des Ganzen bilden.
● Beginnen Sie mit dem Malen oder Zeichnen, wählen Sie sich selbst als Modell, und versuchen Sie, sich weich und in lockeren Linien abzubilden – mit wenig Ecken und Kanten!
● Und schließlich: Seien Sie mutiger, stehen Sie auch mal zu Ihrer Meinung, besuchen Sie einen Rhetorikkurs, um sich in Disputen besser behaupten zu können.

Homöopathische Mittel

Bryonia D4 hilft, wenn die Schmerzen langsam aufkommen und morgens am schlimmsten sind.
Dosierung: 3mal täglich 10 Tropfen, bei akuten Schmerzen auch stündlich.

Wiederentdeckt und sanft – unser Tip!

Engelsüßtee

Der Strunk vom Engelsüß – einem immergrünen Farngewächs – enthält Bitterstoffe, Glykoside und Harze, die entschlackend und entzündungshemmend wirken. Er wurde in früheren Zeiten häufig zur Behandlung von rheumatischen Erkrankungen eingesetzt, dann jedoch durch die moderne Pharmazie verdrängt.
Rezept: 3 TL des zermahlenen Strunks mit 1 Tasse kaltem Wasser übergießen und 8 Stunden lang ziehen lassen. Dieser sogenannte Kaltauszug wird abgeseiht und der Rückstand mit 1/4 l kochendem Wasser überbrüht. Trinken Sie diesen Tee über den ganzen Tag verteilt in kleinen Schlucken.

Kräuterbäder

Gegen Arthritis gibt es keine Wundermittel. Doch alle Wasserbehandlungen sprechen meistens sehr gut an. Sie können Ihrem Vollbad auch Kräuter zusetzen, z. B. Heublumen (Heublumen kurz aufkochen, 15 Minuten ziehen lassen und den Sud ins Badewasser geben – ein altes Kneipp-Rezept).

Wichtig!

Wenden Sie ätherische Öle und homöopathische Mittel nicht gleichzeitig an, denn das könnte die Wirkung beeinträchtigen.

Engelsüß

Apotheken führen Engelsüß nur selten im Sortiment, doch Sie können es selbst sammeln, und zwar am besten ab September. Man erkennt den Farn an seiner – im Unterschied zum Wurmfarn – kriechenden Grundachse, die dicht mit braunen Haaren besetzt ist.

Vorbeugen – so bleiben Sie gesund

- Reduzieren Sie Ihr Übergewicht! Denn wer übergewichtig ist, verschleißt die Gelenke und mindert generell ihre Regenerationsfähigkeit.

- Treiben Sie regelmäßig Sport (mindestens dreimal die Woche), um Ihre Gelenke zu stärken und sie durch kräftige Muskeln zu entlasten. Meiden Sie schnelle Sportarten mit akuten Richtungsänderungen wie beispielsweise Squash und Badminton! Joggen Sie nur auf Waldböden und nur, wenn Sie bereits Ihr Übergewicht abgebaut haben! Gymnastik und ein wohldosiertes Kraftausdauertraining an Kraftmaschinen und Hanteln sind zum Gelenkschutz optimal geeignet. Auch alle Ausdauersportarten sind zu empfehlen, ganz besonders aber Schwimmen, denn der Aufenthalt im Wasser entlastet die Gelenke nachhaltig.

- Achten Sie auf eine ausreichende Zufuhr von Vitamin C. In Studien konnte nachgewiesen werden, daß Arthritiker überdurchschnittlich häufig an Vitamin-C-Mangel leiden. Die prophylaktische Wirkung dieses Vitamins besteht wahrscheinlich darin, daß es die Arbeit unseres Immunsystems in die richtigen Bahnen lenkt. Sie finden Vitamin C vor allem in Kiwis, Grapefruit, Sanddorn, Holunder, Zitronen und Orangen. Auch die Säfte sind entsprechend vitaminhaltig.

- Nehmen Sie ausreichend Vitamin A zu sich! Denn Vitamin A versiegelt die Darmschleimhaut, so daß über die Nahrung weniger Parasiten in den Blutkreislauf gelangen und schließlich zu den Gelenken durchkommen können. Man findet das Vitamin vor allem in Karotten und grünem Blattgemüse.

- Reduzieren Sie Ihre Zufuhr an pflanzlichen Ölen, wenn in Ihrer Familie Arthritis bekannt ist. Pflanzliche Öle enthalten sehr viel Omega-6-Bestandteile, die offenbar einen Einfluß auf die arthritischen Entzündungen haben. Für zwei Öle trifft dies allerdings weniger zu: für Oliven- und Rapsöl.

- Da Arthritis zu den Autoimmunkrankheiten gezählt wird, ist es sinnvoll, die Immunabwehr auch über die Vitamin-C-Zufuhr hinaus zu stärken, vor allem dann, wenn bereits mehrere Arthritis- und Rheumafälle in Ihrer Familie bestehen. Hierbei hilft Ihnen der purpurne Sonnenhut (Echinacea); die entsprechenden Präparate gibt es in der Apotheke.

- Vorsicht bei Genußmitteln! Wenig Alkohol, wenig Kaffee und keine Zigaretten.

Elektromagnetische Felder

Noch ist nicht 100 prozentig gesichert, ob elektromagnetische Felder, z. B. von Fernsehgeräten, Stromleitungen, Toastern oder Mobilfunkgeräten, den Ausbruch von rheumatoider Arthritis begünstigen, doch es gibt einige Hinweise darauf, daß sie die Bildung von Gewebswucherungen fördern. In jedem Fall sollten Sie Ihre Elektrogeräte sicherheitshalber immer ganz ausschalten und nicht nur auf der Stand-by-Schaltung lassen.

Kein Aspirin!

Aspirin wird von Arthritikern gern genommen, weil es die Schmerzen lindert. Ein Pyrrhus-Sieg! Denn Aspirin raubt dem Körper wichtiges Vitamin C.

Kupfer

Das alte Kupferarmband gegen Arthritis kommt wieder etwas zu Ehren. Möglicherweise fehlt Arthritikern Kupfer, bzw. sie können es nicht verarbeiten – aber über die Haut wird das fehlende Kupfer aufgenommen.

Arthrose

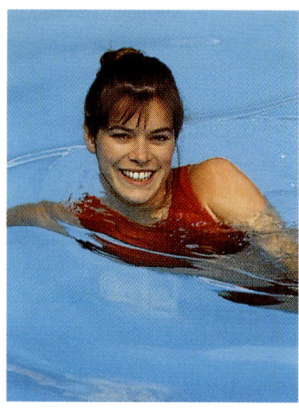

Gehen Sie bei Arthrose ins Wasser! Schwimmen entlastet die Gelenke.

Symptome

- Die Arthrose befällt vornehmlich die Knie- und Hüftgelenke und macht sich zunächst durch Spannungsgefühle und Knirschen bei der Bewegung bemerkbar; der Patient hat den Eindruck, daß irgend etwas in seinem Gelenk »steckt« bzw. reibt
- Im späteren Verlauf kommen Schmerzen und Schwellungen der betroffenen Gelenke hinzu, die sich im sogenannten aktivierten Arthroseschub bis zur Unerträglichkeit steigern können; der Patient hat Schwierigkeiten beim Laufen, Treppensteigen und auch beim Heben von Lasten; vor allem sind die Schmerzen zu Beginn eines Bewegungsablaufs oder nach einer längeren Ruhephase besonders stark; nach einiger Zeit der Bewegung werden die Schmerzen dann meist erträglicher
- Im Spätstadium der Arthrose kommt es zu Verformungen im Gelenk mit starken Bewegungseinschränkungen; die daraus resultierenden Fehlbelastungen versucht der Patient mit einer Kippung und Verdrehung in der Wirbelsäule auszugleichen, was schließlich zu schmerzhaften Rückenverspannungen führen kann

Ursachen

Bezüglich ihrer Entstehungsart werden zwei Formen der Arthrose unterschieden:

- Die primäre Arthrose ist Resultat des Alterns oder einer Überbeanspruchung der Gelenke, etwa durch Übergewicht, Schwerstarbeit oder Leistungssport.
- Die sekundäre Arthrose entsteht infolge von angeborenen Gelenkveränderungen, Erkrankungen (beispielsweise Rheuma und Diabetes) oder Unfällen.

Biologische Hintergründe

Der Gelenkknorpel besitzt keine eigene Blutversorgung, sondern er wird eher schlecht als recht durch die »Gelenkschmiere« im Inneren des Gelenks versorgt. Er hat daher bei Verletzungen eine schlechte Heilungstendenz. Sollte es also schon aufgrund der Arthrose zu einem starken Knorpelverschleiß gekommen sein, muß sich der Patient auf einen langwierigen Heilungsprozeß einstellen.

Psychische Hintergründe

Der kleine Haken bei Arthrose: Ihre Symptome entwickeln sich langsam, und sie verschwinden, wenn das Gelenk in Bewegung gehalten wird. Das verführt vor allem Leistungssportler immer wieder dazu, über die ersten Beschwerden einfach hinwegzutrainieren. Wenn schließlich die Schmerzen unerträglich geworden sind und sie endlich zum Arzt gehen, besteht häufig schon ein irreversibler Gelenkverschleiß.

So helfen Sie sich selbst!

Fisch

Fisch gilt bei allen rheumatisch-entzündlichen Erkrankungen als »Schmerz- und Entzündungskiller«. Vor allem Makrelen, Lachse und Heringe enthalten sogenannte Omega-3-Fettsäuren, die – bis zu einem gewissen Grad – die Bildung von Entzündungsmediatoren zu hemmen vermögen; unter Entzündungsmediatoren versteht man Stoffe, die zur Entstehung von Gelenkschwellungen und den damit verbundenen Schmerzen des Arthrosepatienten beitragen.

Allerdings sind nicht alle Fische gleich gut für den Arthrosepatienten geeignet. Der Aal muß vom Speisezettel gestrichen werden, denn er enthält überdurchschnittlich viel Arachidonsäure – und das ist genau die Substanz, aus der die Entzündungsmediatoren, die für die Schmerzentstehung in unserem Organismus verantwortlich sind, gebildet werden.

Ibuprofen

Von allen Schmerzmitteln ist Ibuprofen für Arthrosepatienten am besten geeignet. Präparate zum Einreiben sind: Dolgit Creme, Ibutop Creme.

Teufelskrallenwurzel

Die Teufelskrallenwurzel (Präparat: Dolo-Arthrosetten) gilt als schmerz- und entzündungshemmende Heilpflanze, ohne bemerkenswerte Nebenwirkungen zu besitzen.

Ernährungsumstellung

Arthrosepatienten haben einen erhöhten Bedarf an Kalzium und an den Vitaminen C, E, B1, B6 und B12. Stellen Sie daher Ihren Speiseplan auf Obst, Käse- und Vollkornprodukte um. Essen Sie weniger Rind- und Schweinefleisch, statt dessen mehr Fisch und Geflügel. Außerdem sollten Sie sich regelmäßig Bierhefepulver über Ihr Mittagessen streuen.

Darüber hinaus sollten Sie Ihr Übergewicht abbauen. Je mehr Kilogramm auf den Gelenken lasten, desto anfälliger werden sie für Verschleiß und Entzündungen.

Omega-6-Säuren
Pflanzliche Öle enthalten sehr viel Omega-6-Bestandteile, die offenbar einen negativen Einfluß auf Arthritis und Arthrose haben. Für zwei Öle trifft dies allerdings weniger zu: für Oliven- und Rapsöl.

Medikamente
● **Deutschland**
Dolgit Creme,
Ibutop Creme
● **Österreich**
Dolgit Creme,
Ibutop Creme
● **Schweiz**
Brufen Gel,
Dolgit Creme

Aktivierter Arthroseschub
Beim aktivierten Arthroseschub ist es zu einer akuten Mehrdurchblutung im betroffenen Gelenk gekommen. Hier wären jetzt Wärmeanwendungen genau das Falsche. Die gereizten Blutgefäße müssen vielmehr beruhigt werden, und das geschieht am besten durch kalte Kompressen.

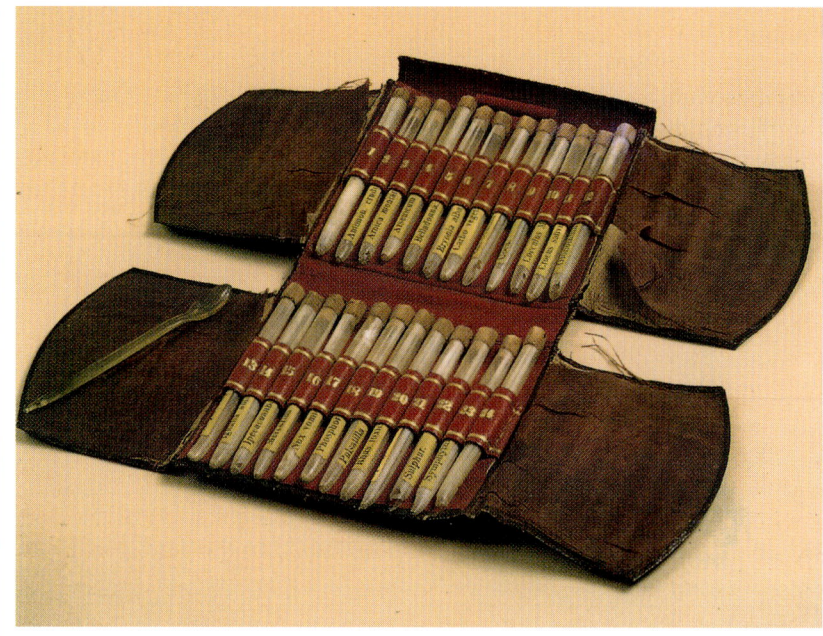

Die homöopathische Taschenapotheke Friedrich Christian Samuel Hahnemanns (1755–1843), dem Begründer der Homöopathie, bestand aus 24 mit den wichtigsten Heilmitteln gefüllten Federkielen.

Wichtig!
Der heiße Aromaölumschlag darf nicht während des aktivierten Arthroseschubs zum Einsatz kommen. Hier sollten Sie Rosmarin und Lavendel auf Ihren Handrücken tropfen, den Sie dann immer wieder für einige Minuten vor Ihre Nase halten.

Aromatherapie

Rosmarin, Majoran und *Lavendel* fördern über die Haut die örtliche Durchblutung, über die Nase lindern sie unsere Schmerzempfindung. Mischen Sie die Öle zu gleichen Teilen, und geben Sie 10 Tropfen der Mischung auf einen heißen Umschlag, den Sie sich dann um die betroffenen Gelenke wickeln. Diese Anwendung sollten Sie täglich mindestens 1mal für etwa 10 Minuten durchführen.

Wechseln Sie die Sportart!

Joggen, Bergsteigen und Fußball stellen eine starke Belastung für die Knie- und Hüftgelenke dar, Squash und Badminton werden von Sportmedizinern sogar als regelrechte »Gelenkkiller« eingestuft.
Wenn Sie an Arthrose leiden und Ihnen etwas an Ihrer Gesundheit gelegen ist, sollten Sie auf andere Sportarten umsteigen, beispielsweise Walking, Schwimmen, Aqua-Jogging, Gymnastik und dosiertes Krafttraining. Wenn Ihre Beschwerden abgeklungen sind, können Sie probeweise ja wieder einen Rückkehrversuch zur alten Sportart machen.

Kälteanwendungen

Vor allem während der tückischen Schübe dieser Erkrankung sollten Sie kalte Packungen auflegen – egal, ob als gekühltes Gel oder in Form von Eiswürfeln, die in ein Handtuch eingepackt sind. Die Packungen 15 bis 20 Minuten auflegen, die Haut 10 bis 15 Minuten wieder erwärmen lassen, dann erneut kühlen.

Homöopathische Mittel

Rhus toxicodendron D6 ist angezeigt für das Gefühl, daß irgend etwas im Gelenk »stecken« würde; es entspannt die Muskeln in der Umgebung des geschädigten Gelenks.
Dosierung: 3mal täglich 1 Tablette.
Ruta D6 hilft bei Schmerzen, die sich durch Feuchtigkeit, Kälte, Ruhe, Stehen und Liegen verschlimmern.
Dosierung: 3mal täglich 1 Tablette.
(*Ruta D6* in Kombination mit *Rhus toxicodendron D6* ist für das Anfangsstadium der Arthrose geeignet.)
Calcium fluoratum D6 wirkt durch seinen Kalziumgehalt unterstützend auf den Gelenkknorpel. Es sollte ebenfalls möglichst noch im Anfangsstadium zum Einsatz kommen.
Dosierung: 3mal täglich 1 Tablette.
Ledum oligoplex ist ein Kombinationsmittel für den aktivierten Arthroseschub.
Dosierung: Nehmen Sie stündlich 10 Tropfen, bis die schlimmsten Beschwerden vorüber sind.
Rhus Rheuma Gel N hilft dem Rücken, der sich infolge der Fehlbelastungen in den Gelenken verspannt hat.
Dosierung: Massieren Sie das Gel 4mal täglich in die schmerzenden Rückenmuskeln ein.

Vorbeugen – so bleiben Sie gesund

- Reduzieren Sie Ihr Übergewicht! Denn wer übergewichtig ist, verschleißt die Gelenke und mindert ganz allgemein ihre Regenerationsfähigkeit.
- Treiben Sie regelmäßig Sport (mindestens dreimal die Woche), um Ihre Gelenke zu stärken und sie durch die Kräftigung der Muskeln zu entlasten. Meiden Sie schnelle Sportarten mit akuten Richtungsänderungen wie Squash und Badminton! Joggen Sie nur auf Waldböden und nur, wenn Sie bereits Ihr Übergewicht abgebaut haben! Ergänzen Sie Ihre Sportart mit Krafttraining, lassen Sie sich hier vom Übungsleiter des Fitneßstudios vor allem in Übungen einweisen, die für die Stärkung der Muskeln im Gesäß, im hinteren Oberschenkel und im Bauch geeignet sind.
- Gehen Sie ins Wasser. Schwimmen und der Aufenthalt im Wasser entlasten die Gelenke.
- Vor allem für Leistungssportler, die in ihrer Familie mehrere Fälle von Arthrose und Arthritis kennen, empfiehlt sich eine vorbeugende Einnahme von Calcium fluoratum D6 (dreimal täglich eine Tablette), um die Knorpelsubstanz im Kniegelenk zu stärken.

Wichtig!
Homöopathische Mittel dürfen nicht gleichzeitig mit ätherischen Ölen verwendet werden. Dies könnte die Wirkung beeinträchtigen. Entscheiden Sie sich daher bitte für eine Therapieform.

Tai Chi Chuan
Das chinesische Schattenboxen bewirkt, richtig ausgeführt, eine Entspannung aller Gelenke, speziell auch der Kniegelenke. Der Übende lernt gleich zu Beginn, seine Knie nie durchzudrücken, sondern sich mit etwas gebeugten und über dem jeweiligen dritten Zeh gehaltenen Knien zu bewegen. Zusätzlich lernt man bei dieser Bewegungsart die ständige Verlagerung und Verteilung des Körperzentrums (und damit auch des Körpergewichts), so daß keine einseitigen Gelenkbelastungen entstehen.

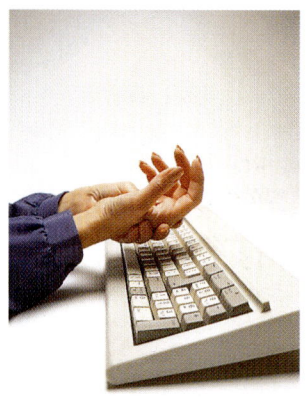

Finger- und Unterarmschmerzen

Symptome

- Taube Finger, Nadelstiche in der Haut, schmerzende Unterarmsehnen und Handgelenke
- In manchen Fällen: Schmerzen, daß sogar alltägliche Handlungen wie Zähneputzen zur Tortur werden

Dauernde Arbeit an der Computertastatur kann zu Überlastungsschmerzen führen.

Ursachen

Im Fachjargon werden die für bestimmte Berufe typischen Finger- und Unterarmschmerzen unter der Abkürzung RSI zusammengefaßt (repetitive strain injury = Verletzung durch wiederholte Belastungen).

20 bis 25 Prozent aller Computerarbeitskräfte leiden an RSI. Besonders betroffen sind jene, die schnell schreiben (über 300 Anschläge pro Minute) und ihr Denken direkt in den Computer eingeben müssen: Sekretärinnen, Zeitschriften- und Zeitungsredakteure, Systemprogrammierer.

Die alltägliche Tastenrallye am Computer trägt somit die Hauptschuld an der Überbelastung der Sehnen und Muskeln im Finger- und Unterarmbereich.

RSI – nur in Deutschland neu!

Deutsche Wissenschaftler haben RSI lange Zeit ignoriert, obwohl die Krankheit bereits in den achtziger Jahren in Australien und den USA ausgiebig diskutiert wurde. In Australien sollen 22 Prozent der Bildschirmarbeiter betroffen sein, in den USA ist RSI mit 48 Prozent der am häufigsten registrierte Grund für die Anzeige einer am Arbeitsplatz entstandenen Gesundheitsstörung.

Organische Hintergründe

Neben der Schnelligkeit des Schreibens ist auch die Tastenbelegung an den Keyboards schuld am RSI-Syndrom. Denn dort findet man immer noch die QWERT-Belegung der alten Remington-Schreibmaschine, bei der Mittel- und Zeigefinger überdurchschnittlich belastet werden.

Mittlerweile gibt es schon Tastaturen mit anderen Belegungen im Handel; diese erfordern allerdings, daß die Computerarbeitskraft ihr Zehnfingersystem umstellt.

Psychische Hintergründe

Berufskrankheiten treffen normalerweise oft Menschen, die in ihrem Beruf keinen Spaß haben und sich deshalb bei der Arbeit verkrampfen oder Krankheiten als willkommene Gelegenheit sehen, eine Pause einzustreuen.

Beim RSI-Syndrom ist interessanterweise genau das Gegenteil der Fall. Laut Untersuchungen der Technischen Hochschule in Darmstadt trifft es ausgerechnet die hochmotivierten Leistungsträger in den Betrieben.

So helfen Sie sich selbst!

Tragen Sie elastische Handschuhe!

Sie wirken bei Ihren ramponierten Fingersehnen wie ein elastischer Druckverband, der die Durchblutung fördert und Schwellungen verhindert.

Eisbehandlungen

Das Auflegen von Eis nach der Arbeit lindert die Entzündungssymptome und Schmerzen. Legen Sie dazu das Eis in Handtücher, die Sie um Hände und Unterarme wickeln. Dauer der Behandlung: 20 bis 30 Minuten.

Besorgen Sie sich eine neue Tastatur!

Es muß ja nicht ein Keyboard mit neuer Tastenbelegung sein. Aber es gibt mittlerweile Tastaturen, bei denen die Tastenblöcke in zwei Tastengruppen aufgesplittet sind. Dadurch verändert sich der Winkel für Ihre Handgelenke, wenn Sie tippen. Die Durchblutung in den Händen wird verbessert und die Belastung der Unterarmsehnen reduziert.

Homöopathische Mittel

Sie setzen voraus, daß Sie die Symptome des RSI-Syndroms genau beobachten.
Symphytum D6 beschleunigt die Heilung am Sehnenansatz. Es hilft also bei Schmerzen, die sich an Hand- und Fingergelenken konzentrieren.
Dosierung: 3mal täglich 1 bis 2 Tabletten.
Arnica D6 hilft bei Schmerzen, die nach der Arbeit schlimmer werden.
Dosierung: 3mal täglich 1 bis 2 Tabletten.
Ruta D6 hilft, wenn Sie das Gefühl haben, daß Ihre Sehnen verkürzt sind, und sich Hand und Unterarm insgesamt matt und erschlagen anfühlen.
Dosierung: 3mal täglich 1 bis 2 Tabletten.

Vorbeugen – so bleiben Sie gesund

- Legen Sie an Ihrem Computerterminal öfter mal kleine Pausen ein!
- Jede Stunde sollten Sie sich eine Pause von drei bis fünf Minuten gönnen, in denen Sie Ihre Finger entspannen und etwas dehnen.
- Wichtig ist auch, daß Sie die Handgelenke nicht zu sehr abgeknickt haben beim Schreiben.
- Drehen Sie also Ihren Stuhl entsprechend hoch, so daß Sie eher von oben die Tastatur bearbeiten. Falls Sie mit den Füßen nicht mehr auf den Boden kommen – schaffen Sie sich einen kleinen Schemel an.

Vorsicht bei Schmerzmitteln!

Schmerzmittel wie Ibuprofen und ASS vermögen Schmerzen und Entzündungen des RSI-Syndroms wirksam zu lindern. Sie rauben dem Bildschirmarbeiter jedoch das wichtige Warnsignal Schmerz. Die Folge: Er wird seine Finger und Unterarme weiterhin über Gebühr belasten, was die Schäden letztlich nur verschlimmert.

Entspannen Sie sich!

Planen Sie regelmäßige Entspannungsübungen für Arme, Finger und den oberen Rückenbereich ein, denn er wird bei langer Schreibtischarbeit ebenfalls strapaziert. Yoga, autogenes Training und Feldenkrais bieten passende Übungen an.

Der richtige Sitz

Achten Sie darauf, daß Ihr Schreibtischstuhl oder -sessel genügend Variationsmöglichkeiten der Sitzposition zuläßt, und Sie möglichst gerade sitzen können - das entlastet auch Ihre Unterarmmuskulatur.

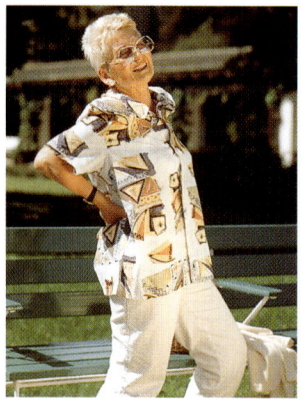

Der untere Lendenwirbelbereich wird vom Hexenschuß betroffen.

Hexenschuß

Symptome

- Regelrecht ins Kreuz schießende Schmerzen, die die Lendenwirbelsäule blockieren
- Kalte Hautpartie des unteren Rückens
- Der Betroffene ist nicht mehr in der Lage, sich aus dem Stuhl oder aus einer gebückten Position zu erheben; sein Körper nimmt die vornübergebeugte Schonhaltung ein

Unterschied Hexenschuß/Ischias
Beim Hexenschuß beschränken sich die Beschwerden auf den unteren Bereich der Lendenwirbelsäule, sie strahlen – im Unterschied zu Ischias – nicht in die Beine aus.

Andere Ursachen
Ursachen eines Hexenschusses können auch Bindegewebsschwäche sowie Störungen im Magen-Darm-Trakt sein.

Wichtig!
Wenn der Hexenschuß nach einigen Tagen der Selbstbehandlung nicht besser geworden ist, sollten Sie zur Diagnoseabsicherung (Bandscheibenvorfall?) den Arzt aufsuchen.

Ursachen

Prinzipiell können fast alle Schädigungen an der Wirbelsäule und ihren Bändern zu einem Hexenschuß (akute Lumbalgie) führen. Meistens sind die Wirbelgelenke blockiert – etwa durch falsche Bewegungen. Auch Bandscheibenprobleme können am Hexenschuß mit schuld sein.

Typisch für die »Hexe« ist die schockartige Verspannung der tiefen Rückenmuskeln – ein Körperreflex, der einerseits die Wirbelsäule vor weiteren Schäden schützen soll, andererseits aber die Durchblutung verringert und zu starken Schmerzen führt.

Körperliche Hintergründe

Es gibt vor allem drei Faktoren, die das Risiko eines Hexenschusses begünstigen:

- Kälte im Rückenbereich, etwa durch offene Fenster und Türen oder durchgeschwitzte Kleidung. Sie verschlechtert die Durchblutung in Muskeln und Gelenken, und das ist eine ideale Voraussetzung für Verletzungen.
- Langes Sitzen, da so die Durchblutung verschlechtert wird.
- Wenn Lasten mit vornübergebeugtem Rücken gehoben werden oder die Wirbelsäule unerwartete Drehungen vollziehen muß.

Psychische Hintergründe

Im Lendenbereich sitzen bekanntlich die Geschlechtsorgane. Versteifungen der Lendenwirbelsäule können daher einen psychischen Hintergrund haben, und zwar in der Form, daß der Patient sexuelle Ansprüche (von anderen oder auch eigene) abzuwehren versucht, indem er die Sexualorgane nach vorn durch die Schonhaltung und nach hinten durch einen Muskelpanzer abschottet.

So helfen Sie sich selbst!

Gehen Sie in die sogenannte Psoashaltung!

Sie geht folgendermaßen: Legen Sie sich auf den Rücken, die Beine werden im 90-Grad-Winkel gebeugt und auf einem Stuhl oder einer Bank abgelegt. Versuchen Sie, aus dem Bauch, also unter Einsatz Ihres Zwerchfells, zu atmen. Zusätzlich können Sie sich von jemand anderem sanft an der inneren Fußsohlenkante in der Nähe der Ferse massieren lassen; dort sitzen die Akupressurpunkte zur Entspannung der tiefen Rückenmuskeln.

Omas Wärmflasche

Die gute alte Wärmflasche auf dem Rücken hilft den verengten Muskelblutgefäßen auf die Sprünge.

Schmerzmittel

Dolo-Arthrosetten H enthalten ein Wurzelextrakt der südafrikanischen Teufelskralle; diese wirkt schmerz- und entzündungshemmend. *Azetylsalizylsäure (ASS), Ibuprofen* und *Paracetamol* sind klassische Schmerzmittel, die auch bei Hexenschuß wirken. Sie erhalten die Arzneimittel in der Apotheke.

Homöopathische Mittel

Arnica D6 sollte unmittelbar nach dem »Schuß« zur Anwendung kommen.
Dosierung: Am Anfang 2 Tabletten pro Stunde, später 1 bis 2 Tabletten pro Tag.
Bryorheum hilft bei Rückenschmerzen, die sich bei Kälte verschlimmern.
Dosierung: 4mal täglich 10 Tropfen.
Rhus toxicodendron D6 hilft, wenn der Hexenschuß wie ein Dolch zugestoßen hat und es zu einer starken Steife im Lendenwirbelbereich gekommen ist.
Dosierung: 3mal täglich 1 bis 2 Tabletten.

Vorbeugen – so bleiben Sie gesund

- Regelmäßiger Sport: Gymnastik, Krafttraining, Aqua-Jogging. Besonders »rückenintensiv« ist Tai Chi Chuan.
- Heben Sie Lasten nicht »aus dem Kreuz«, sondern gehen Sie möglichst in die Hocke.
  Sollte die vornübergebeugte Haltung nicht zu vermeiden sein (wenn man beispielsweise etwas aus dem Kofferraum holt), achten Sie darauf, daß Ihre Beine etwas gebeugt sind und die Rückenmuskeln voll unter Spannung stehen.

Rückenübungen
Gezielte Übungen zur Dehnung und Kräftigung von Muskelgruppen, die an der Körperhaltung beteiligt sind, finden Sie unter »Haltungsschäden«.

Medikamente
- **Deutschland**
Aspirin, ASS-ratiopharm; Aktren, Dolgit, Benuron; Doloreduct
- **Österreich**
Aspirin, Aspro; Dolgit, Ibupron; Mexalen
- **Schweiz**
Aspirin, Aspro; Brufen, Dolgit; Dafalgan

Heiße Bäder helfen
Heiße Kräuterbäder lindern die Beschwerden – etwa ein Heublumenbad. Setzen Sie hierfür 1 Pfd. Heublumen in kaltem Wasser an, 30 Minuten ziehen lassen, dann abseihen. Geben Sie diesen Sud ins Badewasser.

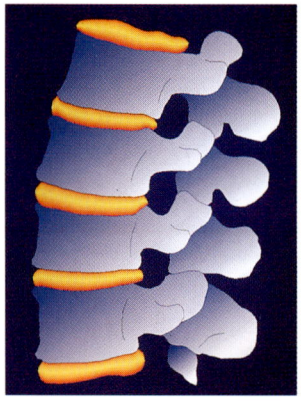

Die Bandscheiben dienen als Puffer zwischen den Wirbeln.

Ischiasbeschwerden

Symptome

- Bei Ischiasbeschwerden werden Nervenwurzeln an der Wirbelsäule gequetscht
- Je nachdem, welche Wurzel getroffen ist, zeigt sich der Schmerz im Gesäß, an der Vorderseite des Oberschenkels, seitlich oder hinten am Bein, er kann sogar bis in die Fußspitzen hinunterlaufen
- Ein erfahrener Arzt kann aus einer präzisen Schmerzbeschreibung des Patienten bereits schließen, an welcher Stelle der Wirbelsäule es zur Nervenquetschung kam

Ursachen

Hauptursache für den »Ischias« sind Abnutzungen der unteren zwei Bandscheiben. Je älter wir werden, desto mehr verlieren die Bandscheibenpuffer an Elastizität und normaler Höhe. Die Bänder, die zwei Wirbelkörper zusammenhalten, sind dann nicht mehr straff gespannt, sie verschieben sich, die Nervenwurzeln des Ischiasnervs werden gequetscht und entzünden sich.

Organische Hintergründe

Die Bandscheiben bilden gewissermaßen die Stoßdämpfer zwischen den einzelnen Wirbelkörpern. Sie nutzen sich jedoch nicht allein durch den Alterungsprozeß ab, sondern auch durch lang andauerndes Sitzen und Bewegungsmangel. Rückenfreundliche Sportarten – z.B. Schwimmen, Radfahren, Laufen, Skilanglauf – tragen hingegen dazu bei, daß die Regenerationskräfte der Bandscheibe mobilisiert werden. Seltener kommt das sogenannte Kaudasyndrom vor, das sich durch Lähmungs- und Taubheitserscheinungen in den Beinen bemerkbar macht.

So helfen Sie sich selbst!

Gehen Sie in die Psoashaltung!

Sie geht folgendermaßen: Legen Sie sich auf den Rücken, die Beine werden im 90-Grad-Winkel gebeugt und auf einem Stuhl oder einer Bank abgelegt. Versuchen Sie, aus dem Bauch, also unter Einsatz Ihres Zwerchfells, zu atmen. Zusätzlich können Sie sich von jemand anderem sanft an der inneren Fußsohlenkante in der Nähe der Ferse massieren lassen; dort sitzen die Akupressurpunkte zur Entspannung der tiefen Rückenmuskeln.

Unterschied Ischias/Hexenschuß
Beim Hexenschuß beschränken sich die Beschwerden auf den unteren Bereich der Lendenwirbelsäule, während sie bei Ischias in der Regel in die Beine ausstrahlen.

Wichtig!
Bei Ischias kann es zu Lähmungserscheinungen kommen. Rufen Sie den Notarzt, wenn Sie nicht mehr auf den Fersen oder Zehen gehen können oder wenn sich Mißempfindungen und/oder Taubheit an der Oberschenkelinnenseite einstellen!

Omas Wärmflasche und »heiße Rolle«

Die gute alte Wärmflasche hilft dem Rücken. Wirksam ist auch eine »heiße Rolle«. Dazu rollen Sie ein Handtuch eng zusammen; auf einer Seite trichterartig aufstülpen und heißes Wasser hineingießen. Nun drücken Sie das feuchtheiße Handtuch auf die schmerzende Rückenpartie.

Colocynthis-Homaccord liquid

Dies ist ein Naturheilmittel, das beim strahlenden Ischiasschmerz mitunter erstaunliche Wirkungen erzielen kann. Sie erhalten es in der Apotheke.

Schmerzmittel

Dolo-Arthrosetten H enthalten einen Wurzelextrakt der südafrikanischen Teufelskralle; sie wirkt vorwiegend schmerz- und entzündungshemmend.
Azetylsalizylsäure (ASS), Ibuprofen und *Paracetamol* sind klassische Schmerzmittel, die auch bei Ischias wirken. Fragen Sie nach den entsprechenden Präparaten in Ihrer Apotheke.

Homöopathische Mittel

Sie wirken nur dann, wenn man die Schmerzsymptome bei Ischias präzise beobachtet.
Arnica D6 hilft, wenn der Patient den Eindruck hat, daß sich irgendwie eine Klemme in seinen Rücken geschoben hat.
Dosierung: 2 Tabletten pro Stunde, später 1 bis 2 Tabletten pro Tag.
Bryorheum hilft bei Rückenschmerzen, die sich bei Kälte verschlimmern.
Dosierung: 4mal täglich 10 Tropfen.
Nux vomica D6 hilft bei brennenden Schmerzen, die am Abend besser werden und in den frühen Morgenstunden am schlimmsten sind.
Dosierung: 3mal täglich 1 bis 2 Tabletten.

Vorbeugen – so bleiben Sie gesund

- Regelmäßiger Sport: Gymnastik, Krafttraining, Aqua-Jogging, Schwimmen, Wandern, Radfahren u. ä., also keine anstrengenden Sportarten (Marathon, Triathlon u. ä.).

- Heben Sie Lasten nicht »aus dem Kreuz«, gehen Sie möglichst in die Hocke. Sollte die vornübergebeugte Haltung nicht zu vermeiden sein, achten Sie darauf, daß Ihre Beine etwas gebeugt sind und die Rückenmuskeln voll unter Spannung stehen.

Rückenschulen

Rückenschulen bieten keine Gymnastik, sondern gezieltes Verhaltenstraining an. Dort lernen Sie alles, was rückengerechte Verhaltensweisen im Alltag anbelangt. Informationen gibt es beim:
- Bundesverband der deutschen Rückenschulen (BdR) Rosenheimer Straße 53 83043 Bad Aibling.

Medikamente
- **Deutschland**
Aspirin, ASS-ratiopharm; Aktren, Dolgit, Benuron; Doloreduct
- **Österreich**
Aspirin, Aspro; Dolgit, Ibupron; Mexalen
- **Schweiz**
Aspirin, Aspro; Brufen, Dolgit; Dafalgan

Rückenschonendes Aufstehen

Wenn Sie häufiger unter Rückenbeschwerden leiden, sollten Sie auf jeden Fall darauf achten, daß Sie morgens beim Aufstehen aus dem Bett, sich immer erst auf die Seite rollen, dann die Beine aus dem Bett hängen lassen, und sich erst danach aufrichten.

Kniebeschwerden

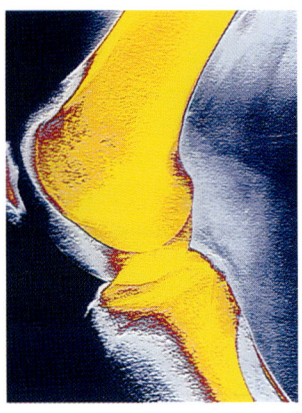

*Seitliche Röntgenauf-
nahme eines Kniegelenks.*

Ursachen

Die häufigste Ursache für Kniebeschwerden ist der Knorpelverschleiß an der Kniescheibe.

Organische Hintergründe

Die Kniescheibe liegt an der Vorderseite des Knies in der Sehne des großen Oberschenkelmuskels. Bei Bewegungen des Beins gleitet sie über das Kniegelenk. Um hier einen reibungslosen Verlauf zu gewährleisten, ist sie an ihrer Rückseite mit Knorpelsubstanz überzogen. Bei vielen Menschen ist jedoch die Oberschenkelmuskulatur an der Außenseite stärker ausgeprägt als innen. Die Folge: Die Kniescheibe gleitet asymmetrisch über das Gelenk, ihr Knorpel wird abgeschliffen, und es kommt zu einer Entzündung – oft mit Reizerguß, der dann die Ursache für die »Beinsperre« ist.

Psychische Hintergründe

Ärzte und Sportler greifen bei Knieproblemen gern zu elastischen Kniestützen. Ihre orthopädische Wirkung ist allerdings umstritten, außerdem müssen sie 100prozentig an das jeweilige Knie angepaßt sein – was nur selten der Fall ist. Demgegenüber ist ihre psychologische Wirkung eher ungünstig. Denn die Stütze erinnert den Betroffenen permanent daran, daß sein Knie angegriffen ist; und der Schmerzgrad hängt wesentlich davon ab, wieviel Aufmerksamkeit man dem angeschlagenen Körperteil schenkt.

So helfen Sie sich selbst!

Ibuprofen

Dieser Wirkstoff lindert nicht nur die Schmerzen, sondern verbessert laut jüngsten Untersuchungsergebnissen auch die Beweglichkeit im angegriffenen Kniegelenk. Preiswerte Präparate sind Aktren und Optalidon 200. Besprechen Sie die Einnahme mit Ihrem Arzt.

Ibuprofen

Ibuprofen ist wirkungsvoll, aber auch nicht ganz ungefährlich. Beachten Sie im Beipackzettel die aufgelisteten Nebenwirkungen, und halten Sie in jedem Fall die vorgegebenen Dosierungen ein. Verwenden Sie es nicht zusammen mit kortisonhaltigen Präparaten und anderen Schmerzmitteln!

Medikamente
- **Deutschland**
Aktren, ibuphlogont, Optalidon 200
- **Österreich**
Dolgit, Ibupron, Ibuprofen Genericon
- **Schweiz**
Algifor, Brufen, Dolgit

Treiben Sie weiterhin Sport!

Wer aufgrund der Kniebeschwerden mit dem Sport aufhört, fördert nur die Schwächung wichtiger Oberschenkelmuskeln und damit letztlich auch das Risiko einer Verschlimmerung der Symptome. Treiben Sie auch weiterhin Sport! Am besten sind Aqua-Jogging, Schwimmen und Radfahren, da bei ihnen keine scheren- und ruckartigen Kräfte aufs Kniegelenk wirken. Ballsportarten, Squash, Bergsteigen und Badminton sind hingegen weniger geeignet.

Kräftigen Sie die inneren Oberschenkelmuskeln!

So machen Sie's richtig: Setzen Sie sich auf einen relativ hohen Stuhl oder eine Tischkante. Jetzt strecken Sie wechselweise die Beine in die Waagrechte, wobei die Fußspitze extrem nach außen gedreht wird. Erst 20 Wiederholungen links, dann dieselbe Anzahl rechts, das Ganze wiederholen. Sie können den Trainingsreiz auch erhöhen, indem Sie Gewichtsmanschetten um die Fußgelenke legen – muten Sie sich aber nicht zuviel zu!

Homöopathische Mittel

Arnica D6, unmittelbar nach dem sportlichen Training oder Wettkampf genommen, verhindert die spontan eintretenden Reizergüsse im angeschlagenen Kniegelenk.
Dosierung: 3mal täglich 2 Tabletten, 1 bis 2 Tage lang.
Calcium fluoratum D6 kräftigt den Kniescheibenknorpel.
Dosierung: 3mal täglich 1 bis 2 Tabletten.

Vorbeugen – so bleiben Sie gesund

- Sparen Sie nicht am Schuhwerk! Achten Sie bei Sport- und Straßenschuhen auf einen bequemen Sitz, auf Stabilität und auf das Fußbett.
  Hohe Absätze sind sowohl für das Rückgrat als auch für die Gelenke auf Dauer schädlich.
- Weiche Waldfußböden eignen sich zum Joggen besser als harter Asphalt. Am schlimmsten für die Gelenke ist aber der ständige Wechsel des Laufbelags.
- Vermeiden Sie es, sich plötzlich und unaufgewärmt in eine extrem belastende Sportart zu stürzen. Auch Wochenendsportler bzw. Wiedereinsteiger in einen Sport sollten vorsichtig beginnen und sich am Anfang nicht zuviel zumuten.
- So manche Kniebeschwerden erledigen sich von selbst, wenn man sein Übergewicht reduziert. Übergewicht ist für alle Teile des Bewegungsapparates ungünstig.

Vorsicht bei Wärme!

Falls Sie keine Schwellung am Knie haben, können Sie es einmal mit einer warmen Kompresse oder einer anderen Wärmebehandlung versuchen. Bitte wenden Sie keinerlei Wärme bei Schwellungen oder unmittelbar nach sportlichen Aktivitäten an.

Kühlung ist gut!

Ist das Knie geschwollen, hilft meist eine einfache Eisbehandlung. Geben Sie dazu einige Eiswürfel in eine Plastiktüte, und reiben Sie damit 30 Sekunden lang die schmerzenden Stellen; dann wieder erwärmen und erneut 30 Sekunden mit dem Eis reiben. Einige Male wiederholen.

Wichtig!

Sollten die Beschwerden trotz Umstellung der Sportart sowie Muskel- und Knorpelaufbau nach sechs bis acht Wochen nicht besser geworden sein, sollte der Sportarzt oder Orthopäde aufgesucht werden.

Muskelkater

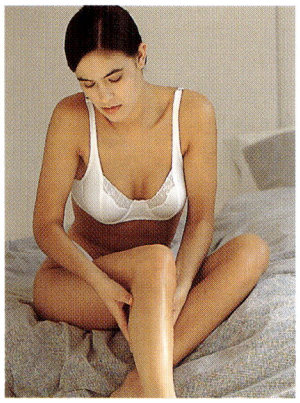

Massagen mit Ölen oder Salben lindern die Schmerzen.

Vorsicht, Irrtum!
Viele Hobbysportler erzählen von Muskelkaterschmerzen, die sie eine Woche lang geplagt hätten. Ein Irrtum! Muskelkater ist nach spätestens drei Tagen verschwunden; die betreffenden Sportler hatten wahrscheinlich eher eine Muskelzerrung.

Medikamente
- **Deutschland**
Dolgit Creme, Ibutop Creme
- **Österreich**
Ibutop Creme, Dolgit Creme
- **Schweiz**
Antalgit Gel, Brufen Gel, Dolgit Creme

Symptome

- Muskelschmerzen, etwa 24 bis 36 Stunden nach intensiver sportlicher Belastung
- Typisch für den Muskelkaterschmerz: kein punktuelles Auftreten an einzelnen Muskeln, sondern Verteilung über relativ große Muskelflächen

Ursachen

Muskelkater ist die schmerzhafte Folge von mikroskopischen Verletzungen. Diese Schäden werden durch nachgebende Bewegungen (z. B. bei Liegestützen und Bergabwandern) ausgelöst, ebenso durch hohe Milchsäurekonzentrationen aufgrund großer Belastungen, ungewohnter Anstrengungen oder eines schlechten Trainingszustandes. Die betroffenen Muskelgruppen können ihre Stoffwechselprodukte dann nur noch unvollständig abtransportieren.

Organische Hintergründe

Warum kommt der Muskelkater erst dann, wenn die sportliche Betätigung bereits 24 bis 36 Stunden zurückliegt? Die Antwort: Die Muskelfasern haben in ihrem Inneren keine Sinneszellen, die unser Gehirn über irgendwelche Schäden informieren könnten. Die einzigen Sinneszellen sitzen am Faserrand. Und diese müssen eben eine gewisse Zeit warten, bis die »Unfallnachricht« aus dem Faserinnern – z. B. in Gestalt von abtransportiertem Zellmaterial – bei ihnen angekommen ist.

Psychische Hintergründe

Viele ehrgeizige Hobbysportler sehen den Muskelkater als Beweis dafür an, daß sie wirklich etwas getan haben, und trainieren ohne Pause einfach über ihn hinweg – ein möglicherweise folgenschwerer Fehler. Denn schmerzende Muskeln sind nur eingeschränkt funktionstüchtig, blockieren den Bewegungsablauf und stellen dadurch ein enormes Verletzungsrisiko dar.

Altbewährt – so helfen Sie sich selbst!

Ibuprofenhaltige Salben
Sie lindern den Schmerz. Die preiswertesten Präparate sind: Dolgit Creme, Ibutop Creme. Sie sollten die Salbe 3- bis 4mal täglich auf die schmerzenden Stellen auftragen.

Aromatherapie

Bestimmte Düfte lindern den Schmerz und entspannen die Muskeln, da sie das vegetative Nervensystem beeinflussen. Hierzu gehören *Kamille, Lavendel, Majoran* und *Wacholder.* Träufeln Sie 5 bis 8 Tropfen der jeweiligen Öle in eine Duftschale oder Duftlampe, die Sie ins Wohn- oder Schlafzimmer stellen.

Homöopathische Mittel

Arnica D6 lindert die beim Muskelkater manchmal auftretenden Schwellungen.
Dosierung: Am besten nehmen Sie schon die ersten 2 Tabletten unmittelbar nach dem Sport, wenn Sie einen Muskelkater befürchten; danach 3 Tage lang 3mal 2 Tabletten pro Tag.
Rhus toxicodendron D6 hilft gegen Schmerzen, die bei Bewegung besser und bei Berührung schlimmer werden.
Dosierung: 3mal täglich 2 Tabletten.

Neu und sanft – unser Tip!

Massagen mit Teebaumöl

Das Öl des australischen Teebaums wirkt schmerzlindernd und entspannend.
Rezept: Mischen Sie 8 bis 10 Tropfen reines Teebaumöl mit 1 EL Oliven-, Mandel- oder Avocadoöl, und massieren Sie diese Mixtur etwa 5 Minuten lang gut in Ihre schmerzenden Muskeln ein. Sie können diese Massage 2mal pro Tag anwenden.
Entspannend wirkt auch ein heißes Vollbad, dem Sie 8 bis 10 Tropfen Teebaumöl zusetzen. Zur besseren Dosierung können Sie das Öl mit 1 oder 2 EL Sahne oder Milch vermischen.

Vorbeugen – so bleiben Sie gesund

- Nicht weniger als zweimal die Woche trainieren!
  Ein gut trainierter Körper kann auf nachgebende Muskelbelastungen besser reagieren, und er produziert beim Sport weniger Milchsäure. Darüber hinaus sollte der Sportler sich vor dem Training mindestens 20 Minuten lang aufwärmen.

- Nach besonders harten Belastungen empfiehlt sich ein Cooldown, das den Abtransport der Milchsäure vorantreibt.
  In der Regel reicht dazu für den Normalsportler schon ein gemächliches Jogging vollkommen aus.

- Reiben Sie vor sportlichen Anstrengungen die Muskeln mit ein paar Tropfen reinem Teebaumöl ein – entspannte Muskeln bergen eine geringere Verletzungsgefahr.

Milchsäure

In der Regel holt sich ein Muskel seine Energie dadurch, daß er unter Sauerstoffzufuhr bestimmte Nährstoffe verbrennt. Wenn jedoch die Belastungen sehr intensiv sind, muß er auf die sogenannte anaerobe (anaerob = ohne Sauerstoff) Energiegewinnung wechseln. Bei ihr werden Zuckermoleküle zerlegt – jedoch nicht gänzlich –, es bleibt Milchsäure übrig. Die Folge: Der Muskel wird »sauer« und müde, seine Bewegungen werden langsamer und unsicherer. Klar, daß er dann auch anfälliger für Verletzungen wird.

Wichtig!

Muskelkater bildet sich nach wenigen Tagen zurück. Wenn Sie länger andauernde Schmerzen haben, sollten Sie besser einen Arzt aufsuchen, denn es steckt etwas anderes dahinter.

Entsäuerungskur

Leiden Sie häufiger unter Muskelkater, dann sollten Sie Ihren Körper unbedingt entsäuern. Am besten geeignet ist dazu eine Entsäuerungskur. Sie ist im Kapitel »Entsäuerung« beschrieben.

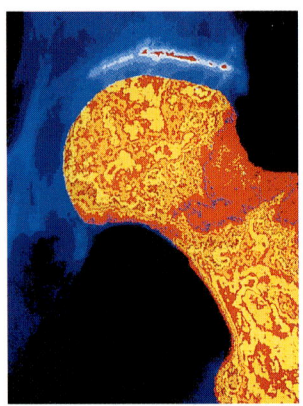

Der Oberschenkelknochen ist bei Osteoporose besonders gefährdet zu brechen.

Osteoporose

Symptome

- Die Osteoporose entwickelt sich schleichend, viele Jahre lang wird sie gar nicht bemerkt; schließlich kommt es zu Rückenschmerzen, die nicht genau lokalisiert werden können, verbunden mit dem Gefühl, daß der Rücken »durchbrechen« könnte; außerdem besteht eine überdurchschnittliche Neigung zu Knochenbrüchen, vor allem im Oberschenkel- und Handgelenkbereich

- Typisch für die Osteoporose ist, daß sich die Schmerzen tagsüber verschlimmern, und zwar unabhängig von Belastung oder Ruhe

- In schlimmen Fällen kommt es zum typischen »Osteoporosebuckel«: Rundrücken im Brustbereich, der Leib sackt nach vorn, zusätzlich bilden sich Hautfalten, die ungefähr von der Mitte des Rückens schräg abwärts laufen

Männer und Frauen
Die Osteoporose kann beide Geschlechter treffen, Frauen ab 40 sind jedoch gefährdeter. Der Grund: Sie besitzen einen leichteren Knochenbau, darüber hinaus produziert ihr Körper nach den Wechseljahren nur noch wenig knochenerhaltendes Östrogen.

Ursachen

Osteoporose ist eine Knochenerkrankung, bei der die erbliche Veranlagung eine wichtige Rolle spielt. Darüber hinaus gibt es auch einige Risikofaktoren, die von uns beeinflußt werden können. Dazu gehören vor allem Mangelernährung, Unter- und Übergewicht, Bewegungsmangel, eine längere Einnahme von Kortisonpräparaten und Rauchen.

Organische Hintergründe

Wenn wir älter werden, wird automatisch mehr Knochengewebe ab- als aufgebaut; ab dem 45. Lebensjahr nimmt die Knochenmasse jährlich um 0,5 bis 1 Prozent ab. Bei Osteoporosekranken ist diese Quote deutlich erhöht. Allerdings darf nicht vergessen werden, daß uns der altersbedingte Knochenabbau alle zu potentiellen Orthopädiepatienten macht, wenn wir nicht rechtzeitig vorbeugend gegensteuern.

Psychische Hintergründe

Frauen trifft die Osteoporose ausgerechnet in den Wechseljahren, mit anderen Worten: Ihre Knochensubstanz schwindet genau zu einem Zeitpunkt, wenn die Kinder aus dem Haus sind, die Ehe in Routine versinkt und die traditionelle Hausfrau in eine tiefe Selbstwertkrise fällt. Der Knochenschwund läßt sie schrumpfen und setzt ihrem psychischen Minderwertigkeitsgefühl noch ein körperliches Kleinheitsgefühl obendrauf. Beide Gefühle beeinflussen und fördern sich gegenseitig.

Altbewährt – so helfen Sie sich selbst!

Teufelskrallenwurzel

Die Wirkstoffe dieser Wurzel verbessern die Verdauung und Aufnahme von knochenaufbauendem Kalzium, außerdem wirken sie entzündungs- und schmerzhemmend (Präparat Dolo-Arthrosetten N). Nehmen Sie davon 3mal täglich 1 Kapsel.

Brennesselsamen

Die Brennessel enthält Substanzen, die ganz ähnlich wie Östrogene wirken. Streuen Sie daher täglich eine Prise Brennesselsamen auf Ihre Mahlzeiten!

Walking

Sie müssen keine ausgefallene Sportart betreiben, um Ihre Knochen beweglich zu halten – Spazierengehen genügt! Sie müssen es allerdings regelmäßig tun. Wissenschaftler behaupten: 20 Minuten täglich genügen. Fangen Sie noch heute damit an!

Steigern Sie Ihre Kalziumzufuhr!

Dieses Mineral ist unentbehrlich für Ihren Knochenaufbau. Sie finden es vor allem in Joghurt, Quark, Käse, Buttermilch, Sojabohnen, grünem Gemüse, Karotten, Walnüssen und Fisch. Bei einer Abneigung gegen Milchprodukte kann die Kalziumzufuhr auch durch entsprechende Präparate gedeckt werden. Am besten eignen sich Präparate in 500-mg-Portionen, um eine Kalziumüberdosierung (die zu Blutdruckabfall und zusammen mit digitalishaltigen Herzmedikamenten zu Vergiftungen führen kann) möglichst auszuschließen. Entsprechende Präparate sind: Frubiase Calcium (Trinkampullen), Loescalcon 500 (Brausetabletten), Calcium Sandoz forte (Brausetabletten), Vivural 500 (Brausetabletten). Dosierung: Jeweils 1 Einheit pro Tag, bei besonders gefährdeten Frauen (Raucherinnen während und unmittelbar nach den Wechseljahren) 2 Einheiten pro Tag.

Lichttherapie

Sonnenlicht regt den Knochenaufbau an. Gehen Sie für 30 Minuten täglich an die frische Luft!

Seien Sie egoistischer!

Zu den Osteoporosekranken zählen gerade die »Opferlämmer«, die sich für alles und jeden »krumm machen«. Werden Sie egoistisch, und lehnen Sie Ansprüche an Sie öfter mal ab!

Raucherinnen haben schlechte Karten
Rauchen entzieht dem Körper Östrogen und erhöht dadurch das Osteoporoserisiko.
Bei Frauen, die mit Beginn der Wechseljahre eine Packung Zigaretten pro Tag rauchen, ist die Knochendichte um durchschnittlich zehn Prozent geringer.

Medikamente
- **Deutschland**
Calcium Sandoz forte, Frubiase Calcium, Loescalcon 500, Vivural 500
- **Österreich**
Calcium Genericon 500, Calcium Sandoz forte
- **Schweiz**
Calcium Sandoz forte, Maxi-calc

Entsäuerungskur
Zur Vorbeugung und auch zur Behandlung von Osteoporose eignet sich unterstützend eine Entsäuerungskur. Wie Sie eine solche Kur am besten durchführen lesen Sie im Kapitel »Entsäuerung«.

Das Mineral Kalzium ist maßgeblich am Knochenstoffwechsel, d.h. am Auf - und Abbau der Knochensubstanz beteiligt. Hier eine mikroskopische Aufnahme des Kalziums in polarisiertem Licht mit 100facher Vergrößerung.

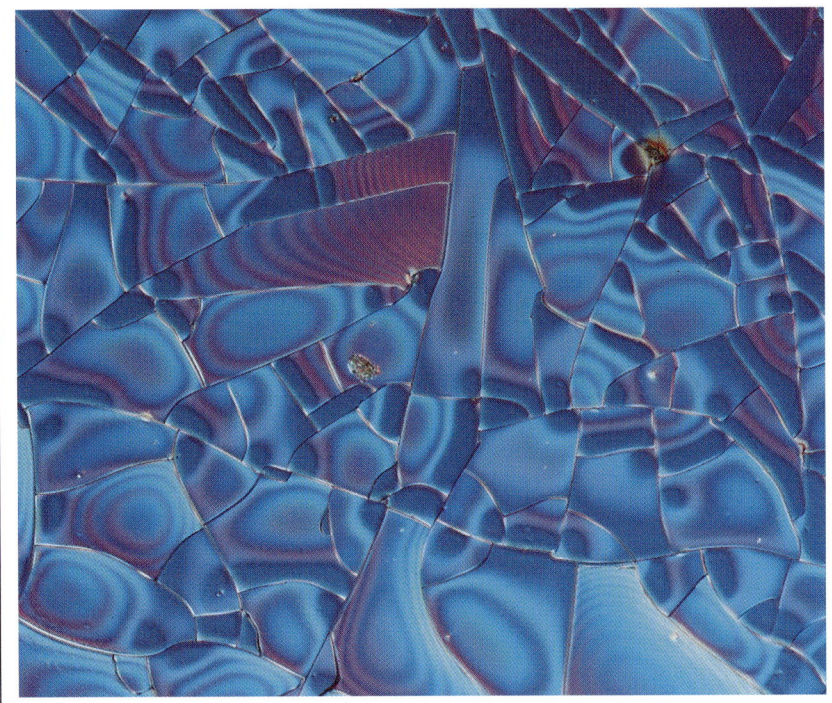

Dienen und Buckeln
Unter osteoporotischen Frauen finden sich überdurchschnittlich viele, die von ihrer Familie stark in Beschlag genommen werden, die autoritär-dogmatische Männer besitzen und auf deren Schultern sehr viel – zuviel – Verantwortung abgeladen wurde.

Wichtig!
Wenden Sie homöopathische Mittel nicht zusammen mit ätherischen Ölen an; die Wirkungen können sich gegenseitig beeinträchtigen.

Aromatherapie
Die folgenden Düfte wirken bei Osteoporosebeschwerden schmerzlindernd und entspannend: *Johanniskraut, Rosmarin, Majoran, Thymian, Gewürznelke, Muskat* und *Lorbeer*.
Geben Sie ein paar Tropfen der jeweiligen Öle (die Sie auch nach eigenem Geschmack mischen können) in eine Duftlampe, und stellen Sie diese im Wohn- oder Schlafzimmer auf. Sie können auch ein Aromabad nehmen. Mischen Sie dazu 15 Tropfen der genannten Aromaöle mit 2 EL Sahne oder Milch – das genügt für ein Vollbad.

Tai Chi Chuan
Diese chinesische Meditation in Bewegung schützt ebenfalls vor Knochenabbau und kann bestehende Beschwerden lindern helfen. Bitte erlernen Sie Tai Chi Chuan nur bei einem Experten, denn Anfänger müssen ständig und individuell in ihren Bewegungen korrigiert werden. Bei Tai Chi lernen Sie Schrittabfolgen, die meistens in einem schulterbreiten Stand enden. Wenn Sie die Standbreite falsch einüben, bekommen Sie Rückenschmerzen.

Homöopathische Mittel
Calcium fluoratum D6, Calcium phosphoricum D6 und *Silicea D6* tragen als Konstitutionsmittel zum Knochenaufbau bei.
Dosierung: 3mal täglich 1 bis 2 Tabletten, im täglichen Wechsel.

Neu und sanft – unser Tip!

Farbtherapie

Die Farben Rot und Orange mobilisieren über ihren Einfluß auf das Nervensystem den Knochenaufbau. Wählen Sie Ihre Kleidung also vorzugsweise nach diesen Farben aus, auch sollte Ihr Essen möglichst viel rote und orangefarbene Töne (z. B. Erdbeeren, Apfelsinen, Radieschen, Karotten, rote Beten, Äpfel und – in Maßen – Rotwein) enthalten.

Vorbeugen – so bleiben Sie gesund

- Viel Bewegung, am besten täglich für 30 Minuten einen Spaziergang an der frischen Luft. Der besondere Sporttip zur Osteoporoseprophylaxe: Aqua-Jogging. Bei dieser Sportart konnten Wissenschaftler nachweisen, daß sie das Osteoporoserisiko senkt und auch Osteoporosepatienten deutliche Linderung verschafft. Erkundigen Sie sich beim Landesschwimmverband nach entsprechenden Kursen!

- Viel Schlaf! Wachstumshormone für die Knochen werden vor allem im Schlaf ausgeschüttet. Versuchen Sie daher, mehr zu ruhen und zu schlafen. Zusätzlich sollten Sie abends eiweißreich essen, denn Kohlenhydrate (vor allem Zucker) stören die Produktion der nachtaktiven Wachstumshormone empfindlich.

- Bevorzugen Sie Nahrungsmittel mit viel Kalzium und Vitamin D. Sie finden diese Substanzen hauptsächlich in Kaltwasserfischen wie Makrele, Hering und Lachs. Auch Leber, Leberwurst und Eier sollten gelegentlich auf dem Speiseplan erscheinen. Außerdem wichtig: Vitamin C, da es den Kalziumtransport in die Knochen verbessert. Sie finden es in Holunderbeeren, Kiwis, Zitronen, Sanddorn, Zwiebeln und Brokkoli.

- Kochen Sie Suppen, die auf Fleischknochen basieren, stets mit einer Prise Essig, denn der löst das Kalzium aus den Suppenknochen heraus!

- Kein Nikotin und möglichst wenig Alkohol! Sie sind die größten »Vitaminräuber«.

- Trinken Sie weniger Kaffee! Denn Koffein fördert die Kalziumausscheidung in Ihrem Urin.

- Finger weg von Abführmitteln! Abführmittel erhöhen ebenfalls die Kalziumausscheidung.

Hormonersatz?

Die Hormonersatztherapie, bei der besonders gefährdete Frauen mit Östrogenen versorgt werden, ist unter Wissenschaftlern nach wie vor umstritten. Sicher ist: Östrogene können Osteoporose stoppen oder verhindern, andererseits stellt jede Hormontherapie einen Eingriff ins körperliche und seelische Gleichgewicht dar.

Östrogene aus der Natur

Östrogenähnliche (und auch eierstockstimulierende) Wirkstoffe sind enthalten in: Frauenmantel, Sternwurzel, Mönchspfeffer, Rosmarin und Hopfen. Eine östrogenähnliche Wirkung haben: Sojaprodukte, rote Beten, Nüsse und Mandeln, Haferflocken, Mais und Weizenvollkornprodukte.

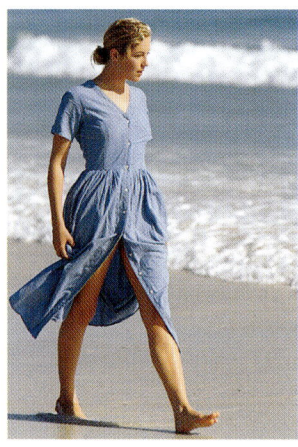

*Barfuß im Sand –
das stärkt die
Fußmuskulatur!*

Plattfuß

Symptome

- Abgeflachte Längswölbung des Fußes, oft mit einer Auswärtsdrehung verbunden
- Viele Menschen mit Plattfüßen klagen über Müdigkeit und Schmerzen in den Füßen

Ursachen

Folgende Faktoren können zum Plattfuß beitragen:

- Fehlerhafte Entwicklung im Knochenbau
- Schwächungen und Dehnungen im Bändersystem des Fußes
- Schwäche in den Fuß- und Unterschenkelmuskeln.

Biomechanische Hintergründe

Der Plattfuß wirkt sich auf unser gesamtes Knochengerüst aus. Meistens führt er zur einer Auswärtsdrehung des Fußes, wodurch die Statik gestört werden kann – denn der Fuß stellt das unterste Glied eines komplexen Knochen- und Gelenksystems dar. Viele Beschwerden in Knie, Hüfte und Wirbelsäule haben ihre Ursache darin, daß sie infolge des Plattfußes ungleichmäßig belastet werden.

Psychische Hintergründe

Viele Plattfußentwicklungen wären relativ einfach zu verhindern gewesen, wenn die Eltern bei ihren Kindern rechtzeitig auf Gehfehler geachtet und diese korrigiert hätten. Kinder neigen oft zu »platschendem« und lautem Laufen, Jugendliche kommen – vor allem wenn sie in der Pubertät Probleme mit ihrem Körper haben – gern schlurfend daher, ohne die Füße deutlich vom Boden abzuheben. Beide Gangarten führen längerfristig dazu, daß wichtige Stützmuskeln in Fuß und Unterschenkel verkümmern.

Altbewährt – so helfen Sie sich und Ihrem Kind!

Einlagen

Einlagen können den Fuß im Schuh stabilisieren und bis zu einem gewissen Grad das verlorengegangene Fußbett simulieren. Am besten ist es jedoch, schon beim Schuhkauf darauf zu achten, daß der Sohlenverlauf die Längslinie an der Fußinnenseite anhebt. Vor allem zu enge bzw. nicht paßgerechte Schuhe fördern zusätzlich eine Muskelschwäche im Fuß.

Oft angeboren
Die Neigung zum Plattfuß – besonders wenn er durch Knochenbaufehler verursacht wurde – ist angeboren. Dennoch ist es möglich, den Schweregrad durch ein spezielles Muskeltraining zu beeinflussen.

Schadensbegrenzung
Fußbettunterstützendes Schuhwerk oder Einlagen können den Plattfuß – zumindest bei Erwachsenen – nicht zum Verschwinden bringen, jedoch zu einer deutlichen Linderung der Beschwerden beitragen.

Homöopathische Mittel

Sie lindern die Beschwerden in der ermüdeten Muskulatur.

Bryonia D6 hilft bei stechenden Schmerzen, die bei Bewegung schlimmer werden.

Dosierung: 3mal täglich 1 bis 2 Tabletten.

Rhus toxicodendron D6 wirkt bei Muskelsteifigkeit und Schmerzen, die in Ruhe oder nach der Bewegung schlimmer werden.

Dosierung: 3mal täglich 1 bis 2 Tabletten.

Mit Gymnastik sanft gegensteuern – unser Tip!

Fußgymnastik

Fußgymnastik kann bei Kindern bestehende Plattfüße vollständig zum Verschwinden bringen und bei Erwachsenen zumindest die daraus resultierende Fehlstellung der Füße beheben:

● Setzen Sie sich auf einen Stuhl, so daß die Beine leicht gespreizt sind und die Kniegelenke einen Winkel von über 90 Grad aufweisen. Dann bringen Sie die Kniegelenke zusammen und pressen sie aneinander, so daß die Fußaußenseiten deutlich vom Boden entfernt werden müssen. Halten Sie diese Position etwa 10 Sekunden lang, dann machen Sie eine kurze Pause und wiederholen die Übung.

● Sie sitzen auf einem Stuhl, ein Fuß steht nur mit der Ferse auf dem Boden. Mit dem freien Fuß drücken Sie auf den Rücken des stehenden Fußes, der sich nun dagegen wehren muß, hinuntergedrückt zu werden. Halten Sie die entstehende Muskelspannung 10 Sekunden lang, dann wechseln Sie den Standfuß.

● Legen Sie sich auf den Rücken. Die Fußsohlen drücken bei gebeugten Kniegelenken (90 Grad) sanft gegen die Wand. Dann »wandern« Sie, indem Sie sich mit Ihren Zehen an der Wand hochziehen, mit den Fußsohlen nach oben, so weit es geht. Sie werden eine deutliche Dehnung an der Schienbeinmuskulatur und eine Erwärmung im Fußbett und in den Zehen spüren. Wiederholen Sie diese »Wanderung« mindestens 3mal.

Andere Formen

Es gibt auch einen unfallbedingten Plattfuß. Er kann nach Knochenbrüchen und Verrenkungen im Fußbereich entstehen. Eine seltenere Form ist der entzündungsbedingte Plattfuß, etwa bei bestimmten rheumatischen Erkrankungen.

Wichtig!

Bei der Fußgymnastik dürfen Sie natürlich keine Schuhe tragen; am besten ist es, wenn Sie die Übungen barfuß machen. Wiederholen Sie den ganzen Trainingszyklus zwei- bis dreimal pro Tag!

Vorbeugen – so bleibt Ihr Kind gesund

● Lassen Sie Ihr Kind so oft wie möglich barfuß laufen. Vor allem das barfüßige Laufen im Sand oder auf einer hohen Wiese trägt positiv zur Fußbettentwicklung bei.

● Beobachten Sie den Gang Ihres Kindes! Versuchen Sie ihm seine Marotten (Schlurfen, Platschen) auszureden, ohne dabei besserwisserisch und belehrend zu wirken. Bleiben Sie im Gespräch immer bei der Sache.

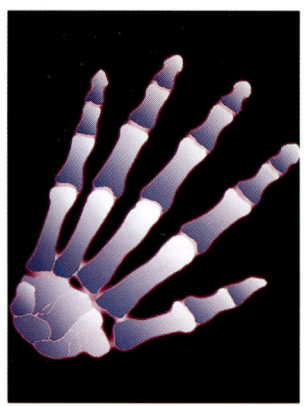

Erkrankungen des rheumatischen Formenkreises betreffen häufig die Fingergelenke.

Rheuma

Symptome

- Schmerzen in den Weichteilen (Muskeln), aber auch in den Gelenken, morgendliches Steifigkeitsgefühl
- Wandernde Schmerzen (Schmerzen wandern durch die Körperdecke, ein Phänomen, das dieser Krankheit den Namen gegeben hat)
- Bisweilen: Rheumaknoten unter der Haut
- Im Spätstadium: Zerstörung von Gelenkknorpeln und Knochen, Gelenkversteifung und Gelenkdeformierung

Ursachen

Mit Rheuma werden pauschal viele chronische Gelenk- und Wirbelsäulenschmerzen bezeichnet. Die Auslöser für Rheumatismus sind vermutlich Störungen im Immunsystem. Andere Erkrankungen des rheumatischen Formenkreises gehen dagegen auf Infektionen mit bestimmten Bakterien, Tbc, Knochenentzündungen oder Gicht zurück. Immer beteiligt ist eine Entgiftungsstörung des Körpers, bei der der Organismus in eine schlechte Stoffwechsellage durch sich anhäufende Gifte gerät. Die rheumatischen Schmerzen sind immer mit einer Übersäuerung des Körpers verbunden.

Organische Hintergründe

Rheumatische Gelenkerkrankungen brechen meistens zwischen dem 30. und 50. Lebensjahr aus. Ihr Verlauf ist nicht vorherzusagen. Bisweilen gibt es richtige Schübe. Oft verschwinden sie von selbst, oft verstärken sie sich und können bis zur Invalidität führen. Die entzündlichen Veränderungen betreffen zunächst die Gelenkinnenhaut, dann dringt der Entzündungsprozeß bis zum Gelenkknorpel vor, zerstört diesen im Lauf der Zeit und deformiert schließlich den Knochen.

Psychische Hintergründe

Wissenschaftler fanden bei 70 Prozent der Patienten mit muskulärem Rheumatismus psychische Störungen. Bei entzündlichen Gelenkerkrankungen lag in 95 Prozent der Fälle starker chronischer Streß vor. Dr. Wilfred Barlow drückt es so aus: »Rheumatoide Patienten sind am Anfang ihrer Krankheit oft Zappler und befinden sich im Zustand muskulärer Unruhe. Meist handelt es sich um empfindliche Menschen, die Auseinandersetzungen meiden und eine Umgebung bevorzugen, in der sie leicht akzeptiert werden.«

Frauen bevorzugt
Etwa dreimal mehr Frauen als Männer erkranken an Rheuma. Offenbar spielen psychische Faktoren eine Rolle. Die Rheumapersönlichkeit wird als duldsam und demütig beschrieben – hier mag die traditionelle Frauenrolle eine gewisse Bedeutung haben.

Wassertherapie
Fußbäder mit ansteigender Temperatur (innerhalb von 20 Minuten von 35 auf 42° C steigend) sind sinnvoll bei rheumatischen Erkrankungen.

So helfen Sie sich selbst!

Wärmebehandlungen

Wärmeanwendungen lindern die rheumatischen Schmerzen; zusätzlich fördern sie die Durchblutung. Es gibt verschiedene Möglichkeiten: von Omas Wärmflasche über Heizkissen bis zu Fangopackungen, heißen Kartoffelauflagen und Moorbädern. Testen Sie, was Ihnen guttut!

Badezusätze

Die meisten Rheumakranken reagieren gut auf ein warmes Bad mit Heilkräuterzusätzen. Grundsätzlich gilt, daß Sie etwa 20 Minuten baden sollten, beginnend mit einer Temperatur von 36°C, die Sie langsam auf 42° C steigern. Danach sollten Sie ins Bett gehen, denn anschließende Ruhe ist sehr wichtig, damit die Therapie anschlägt.
Birkenrindenbad: 1 Handvoll der Rinde in 2 l Wasser 10 Minuten kochen, dann abseihen. Schütten Sie diesen Sud ins Badewasser.
Fichtennadelbad: Für den Sud 3 Handvoll Fichtennadeln in 2 l Wasser 15 Minuten kochen, dann abseihen.

Pfarrer Kneipps Rheumahemd

Sebastian Kneipp, der Pfarrer aus Bad Wörishofen, erfand das nasse Hemd für Rheumakranke.
Rezept: 1 Handvoll Heublumen in 2 l Wasser kochen, ein Hemd (Leinenhemd) in den warmen Sud tauchen, auswringen und anziehen. Legen Sie sich mit diesem Hemd etwa 1 1/2 Stunden gut zugedeckt ins warme Bett.

Ernährungsumstellung

Um der Übersäuerung des Körpers entgegenzuwirken, sollten Sie sich basenreich ernähren, möglichst wenig Fleich und Fette zu sich nehmen sowie Diäten, z. B. Trennkost oder F.X. Mayr-Kur, durchführen. Zusätzlich bringt eine Entsäuerungsbehandlung Linderung. Achten Sie auch auf vitaminreiche Kost, und nehmen Sie zur Ergänzung Vitamin- und Enzympräparate aus der Apotheke ein.

Vorbeugen – so bleiben Sie gesund

- Regelmäßige Bewegung ist die beste Vorbeugung gegen Schäden des Bewegungsapparats.
- Entscheiden Sie sich für eine der sanfteren Ausdauersportarten: Schwimmen, Radfahren, Wandern, Joggen (Aqua-Jogging für Übergewichtige).
- Eine gesunde, ballaststoffreiche Ernährung mit viel Vitaminen stärkt die Konstitution allgemein.

Wenn Rheuma eine Depression ist

Manche Menschen konsultieren wegen ihrer unbestimmbaren Rückenschmerzen alle einschlägigen Fachärzte. Umsonst. Erst wenn sich jemand für ihre Psyche interessiert und ihnen ein Antidepressivum verschreibt, verschwinden die Schmerzen nach relativ kurzer Zeit. Bei solchen »rheumatischen« Beschwerden handelt es sich um eine verdeckte Gemütsverstimmung, die sich in Form von Rückenschmerzen äußert – ein gar nicht so seltener Fall.

Wichtige Adresse

- Deutsche Rheuma-Liga
Rheinallee 69
53179 Bonn
Tel. 02 28 7/ 95 75 00

Entgiftung

Achten Sie darauf, daß Ihre Verdauung gut funktioniert, damit Ihr Körper die Stoffwechselschlacken und - gifte, die bei Entzündungen anfallen, rasch und vollständig ausscheiden kann.

Rückenschmerzen

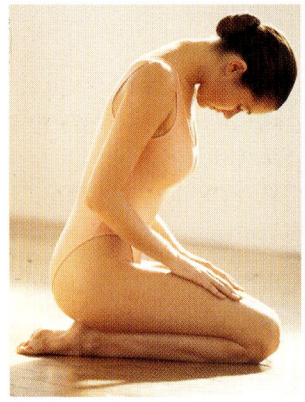

Wirkungsvoll bei Verspannungs- und Belastungsrückenschmerzen: Entspannungstechniken.

Symptome

- Chronische oder akute Schmerzen im gesamten Rückenbereich
- Die Schmerzen können in den Nacken und den Kopf oder in die Arme und Beine ausstrahlen

Ursachen

Unser Rückgrat ist sehr belastbar. Wenn jedoch eine Überlastung auftritt, die zu groß ist oder zu lange anhält, dann kommt es zu Rückenproblemen: Rückenschmerzen, Ischias, Hexenschuß oder Bandscheibenvorfall. Es gibt natürlich auch altersbedingte Gründe für Rückenschmerzen, doch meistens sind Bewegungsmangel, falsche Ernährung und falsche Körperhaltung daran schuld.

Organische Hintergründe

Unser Rücken ist ein erstaunliches, starkes Gebilde, bestehend aus Rückenwirbeln, Rückenmuskulatur, Bändern, Sehnen, Bandscheiben und Nervensträngen. Im Alter nimmt die Elastizität der Bandscheibenpuffer ab. Dadurch verlieren sie an Höhe, und ganze Abschnitte der Wirbelsäule werden stärker beweglich, da die Wirbelkörper nicht mehr durch straff gespannte Bänder zusammengehalten werden. Sie können sich dann leichter verschieben.

Psychische Hintergründe

Die äußere Haltung eines Menschen läßt auch auf seine innere schließen. Hat er eine aufrechte oder eine gebückte Haltung, hängende oder hochgezogene Schultern? Man kann auf Anhieb sehen, wie einem Menschen zumute ist. Psychische Probleme wirken sich unmittelbar auf den Rücken aus.

Altbewährt – so helfen Sie sich selbst!

Bewegen Sie sich – aber richtig!
Stärken Sie Ihre Rückenmuskulatur, indem Sie regelmäßig Sport treiben, am besten Schwimmen, Jogging oder Radfahren.

Überprüfen Sie Ihre Sitzgewohnheiten!
Bleiben Sie nie zu lange steif sitzen. Wechseln Sie öfter mal die Sitzhaltung. Legen Sie sich ein Keilkissen zu, auf dem Sie bequem sitzen können (die Sitzfläche eines Stuhles sollte leicht nach vorn abfallen). Halten Sie den Rücken beim Sitzen gerade!

Muskelentspannungsbad

Bei akuten Rückenschmerzen hilft oft ein Muskelentspannungsbad. Nehmen Sie ein Ölbad mit Rosmarin- und Thymianextrakten, und entspannen Sie sich darin etwa 20 Minuten lang. Danach massieren Sie die schmerzende Stelle mit warmem Rosenholzöl ein.

Wärmebehandlung

Rückenschmerzen aufgrund von Verspannungen sprechen gut auf eine Wärmebehandlung an.

Heiße Rolle: Mehrere ineinandergelegte Tücher oder Handtücher werden mit kochendem Wasser übergossen und dann auf die schmerzenden Stellen gelegt.

Fango: Erhitzte Fangopackungen (erhältlich in der Apotheke) werden auf die betroffenen Stellen gelegt.

Rotlicht: Die Bestrahlung mit Rotlicht wirkt eher oberflächlich gegen Rückenschmerzen.

Akupressur

Massieren Sie mit den Fingerkuppen von Zeige- und Mittelfinger folgende Punkte mit kreisenden Bewegungen; die Kreisbewegungen sollten sedierend (beruhigend) sein, d.h. im Uhrzeigersinn von innen nach außen verlaufen.

Yaoshu: Dieser Akupressurpunkt liegt auf dem sogenannten Lenkergefäß am Ende der Gesäßfalte zwischen Steiß- und Kreuzbein.

Shangliao: Der Punkt befindet sich in der Vertiefung, die das Kreuzbein auf der Rückenhaut bildet. Massieren Sie dieses »Sakralloch« zunächst rechts, dann links.

Vorbeugen – so bleiben Sie gesund

- Treiben Sie Sport, und bewegen Sie sich regelmäßig!
- Gehen Sie beim Bücken in die Hocke, vor allem wenn Sie etwas aufheben.
- Heben Sie keine schweren Gegenstände hoch, und verteilen Sie Lasten, die Sie tragen. Halten Sie Lasten dicht am Körper.
- Stützen Sie den Oberkörper beim Sitzen am Arbeitstisch mit den Armen ab.
- Stehen Sie mit leicht gebeugten Beinen, verändern Sie öfter die Stehposition, und ziehen Sie beim Liegen die Beine an (Matratze auf Rückentauglichkeit überprüfen!).
- Achten Sie auf Ihr Gewicht, denn jedes Gramm zuviel belastet Ihre Knochen, Sehnen und Gelenke. Und stellen Sie auf eine gesunde Ernährung um!

Entspannung

Mit Hilfe von Entspannungstechniken lassen sich gerade Belastungs- und Verspannungsrückenschmerzen wirkungsvoll lindern. Sie haben die Qual der Wahl: autogenes Training, Feldenkrais, Qi Gong, Yoga oder Muskelentspannung nach Jacobson. Volkshochschulen, Gesundheitsparks, aber auch schon Krankenkassen bieten entsprechende Kurse an.

Rückenschule

Der Besuch einer Rückenschule ist sehr zu empfehlen; dort lernen Sie, wie Sie gewohnte, falsche Bewegungen wieder rückengerecht ausbügeln können. Oder lassen Sie sich unter Anleitung eines erfahrenen Physiotherapeuten Übungen zeigen, die Sie selbst durchführen können. Infos zur Rückenschule gibt es bei:
- Bundesverband der deutschen Rückenschulen (BdR) Rosenheimer Str. 53 83043 Bad Aibling

Sehnenscheidenentzündung

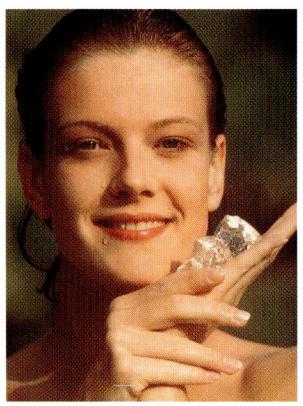

Kühlung, am besten mit Eiswürfeln, lindert die Schmerzen.

Symptome

- **Erstes Stadium: Die Sehne des Unterarms schmerzt nach schwerer und langer Anstrengung; bei Ruhe verschwindet der Schmerz langsam**
- **Zweites Stadium: Die Schmerzen treten vor allem am Anfang von bestimmten Bewegungsabläufen auf; nach einer gewissen Aufwärmphase werden sie schwächer, doch nach Beendigung der Tätigkeit und in der Nacht verschlimmern sie sich**
- **Drittes Stadium: Die Schmerzen werden chronisch, halten auch noch tage- und nächtelang nach der jeweiligen Betätigung an**

Ursachen

Überanstrengung, einseitige Belastungen oder unphysiologische (falsch ausgeführte) Bewegungsabläufe führen zu einer Entzündung der Sehnenscheide.

Die Sehnenscheidenentzündung ist eine typische Sportverletzung und trifft vor allem die Sehnen im Unterarm von Tennis-, Badminton- und Squashspielern. Aber auch langes Schreiben, Tippen oder Zeichnen kann die Ursache sein; und zu eifrige Stickerinnen bleiben ebenfalls nicht verschont.

Früh mit der Therapie beginnen!
Sehnenscheidenentzündungen sind außerordentlich hartnäckig und haben schon so manche Sportlerkarriere beendet. Die Therapiechancen sind am größten, je früher mit der Behandlung begonnen wird.

Organische Hintergründe

Bei der Sehnenscheide handelt es sich um eine Art Röhrenschutz des Körpers für besonders stark beanspruchte und häufig geknickte Sehnen. Ihr Außenteil besteht aus einem spröden Gewebering, ihr Innenteil sondert einen Schleim ab, damit die Sehne besser gleiten kann. Eine Verletzung bzw. Entzündung der robusten Sehnenscheide ist ein deutlicher Hinweis auf starke Überlastungen und falsche Bewegungsabläufe.

Wichtig!
Haben Sie sich eine Sehnenscheidenentzündung beim Sport zugezogen, dann müssen Sie unbedingt pausieren, bis die Verletzung vollständig auskuriert ist!

Altbewährt – so helfen Sie sich selbst!
Kühlung hilft!

Lang andauerndes Kühlen (mindestens 30 Minuten lang!) lindert die Schmerzen und wirkt entzündungshemmend. Zur Kühlung verwendet man Eiswürfel, die in ein dickes Handtuch eingerollt und auf die betreffende Stelle gedrückt werden. Wenden Sie Eispackungen im ersten Stadium jedesmal nach dem Training, im zweiten Stadium immer vor dem Training an.

Packungen mit Fango

Sie lindern den Schmerz und fördern die Heilung, sollten aber nur bei älteren Entzündungen angewandt werden. Legen Sie den Fango direkt auf die betroffene Stelle, und bedecken Sie ihn mit einem Leinen- und einem Handtuch. Die Anwendung sollte mindestens 1 Stunde dauern, man spürt dabei eine deutliche Erwärmung und Schmerzlinderung. Entfernen Sie schließlich die Packung, und legen Sie sich danach noch für 30 Minuten ins warme Bett.

Ruhigstellung

Der betroffene Körperteil muß möglichst so lange ruhiggestellt werden, bis die Beschwerden deutlich abgenommen haben. Das kann bei Sehnenscheidenentzündungen, die schon das mittlere oder gar das letzte Stadium erreicht haben, durchaus einige Wochen dauern.

Homöopathische Mittel

Apis mellifica D6 ist das Mittel der Wahl bei besonders hartnäckigen Entzündungen.
Dosierung: 3mal täglich 1 bis 2 Tabletten.
Arnica D6 mindert die Schwellung und sollte möglichst unmittelbar nach dem Training oder Wettkampf eingenommen werden.
Dosierung: 3mal täglich 5 bis 10 Tropfen.
Rhus toxicodendron D6 hilft, wenn der Schmerz bei Bewegung schwächer wird.
Dosierung: 3mal täglich 1 bis 2 Tabletten.
Ruta D6 wirkt, wenn sich die Sehne anfühlt, als ob sie verkürzt wäre.
Dosierung: 3mal täglich 1 bis 2 Tabletten.

Vorbeugen – so bleiben Sie gesund

- Grundsätzlich gilt für Sehnenscheidenentzündungen dasselbe wie für alle Sportverletzungen: Das Verletzungsrisiko sinkt, je besser der Sportler aufgewärmt ist.
- Kondition ist die Grundlage für saubere Bewegungsabläufe. Wer zehn Jahre lang keinen Sport mehr getrieben hat, sollte sich erst eine entsprechende Grundlage (vor allem Kraft, Beweglichkeit und Ausdauer) verschaffen, bevor er mit komplizierten Disziplinen beginnt.
- Erlernen Sie die Bewegungsabläufe einer Sportart gewissenhaft und peinlich genau.
  Wer sich Tennis, Squash, Badminton u. ä. nach dem Prinzip »Hauptsache, es funktioniert« beibringt, wird schon bald Sehnenprobleme bekommen.

Gymnastik zum Wiedereinstieg

Starten Sie nach der Pause zunächst einmal mit leichter Gymnastik, um die durch die Ruhigstellung verkürzten Muskeln wieder elastisch zu machen.

Salben und Cremes?

Sehnen und Sehnenscheiden werden im Verhältnis zu anderen Teilen des Bewegungsapparats nur mäßig vom Blutkreislauf versorgt. Aus diesem Grund reagieren sie nur träge auf Therapien; durchblutungsfördernde Salben und Cremes haben bei ihnen so gut wie keine Chance.

Natürliche Hilfe

Bei älteren Sehnenscheidenentzündungen helfen Packungen mit Kalantol A (aus der Apotheke). Sie können auch die schmerzenden Sehnenscheiden mit der pflanzlichen Traumeel S Salbe behandeln und dazu Traumeel S Tabletten lutschen.

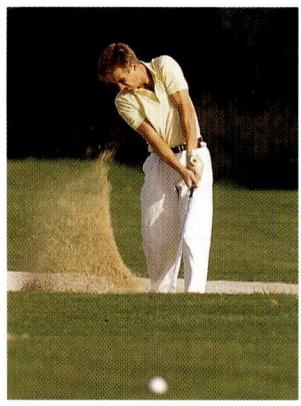

Zu hohe Belastung und falsche Bewegungsabläufe – dann bekommen auch Golfspieler den sogenannten Tennisellbogen.

Nicht nur Tennisspieler
Neben Tennisspielern werden vor allem Hausfrauen, Kfz-Mechaniker und Golfspieler vom Tennisellbogen heimgesucht. Mitunter wird die Krankheit aber auch durch eine Entzündung irgendwo anders im Körper (z. B. an den Zähnen) verursacht.

Tennisellbogen

Symptome

- In den Unterarm ausstrahlende Schmerzen am äußeren Ellbogen
- Der Unterarm kribbelt, seine Muskulatur wird relativ schnell müde; sogar triviale Tätigkeiten wie Schreiben (mit Schreibmaschine oder Kugelschreiber) werden als Belastung empfunden

Ursachen

Überlastung, unphysiologische (falsch ausgeführte) Bewegungsabläufe der Arme, besonders des Ellbogens.

Biologische Hintergründe

Beim Tennisellbogen handelt es sich um eine Entzündung am Ursprung der Handgelenksmuskulatur. Die Entzündung kann sich nur auf die dortigen Sehnen oder Sehnenscheiden beschränken, sie kann aber auch auf den angrenzenden Schleimbeutel ausstrahlen.

Psychische Hintergründe

Der Tennisellbogen kann auch erfahrene Tennisspieler treffen – genau dann nämlich, wenn sie in eine Formkrise geraten sind. Hier führt dann das mangelnde Selbstbewußtsein zur Verkrampfung, die Hände greifen den Schläger fester als sonst und setzen dadurch die Sehnen einer stärkeren Belastung aus. Viele Spieler ziehen jedoch den Umkehrschluß und führen ihre Formkrise auf die Entzündung im Ellbogen zurück.

Altbewährt – so helfen Sie sich selbst!

Fangopackungen lindern den Schmerz und fördern die Heilung, sollten aber nur zum Abend angewandt werden. Legen Sie den Fango direkt auf die betroffene Stelle, umwickeln Sie den Ellbogen mit einem Leinen- und einem Handtuch. Die Anwendung sollte mindestens 1 Stunde dauern, man spürt eine deutliche Erwärmung und Schmerzlinderung. Entfernen Sie schließlich die Packung, und legen Sie sich danach ins warme Bett.

Homöopathische Mittel
Apis mellifica D6 bei besonders hartnäckigen Entzündungen. Dosierung: 3mal täglich 1 bis 2 Tabletten.

Arnica D6 mindert die Schwellung und sollte möglichst unmittelbar nach dem Training oder Wettkampf eingenommen werden.
Dosierung: 6mal 10 Tropfen stündlich, danach Wechsel auf Rhus toxicodendron.
Rhus toxicodendron D6, wenn der Schmerz bei Bewegung schwächer wird.
Dosierung: 3mal täglich 1 bis 2 Tabletten.
Symphytum D3 hilft bei allen Knochenbeschwerden.
Dosierung: Nach dem Training oder Wettkampf 6mal 10 Tropfen stündlich – als Alternative, wenn die Arnikabehandlung ohne Erfolg geblieben ist.

Enzyme

Unterstützen Sie den Heilungsprozeß mit Enzymen aus der Apotheke. Dosierung: 2- bis 3mal 3 Dragees nüchtern 1 bis 2 Stunden vor der nächsten Mahlzeit mit viel Flüssigkeit.

Sanft und wirkungsvoll – unser Tip!

Bienengiftsalbe und Eisabreibung

Bienengiftsalbe zieht die Entzündung aus dem Körper, die anschließende Eisabreibung »versiegelt« die gereizten Blutgefäße und Nerven. Diese Behandlung hilft besonders bei chronischem Tennisellbogen.
So wird's gemacht: Bestreichen Sie die schmerzende Stelle mit Bienengiftsalbe (aus der Apotheke), und wickeln Sie dann einen wärmenden Verband um den Ellbogen. Nach etwa 30 Minuten entfernen Sie Verband mitsamt Salbe. Reiben Sie jetzt den Ellbogen 10 Minuten lang mit Eis ab, am besten indem Sie Wasser in einem Joghurtbecher eingefroren haben und das Eis – wie bei einem Lippenstift – langsam aus dem Becher herausdrücken. Wiederholen Sie die Anwendung mindestens 2mal pro Tag!

Vorbeugen – so bleiben Sie gesund

- Grundsätzlich gilt für den Tennisellbogen dasselbe wie für alle Sportverletzungen: Das Verletzungsrisiko sinkt, je besser der Sportler aufgewärmt ist.

- Erlernen Sie die Bewegungsabläufe einer Sportart gewissenhaft und peinlich genau. Wer sich Tennis, Squash, Badminton u.ä. nach dem Prinzip »Hauptsache, es funktioniert« beibringt, wird schon bald Sehnenprobleme bekommen.

- Bleiben Sie bei Ihren Leisten! Erst müssen Sie das Grundlinienspiel beherrschen, bevor Sie gelegentlich einen Ausflug zum Volleyspiel ans Netz machen dürfen.

Haben Sie die richtigen Vorbilder?

Die Bespannung und Griffstärke Ihres Schlägers sollte genau zu Ihren individuellen Bedürfnissen passen. Mindestens genauso wichtig ist aber, sich von falschen Vorbildern zu verabschieden. Die einhändige, durchgezogene Rückhand von Boris Becker beispielsweise ist für normale, unaustrainierte Anfänger eher ungeeignet; da ist die beidhändige »Schieberückhand« des Exolympiasiegers Miloslav Mecir gelenkschonender und möglicherweise genauso effektiv.

Überlastungen vermeiden

Auch wenn Sie kein Tennis- oder Golfspieler sind, sollten Sie dauernde Überlastungen Ihrer Arme wie z.B. durch übermäßige Dehnungsbewegungen (Schraubendrehen) o.ä. vermeiden.

Abwehrschwäche

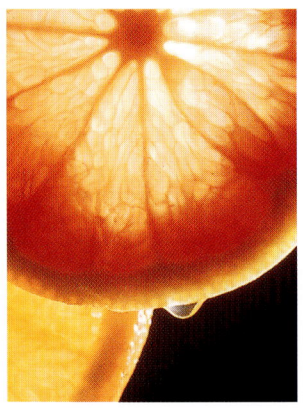

Vitamin-C-Lieferanten helfen dem geschwächten Körper.

Symptome

- Wiederholtes Auftreten von Infektionskrankheiten wie Erkältungen, Bronchitis, Akne u. a.
- Bereits bestehende Infektionskrankheiten werden relativ schlecht weggesteckt; sie brauchen eine überdurchschnittlich lange Zeit, um in den Heilungsprozeß überzugehen

Ursachen

Hauptauslöser für Immunschwächen sind Ernährungsfehler und psychische Belastungen.

Organische Hintergründe

Wichtige Organe unserer Immunabwehr sind Thymusdrüse und Milz. Mit fortschreitendem Alter müssen sie zunehmend vor freien Radikalen aus Umwelt und Ernährung geschützt werden.
Hier spielen die Vitamine A, C und E eine entscheidende Rolle als Radikalefänger.

Psychische Hintergründe

Unser Immunsystem steht in engem Kontakt zur Psyche. Immunstärkend wirken Hoffnung, Lebensfreude, Gelassenheit, Zufriedenheit; immunschwächend wirken Trauer, Angst, Unruhe, Verzweiflung, Hoffnungslosigkeit.
Darüber hinaus neigen gestreßte Menschen aufgrund ihres chronischen Zeitmangels eher zu ungünstigen Ernährungsgewohnheiten. Sie suchen öfter Fast-food-Restaurants oder Imbißbuden auf, essen rasch mal einen kalorienreichen, aber vitaminarmen Schokoriegel zwischendurch, anstatt sich die Zeit zum genüßlichen Zerkauen eines Salates zu nehmen.

Altbewährt – so helfen Sie sich selbst!

Achten Sie auf vitaminreiche Kost!
Die wichtigsten Immunvitamine sind:

- Vitamin C steckt vor allem in Kiwis, Zitronen, Orangen und dem Saft von Holunderbeeren.
- Vitamin A befindet sich in Karotten, Tomaten, Spinat und Kürbis.
- Vitamin E bekommen Sie mit Sonnenblumenöl, Mandeln und verschiedenen Nüssen.

Sauna

Ein altes und bewährtes Instrument zur Abwehrstärkung ist die Sauna. Beachten Sie jedoch, daß Sie sich nur gesund der starken Hitze aussetzen dürfen; falls Sie bereits an einer Infektion (z. B. Schnupfen) leiden, kann Saunen zu schweren Komplikationen an Herz und Kreislauf führen.

Falsche Ernährung

Ursachen einer Abwehrschwäche können auch Ernährungsfehler sein. Vermeiden Sie daher Schweinefleisch und Zucker, und sprechen Sie mit Ihrem Arzt über eine mikrobiologische Behandlung, z. B. mit Prosymbioflor oder Symbioflor I.

Viel trinken!

Je mehr Wasser sich in unserem Körper befindet, desto beweglicher sind die umherstreifenden Zellen des Immunsystems. Trinken Sie am besten ein Gemisch aus Mineralwasser und Fruchtsaft (Verhältnis 4:1), mindestens 2,5 Liter pro Tag!

Sonnenhut und Thuja

Sonnenhut (Echinacea) und Thuja sind alte Naturheilmittel, die sich mittlerweile in der Behandlung von Abwehrschwächen auch in der Schulmedizin etabliert haben. Fragen Sie nach den entsprechenden Präparaten in der Apotheke.

Neu und sanft – unser Tip!

Aromatherapie

Düfte wirken auf die Teile unseres zentralen Nervensystems, die das Immunsystem steuern. Faulige und ätzende Gerüche schwächen das Immunsystem, stärkend wirken hingegen die Düfte von *Angelika, Bergamotte, Cajeput, Eukalyptus, Teebaum* und *Thymian*.

Geben Sie einige Tropfen der jeweiligen Öle auf einen Duftstein oder in eine Aromalampe, die Sie in Ihrem Arbeits- oder Wohnzimmer aufstellen.

Vorbeugen – so bleiben Sie gesund

- Stillen Sie Ihr Baby – wenn möglich – an der eigenen Brust! Das schafft die Grundlagen für eine solide Immunabwehr.

- Keine Zigaretten und nur wenig Alkohol! Denn der Qualm ruiniert die Schleimhaut und Schutzbehaarung der Atemwege, Nikotin vernichtet wichtige Vitamine. Übermäßiger Alkoholgenuß verschleißt die Abwehrkräfte von Milz und Thymusdrüse.

- Härten Sie sich ab! Gehen Sie gerade im Winter häufig an die frische Luft. Morgendliche Wechselduschen trainieren Ihre Blutgefäße, so daß Ihr Körper nicht mehr so sensibel auf äußere Kältereize reagiert.
  So machen Sie's richtig: Zunächst eine Minute warm duschen, dabei den Körper strecken und dehnen. Dann mit dem Duschkopf zum rechten Bein und das Wasser auf (erträglich) kalte Temperaturen drehen, erst die Außen-, dann die Innenseite abduschen. Nach etwa zehn Sekunden zum anderen Bein wechseln. An den Armen verfahren Sie genauso. Danach erhalten Brust, Bauch, Nacken und Gesicht ebenfalls einen kurzen Kälteschauer. Wiederholen Sie den ganzen Vorgang ein Mal.

Medikamente
- **Deutschland**
Contra Infekt,
Echiherb,
Echinacin Madaus,
Immunopret
- **Österreich**
Echinaforce
- **Schweiz**
Resivit

Streß abbauen

Wer an Überlastung, Erschöpfung, Streß, dauernden Überstunden oder Bewegungsmangel, Konditionsschwäche und Übergewicht leidet, braucht sich über Abwehrschwäche und häufige Infektionskrankheiten nicht zu wundern. Schonen Sie sich, legen Sie regelmäßig Pausen ein, sorgen Sie für ausreichende Bewegung und das ideale Gewicht, und erlernen Sie Entspannungstechniken wie Yoga, autogenes Training, Feldenkrais oder Qi Gong.

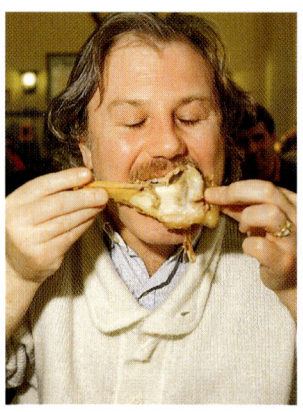

Zuviel fettes Essen führt oft zu einem hohen Cholesterinspiegel.

Wir leben zu fett

Etwa 15 bis 20 Prozent der Gesamtbevölkerung in den Industriestaaten leiden an Hyperlipidämien, also an zuviel Blutfett. An Fettstoffwechselstörungen leiden in Deutschland bereits 20 bis 30 Prozent der Bevölkerung.

Lösungsmittel

Hinter erhöhten Cholesterinwerten trotz Diät kann eine Lösungsmittelvergiftung stecken oder ein Mangel an Antioxidantien (Schutzfaktoren gegen Streß, z.B. Vitamine), da Cholesterin und Harnsäure vom Organismus selbst hergestellte Antioxidantien sind.

Cholesterinspiegel, zu hoher

Symptome

- Erhöhter Gehalt des Bluts an Cholesterin und/oder Fett (Triglyzeriden) sowie eine nicht normale Zusammensetzung der Fett-Eiweiß-Komplexe
- Fettstoffwechselstörungen verlaufen meist ohne spürbare Beschwerden; sie werden nur durch vorsorgende Blutuntersuchungen entdeckt

Ursachen

Cholesterin wird in unserem Körper produziert; es gehört zu den normalen Bestandteilen des Bluts.

Zu seinem Aufbau (Biosynthese) sind alle unsere Organe befähigt, am besten die Leber. Unser Körper müßte also eigentlich kein zusätzliches Cholesterin durch die Nahrung aufnehmen. Und hier liegt die Hauptursache für einen zu hohen Cholesterinspiegel: falsche Ernährung, d.h. zuviel Fettaufnahme durch die Nahrung. Allerdings wird in einigen Fällen auch bei cholesterinfreier Nahrung im Organismus verstärkt Cholesterin gebildet.

Biologische Hintergründe

Im Gesamtcholesteringehalt unterscheidet man sogenanntes LDL- und HDL-Cholesterin.

Ersteres wirkt schädigend auf die Gefäßwände der Arterien (»schlechtes Cholesterin«); das HDL-Cholesterin übt dagegen sogar eine gewisse Schutzfunktion aus (»gutes Cholesterin«).

Ein Zuviel an Blutfetten gehört zu den größten Risikofaktoren für Arteriosklerose. Ebenso werden Herzkranzgefäßleiden, Herzinfarkt und Gehirnschlag durch zu hohe Cholesterinwerte begünstigt – vor allem wenn gleichzeitig zu hoher Blutdruck besteht.

Noch wissen die Mediziner nicht, warum der eine Mensch aus der gleichen Menge und Zusammensetzung der Kost mehr, der andere weniger Cholesterin aufnimmt. Es gibt sogar einige Hinweise, daß Nahrungscholesterin die Eigenproduktion einschränken soll. Aber eines ist sicher: Bei der Ei-mit-Speck-Methode nimmt der Körper das meiste Cholesterin auf.

In punkto Verarbeitung von Blutfetten teilen uns die Ernährungswissenschaftler in fünf Typen ein, wobei bei Typ 1 – ein sehr seltener Fall – die geringste Fettzufuhr tagelang im Blut herumgeistert und nicht verarbeitet werden kann.

Altbewährt – so helfen Sie sich selbst!

Reduzieren Sie das Cholesterin!

Wir nehmen Cholesterin vor allem mit tierischen Lebensmitteln auf. Rein pflanzliche enthalten dagegen kaum Cholesterin. Zu den tierischen Lebensmitteln gehört nicht nur Fleisch, sondern auch Milch, Käse, Butter, Eier und natürlich Fisch, Hummer, Krabben. Eine naturgemäße Heilkost basiert auf Vollwertlebensmitteln:

- Essen Sie viel Frischobst, Frischgemüse, Kräuter, Kartoffeln, Hülsenfrüchte, Nüsse, Samen, Vollkornprodukte sowie kaltgepreßte Pflanzenöle.
- Als Eiweißträger sollten Sie Frischmilch, Sauermilch, Quark, Sojaprodukte, Kartoffeln, Vollkornprodukte, Sojagetränke und Tofu bevorzugen. Nur in eingeschränkter Menge: frische Eier, Fisch oder Fleisch.
- Achtung: Krabben und Krebse haben einen sehr hohen Cholesteringehalt!
- Meiden Sie Zucker, Süßwaren, ausgemahlene Mehle, Konserven und sonstige stark bearbeitete Nahrungsmittel sowie das leider viel zu beliebte Fast food.
- Der Gesamtfettverzehr sollte eingeschränkt werden. Beachten Sie dabei bitte das sogenannte versteckte Fett: in Wurstwaren, Gebäck, Schokolade etc.

Die Intensivkur vorweg – unser Tip!

Molketrinkkur

Es gibt verschiedene Trinkkuren (u.a. Saftfasten); die Molketrinkkur ist ein Klassiker. Intensivkuren ermöglichen es Ihnen, Herz und Kreislauf effektiv zu entlasten. Der Cholesterinspiegel sinkt deutlich, und Sie können dann bei der Aufbaukost gleich auf eine neue Ernährung mit wenig Cholesterin einschwenken.

So machen Sie es richtig: Trinken Sie 1 l Diätkurmolke über den Tag verteilt. Dazwischen nehmen Sie Mineralwasser, ungesüßte Kräutertees und ungesalzene Gemüsebrühe zu sich. Zusätzlich sollten Sie pro Tag 80 ml Frischpflanzensaft trinken (besonders geeignet: Löwenzahn, Weißdorn und Brennessel). Diese Kur machen Sie 6 Tage lang. Dann beginnen Sie mit der vollwertigen cholesterinarmen Ernährung.

Normalwerte?

Die Anschauungen über die Normalwerte an Cholesterin haben sich in den letzten Jahrzehnten geändert. Einer der Gründe war die durch Untersuchungen stärker abgesicherte Erkenntnis, daß der Cholesterinspiegel bei Herzkrankheiten eine große Rolle spielt. Unabhängig davon wechseln diese Normalwerte – bedingt durch die Altersgruppe, seelische Belastungen und Lebensstil. Wenn der Mensch älter ist, können auch höhere Cholesterinwerte noch normal sein.

Wichtig!

Sprechen Sie mit Ihrem Arzt über eine solche begrenzte Kur. Wenn Sie ansonsten gesund sind, bestehen normalerweise keinerlei Bedenken in bezug auf eine Woche Kurfasten.

Vorbeugen – so bleiben Sie gesund

- Fettarme Ernährung und körperliche Anstrengung (Radfahren, Schwimmen, Joggen, Wandern usw.) helfen, den Cholesterinspiegel zu senken bzw. niedrig zu halten.

Eisenmangel

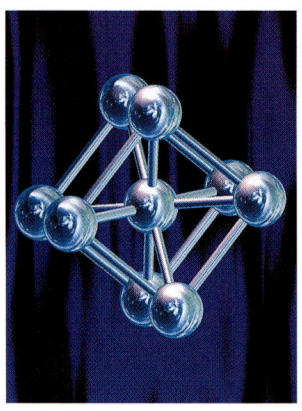

Die Atomstruktur des chemischen Elements Eisen.

Anämie

Unter Blutarmut versteht man die Verringerung der roten Blutkörperchen (Erythozyten) und/oder die Verminderung des Blutfarbstoffes der roten Blutkörperchen. Die Eisenmangelanämie ist die am weitesten verbreitete Form der Blutarmut.

Ursachen

Eisen ist mit einem Anteil von fünf Prozent das am häufigsten vorkommende Schwermetall in der Erdkruste. Dennoch leiden etwa 50 Prozent der Weltbevölkerung – und fünf Prozent der Deutschen – an Eisenmangel; die aus ihm resultierende Blutarmut ist mit 80 Prozent die mit Abstand häufigste Form der Anämie. Der Grund: Das Metall existiert in der Natur ausschließlich in Verbindungen, die für uns nur schwer oder gar nicht zu verwerten sind.

In der Regel gelingt es uns bei ausgewogener Ernährung dennoch, unseren Organismus ausreichend mit Eisen zu versorgen. Beim Sport, in der Schwangerschaft, während der Menstruation, bei bestimmten Krankheiten bzw. Verletzungen und während des kindlichen Wachstums steigt jedoch der Bedarf, und das Risiko einer Unterversorgung ist dann ebenfalls erhöht.

Eine häufige Ursache von Blutarmut sind auch dauernde, bisweilen unbemerkt vor sich gehende Blutverluste, beispielsweise Blutungen aus Magen- oder Darmgeschwüren, aus Hämorrhoiden oder durch besonders starke Menstruationen.

Immunologische Hintergründe

Eisenmangel beeinträchtigt keineswegs unsere Immunabwehr, er vermag sie – so paradox es auch klingen mag – sogar zu stärken. Denn für die meisten Bakterien gehört Eisen zu den wichtigsten Nährstoffen.

Mit anderen Worten: Menschen mit Eisenmangel sind bis zu einem gewissen Grad gegen Infektionen geschützt, da schädliche Mikroben bei ihnen nur wenig Nahrung vorfinden. Gleichwohl wäre es ein Fehler, einen chronischen Eisenmangel unbehandelt zu lassen, da die durch ihn provozierten Schäden erheblich sein können. Wer jedoch an akuten Infektionen leidet, sollte zumindest kurzfristig auf eine eisenarme Nahrung achten.

Psychische Hintergründe

Mitunter zeigt sich der Eisenmangel in den absonderlichsten Eßgelüsten. In einer Düsseldorfer Klinik beispielsweise begann eine ältere Frau plötzlich damit, ungewaschene Karotten zu essen, von denen regelrecht der Schmutz abbröckelte. Andere entwickeln einen richtigen Heißhunger auf Eis, Kartoffelchips, Sellerie oder Blumenerde. Auf welchem biologischen Weg der Eisenmangel diese Appetitstörungen verursacht, ist noch nicht eindeutig geklärt. Einige Wissenschaftler vermuten jedoch, daß er unsere Geschmacksempfindungen auf der Zunge beeinträchtigt.

So helfen Sie sich selbst!

Stellen Sie Ihre Ernährung um!
Reich an Eisen sind Apfelmus, Kürbis, Petersilie, Bohnen, Erbsen, Mangold, Vollkornbrot und Hirse.
Die beste Resorptionsquote – nämlich immerhin 15 Prozent – haben jedoch Fleisch, Innereien und Fisch, d.h., daß von 100 durch den Fleischverzehr aufgenommenen Eisenmolekülen immerhin 15 in unseren Blutkreislauf gelangen.
An diese Werte kommt Gemüse nicht heran, es hat in der Regel eine Resorptionsquote von gerade einem Prozent.
Doch dies ist noch lange kein Freifahrschein für eine überwiegend tierische Kost. Denn Vitamin C vermag bei Fleisch die Resorptionsquote bis auf 30 Prozent zu steigern, und dieses Vitamin gibt es hauptsächlich in Pflanzen.
Ein frischer Salat zum mageren Steak, ein Obstquark zum Nachtisch oder ein Glas frischgepreßter Orangensaft ist daher auch für den eisenbewußten Menschen ein absolutes Muß.

Nur weiches Müsli gibt uns Eisen!
Auch überzeugte Müsliesser müssen umdenken. Denn die morgendliche Biospeise enthält sogenanntes Phytat, eine Substanz, die sich den Eisenmolekülen auf ihrem Weg in den Organismus regelrecht in den Weg stellt.
Es zerfällt allerdings, wenn man das Müsli 1 bis 2 Stunden in Milch oder Wasser aufweichen läßt. Zur Geschmacksverbesserung kann man noch frische Früchte und Nüsse hinzufügen.

Eine Therapie aus Fernost
In einigen östlichen Ländern (in Indien oder China) ist es noch heute üblich, Eisenmangel durch folgende Therapie zu beheben: Man nehme einen Apfel und spicke ihn mit zehn Eisennägeln. Dieses Kunstwerk läßt man dann einen Tag lang liegen, danach hat die Frucht etwa einen Eisengehalt von 25 mg – das entspricht ungefähr dem doppelten Tagesbedarf eines Menschen. Über Geschmack und Nebenwirkungen ist freilich nichts bekannt.

Eisenkrauttee
Bei Blutarmut sollten Sie einen Tee aus Eisenkraut trinken. Köcheln Sie dazu 1 EL Eisenkraut 15 Minuten lang in 1/2 l Wasser, danach abgießen und mit etwas Honig süßen. Trinken Sie über den Tag verteilt 3 Tassen.

81

Sorgen Sie für eine ausgewogene Ernährung, bei der die vollwertigen Produkte überwiegen, und essen Sie auch viel frisches Obst. So können Sie Mangelerscheinungen wie dem Eisenmangel mit all seinen Folgen erfolgreich vorbeugen.

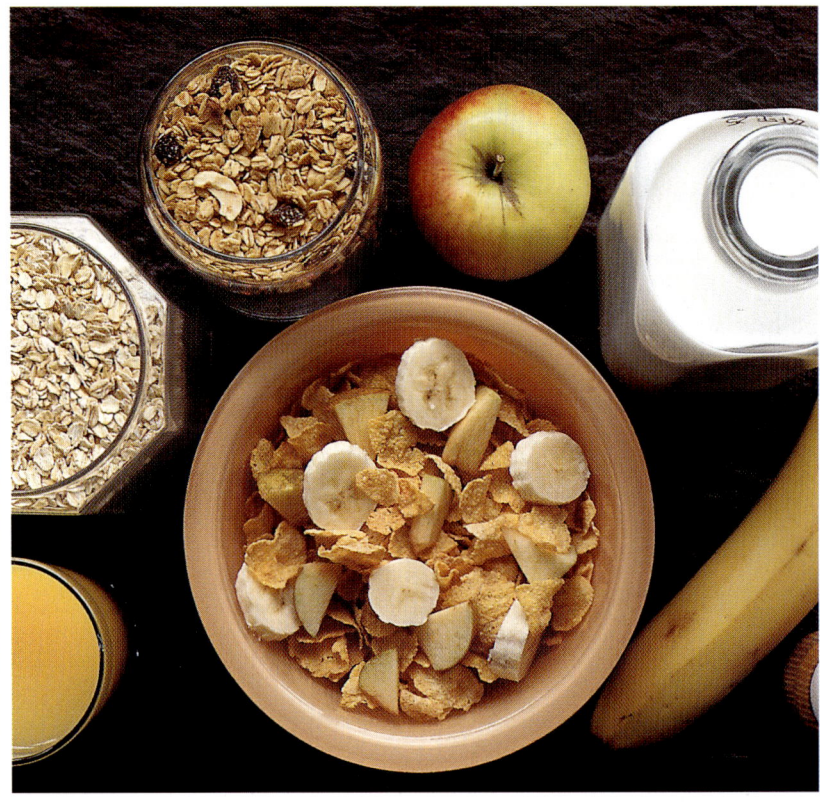

Warnung!
Nehmen Sie nie hochprozentige Eisenpräparate ohne ärztliche Anleitung ein. Diese haben mitunter starke Nebenwirkungen. Ein langfristiger Mißbrauch kann zu gefährlichen Eiseneinlagerungen, d. h. letztendlich zu Vergiftungen führen.

Spinat ist out!

Fast jedem ist wohl noch der Satz seiner Eltern oder Großeltern in Erinnerung, daß man nur seinen Spinat essen solle, und dann würde das schon in Ordnung gehen mit der Eisenversorgung. Doch der grüne Kinderalptraum trägt diesen Ruf vollkommen zu Unrecht. Spinat besitzt zwar viel Eisen (der früher angenommene extrem hohe Wert beruhte leider auf einem Rechenfehler), doch es ist durch eine stabile chemische Verbindung an Oxalsäure gekettet und kann daher nur in ganz geringen Mengen von unserem Körper aufgenommen werden.

Homöopathische Mittel

Ferrum metallicum gilt als allgemeines Stärkungsmittel bei durch Blutarmut hervorgerufener Müdigkeit und Konzentrationsschwäche.
Dosierung: 3mal täglich 5 Kügelchen.
Ferrum Pentarkan ist ein Kombinationspräparat aus verschiedenen homöopathischen Substanzen.
Es enthält nicht nur Eisen, sondern verbessert auch die Eisenaufnahmefähigkeit des Körpers.
Dosierung: 3mal täglich 1 Tablette.

Ein sanfter Eisenlieferant – unser Tip!

Brennesseltee

Die Brennessel hat einen hohen Eisengehalt; zusätzlich enthält sie viele Vitamine (besonders A und C), Mineralstoffe sowie Lezithin und Kieselsäure, die den Organismus kräftigen.

Rezept: 1 TL Brennesseln mit 1 Tasse kochendem Wasser überbrühen, 5 Minuten ziehen lassen, dann abseihen. Trinken Sie davon 3 Tassen täglich.

Besonders wirksam ist Brennesseltinktur. Sie können aber auch junge Brennesseln – sozusagen als Spinatersatz – essen.

Gänseblümchen im Salat

Auch das Gänseblümchen wirkt gegen Blutarmut. Es ist ein wahres Blutreinigungsmittel, das in keinem Frühjahrssalat fehlen sollte.

Vorbeugen – so bleiben Sie gesund

- Eine eisenbewußte Ernährung enthält nicht nur viel Eisen, sondern auch viel Vitamin C, um die Resorptionsquote zu erhöhen. Vitamin C befindet sich vor allem in Holunderbeeren, Kiwis, Orangen, Tomaten und Zitronen.

- Eine ausgewogene Vollwertkost mit frischem Obst und Gemüse trägt wesentlich zur Regulierung des Eisenhaushalts bei.

- Keine Zigaretten! Nikotin raubt Ihr Vitamin-C-Depot aus und senkt dadurch die Eisenresorptionsquote.

- Auch die Wahl des Verhütungsmittels kann einem Eisenmangel vorbeugen. Die Antibabypille verringert den Bedarf an Eisen, da sie den Blut- und Eisenverlust bei der Monatsregel um bis zu 60 Prozent reduzieren kann. Ganz anders die Spirale (Intrauterinpessar): Durch sie wird der Verlust um bis zu 60 Prozent gesteigert; damit gehört sie zu den Hauptrisikofaktoren für Eisenmangel und Blutarmut.

- Vorsicht vor Magensäurehemmern und Verdauungshelfern, mit denen man gegen sein Sodbrennen und Aufstoßen zu Felde rücken will. Die meisten dieser Mittel enthalten Metallverbindungen (vorwiegend mit Aluminium und Magnesium), die sich in unserem Organismus als echte Eisenfresser betätigen. Sie sollten also nicht über längere Zeit eingenommen werden. Besser, die Ernährung so zu ändern (also vor allem weniger opulente Mahlzeiten), daß der Magen erst gar nicht Säureprobleme bekommt.

- Gehen Sie regelmäßig zur Vorsorgeuntersuchung (Gesundheitscheck) zum Arzt. Bei den routinemäßigen Blutuntersuchungen wird festgestellt, ob der Eisenanteil im Blut in ausreichender Menge vorhanden ist.

Kräftigen Sie Ihren Organismus!

Trockenbürsten, Massagen und auch Kneippsche Kaltwasseranwendungen wirken anregend auf den Kreislauf. Sie können dadurch einer Blutarmut entgegenwirken.

Eisen bewahren

Der Eisenanteil in den Lebensmitteln wird durch das Kochen, Braten und Grillen reduziert! Essen Sie deshalb viel rohes Gemüse und Salat, und vermeiden Sie lange Kochzeiten.

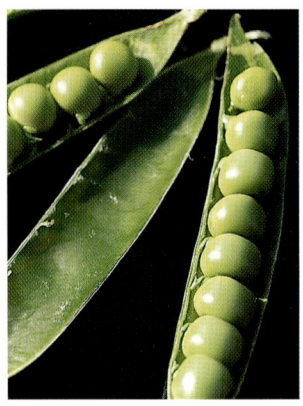

Erbsen haben einen hohen Gehalt an Purin, d.h., Gichtpatienten sollten auf sie verzichten.

Gicht

Symptome

- Der zum rheumatischen Formenkreis gehörende Gichtschmerz kommt in Schüben, meistens in der Nacht
- Die Haut wird rot und heiß, das betroffene Gelenk schwillt an, und es kommt zu teilweise extrem starken Schmerzen
- Die Anfälle können mehrere Tage dauern

Ursachen

Gichtursache sind die sogenannten Purine (Hauptbestandteile alles organischen Lebens), die wir mit der Nahrung aufnehmen. Sie werden im Körper des Menschen zu Harnsäure abgebaut, deren Kristalle sich vorzugsweise an Gelenken, Sehnen und Muskeln ansammeln und dort für schmerzhafte Veränderungen sorgen können.

Physiologische Hintergründe

Laut einer Umfrage sind 76 Prozent aller Rheumapatienten davon überzeugt, daß sie ihrem Leiden mit einer speziellen Diät begegnen könnten. Die meisten Wissenschaftler warnen jedoch davor, die diesbezüglichen Möglichkeiten zu überschätzen. Denn eine Rheumadiät im engeren Sinne, die unmittelbar heilend wirkt und für jeden Rheumatiker – also auch für den Gichtkranken – empfohlen werden kann, gibt es nicht. Es hat sich allerdings gezeigt, daß sogenannte Entsäuerungskuren bei Gicht und anderen rheumatischen Erkrankungen Erfolge erzielen können.

Auch das Erbgut spielt eine Rolle
Die Wahrscheinlichkeit, an Gicht zu erkranken, ist um vieles höher, wenn ein oder beide Elternteile bereits davon betroffen waren. Informieren Sie sich daher frühzeitig über Ihre Familiengeschichte, so daß Sie im Zweifelsfall gezielt vorbeugen können.

Psychische Hintergründe

Mittlerweile sprechen psychosomatisch orientierte Ärzte bei Erkrankungen aus dem rheumatischen Formenkreis immer öfter von einer Rheumapersönlichkeit. Demnach besitzt der Rheumapatient bestimmte Charaktereigenschaften, die ihn vom gesunden Menschen unterscheiden und in besonderem Maß für seine Krankheit anfällig machen. Er ist – so das Ergebnis amerikanischer Untersuchungen – aufopfernd, masochistisch, konformistisch, befangen, schüchtern, gehemmt, perfektionistisch und an Sport interessiert.
Und bei der Lebensgeschichte rheumatisch erkrankter Frauen fällt auf, daß sie überwiegend Mütter hatten, von denen sie sich abgelehnt fühlten, und Väter, die sehr streng waren.
Gicht- und Arthritiskranke haben in der Regel Probleme, mit ihren Aggressionen umzugehen. Wenn sie auf jemand wütend sind, lassen

sie ihre Gefühle nicht heraus, sondern sie lenken ihre zerstörerischen Energien auf sich selbst. Gegenüber ihren Mitmenschen verhalten sie sich nur selten spontan aufbrausend und aggressiv.

Im Gegenteil: Sie sind überdurchschnittlich hilfsbereit und mitfühlend, regelrechte Samariter unter den räuberischen Wölfen ihrer Umgebung – und gerade dieser ehrenwerte Charakterzug scheint sie für rheumatische Gelenkerkrankungen anfällig zu machen.

Altbewährt – so helfen Sie sich selbst!

Diät

Diäten vermögen Gicht nicht zu stoppen, doch sie können den Entzündungsprozeß in den Gelenken lindern. Wenn Sie Ihre Nahrung – beispielsweise in Form einer Saftkur – auf 3 l Flüssigkeit und 800 Kalorien pro Tag reduzieren, sparen Sie Entzündungshemmer, wie das für seine Nebenwirkungen berüchtigte Kortison, ein.

Fisch

Fisch ist ein echter Schmerz- und Entzündungskiller. Die sogenannten Omega-3-Säuren, die vor allem in Makrelen, Lachs und Heringen zu finden sind, vermögen bis zu einem gewissen Grad die Bildung von Entzündungsmediatoren zu hemmen; Entzündungsmediatoren sind Stoffe, welche die typischen Gelenkschwellungen und Schmerzen des Rheumakranken in Gang setzen.

Eine Fischart muß allerdings unbedingt vom Speisezettel gestrichen werden: der Aal. Denn er enthält überdurchschnittlich viel Arachidonsäure, und das ist genau die Substanz, aus der die erwähnten Entzündungsmediatoren gebildet werden.

Teufelskrallenwurzel

Sie gilt als schmerz- und entzündungshemmend, ohne bemerkenswerte Nebenwirkungen zu besitzen. Das entsprechende Präparat Dolo-Arthrosetten gibt es in der Apotheke.

Birkenblättertee

Dieser Tee mobilisiert den Stoffwechsel und fördert die Harnsäureausscheidung.

Rezept: 2 gehäufte TL Birkenblätter mit 1/4 l kochendem Wasser übergießen. 10 Minuten ziehen lassen, danach abseihen. Trinken Sie 2 bis 3 Tassen pro Tag, am besten in einer Kur über 4 bis 8 Wochen.

Gänseblümchentee

Gänseblümchen helfen gegen Gicht und auch gegen Blutarmut.

Rezept: 1 EL Gänseblümchen mit 1 Tasse kochendem Wasser übergießen, 10 Minuten zugedeckt ziehen lassen, dann abseihen. Von diesem Tee trinken Sie am besten 2 bis 3 Tassen täglich.

Einlauf mit Basensalz
Dieser Einlauf hilft bei Gicht: Zuerst einen Einlauf mit klarem Wasser durchführen, sofort den Darm entleeren; danach einen zweiten Einlauf mit 1 l Wasser, in dem 2 EL Bullrichsalz gelöst sind, einlaufen lassen (auf der linken Seite liegend). Der Einlauf sollte 15 Minuten im Darm verbleiben.

Medikamente
● **Deutschland**
Dolo-Arthrosetten
● **Österreich**
Kein Präparat
● **Schweiz**
Kein Präparat

Vorsicht
bei wassertreibenden Mitteln und Diäten!
Saft- und Wasserkuren sowie Birkenblätter- und Brennesseltees wirken harntreibend und verlangen daher von Nieren, Harnblase und Blutkreislauf eine Menge Leistung. Patienten mit eingeschränkter Herz-, Nieren- und Blasentätigkeit sollten sie deshalb meiden.

Um Ihre Gelenke jung und fit zu halten, ist es unumgänglich, sie regelmäßig zu trainieren. Das bedeutet nicht, daß Sie zum Hochleistungssportler werden müssen, sondern es genügt, daß Sie sich drei- bis viermal in der Woche bewegen, ohne es zu übertreiben, z. B. bei ausgedehnten, flotten Waldspaziergängen.

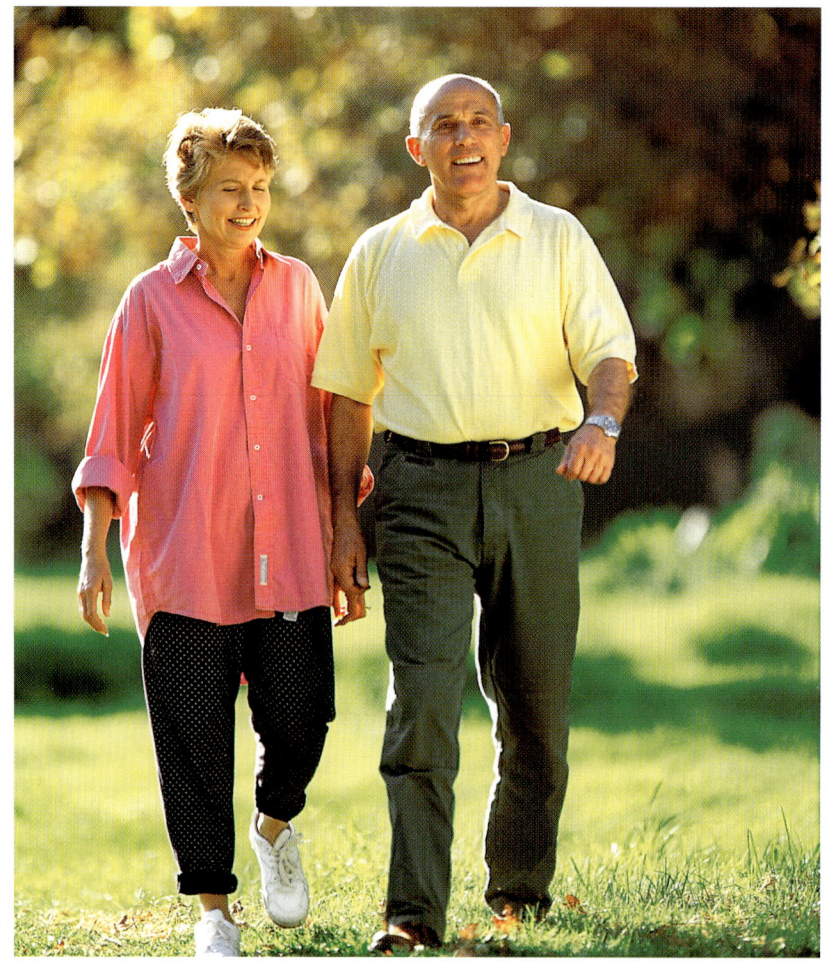

Aromatherapie
Reiben Sie die schmerzenden Stellen mit Aromaöl ein: Kamille, Rosmarin und Wacholder. Nehmen Sie von einem Öl 6 Tropfen, und mischen Sie es mit 40 ml Mandelöl. Vorsicht: Aromaöle dürfen Sie nicht gleichzeitig mit homöopathischen Mitteln anwenden!

Trinken Sie viel Wasser!

Mindestens 5 Gläser pro Tag, denn Wasser unterstützt die Ausscheidung der Harnsäure.

Homöopathische Mittel

Belladonna D30 hilft beim akuten Schmerzschub mit starker Hitzeentwicklung am betroffenen Gelenk. Darüber hinaus verstärkt es das Durstgefühl; der Patient wird mehr trinken, was wiederum die Ausscheidung von Harnsäure fördert.
Dosierung: Beim akuten Anfall 1mal 10 Kügelchen.
Bryonia D4 hilft, wenn die Schmerzen langsam aufkommen.
Dosierung: 3mal täglich 1 bis 2 Tabletten.
Ledum oligoplex ist ein Kombinationsmittel zur Linderung der Hitze- und Schmerzerscheinungen am betroffenen Gelenk.
Dosierung: 3mal täglich 30 Tropfen.

Auch homöopathische Konstitutionsmittel können bei Gicht helfen. Ihre Auswahl muß jedoch auf die Konstitution des jeweiligen Patienten abgestimmt sein und sollte daher zusammen mit einem für Homöopathie ausgebildeten Arzt getroffen werden.

Neu und sanft – unser Tip!

Kalte Teebaumölkompressen

Solche Kompressen auf den betroffenen Gelenken helfen vor allem in der akuten Rötungs- und Schmerzphase.

Beträufeln Sie dazu einen nassen (aber nicht tropfenden) Waschlappen mit 5 bis 10 Tropfen Teebaumöl, und legen Sie ihn etwa 30 Minuten lang um das schmerzende Gelenk.

Eine ebenso wirksame Anwendung erhalten Sie, wenn Sie Heilerde (gibt's in der Apotheke) mit Wasser anrühren und diesem Brei einige Tropfen reines Teebaumöl zufügen. Streichen Sie die Masse auf die schmerzenden Stellen, und lassen Sie sie ungefähr 30 Minuten einwirken.

Vorbeugen – so bleiben Sie gesund

- **Reduzieren Sie Ihr Übergewicht!** Denn wer übergewichtig ist, verschleißt die Gelenke und mindert ihre Regenerationsfähigkeit.

- **Meiden Sie Alkohol!** Er bremst Ihre Harnsäureausscheidung. Besonders schlimm ist die Verbindung von Alkohol mit Zucker, etwa in Likören, Bowlen und süßen Weinen.

- **Reduzieren Sie Ihre Purinzufuhr!**

  Essen Sie weniger Fleisch und Wurst, dafür mehr Fisch!

  Eine vorwiegend vegetarische Ernährungsweise ist – ebenso wie Rohkost und Vollkornprodukte – sehr hilfreich.

  Als regelrechte Purinbomben gelten Innereien wie Herz, Leber und Nieren. Auch weiße und rote Bohnen sowie Erbsen und Toastbrot können den Harnsäurespiegel nach oben treiben.

- **Betreiben Sie regelmäßig Sport** (mindestens dreimal die Woche), um Ihre Gelenke zu stärken und sie durch kräftige Muskeln zu entlasten.

  Meiden Sie schnelle Sportarten mit häufigen Richtungsänderungen wie Squash und Badminton! Joggen Sie nur auf Waldböden und nur, wenn Sie bereits Ihr Übergewicht abgebaut haben! Ansonsten weichen Sie auf sanftere Sportarten aus.

  Gymnastik und ein wohldosiertes Kraftausdauertraining an Kraftmaschinen und Hanteln sind für den Gelenkschutz optimal.

Vitaminmangel

Ein Harnsäureanstieg kann auch ein Zeichen für einen Mangel an Antioxidantien (Schutzfaktoren gegen Streß und Gifte) sein. Sie sollten daher vermehrt frisches Obst und Gemüse essen, um so die Zufuhr von Vitamin A, Vitamin E, Beta-Karotin und Magnesium zu erhöhen.

Vorsicht, Vorurteile!

Nicht wenige Gichtpatienten glauben, den Purinen schon aus dem Weg gehen zu können, indem sie auf die üblichen Schweineschnitzel verzichten. Ein Trugschluß, der vom Kneipp-Verband erst kürzlich als »purer Unsinn« bezeichnet wurde. Denn auch das Fleisch von Rindern und Lämmern enthält Purine – und wer dazu ein Gläschen zur Verdauung trinkt, sorgt per Alkoholbremse gleich noch dafür, daß die Harnsäureausscheidung in seinem Körper gehemmt wird.

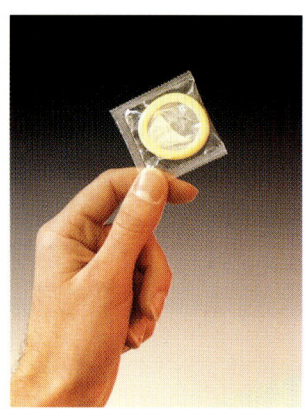

*Mit Kondomen
können Sie sich vor
Ansteckung schützen.*

Herpes genitalis

Symptome

- Juckreiz und Spannungsgefühl an Schamlippen und Scheide oder Penis
- Später: Gruppen von Bläschen auf rotem Grund, die zu Krusten trocknen und spätestens nach zehn Tagen narbenlos abheilen sollten
- Bei Frauen: Bläschen auch auf dem Bauch, den Innenseiten der Oberschenkel, am Gebärmutterhals und am After möglich
- Bisweilen Schwellungen der Lymphknoten in der Leiste und Fieber

---

Ursachen

Auslöser von Herpes genitalis ist ein Virus (Herpes simplex, Typ 2), das zumeist durch Geschlechtsverkehr übertragen wird. Der Virusträger selbst muß keineswegs äußerlich sichtbar an Herpes erkrankt sein.

Organische Hintergründe

Biostreß macht das Herpesvirus stark. Reibungskräfte an den Geschlechtsorganen reizen die Haut und ebnen den Viren den Weg. Achten Sie daher darauf, daß Unterhosen, Slips und Hosen (vor allem Jeans) immer bequem sitzen und keinen Druck auf die Geschlechtsorgane ausüben! Körperliche Überlastungen und Unterkühlung provozieren die Herpesviren ebenfalls.

Psychische Hintergründe

Herpes besitzt einen gewissen Zusammenhang mit dem Gefühl des Ekels. Herpes genitalis kann daher generell ein Zeichen für Abscheu vor einem bestimmten Geschlechtspartner oder aber auch vor dem Geschlechtsverkehr an sich sein.
Wer also immer wieder unter den Herpesbläschen an Scheide oder Penis leidet, obwohl er sich eigentlich gesund und streßfrei fühlt, sollte eventuell eine psychotherapeutische Behandlung in Erwägung ziehen.

Altbewährt – so helfen Sie sich selbst!

Nicht reiben! Hände waschen!

Knibbeln Sie nicht an den Herpesbläschen herum. Denn das erzeugt möglicherweise Narben; außerdem besteht das Risiko, daß

Wichtig!
Wer das erste Mal die typischen Herpesbläschen an seinen Geschlechtsorganen beobachtet, ist in der Regel erstaunt und verunsichert. Sie sollten daher auf jeden Fall zum Arzt gehen. Er kann mit verschiedenen Tests feststellen, ob Sie an Herpes leiden. Erst bei wiederkehrender Bläschenbildung werden Sie die notwendige Sicherheit für eine Selbstdiagnose haben. Und leider treten bei einigen Menschen nach der Erstinfektion immer wieder Rückfälle auf.

Sie das Virus über Ihre Finger auf andere Körperteile (vor allem Augen und Mund) übertragen. Die Gefahr von Schmierinfektionen ist bei Herpes sehr groß.

Aciclovir

Dieses Medikament gehört zu den wenigen Substanzen, die gegen das Virus wirken. Aciclovir, ein Eiweißstoff, blockiert die Vermehrung der Viren, ohne die gesunden Körperzellen anzugreifen. Es ist als Salbe (z. B. Zovirax) rezeptfrei in Apotheken erhältlich. Andere Darreichungsformen sind nur auf Rezept zu bekommen.
Doch Vorsicht: Nehmen Sie Aciclovir nur in schweren Fällen. Bei längerem Gebrauch werden die Viren resistent.

Melissentinktur

Sie hemmt die Virusvermehrung, ohne unsere Zellen zu schädigen.
Rezept: 10 g Melissenblätter werden in 100 ml 70prozentigem Alkohol gelöst. Diese Tinktur kann mehrmals täglich auf die betroffenen Stellen getupft werden.

Homöopathische Mittel

Ranunculus Pentarkan, ein Kombinationspräparat mit dem Hauptwirkstoff Hahnenfuß, fördert den Heilungsprozeß.
Dosierung: 2mal täglich 1 Tablette.
Sulfur Pentarkan hilft bei starkem Brennen im Genitalbereich. Dosierung: 2mal täglich 1 Tablette.

Neu und sanft – unser Tip!
Teebaumöl

Teebaumöl bekämpft Viren und stärkt die Immunabwehr. Träufeln Sie 3 bis 5 Tropfen des Öls auf einen Wattebausch, mit dem Sie dann behutsam die entzündeten Stellen betupfen.

Vorbeugen – so bleiben Sie gesund

- Schützen Sie sich mit einem Kondom, wenn Sie häufig wechselnde Geschlechtspartner haben.
- Kurieren Sie Ihre Krankheiten richtig aus! Erkältungen können das Herpesvirus stark machen.
- Vermeiden Sie übermäßigen Streß! Gönnen Sie sich Phasen der Erholung und Entspannung.
- Stärken Sie Ihre Immunabwehr! Wechselduschen und sportliche Betätigung an der frischen Luft tragen dazu bei. Nehmen Sie viel Vitamin C, und trinken Sie viel Milch.

Medikamente
- **Deutschland**
Acerpes Creme, Zovirax Lippenherpescreme
- **Österreich**
Zovirax 5% Creme (rezeptpflichtig)
- **Schweiz**
Zovirax Creme

Sitzbäder lindern
Gegen den Juckreiz von Herpes genitalis können Sie auch Sitzbäder mit Ringelblumen oder Kamille machen. Sie sind gleichzeitig auch desinfizierend und entzündungshemmend.

Eine kleine Ausnahme
Herpes genitalis wird fast nur durch Geschlechtsverkehr übertragen. Allerdings gibt es manchmal Bläschen unter der Gürtellinie, die gar kein Genitalherpes sind, sondern vielmehr durch Viren des Lippenherpes entstanden – verursacht durch oral-genitale Kontakte.

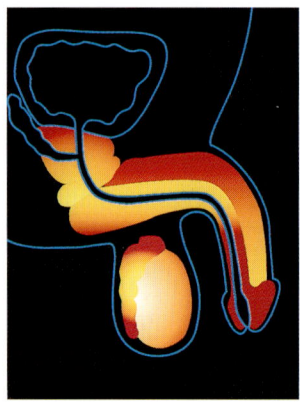

Ob organische Ursachen zugrunde liegen, muß der Arzt abklären.

Impotenz

Symptome
● Erektionsstörungen unterschiedlicher Art
● Keinerlei Erektion trotz sexueller Erregung

Ursachen

Gelegentliche Impotenz bei jüngeren Männern hat meistens psychische Ursachen. Bei Männern über 40 dominieren jedoch körperliche Faktoren und ungesunder Lebenswandel: verkalkte Blutgefäße, Bluthochdruck, Bewegungsmangel, zu fette Ernährung, Drogen- oder Medikamentenmißbrauch. Rauchen verdoppelt das Risiko, impotent zu werden.

Organische Hintergründe

Die Erektion des Penis ist letztlich nichts anderes als das Resultat einer Blutverlagerung; und diese klappt um so besser, je leistungsfähiger das Herz-Kreislauf-System ist. Fettablagerungen in den Blutgefäßen und ein schwaches Herz – beides hervorgerufen durch Bewegungsmangel und fettreiche Kost – spielen bei der Entstehung von Impotenz eine wesentliche Rolle.

Psychische Hintergründe

Grundsätzlich kann alles, was Männer unter permanente Anspannung setzt, zur Impotenz führen. Dazu gehören Streß, Kummer, Trauer, Depressionen und chronische Ängste. Sie sorgen allesamt für eine erhöhte Ausschüttung des Hormons Adrenalin; dadurch wird das Blut in den Muskeln anstatt im Penis konzentriert. Ein echter Potenzkiller ist das Gefühl der Erniedrigung: Wenn ein Mann sich im Berufs- oder Privatleben zurückgesetzt oder bedeutungslos fühlt und sich als Versager empfindet, verliert er das Gefühl, ein »richtiger Mann« zu sein.

Aber auch andauernde Probleme im partnerschaftlichen Zusammenleben, körperliche Abneigung, Streitigkeiten, uneingestandene homosexuelle Neigungen und auch eine unbewußte Angst vor einer Schwangerschaft der Frau münden oft in Erektionsschwierigkeiten und Ejakulationsstörungen. Hinzu kommt, daß viele Männer immer noch dem – in ihrer Pubertät erworbenen – Glauben anhängen, nur ein »langer«, voll erigierter Penis könne eine Frau sexuell befriedigen. Dabei hängt der Orgasmus der Frau in keinster Weise von der Größe des männlichen Geschlechtsorgans ab.

Wichtig!
Jede länger andauernde Impotenz kann ein Hinweis auf eine schwerwiegende Erkrankung (z. B. Zuckerkrankheit) sein. Grund genug, um einen Arzt aufzusuchen.

Keine Seltenheit
Wenn Sie betroffen sind, sollten Sie folgendes wissen: Jeder zweite Mann jenseits der 40 hat mehr oder weniger mit Potenzproblemen zu kämpfen, 15 Prozent aller 70jährigen Männer sind dauerhaft impotent.

Die Psychoanalyse sieht die Ursache von Impotenz hauptsächlich in den folgenden Konflikten:

- Kastrationsangst: Der Mann hat eine unbewußte Angst, sein Glied in der Vagina der Frau zu verlieren.
- Ödipale Fixierung: Der Mann empfindet eine permanente Konkurrenz zu – tatsächlich existierenden oder vermeintlichen – Nebenbuhlern. Seine typische Frage nach dem Geschlechtsverkehr: »Na, wie war ich?«
- Angst vor der eigenen Aggression: Der Mann sieht im Geschlechtsverkehr vor allem den Akt des Eindringens, den er unbewußt als widerlich und zerstörerisch empfindet.

Altbewährt – so helfen Sie sich selbst!

Pankreatinenzyme

Der Mann braucht für seine Erektion sogenannte VIP-Peptide; das sind Eiweißstoffe, die im Penisbereich die Blutgefäße öffnen. Bei nicht wenigen Männern ist ein VIP-Mangel die Ursache des Potenzproblems. Man kann diesem Mangel durch die Einnahme von Pankreatinenzymen (Bauchspeicheldrüsenenzyme) entgegenwirken, da sie die Eiweißverwertung des Körpers verbessern. Fragen Sie hierzu am besten in Ihrer Apotheke nach!

Verabschieden Sie sich von alten Sexklischees!

Die Klischeevorstellung vieler Männer, daß nur (beruflich) erfolgreiche Männer einen Anspruch auf Frauen hätten, paßt nicht mehr zu unserer Lebenssituation. Der Glaube, daß die Qualität eines Geschlechtsverkehrs von Koitusdauer, Penislänge und Anzahl der Orgasmen abhängig sei, kann allenfalls noch beim Männerstammtisch zum besten gegeben werden, gehört aber weder in die heutige Zeit, noch hat es je zu einer erfüllten Sexualität gehört.

Kalmuswurzel

Die Kalmuswurzel ist bekannt dafür, daß sie die Durchblutung fördert und zur Entspannung beiträgt. Kalmus ist eine sehr alte Heilpflanze; schon die Araber schrieben ihr eine Steigerung der Liebeskraft zu. Sie können diese Wurzel als Tinktur oder als Tee zu sich nehmen.
Tinktur: 50 g der Wurzel in 2,5 l reinem Apfelmost kalt ansetzen und in einer verschlossenen Flasche 6 Wochen lang ziehen lassen. Täglich 1/4 l von diesem Kalmustrunk, schluckweise über den ganzen Tag verteilt, trinken – und zwar 6 Tage lang. Dann wird der restliche Saft abgeseiht, und der wurzellose Saft wandert wieder in die Flasche zurück. Dieser Rest wird in den nächsten Tagen wie zuvor getrunken.

Lustmacher?
Gewarnt werden muß vor bestimmten Hausmitteln, wie Spargel oder Sellerie, bzw. vor Aphrodisiaka, wie Yohimbin, Strychnin u. ä. Die Wirkung der ersteren beruht wohl eher auf dem Glauben an eine potenzsteigernde Wirkung; die letzteren hingegen können sogar zu körperlichen Schäden führen.

Hormone spielen keine Rolle
Immer noch hält sich das Vorurteil, daß Impotenz durch Hormonstörungen verursacht werde. Wissenschaftler konnten bislang keinen Beleg dafür finden; auch ein Mangel am männlichen Hormon Testosteron spielt beim Verlust der Manneskraft offenbar keine Rolle.

Vor dem »Nichtkönnen« haben bereits junge Männer große Angst. Falls es doch einmal passiert, ist das keine Katastrophe. Sprechen Sie gemeinsam darüber, ob eventuell zuviel Streß, Kummer, Trauer oder Ängste die Ursache sind. Oft hilft es bereits, die Probleme auszusprechen.

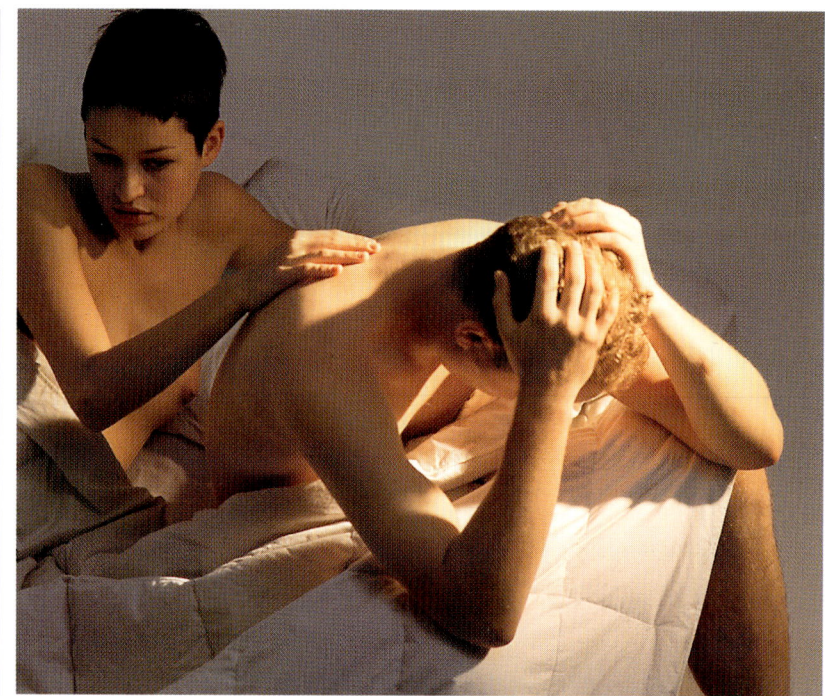

Tee: 1 TL der zerkleinerten Wurzel für 1/4 l Tee berechnen. Der Tee muß 8 Stunden kalt angesetzt werden, dann wird er abgeseiht. 2 bis 3 Tassen Tee pro Tag trinken.
Achtung: Kalmus eignet sich nicht für den Dauergebrauch; er sollte auch nicht bei Durchfallerkrankungen verwendet werden.

Aromatherapie

Wichtig!
Verwenden Sie Aromaöle nicht zusammmem mit homöopathischen Mitteln, da dies die Wirkung von beiden beeinträchtigen kann.

Düfte wirken stark auf unser Unbewußtes und können daher mitunter bemerkenswerte Erfolge bei der Behandlung von Impotenz erzielen. Zu den Duftnoten, die gleichzeitig entspannend und anregend auf das sexuelle Verhalten des Mannes wirken, gehören: *Ingwer, Kardamom, Kümmel* und *Sandelholz.*
Holen Sie sich die betreffenden ätherischen Öle in Drogerie oder Apotheke, träufeln Sie ein paar Tropfen davon (einzeln oder gemischt) in eine Duftschale, die Sie dann natürlich am günstigsten dort aufstellen sollten, wo Sie üblicherweise den Geschlechtsverkehr praktizieren.

Homöopathische Mittel

Avena sativa hilft, wenn die Potenz durch psychischen Streß verringert wurde. Behalten Sie das Mittel vor dem Hinunterschlucken möglichst lange im Mund!
Dosierung: 3mal täglich 10 Tropfen.

Neu und sanft – unser Tip!

Erektionsmassageöl und Aromabäder

Dieses Öl gehört im weiteren Sinne ebenfalls zur Aromatherapie.

Rezept: Mischen Sie jeweils 2 Tropfen Ingwer-, Schwarzer-Pfeffer- und Bohnenkrautöl mit 1 Tropfen Jojobaöl in einer Karaffe zusammen. Tragen Sie das Öl an folgenden Stellen auf: unterer Rücken, Steiß, Innenseite der Oberschenkel. Bringen Sie es bitte nicht auf die Genitalien oder den After. Massieren Sie das Massageöl an den genannten Stellen gut ein.

Oder gönnen Sie sich vor dem Sex ein duftendes Vollbad (am besten mit Ihrer Partnerin). Anregend wirken die ätherischen Öle Kümmel und Geranium.

Rezept: Verrühren Sie 15 bis 20 Tropfen des Öls bzw. der Öle mit 1 bis 2 EL Sahne, Milch, Honig oder Pflanzenöl. Geben Sie diese Mischung ins Badewasser.

Zur sexuellen Einstimmung eignet sich auch eine Mischung aus *Patschuli, Vetiver, Ylang-Ylang, Sandelholz* und *Jasmin.* In dieser Kombination sind männliche und weibliche Düfte enthalten.

Vorbeugen – so bleiben Sie gesund

- **Wenig Alkohol und wenig Zigaretten.**
  Alkohol steigert zwar das sexuelle Verlangen, beeinträchtigt aber die Erektions- und Orgasmusfähigkeit.
  Rauchen verschlechtert den Zustand der Blutgefäße.

- **Treiben Sie regelmäßig Sport – allerdings nicht zuviel.**
  Denn vor allem übermäßiger Ausdauersport (Marathon, Triathlon etc.) bringt Ihren Körper dazu, natürliche »Glückshormone« (die Endorphine) im Überfluß auszuschütten. Dadurch verringert sich die sexuelle Erregbarkeit.

- **Vermeiden Sie sogenannte Sexrituale!**
  Wenn eine Frau jedesmal im Schlafzimmer die Heizung andreht, wenn sie Sex will, ist das genauso unromantisch wie der regelmäßige »Samstagabendverkehr«, der vom Mann nach der Fußballübertragung eingefordert wird.
  Sex ist am erregendsten, wenn er überfallartig die Gefühle aufwühlt und »spontan« bzw. zumindest »ungeplant« stattfindet, also ohne Rituale und festgelegte Uhrzeiten.

- **Entdecken Sie die Zärtlichkeit!**
  Sex ist kein Leistungssport.
  Und: Der Koitus ist nicht das ein und alles.
  Es gibt auch andere Varianten des Liebesspiels, darunter solche, die möglicherweise Ihre Partnerin begeistern.

Nebenwirkungen

Es gibt einige hundert Medikamente, die als Nebenwirkung die Potenz beeinträchtigen können. Dazu gehören vor allem Schlaf- und Beruhigungsmittel, blutdrucksenkende Präparate, Antihistaminika und harntreibende Medikamente.
Achten Sie deshalb auf den Beipackzettel, oder fragen Sie den Apotheker!

Nehmen Sie fachliche Hilfe an!

Wenn Sie unter dem »Nichtkönnen« leiden, sollten Sie sich an einen Arzt mit dem Ziel einer sexualtherapeutischen Beratung wenden. Darüber reden kann manchmal schon hilfreich sein – aber bitte mit Fachleuten!

Zinkmangel

Der Gehalt an Zink in der Spermienflüssigkeit ist recht hoch, daher sollte eine ausreichende Zufuhr von Zink mit der Nahrung immer gewährleistet sein. Zinkreiche Lebensmittel sind z. B. Austern, Leber, Vollkornprodukte, Naturreis, Samen und Nüsse.

Periode, zu schwache

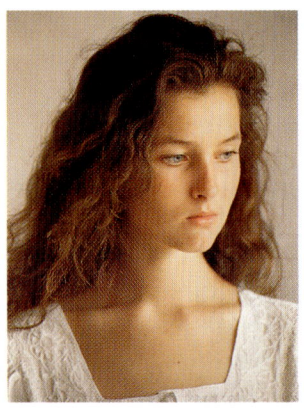

Bei jungen Mädchen sind schwache Regelblutungen kein Grund zur Besorgnis.

Wichtig!
Es besteht kein Zusammenhang zwischen Blutungsstärke und Unfruchtbarkeit. Mehrere schwache Regelblutungen hintereinander, die Sie sich nicht erklären können, sollten Sie allerdings zwecks näherer Hormonbestimmung zum Frauenarzt führen.

Kein Grund zur Panik!
Nur wenige Frauen haben Menstruationsblutungen, die gleichmäßig wie ein Uhrwerk kommen und keinerlei Varianten aufweisen. Die Hormonausschüttung der Eierstöcke ist zu schwankend, um Unregelmäßigkeiten ausschließen zu können.

Ursachen

Biologische Ursache Nummer eins ist eine mangelhafte Ausbildung der Gebärmutterschleimhaut und der Eierstöcke. Auch die meisten Antibabypillen führen zu einer deutlichen Verringerung der Regelblutmenge. Psychisch bedingte Ursache Nummer eins ist ein gestörtes Verhältnis zur Monatsregel und zum Frausein an sich.

Biologische Hintergründe

Bei Mädchen, die noch keinen regelmäßigen Zyklus haben, sind schwache Blutungen erst mal kein Grund zur Aufregung. Bei Frauen im Alter von 40 bis 50 Jahren können schwache Regelblutungen einfach ein Zeichen für die beginnenden Wechseljahre sein.

Psychische Hintergründe

Nicht alle Mädchen und Frauen lernen, sich wirklich mit ihrem Monatszyklus und ihrer Regelblutung zu identifizieren. In unserer Gesellschaft steht die Menstruation immer noch häufig für etwas Schmutziges und Unreines – und als Zeichen dafür, in nächster Zeit kein Kind zu erwarten und damit der »biologischen Aufgabe« als Mutter nicht nachzukommen. Diese Einschätzung bleibt für einige sensible Frauen nicht ohne psychosomatische Folgen: Viele Monatsblutungen fallen nur deshalb so kurz aus, weil sie von den betreffenden Frauen am liebsten »totgeschwiegen« würden.

Altbewährt – so helfen Sie sich selbst!

Akupressur

Ein Punkt, über den Sie die Gebärmutterschleimhaut kräftigen können, liegt am äußeren Ansatz des großen Zehennagels. Inmitten der Kuppe des großen Zehs liegt der Massagepunkt, mit dem Sie Ihre Hirnanhangsdrüse und damit Ihren Monatszyklus stabilisieren können. Massieren Sie beide Punkte 3mal täglich in kreisenden Bewegungen, 3 Minuten lang bei beiden Zehen.

Aromatherapie

Zu den Düften der ersten Wahl gehören *Majoran* und *Wacholder*, sie regen die Hormonausschüttung an. Geben Sie ein paar Tropfen der betreffenden ätherischen Öle in eine Duftlampe oder ein Schälchen mit Wasser, und stellen Sie es in Ihrem Schlafzimmer auf.

Ansteigende Fußbäder

Sie wirken anregend und sorgen für eine kräftigere Regelblutung. Füllen Sie eine Fußbadewanne mit warmem Wasser (etwa 33°C), und stellen Sie Ihre Füße hinein. Dann steigern Sie die Badetemperatur durch Nachgießen von sehr heißem Wasser bis auf etwa 42°C; das Nachgießen sollte schrittweise erfolgen und mindestens 15 Minuten dauern. Schließlich trocknen Sie Ihre Füße gut ab und wickeln sie in ein flauschiges Handtuch!
Beginnen Sie mit täglichen Fußbädern etwa 8 Tage vor dem erwarteten Beginn Ihrer Monatsregel.

Homöopathische Mittel

Rosmarinus oligoplex ist ein bewährtes Kombinationspräparat bei schwachen und schmierigen Regelblutungen.
Dosierung: 3mal täglich 15 Tropfen auf die Zunge träufeln.

Neu und sanft – unser Tip!

Farbtherapie

Gelbtöne aktivieren Ihre Hormonausschüttung und sorgen dadurch für eine bessere Durchblutung und Kräftigung der Gebärmutterschleimhaut. Kleiden Sie sich also vorzugsweise in gelbe Stoffe; auch sollten in Ihrer Ernährung vermehrt gelbe Farbnuancen auftauchen (z.B. Zitronen, Nudeln, Käse).

Vorbeugen – so bleiben Sie gesund

- Viel Bewegung an der frischen Luft, aber kein Leistungssport! Gerade Leistungssport führt nämlich bei Mädchen und jungen Frauen zu starken Zyklusstörungen und schwachen bzw. ausbleibenden Monatsblutungen. Eine Studie bei Hochleistungssportlerinnen ergab, daß der Zyklus von einer bestimmten Menge an Körperfett abhängig ist. Wenn ein Körper fast nur noch aus Muskeln besteht, bleiben Eisprung und Regel sogar völlig aus.

- Vermeiden Sie Streß! Extreme Streß- und Belastungsphasen führen zu hormonellen Schwankungen, die sich auf den Zyklus auswirken können. Erlernen Sie eine Entspannungstechnik, um Streßsituationen besser zu bewältigen.

Vorsicht, Schilddrüse!

Schilddrüsenfunktionsstörungen können zu schwachen oder zu ausbleibenden Blutungen führen. Wenn Sie über einen längeren Zeitraum sehr schwache Blutungen haben und Ihr Frauenarzt nichts Beunruhigendes festgestellt hat, könnte es unter Umständen an der Schilddrüse liegen.

Wichtig!

Bitte verwenden Sie homöopathische Mittel nicht zusammen mit ätherischen Ölen; beide können sich in ihrer Wirkung beeinträchtigen.

Körperfett, aber nicht zuviel!

Fett speichert Östrogene. Aus diesem Grund haben untergewichtige Frauen oder fehlernährte Frauen (z.B. nach Crashdiäten und bei Eisenmangel) oft nur eine schwache Blutung oder gar keine mehr. Gleiches gilt für übergewichtige Frauen; ihr Zuviel an Fett bringt ebenfalls den Hormonhaushalt durcheinander.

Periode, zu starke

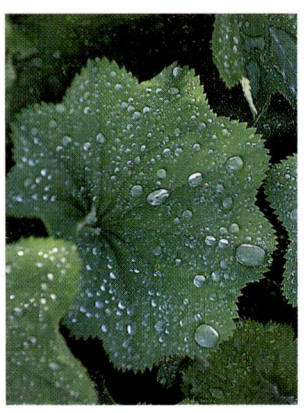

Der Tee aus Frauenmantel ist ein beliebtes Hausmittel bei starken Regelblutungen.

Symptome

- Starke Blutungen, oft verbunden mit krampfartigen Schmerzen im Unterleib
- Bei erkältungsbedingten stärkeren Blutungen oft auch Rücken-schmerzen

Ursachen

Starke und schmerzhafte Regelblutungen können zahlreiche Ursachen haben – beispielsweise Drüsenstörungen, Endometriose (verspreng-te Gebärmutterschleimhaut, z.B. im Bauchraum), krankhafte Verände-rungen von Eierstöcken oder Gebärmutter sowie psychische Bela-stungen wie Streß, Angst, Partnerschaftskonflikte und Trennungen.

Physiologische Hintergründe

Auslöser für Regelschmerzen sind die sogenannten Prostaglandine, hormonähnliche Stoffe, die überall im Körper gebildet werden und die Muskelspannung in den Blutgefäßen, im Darm und in der Ge-bärmutter beeinflussen. Eine Überproduktion dieser Substanzen führt zu Gebärmutter- und Darmkrämpfen, zu Übelkeit, Schwin-delanfällen, Schweißausbrüchen und Kreislaufschwäche.

Psychische Hintergründe

Einige tausend Jahre Kultur- und Medizingeschichte haben nichts daran geändert, daß die Regelblutung immer noch von Vorurteilen mitgeprägt wird. Bei einigen Menschen gilt sie nach wie vor als schmutzig, unrein – oder man empfindet sie als Strafe dafür, daß die Frau nicht ihrer »Pflicht zum Gebären« nachgekommen ist. Wenn jedoch ein körperlicher Vorgang, der ohnehin nicht ganz un-problematisch ist, zudem noch als Strafe interpretiert wird, führt das entweder zu großen Ängsten und schmerzauslösenden Ver-spannungen oder aber dazu, daß die betreffende Frau die Regel-schmerzen als eine wohlverdiente Bestrafung erwartet und ein ma-sochistisch geprägtes Lustgefühl dabei empfindet, für die Zeit der Regelblutung »darnieder zu liegen« und zu leiden.

Altbewährt – so helfen Sie sich selbst!

Akupressur

Sie hat bei psychosomatischen Leiden oft große Erfolgsaussichten. Starke und überlange Blutungen können mittels eines Punktes gedämpft werden, der etwa eine Handbreit unterhalb des Knies an der Beininnenseite liegt. Massieren Sie ihn mit Zeigefinger und Daumen 3 Minuten lang an beiden Beinen, 3mal pro Tag.

Ruhe tut gut!
Meiden Sie während Ihrer Regelblutung körperliche Tätigkeiten, die das Krampfgefühl in der Gebärmutter verstärken. Dazu gehören vor allem kraftintensive Sportarten wie Bodybuilding, Aerobic und Turnen.

Kräutertees
Kräutertees haben als Heilmittel bei starken Regelblutungen eine lange Tradition. *Hirtentäschel* und *Ackerschachtelhalm* wirken blutstillend, *Schafgarbe* entkrampfend. *Taubnesselblüten* lindern den Regelschmerz. *Frauenmantel* wirkt stark zusammenziehend.
Rezept: 2 TL des von Ihnen ausgesuchten Krauts werden mit 1/4 l siedendem Wasser übergossen; 10 Minuten ziehen lassen, dann abseihen. Trinken Sie den jeweiligen Tee bereits 1 bis 2 Tage vor dem erwarteten Regelbeginn, am besten 2mal pro Tag.

Mönchspfeffer
Er balanciert alle möglichen Ungleichgewichte im Hormonhaushalt aus und kann dadurch die Periode regulieren. Die preiswertesten Präparate sind: Agnolyt (als Tropfen und Kapseln), Agnucaston (als Filmtabletten und Tropfen), Strotan (als Kapseln preiswert, als Tropfen sehr teuer).

Ibuprofen
Dieser Wirkstoff hilft gegen Regelschmerzen, da er die Prostaglandinbildung hemmt. Die preiswertesten Präparate sind: Aktren (Dragees), Optalidon (Filmtabletten).

Aromatherapie
Entspannend wirken *Zypresse* und *Rose.* Geben Sie unmittelbar vor und während der Regel einige Tropfen des jeweiligen Öls (Sie können auch mischen) in eine Duftlampe oder ein Schälchen mit Wasser, das Sie in Ihr Schlafzimmer stellen.

Kalte Unterleibswickel
Kalte Unterleibswickel wirken blutungsstillend. Breiten Sie für die Wickel auf dem Bett ein Wolltuch aus, das Ihnen vom Oberschenkelansatz bis zu den unteren Rippenbögen reicht und mindestens doppelt so breit ist wie Ihr Oberkörper. Darüber kommt ein Leinen- oder Baumwolltuch (von gleicher Größe), das Sie in kalten Hirtentäscheltee getaucht und dann ausgewrungen haben. Dann legen

Keine Bagatelle
Starke Regelblutungen führen fast immer zu schleichender Blutarmut mit Konzentrations- und Kreislaufschwäche. Lesen Sie hierzu bitte auch unter »Eisenmangel« nach.

Medikamente
● **Deutschland**
Agnolyt, Agnucaston, Strotan;
Aktren, Optalidon, Urem
● **Österreich**
Agnumens (rezeptpflichtig);
Dolgit, Urem
● **Schweiz**
Emoton;
Dismenol, Dolgit

Wichtig!
Bitte verwenden Sie ätherische Mittel nicht zusammen mit homöopathischen Präparaten, da sich ihre Wirkungen gegenseitig aufheben können.

Die inneren weiblichen Geschlechtsorgane: In der Mitte befindet sich die Gebärmutter (Uterus), deren Schleimhaut während der Menstruation abgestoßen wird. In die Gebärmutter münden rechts und links oben die beiden Eileiter (Tuben) ein. An die äußeren Enden der Eileiter grenzen jeweils die beiden Eierstöcke (Ovarien), in denen die Eizellen liegen und Hormone produziert werden.

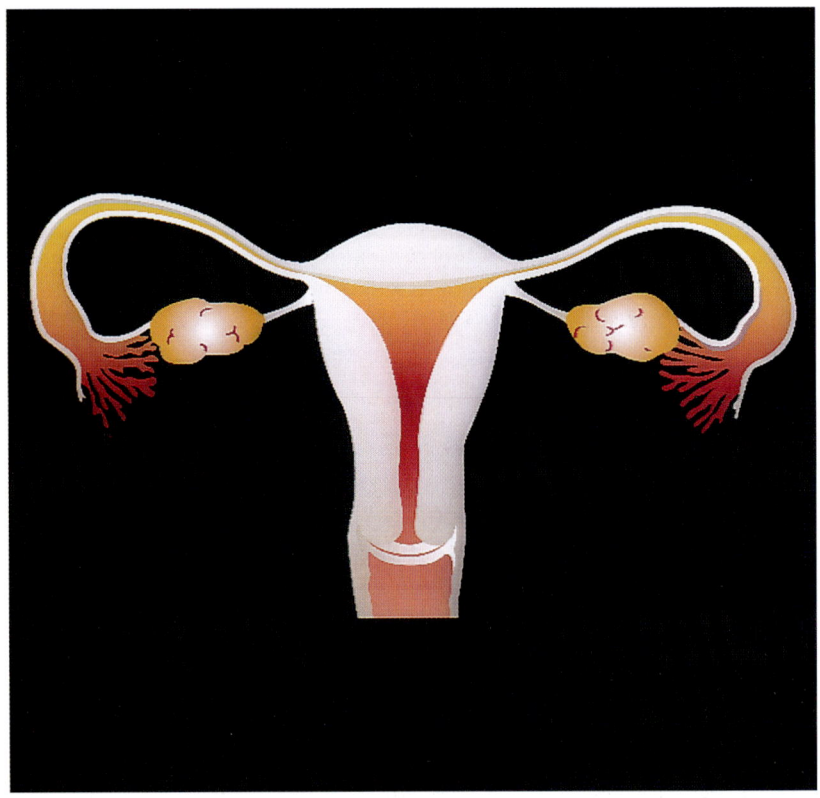

Tai Chi Chuan

Das Zentrum, von dem die Bewegungen bei Tai Chi Chuan ausgehen, ist das sogenannte untere Dantian. Es liegt ein paar Zentimeter unterhalb des Bauchnabels in der Körpermitte – also ungefähr da, wo bei Frauen die Gebärmutter ist. Tai Chi Chuan kann längerfristig Menstruationsprobleme regulieren.

Sie sich selbst auf die beiden Tücher und schlagen die freien Hälften über Ihren Unterleib. Bleiben Sie mit leicht gespreizten Beinen etwa 20 Minuten liegen. Machen Sie diese Anwendung 2mal pro Tag, am besten morgens und abends.

Homöopathische Mittel

Arnica D6 wirkt verengend auf die gereizten Blutgefäße.
Dosierung: 3mal täglich 1 bis 2 Tabletten. Beginnen Sie mit der Einnahme unmittelbar vor dem erwarteten Blutungsbeginn.
Viburnum opulus D2 wirkt ebenfalls blutungshemmend und krampflindernd.
Dosierung: 3mal täglich 5 Tropfen.
Hamamelis D3 hilft bei starken Regelblutungen, die einige Tage zuvor starke Schmerzen bereitet haben.
Dosierung: 3mal täglich 5 Tropfen.
Millefolium Pentarkan ist ein Kombinationsmittel, das Sie anwenden können, wenn die oben genannten homöopathischen Präparate bei Ihnen nicht angeschlagen haben.
Dosierung: 20 Tropfen in 1/2 Glas Wasser auflösen und alle 10 bis 15 Minuten einen kleinen Schluck davon trinken.

Neu und sanft – unser Tip!

Farbtherapie

Farben haben einen großen Einfluß auf unsere Stimmungen und unsere Körperspannung. Bei starken Regelblutungen empfehlen sich vor allem violette Farbtöne, die Sie mit etwas Blau vermischen können. Bevorzugen Sie also unmittelbar vor und während der Monatsregel violette Kleidungsstücke und violette Bettwäsche. Sehr wirksam sind auch 20minütige Bestrahlungen mit Blaulicht. (Die entsprechenden Leuchten und Lampen sind mittlerweile fast überall im Elektrohandel erhältlich.)

Vorbeugen – so bleiben Sie gesund

- Die wirksamste »Vorsorge« leisten bereits die Eltern während der Pubertät ihrer Kinder, indem sie nämlich die Monatsregel nicht tabuisieren, sondern zum Thema von ernsthaften – aber nicht moralisierenden – Gesprächen machen.
  Hier sollten auch die Vor- und Nachteile von Tampons und Binden besprochen werden, ohne das Mädchen von einer der beiden Alternativen überzeugen zu wollen.
  Besonders wichtig ist es jedoch, dem Kind die Periodenblutung als ein natürliches Frauenerlebnis näherzubringen, das keinerlei symbolische oder moralische Bedeutung hat und bei entsprechender Hygiene zu keinerlei körperlichen oder medizinischen Nachteilen führt.

- Trinken Sie zwei bis fünf Tage vor dem erwarteten Eintritt der Blutung etwas weniger Flüssigkeit, um die Blutmenge zu senken. Essen Sie dafür mehr Vollkornkost, und beginnen Sie bereits drei bis vier Tage vor Ihrer Regel mit einer blutungsdämpfenden Kur, indem Sie zwei Tassen Hirtentäscheltee pro Tag trinken oder – noch wirksamer – dreimal täglich 15 Tropfen Hirtentäschelöl (aus der Apotheke) einnehmen.

- Bevorzugen Sie eine Ernährung mit viel krampflösendem Magnesium. Sie finden dieses Mineral vor allem in Obst und Gemüse.
  Unmittelbar vor der Menstruation empfiehlt sich bei Frauen mit einer Neigung zu sehr schmerzhaften Regelblutungen die Einnahme von preiswerten Magnesiumpräparaten wie Magnesium-Diasporal N (Lutschtabletten) und Mg-5-Longoral (Kautabletten).

- Verzichten Sie – zumindest während der Periode – auf Koffein, Teein und Nikotin. Sie verengen die Blutgefäße und machen dadurch eine Entspannung sehr schwierig.

Antibabypille

Wer keine Kinder haben will und unter starken, schmerzhaften Blutungen leidet, sollte die Einnahme einer Antibabypille in Erwägung ziehen. Lassen Sie sich von Ihrem Frauenarzt oder Ihrer Frauenärztin beraten!

Massagen

Frauengesundheitszentren bieten Massagen gegen Menstruationsbeschwerden an.

Medikamente
- **Deutschland**
  Magnesium-Diasporal N, Mg-5-Longoral
- **Österreich**
  Magnesium-Diasporal, Magnesium Genericon
- **Schweiz**
  Magnesium-Diasporal, Mg-5-Longoral

Prämenstruelle Beschwerden

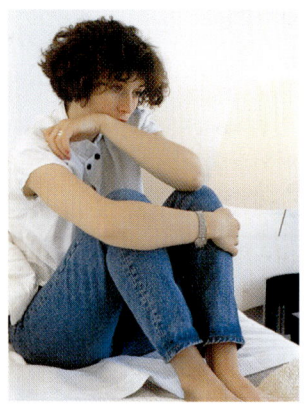

Depressive Verstimmungen sind eines der möglichen Symptome beim prämenstruellen Syndrom.

Symptome

- **Die Symptome erscheinen im letzten Drittel des Monatszyklus und steigern sich bis zum Beginn der Menstruation**
- **Körperlich: Blähungen, Verstopfung, Unterleibsschmerzen, Brustspannen, Hautjucken, Wasserstau in den Beinen, Kopf- und Rückenschmerzen**
- **Psychisch: Depressive oder aggressive Stimmung**

Periodische Krisen
Ungefähr jede zweite Frau hat leichtere oder stärkere Beschwerden vor dem Einsetzen der Regel. Andererseits: Frauen mit ausgeprägten PMS-Beschwerden haben während ihrer Regel dann wiederum weniger Schmerzen als manche anderen Frauen.

Ursachen

Die Ursachen für das sogenannte prämenstruelle Syndrom (PMS) sind nicht genau geklärt. Sicher ist jedoch, daß bestimmte Veränderungen im Hormon- und Mineralstoffhaushalt die Symptome verstärken.

Das Beschwerdebild scheint auch stark davon abzuhängen, wie eine Frau psychisch zu ihrer Monatsblutung steht.

Hormonelle und psychische Hintergründe

In den »Tagen vor den Tagen« spielen sich entscheidende Hormonveränderungen ab, die Gestagenproduktion sinkt wieder ab, und auch die Östrogenproduktion geht nochmals leicht zurück. Das kann einschneidende Folgen für die psychische Stabilität haben: Die betroffenen Frauen werden unkonzentriert, bisweilen aggressiv und neigen zu Depressionen.

Eine jüngst veröffentlichte Statistik fand heraus, daß Frauen während dieser Zeit besonders viele Autounfälle verursachen, daß sie zu Kurzschlußhandlungen neigen, Scheidungen und Kündigungen einreichen, die sie später bereuen.

Auf der anderen Seite fördern psychische Streßbelastungen PMS. Vor allem die heutige Doppelbelastung (Familie/Beruf) führt dazu, daß die Regelblutung eher als lästig und hinderlich empfunden wird, was mit Ängsten und einer verkrampften Einstellung verbunden sein kann.

Altbewährt – so helfen Sie sich selbst!

Nachtkerzenöl

Nachtkerzenölpräparate (z. B. Efamol) aktivieren den Fettstoffwechsel und sorgen dadurch für eine Beruhigung des Verdauungstraktes. Sie erhalten sie in der Apotheke.

Medikamente
- **Deutschland**
Efamol, Quintesal
- **Österreich**
Nur rezeptpflichtige Präparate
- **Schweiz**
Efamol

Mönchspfeffer

Der Mönchspfeffer reguliert die Aktivität der Eierstöcke und lindert das Brustspannen und das Jucken der Haut. Preiswerte Präparate sind: Agnolyt (Kapseln und Tropfen), Agnucaston (Filmtabletten und Tropfen), Strotan (Kapseln, die Tropfen sind sehr teuer).
In homöopathischen Kombinationen gibt es den Mönchspfeffer als: Mastodynon N (Tropfen), Mulimen (Tropfen) und Agnus castus Nevert (Tropfen).

Traubensilberkerze

Die Wurzeln der Traubensilberkerze (Präparat Remifemin) enthalten sogenannte Triterpenalkaloide, die Sexualhormone wie das Östrogen in ihrer Wirkung blockieren und dadurch prämenstruelle Beschwerden lindern können. Dosierung: Morgens und abends jeweils 2 Tabletten.

Farbtherapie

Farben haben einen großen Einfluß auf Hormonausschüttung und Psyche und können daher bei der PMS-Therapie sehr hilfreich sein.
Gelb regt die Hirnanhangsdrüse an; sie ist einer der wichtigsten Hormonproduzenten in unserem Körper.
Violett beruhigt und dämpft Aggressionen, sollte aber nicht zum Einsatz kommen, wenn Sie an depressiver Verstimmung leiden.
Rot hingegen dämpft Depressionen und weckt die Lebenskraft. Nehmen Sie von dieser Farbe allerdings Abstand, wenn Sie eher zu den PMS-Aggressiven gehören.
Achten Sie darauf, daß die jeweiligen Farben in Ihrer Kleidung und Bettwäsche dominieren; gelbe und rote Farben können Sie auch in Ihre Mahlzeiten einbauen (beispielsweise Nudeln, Käse und Bananen für gelbe Töne; Erdbeeren und rote Bete für rote Farbtöne).

Medikamente
● **Deutschland**
Agnolyt, Agnucaston, Strotan;
Remifemin
● **Österreich**
Agnumens (rezeptpflichtig);
Agnukliman (rezeptpflichtig)
● **Schweiz**
Emoton; Remifemin

*Nach dem Ende der Menstruation wird wieder zunehmend Östrogen produziert, und auch das zweite Hormon, das Gestagen, nimmt langsam zu. In dieser Phase wird die Gebärmutterschleimhaut wieder aufgebaut. Nach erfolgtem Eisprung nimmt das Östrogen ab, und es kommt zu einem kräftigen Anstieg von Gestagen.
Danach fällt es rasch wieder ab, und es beginnt eine neue Menstruation.*

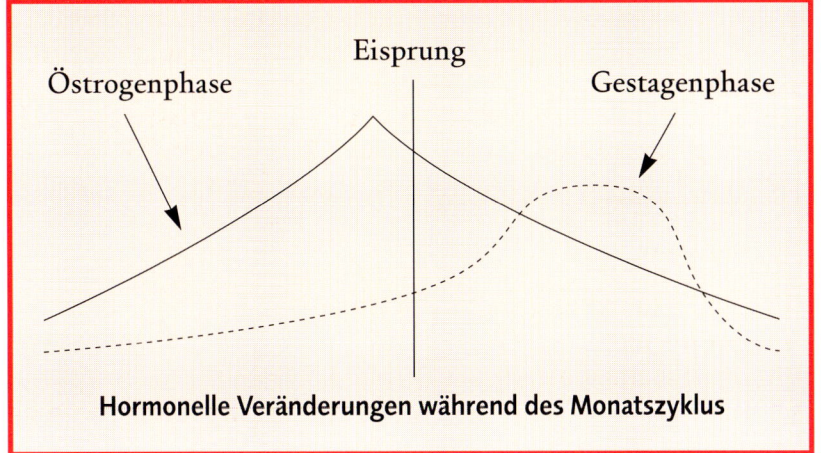

Östrogenphase — Eisprung — Gestagenphase

Hormonelle Veränderungen während des Monatszyklus

Frauen helfen Frauen
Es gibt einige Wege,
um mit dem Zyklus
in Einklang zu
kommen. Einer davon
ist, mit anderen
Frauen darüber zu
sprechen und sich über
die Hintergründe
klarzuwerden.
Viele Frauenselbst-
erfahrungsgruppen
kennen das Phänomen:
Aufgrund solcher
Schritte können Be-
schwerden erheblich ge-
lindert werden.

Bei Nervosität
Zink valerianikum (von
Hevert) ist ein Mittel, das
besonders gut bei
vorwiegend nervösen
Patientinnen anspricht
und ihre prämenstruellen
Beschwerden lindert.

**Vorsicht vor
Hormontherapien!**
Nur in sehr seltenen,
schweren Fällen von PMS
ist es sinnvoll,
sich vom Arzt das
Gelbkörperhormon
Progesteron
verordnen zu lassen. An-
sonsten sollte man PMS
mit natürlichen
Mitteln aus der
Hausapotheke behandeln.

Der Psychotrick

Bei PMS ist es hilfreich, seine psychische Einstellung zur Regelblutung zu entkrampfen. Besorgen Sie sich das Bild oder die Figur einer frühgeschichtlichen Muttergöttin, mit all ihren prallen Formen und ihrer verschwenderischen Weiblichkeit. Die Abbildungen dieser Göttinnen stammen aus einer Zeit, als die Monatsblutung noch etwas Heiliges und Positives war, ein Symbol für das Frausein schlechthin. Deponieren Sie das Abbild oder die Figur vor allem in der Nähe Ihres Spiegels!

Sie können auch regelrechte Rituale einlegen, bei denen Sie die Figur in die Hand nehmen oder das Bild betrachten und sich dabei leise zuflüstern: »Ich bin eine Frau, und ich bin stolz darauf.« (Natürlich können Sie sich auch andere Formeln suchen – Hauptsache, sie sind positiv!) Atmen Sie dabei tief aus dem Bauch heraus, unter Einsatz Ihres Zwerchfells. Sie werden sehen, daß diese rituellen Handlungen Sie entspannen.

PMR nach Jacobson

Entspannungsübungen helfen ganz allgemein, um zu einem besseren Körperempfinden zu gelangen. Versuchen Sie es mal mit der progressiven Muskelrelaxation nach Jacobson:

● Setzen Sie sich locker, am besten in der sogenannten Kutscherhaltung, auf einen Stuhl (Rücken gerade und nicht angelehnt, Füße auf dem Boden, Ober- und Unterschenkel bilden einen rechten Winkel, Hände locker auf den Oberschenkeln, Kopf etwas nach vorn geneigt), und schließen Sie die Augen.
● Ballen Sie die Hände gleichzeitig zur Faust; die Anspannung 6 bis 8 Sekunden halten, dann loslassen. (Wichtig: Dem Gefühl des Loslassens sollten Sie nach jeder der Übungen ein paar Sekunden lang ganz intensiv nachspüren.)
● Arme anwinkeln, so daß die Hände fast die Schultern berühren, die Spannung ein paar Sekunden halten, dann wieder loslassen.
● Schultern hoch- und Kopf einziehen, halten und loslassen.
● Kopf nach rechts drehen und die Anspannung der Halsseite halten, dann loslassen (dann den Kopf nach links drehen und die Übung wiederholen).
● Vorsichtig die Zähne zusammenbeißen und die Kieferanspannung spüren, dann loslassen.
● Stirn in Falten legen und die Anspannung der Gesichtsmuskeln spüren, dann loslassen.
● Tief einatmen, die Luft ein paar Sekunden anhalten und die Spannung in der Brust spüren, dann loslassen.
● Tief ausatmen, die Luft ein paar Sekunden lang anhalten und die Spannung im Bauch spüren, dann loslassen.

- Nun atmen Sie tief in Ihren Bauch ein, so daß er sich nach außen wölbt, und halten die Luft an. Spüren Sie die Anspannung in Ihrem Bauch, und lassen Sie dann wieder los.
- Pomuskulatur kräftig anspannen, die Anspannung im Po spüren, dann loslassen.
- Nun drücken Sie Ihre Füße fest auf den Boden, so daß sich Ihre Oberschenkelmuskulatur anspannt, dann loslassen.
- Zum Schluß heben Sie Ihre Füße vorn an, die Hacken bleiben dabei auf dem Boden. Die Spannung spüren, dann loslassen.

Mit Mineralstoffen gegensteuern – unser Tip!

Verschiedene Untersuchungen konnten den Nachweis erbringen, daß bei Frauen mit PMS der Mineralstoffhaushalt aus der Balance gerät. Achten Sie daher bei Ihrer Ernährung in der zweiten Zyklushälfte auf folgendes:

- Weniger Natrium (Kochsalz)! Meiden Sie salzreiche und deftige Speisen, salzen Sie so wenig wie möglich nach!
- Mehr Magnesium! Essen Sie mehr Gemüse, außerdem sollten Sie im letzten Drittel Ihres Zyklus zu Magnesiumpräparaten greifen. Besonders preiswert sind: Magnesium-Diasporal N (Lutschtabletten) und Mg-5-Longoral (Kautabletten).
- Mehr Kalzium! Der Kalziumspiegel sinkt vor der Periode. Essen Sie deshalb mehr Milchprodukte; bei Milchunverträglichkeit können Sie zu Joghurt greifen. Einen hohen Kalziumgehalt haben auch: Sardinen, Löwenzahnblätter und Sesamsamen.
- Mehr Kalium! Sie finden es vor allem in Kartoffeln. Es gibt aber mittlerweile auch Kaliumsalz als Würzersatz für Kochsalz zu kaufen. Es ist nur unerheblich teurer.
- Mehr Zink! Essen Sie mehr Gemüse und Fisch.

Vorbeugen – so bleiben Sie gesund

- Stellen Sie Ihre Ernährung auf entwässernde und entschlackende Mahlzeiten um. Trinken Sie regelmäßig Säfte aus Ananas, Petersilie oder Wacholder.
- Steigern Sie Ihren Konsum an Vitamin B6 (Pyridoxin), denn es erfüllt in Ihrem Monatszyklus wichtige Aufgaben. Außerdem wirkt es auch als Stimmungsaufheller. Sie finden es besonders in Leber, Sojabohnen, Weizenkeimen, Walnüssen und Fisch. Bei Neigung zu starken PMS-Symptomen sollten Sie im letzten Drittel des Zyklus zu Vitamin-B6-Präparaten greifen.
- Weniger Kaffee, Tee und Schokolade; reduzieren Sie den Konsum vor allem im letzten Drittel Ihres Zyklus!

Kritik

Nicht alle Mediziner sind der Ansicht, daß PMS eine Krankheit sei, die behandelt werden müsse. »Natürlich gibt es unmittelbar vor den Tagen eine Menge von Hormonumstellungen«, so die Kölner Gynäkologin Barbara Fervers-Schorre in der Zeitschrift »Natur«, »doch diese tragen keinesfalls pathologische Züge, auch wenn sie mitunter Schmerzen bereiten können.« Und ihr Starnberger Kollege Wilhelm Horkel hält das PMS-Syndrom eher für ein Hausfrauensyndrom, »denn es sind vor allem Hausfrauen, die über prämenstruelle Beschwerden klagen«.

Medikamente
- Deutschland
Magnesium-Diasporal N, Mg-5-Longoral
- Österreich
Magnesium-Diasporal, Magnesium Genericon
- Schweiz
Magnesium-Diasporal, Mg-5-Longoral

Prostatavergrößerung

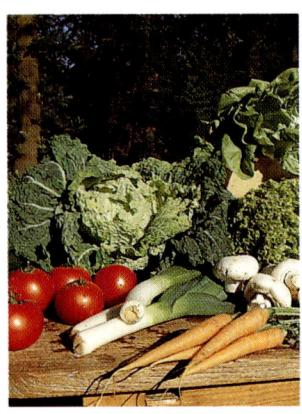

Ernährung mit wenig Fleisch und viel Gemüse trägt zur Vorbeugung und zur Linderung bei.

Symptome

- Kleiner, schwacher Urinstrahl
- Plötzlicher Zwang zur Blasenentleerung
- Vermehrter Harndrang, vor allem nachts
- Harnträufeln vor oder nach der Blasenentleerung
- Verzögerter Beginn des Harnabflusses

Ursachen

Warum das Gewebe der Prostata (Vorsteherdrüse) plötzlich zu wachsen beginnt, ist medizinisch ungeklärt. Vermutet werden hormonelle Ursachen; die Verschiebung des Verhältnisses männlicher Hormone zugunsten der weiblichen könnte nach dem 40. Lebensjahr das Gewebewachstum verursachen.

Organische Hintergründe

Ab dem 40. Lebensjahr vergrößert sich allmählich die Prostata. Im Pensionsalter hat fast die Hälfte aller Männer eine Drüsengeschwulst (Adenom), aber nur drei von zehn Männern klagen über Symptome. Eine stark vergrößerte Prostata engt den Ausgang der Harnblase ein, weswegen es zu den beschriebenen Symptomen kommt. Diese gutartige Vergrößerung (Hypertrophie) der Vorsteherdrüse führt nicht zu Krebs, aber neben der Vergrößerung kann auch Krebs vorliegen. Deswegen sollte sich ein Mann mit Prostatabeschwerden regelmäßig – einmal im Jahr – untersuchen lassen. Das Anfangsstadium von Prostatakrebs ist oft über Jahre beschwerdefrei, ein Grund mehr für Vorsorgeuntersuchungen.

Engt die vergrößerte Drüse die sie durchziehende Harnröhre ein, kommt es nicht mehr zur vollständigen Entleerung der Harnblase. Restharn bleibt zurück, der sich zersetzen und zu Blasenentzündungen führen kann. Mehr noch: Der nicht entleerte Urin staut sich möglicherweise in die Harnleiter zurück und erweitert sie nach und nach. Infektionen der Blase steigen gelegentlich bis zu den Nieren auf, infizieren und schädigen sie.

Altbewährt – so helfen Sie sich selbst!

Ernährung

Eine Ernährung mit möglichst wenig tierischen Fetten ist bei einer Prostatavergrößerung angebracht: Fettarme Fische statt Schweine-

Ernährung als Ursache

Als Vietnam noch französische Kolonie war, fanden Militärärzte auch bei alten Einheimischen kaum je eine Prostatavergrößerung. Lebten sie aber wie ihre Kolonialherren, wiesen sie wie diese die gleich hohe Anzahl von Prostatavergrößerungen auf. Offenbar ist die Degeneration der Vorsteherdrüse eine Folge der westlichen Ernährung.

fleisch, weniger Wurst, keine scharfen Gewürze und keine Süßigkeiten. Essen Sie viel Obst, und trinken Sie 2 bis 3 l täglich. Jedoch sollten Sie treibende Getränke wie Bier meiden; und trinken Sie abends nicht mehr viel – so vermeiden Sie das nächtliche Aufstehen. Alkohol sollte generell tabu sein.

Massage

Eine vergrößerte Prostata ist häufig gestaut, sie ist voller Prostatasekret. Das Sitzen auf harten Stühlen hilft, die Drüse zu entstauen. Das gleiche bewirkt auch eine Prostatamassage, die aber nur von einer Fachkraft durchgeführt werden kann. Achtung: Bei einer Prostataentzündung darf keine Massage durchgeführt werden.

Homöopathische Mittel

Arnica D3 hilft bei Harnstauung und einer Verschlimmerung der Beschwerden bei Bewegung.
Dosierung: 3mal täglich 5 Tropfen.
Belladonna D4 hilft bei plötzlichem Harndrang und Unruhe.
Dosierung: 3mal täglich 5 Tropfen.
Rhus toxicodendron D4 nehmen Sie bei Nässeempfindlichkeit und wenn es bei Wärme besser wird.
Dosierung: 3mal täglich 5 Tropfen.

Natürlich und lecker – unser Tip!

Kürbiskerne

In Medikamenten gegen eine vergrößerte Vorsteherdrüse sind Extrakte aus Kürbiskernen enthalten. 20 bis 25 Kürbiskerne täglich sollten bei allen Betroffenen zur Gewohnheit werden. Obendrein schmecken sie so gut wie Walnüsse. Sie können auch Kürbissaft (aus der Apotheke) trinken.

Vorbeugen – so bleiben Sie gesund

- Vermeiden Sie Pfeffer, Paprika und andere sehr scharfe Gewürze.
- Setzen Sie sich nicht auf kalte Bänke und Steine, vor allem nicht auf naßkalte.
- Vermeiden Sie möglichst lange Autofahrten. Gehen Sie bei Reisen in der Eisenbahn von Zeit zu Zeit auf dem Gang spazieren.
- Radfahren und Reiten sind keine geeigneten Sportarten für Patienten mit Prostatabeschwerden.
- Gehen Sie bei Harndrang sofort zur Toilette. Das entlastet die Harnblase, deren Wände bei älteren Männern sowieso schon verdickt sind und sich nicht mehr leicht zusammenziehen können.

Wichtig!

Häufiger Harndrang besteht auch bei der Prostatitis, einer Entzündung der Vorsteherdrüse. Dazu kommen aber meist noch Fieber und Schmerzen im unteren Rücken, Schmerzen sind auch beim Urinieren möglich. Manchmal enthält der Harn Blutbeimengungen. Das ist ein Fall für den Urologen!

Vorsicht!

Kaltes Bier und kalter Sekt können die Prostata innerhalb weniger Stunden bis zum Verschluß der Harnröhre anschwellen lassen. Dann muß der Arzt mit einem Katheter für die Entleerung der Blase sorgen. Trinken Sie deshalb keine eiskalten Getränke.

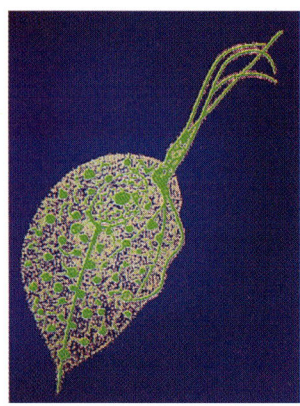

Trichomonas vaginalis ist ein Keim, der Scheidenentzündungen hervorruft.

Scheidenentzündung

Symptome

- Starker, juckender Scheidenausfluß, der eine weißliche, grünliche und rötliche Verfärbung haben kann
- Geschwollene Scheide, auf Berührungen (vor allem beim Geschlechtsverkehr) empfindlich reagierende Schleimhaut
- Brennen beim Wasserlassen

Ursachen

Ursache Nummer eins ist eine Pilzinfektion, gefolgt von Infektionen durch die sogenannten Trichomonaden (mikroskopisch kleine Geißeltierchen).

Biologische Hintergründe

Verantwortlich für vaginale Pilzinfektionen sind Hefepilze, die normalerweise unauffällig in der Scheide und im Magen-Darm-Trakt leben, ohne irgendwelche Beschwerden zu verursachen. Unter dem Einfluß von Antibiotika, sexuellen Ängsten und Verspannungen, Diabetes, Östrogenmangel oder auch einer übertriebenen Intimhygiene verändert sich jedoch das Scheidenmilieu, und die Pilze geraten außer Kontrolle.

Psychische Hintergründe

Das Scheidenmilieu wird stark durch psychische Stimmungen beeinflußt. Ein unerfülltes Liebesleben kann zu einer Scheidenstörung führen, die sich in einem sogenannten Libidofluor äußert – einem ständigen Fließen, das den Hefepilzen die idealen Vermehrungsbedingungen schafft. Dies hört meistens erst dann auf, wenn es der Frau gelingt, sich aus angstbesetzten Partnerschaften zu lösen und zu einem erfüllten Liebesleben zu kommen.

Altbewährt – so helfen Sie sich selbst!

Milchsäurebakterien

Milchsäurebakterien sind bei Scheideninfektionen sehr wirksam. Und so führen Sie die Bakterien an ihren Einsatzort: Ziehen Sie 20 ml verflüssigten Biojoghurt in einer Spritze (selbstverständlich ohne Nadel) auf, und spritzen Sie ihn ins Scheideninnere. Noch besser sind Milchsäurebakterien in Form von Scheidentabletten oder -zäpfchen aus der Apotheke. Sie sind auf jeden Fall frei von Verunreinigungen und wesentlich einfacher anzuwenden.

Wichtig!
Wenn nach einwöchiger Behandlung mit Hausmitteln keine Besserung eingetreten ist, sollte der Frauenarzt aufgesucht werden, um die Diagnose zu sichern. Denn für die aufgelisteten Symptome der Scheidenentzündung können viele Unterleibsinfektionen (oft auch Mehrfachinfektionen) verantwortlich sein.

No sex
Während einer Scheideninfektion sollten Sie auf Geschlechtsverkehr verzichten. Er behindert durch seine mechanischen Reizungen den Heilungsablauf.

Teebaumöl

Teebaumöl hat fungizide (pilztötende) Eigenschaften.
Spülung: Geben Sie 4 bis 5 Tropfen des Öls in 1 Tasse mit warmem Wasser. Lassen Sie die Mischung langsam über den Genitalbereich laufen, das lindert den Juckreiz.
Vollbad: Geben Sie 10 Tropfen Teebaumöl ins Badewasser (das keine schäumenden Badezusätze enthalten sollte).

Homöopathische Mittel

Hepar sulfuris D3 hilft bei stark riechendem Ausfluß und Scheidenjucken, das sich unter Wärme bessert.
Dosierung: 3mal täglich 5 Tropfen.
Belladonna D6 wirkt bei Pilzinfektionen, wenn die Scheide eher trocken und entzündet ist.
Dosierung: 3mal täglich 10 Kügelchen.
Staphisagria D10 ist das Mittel der Wahl bei weißlich-krümeligem, geruchlosem Ausfluß, wenn die Scheide stark juckt und beim Harnlassen ein Brennen auftritt.
Dosierung: 2mal täglich 10 Tropfen.

Ernährung ändern – unser Tip!

Alles, was das Scheidenmilieu säuert, hindert Parasiten in ihrem Wachstum. Trinken Sie daher bei einer Scheidenentzündung 2 bis 3 Wochen lang jeden Tag 3 Gläser Preiselbeersaft. 1 Becher Kefir oder Sauermilch pro Tag erzielt ähnliche Wirkungen. Essen Sie außerdem viel Zwiebeln, Lauch, Joghurt und Salat.

Vorbeugen – so bleiben Sie gesund

- Stärken Sie Ihre Abwehrkräfte! Treiben Sie regelmäßig Sport, am besten Ausdauersportarten wie Jogging (nicht bei Übergewicht!), Aqua-Jogging, Walking oder Radfahren. Im Winter und bei Streß sollten Sie Ihre Immunabwehr mit Sonnenhutpräparaten (Echinacea) aufpäppeln.
- Meiden Sie parfümhaltige Badezusätze und -gels sowie Intimsprays, sie haben negative Auswirkungen auf das Scheidenmilieu.
- Vermeiden Sie empfängnisverhütende Gels; die darin enthaltenen Spermizide sorgen ebenfalls für eine Veränderung im Scheidenmilieu.
- Wechseln Sie täglich Ihre Unterwäsche, und verzichten Sie auf Slipeinlagen – auf ihnen gedeihen Keime besonders gut.
- Tragen Sie luftige, bequeme Kleidung und möglichst keine engen Mieder, Slips oder Bodys aus Synthetikmaterial.

Wichtig!

Wenden Sie Teebaumöl nicht gleichzeitig mit homöopathischen Präparaten an; sie können sich sonst gegenseitig beeinträchtigen.

Eigenimpfstoff

Eine mikrobiologische Behandlung mit einer Autovakzine (das ist ein Eigenimpfstoff, der aus Krankheitserregern, die dem Organismus des Patienten entnommen und dann abgetötet worden sind) ist sinnvoll, wenn die Entzündungen immer wiederkehren.

Wichtig!

Falls Sie sich mit Bakterien oder Pilzen, die durch Geschlechtsverkehr übertragen werden, infiziert haben, muß der Partner immer mitbehandelt werden, auch wenn er keine Symptome hat. Und in diesem Fall können Sie sich nicht mit Hausmitteln kurieren. Bitte gehen Sie dann zum Arzt.

Unlust, sexuelle

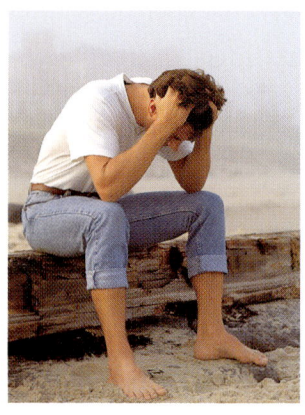

Mangelndes sexuelles Verlangen eines Partners ist ein häufiger Grund für Spannungen innerhalb einer Beziehung.

LSD-Syndrom
Es gibt bereits einen Namen für die grassierende Unlust: LSD-Syndrom (LSD = low sexual desire = mangelndes sexuelles Verlangen). Vor allem bei Paaren, die schon längere Zeit liiert sind, läuft irgendwann im Bett immer weniger. Man versteht sich gut, man hat viel gemeinsam – doch die Leidenschaft ist weg. Manche Paare hören dann auf, miteinander zu schlafen. Falls das eine akzeptable Lösung für beide ist, ist es in Ordnung. Wahrscheinlicher ist jedoch, daß einer früher oder später aus der Beziehung ausbricht.

Symptome

- Sexuelle Unlust, die sich auf das Verhältnis zum Partner beschränkt
- Libidoverlust, der sich auf das Verhältnis zum anderen Geschlecht generell ausweitet

Ursachen

Beschränkt sich die sexuelle Unlust auf den Partner, müssen als Hauptauslöser auch partnerschaftliche Konflikte vermutet werden. Bei einem generellen Libidoverlust kommen verschiedene Ursachen in Frage: organische oder psychische Störungen, sexuelle Frustrationen oder eine homosexuelle Veranlagung, die zuvor unterdrückt wurde.

Gesellschaftliche Hintergründe

Nach Ansicht nicht weniger Wissenschaftler befindet sich das Sexualverhalten in Deutschland und in den USA generell in einer Krise. Die Gründe hierfür: Arbeitslosigkeit, Streß und Hektik in einer immer unübersichtlicher werdenden Zeit führen dazu, daß die Partner sexuelle Erregung als zusätzliche kraftraubende Streßfaktoren empfinden und sich lieber wie Hänsel und Gretel aneinander binden – geschwisterlich und ohne erotische Spannung.

Neurochemische Hintergründe

Man sollte eine vorübergehende Unlust nicht unnötig dramatisieren. Denn jede Liebe trägt bereits den Untergang der sexuellen Euphorie in sich, da sie neurochemisch immer schon erregend und beruhigend zugleich gewesen ist. An ihrem Beginn sorgen stimulierende Hormone (u. a. Adrenalin) für starkes Verlangen und ungehemmte Libido, später hingegen gewinnen eher besänftigende Substanzen wie das Endorphin die Oberhand.

So helfen Sie sich selbst!

Zerstören Sie die Friede-Freude-Eierkuchen-Harmonie!

Auch wenn es paradox klingt: Zuviel Harmonie wirkt sich negativ auf das sexuelle Verlangen aus; Sexualität braucht das Gefühl, daß der Partner etwas Fremdes und Begehrenswertes ist. Aus diesem Grund empfinden viele Paare den Geschlechtsverkehr nach einem heftigen Streit als besonders erregend. Versuchen Sie, aus dem Trott Ihrer Zweisamkeit auszubrechen.

Verabschieden Sie sich von alten Rollenvorstellungen!

Der Glaube, daß die Qualität eines Geschlechtsverkehrs von Koitusdauer, Penislänge und Anzahl der Orgasmen abhängt, paßt allenfalls noch zum Männerstammtisch, gehört aber nicht mehr in unsere heutige Zeit. Probieren Sie neue Dinge aus. Übernehmen Sie als Frau mal die aktive Rolle, und verführen Sie Ihren Partner nach allen Regeln der Kunst – mit ein paar Neuigkeiten, die noch nicht zu Ihrem bisherigen gemeinsamen Repertoire gehören. Phantasie ist Trumpf!

Wiederentdeckt und sanft – unser Tip!

Aromatherapie

Düfte wirken stark auf unser Unbewußtes und können mitunter bemerkenswerte Erfolge bei der Behandlung von sexueller Unlust erzielen. Es gibt einige Duftnoten, die gleichzeitig entspannend und anregend auf das sexuelle Verlangen wirken.

- Männliche Duftnoten: *Ingwer, Kardamom, Kümmel, Sandelholz* und *Zeder*
- Weibliche Duftnoten: *Iris, Jasmin, Rose, Neroli* und *Ylang-Ylang*

Träufeln Sie ein paar Tropfen der Öle (einzeln oder gemischt) in eine Duftschale, die Sie dort aufstellen, wo Sie Sex haben möchten.

Vorbeugen – so schützen Sie sich vor Libidoverlust

- **Wenig Alkohol und wenig Zigaretten.** Alkohol steigert zwar kurzfristig das Verlangen, beeinträchtigt aber die Erektions- und Orgasmusfähigkeit. Nikotin verschlechtert den Zustand der Blutgefäße in den Geschlechtsorganen und verbraucht das Lusthormon Adrenalin.
- **Treiben Sie regelmäßig Sport, allerdings nicht zuviel.** Denn vor allem übermäßiger Ausdauersport (Marathon, Triathlon etc.) bringt Ihren Körper dazu, natürliche Glückshormone, die sogenannten Endorphine, im Überfluß auszuschütten. Dadurch verringert sich die sexuelle Erregbarkeit.
- **Vermeiden Sie Sexrituale!** Öfter mal was Neues ist zwar eine banale Weisheit – doch sie ist sehr wirksam. Machen Sie's nicht immer am selben Ort zur selben Zeit. Veränderungen sind angesagt.
- **Viele Paare, die schon lange zusammenleben, hören auf, sich um ihr äußeres Erscheinungsbild zu kümmern.** Kein Wunder, daß man dann immer mehr in die Langeweile abrutscht. Pflegen Sie sich, und verändern Sie öfter Ihren Look.

Libido und Ernährung

Unsere Lusthormone können sich nur entwickeln, wenn wir genügend Eiweiß zu uns nehmen (Geflügel, Sojabohnen, Fisch). Auch die Vitamine B3, B5, C und E sowie Zink spielen eine wichtige Rolle für unsere Hormonregelkreise. Essen Sie daher viel Bierhefe sowie frisches Obst und Gemüse!

Ihr Partner – ein Mysterium

Behandeln Sie Ihren Partner oder Ihre Partnerin nicht als Kumpel. Auch wenn Sie schon lange zusammen sind – Sie kennen diese Frau bzw. diesen Mann keineswegs in- und auswendig. Ihr Partner hat immer noch etwas Geheimnisvolles!

Gemeinsame Lektüre

Lesen Sie doch einmal zusammen erotische Literatur. Vielleicht erhalten Sie dabei Anregungen und entdecken neue gemeinsame Gebiete in der Sexualität, an die Sie vorher vielleicht noch nicht gedacht haben bzw. sich nicht getraut haben, sie auszuprobieren.

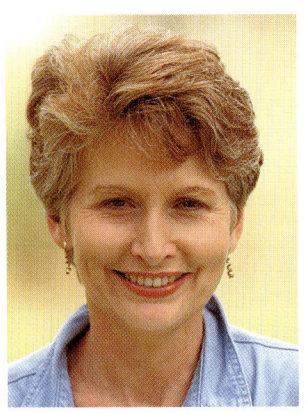

*Wechseljahre – Krisenjahre?
Das muß keineswegs sein.*

Wechseljahrebeschwerden

Symptome

- Unregelmäßiger Periodenzyklus
- Hitzewallungen mit Schweißausbrüchen
- Stimmungsschwankungen und Ängste
- Kopfschmerzen
- Sexuelle Unlust
- Haarausfall

Ursachen

Etwa Ende des 40. Lebensjahres schränken die Eierstöcke der Frau immer mehr ihre Hormonproduktion ein; doch die beiden wichtigen Hormonregler im Gehirn – Hypothalamus und Hypophyse – arbeiten noch eine Zeitlang mit intensiven Hormonproduktionen dagegen an. Das kann zu Umstellungsproblemen führen, muß aber nicht. Die weiblichen Wechseljahre (Klimakterium) werden oft nur dann zu einem Gesundheitsproblem, wenn die Frau psychisch Probleme damit hat, sich von ihrer Fruchtbarkeit zu verabschieden.

Soziale Hintergründe

Viele Soziologen halten es mittlerweile für ein altes Vorurteil der Männer, die Wechseljahre der Frau grundsätzlich als Krise zu brandmarken. Da heißt es auf einmal: Achtung, hier geraten Frauen an eine Sollbruchstelle, flotter Käfer mutiert zu altem Eisen. Dabei sind die Wechseljahre alles andere als ein Verlust, sondern vielmehr der Anfang eines neuen und anderen Lebens als Frau, die auch jenseits ihrer Rolle als Mutter ein Recht auf ein erfülltes Leben hat.

Psychische Hintergründe

Es sind vor allem zwei psychische, meistens unbewußt ablaufende Grundeinstellungen, die bei einer Frau die Wechseljahre zu einem Problem machen:

- Die Einstellung, daß mit der Fruchtbarkeit auch der eigentliche Sinn im Leben einer Frau verlorengeht. Diese Einstellung führt vor allem zu Verspannungen der Muskulatur, Kopfschmerzen und sexueller Unlust.
- Die Einstellung, daß die Wechseljahre eine Befreiung vom Körperlichen und vom Schmutz des Sexuellen und der Monatsregel

**Öfter mal
ein Nickerchen!**
Das Klimakterium ändert Ihre Schlafbedürfnisse. Legen Sie öfter ein Nickerchen ein, versuchen Sie nicht krampfhaft, Ihre alten Schlaf- und Wachgewohnheiten einzuhalten.

sind. Das führt zu einer regelrecht euphorischen Beschleunigung der Hormonumstellung mit allen daraus resultierenden Konsequenzen wie Hitzewallungen und Schweißausbrüchen.

Altbewährt – so helfen Sie sich selbst!

Aromatherapie

Zur allgemeinen Entspannung und Harmonisierung eignen sich die Düfte von *Lavendel, Melisse, Orange; Rose* und *Ylang-Ylang* helfen bei sexueller Unlust. Tropfen Sie die Öle in Duftsteine oder Aromalampen, die Sie in Wohn- und Schlafzimmer aufstellen.

Farbtherapie

Gelb und Orange wirken drüsenanregend und verlangsamen dadurch Ihren hormonellen Umstellungsprozeß. Bevorzugen Sie diese Farben in Ihrer Kleidung, bringen Sie auch in Ihre Ernährung Gelb- und Orangetöne hinein: Zitronen, Käse, Nudeln, Orangen, Currysaucen. Meiden Sie dagegen Farben wie Violett, Blau und Schwarz, denn sie können depressive Stimmungen fördern. Absolut out: Grau in Ihrer Kleidung – denn das Klimakterium ist kein Grund, sich unsichtbar zu machen.

Salbei

Salbei hilft gegen die Schweißausbrüche.
Rezept: Überbrühen Sie 1 TL feingeschnittener Salbeiblätter mit 150 ml kochendem Wasser. 10 Minuten ziehen lassen, abseihen. Trinken sie täglich 2 Tassen!

Wechselfußbäder

Wechselfußbäder sorgen für Ruhe und Entspannung, außerdem wirken sie auf unser Temperaturregulationszentrum, können also Hitzewallungen verhindern. So machen Sie's richtig: Füllen sie 2 Fußwannen mit je 1 Handvoll Hopfenblüten und Wasser, eine Wanne 38°C warm, die andere 10°C kalt. Stellen Sie zunächst Ihre Füße für 5 Minuten ins warme, dann für 10 Sekunden ins kalte Wasser. Mindestens 2mal, besser 4- bis 5mal wiederholen!

Homöopathische Mittel

Bei Wechseljahrebeschwerden empfehlen sich vor allem die Konstitutionsmittel der klassischen Homöopathie.
Sepia D3 hilft Morgenmuffeln mit Hang zu Blutunterdruck auf die Beine, außerdem verringert es die Anzahl der Schweißausbrüche.
Dosierung: 3mal täglich 1 bis 2 Tabletten.
Gelsemium D6 ist richtig bei Nervosität, Mattigkeit, Konzentrationsschwäche und Reizbarkeit.
Dosierung: 3mal täglich 10 bis 15 Kügelchen.

Männer in den Wechseljahren?
Haben auch Männer die Wechseljahre? Unter Wissenschaftlern ist die Antwort noch sehr umstritten. Einige Hormonforscher (Endrokinologen) meinen, bei 40- bis 60jährigen Männern klimakteriumähnliche Beschwerden wie Müdigkeit, Hitzewallungen und Konzentrationsbeschwerden gefunden zu haben. Der Mediziner Eberhard Nieschlag von der Universität Münster sieht das jedoch anders: »Im Gegensatz zur Frau kommt es beim Mann nicht zu einer abrupten Umstellung der reproduktiven Funktionen. Die Frage, ob es ein Klimakterium virile gibt, ist also einfach zu beantworten: Es gibt es nicht.«

Wer in den Wechseljahren unter Angstzuständen leidet, sollte einmal eine Behandlung mit der Bach-Blütenessenz Rock Rose, dem Sonnenröschen, allein oder in einer Mischung mit anderen Bach-Blüten versuchen.

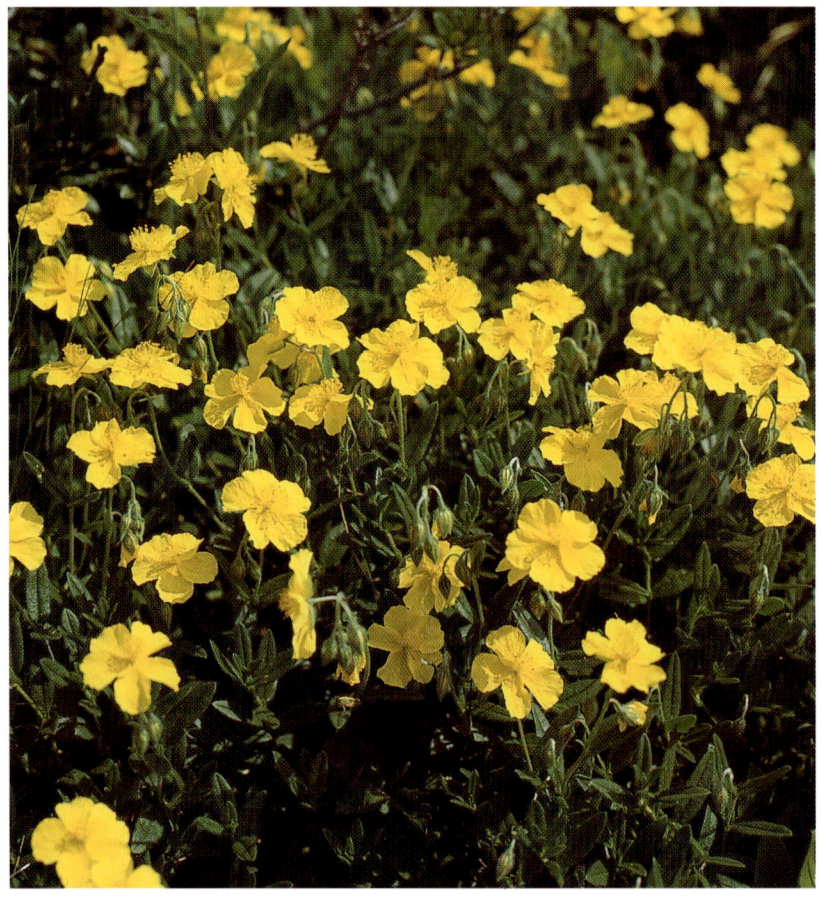

Immer wenn der Mond kommt
Viele Frauen reagieren mit dem Ende ihrer Wechseljahre sehr intensiv auf den Wechsel des Mondes. Daran ist nichts Unnormales; auf diese Weise versucht der Körper vielmehr, den verlorengegangenen Periodenzyklus durch einen anderen, ähnlich rhythmisierten Zyklus zu ersetzen.

Thallium metallicum D6 und *D12* helfen gegen Haarausfall.
Dosierung: D6 für 6 Wochen einnehmen, 3 Tabletten täglich; danach abermals 6 Wochen 1 Tablette D12 täglich.

Bach-Blüten

Die Gesundheit und das körperliche Empfinden während der Wechseljahre hängen größtenteils von der persönlichen Einstellung zu dieser Zeit ab. Wer Schwierigkeiten mit diesem Lebensabschnitt hat, sollte eine Therapie mit den Blütenessenzen des englischen Arztes Bach erwägen.

Bei vager Angst hilft die Blütenessenz Aspen, bei akuter Angst Rock Rose. Wer in dieser Zeit an mangelndem Selbstvertrauen leidet, sollte Cerato ausprobieren; Frauen mit Selbstzweifeln ist Hornbeam zu empfehlen. Den unentschlossenen und Unzufriedenen hilft Wild Oat. Um den genauen Gemütszustand zu ergründen, ist ein ausführliches Gespräch mit einem auf Bach-Blüten spezialisierten Heilpraktiker notwendig.

Heublumen

Kaufen Sie Heublumen in der Apotheke, und bereiten Sie sich damit einen Badezusatz. So wird's gemacht: 4 EL Heublumen mit 1 l kochendem Wasser übergießen, 10 Minuten ziehen lassen und unmittelbar vor dem Bad zugießen. Wichtig ist, daß der Sud frisch ist und die ätherischen Öle aus den Blumen noch nicht verflogen sind. Sie können sich auch entsprechende Badezusätze (aus der Apotheke) kaufen, z.B. von Kneipp. Oder gehen Sie einmal mit einem feuchtwarmen Heusäckchen (aus der Apotheke) ins Bett!

Natürlich frisch – unser Tip!

Vitamine E, B2, B5 und D

- Vitamin E hemmt den Abbau des Sexualhormons Progesteron und kann auf diese Weise sogar eine Östrogentherapie ersetzen. Essen Sie daher besonders viel Salat mit Sonnenblumenöl, außerdem viel Margarine sowie Wal- und Erdnüsse.
- Vitamin B2 und B5 unterstützen die Nebennieren, die imstande sind, den Östrogenausfall in den Eierstöcken für eine Zeitlang auszugleichen. Beide Vitamine sind besonders in Fisch, Milchprodukten, Nüssen und Bierhefe.
- Vitamin D wirkt dem durch Östrogenmangel ausgelösten Knochenabbau entgegen. Es steckt vor allem in Milch- und Quarkspeisen sowie Fisch.

Vorbeugen - so bleiben Sie gesund

- Gehen Sie mit der richtigen Einstellung an diese normale Veränderung in Ihrem Körper heran. Streichen Sie am besten schon das Wort »Wechseljahre« aus Ihrem Wortschatz, denn wie von der Pubertät zur Heirat bis zur Entbindung hat es auch schon andere Wechsel in Ihrem Leben gegeben.
- Begreifen Sie das Klimakterium als Neuanfang und die Menopause als Metamorphose zu einem neuen und vielversprechenden Lebensabschnitt.
- Reduzieren Sie Ihren Kaffeekonsum! Koffein kann Hitzewallungen auslösen.
- Gehen Sie regelmäßig in die Sauna, treiben Sie viel Sport, vor allem schweißtreibende Ausdauersportarten wie Joggen (nicht bei Übergewicht) und Radfahren. Wenn Sie beim Sport und in der Sauna regelmäßig Ihre Temperatur und Schweißproduktion ansteigen lassen, bleibt Ihr Temperaturregulationszentrum in Schuß, und Sie werden weniger unter Hitzewallungen und Schweißausbrüchen leiden.

Zypresse

Die typischen Wechseljahrebeschwerden wie Hitzewallungen und nächtliches Schwitzen vertreibt das ätherische Öl der Zypresse. Nehmen Sie abends ein Vollbad mit 6 bis 8 Tropfen Zypressenöl. Baden Sie bei etwa 38°C, aber nicht länger als 15 Minuten. Oder reiben Sie sich mit Zypressenöl ein: 4 Tropfen Öl mit 2 EL Mandelöl mischen und den ganzen Körper damit einreiben.

Die Einstellung macht's

Bereiten Sie sich innerlich auf die Zeit der Hormonumstellung vor: Sie entgehen den Wechseljahren so wenig, wie Sie der Pubertät entfliehen konnten. Und bedenken Sie: Es ist ein wichtiger Lebensabschnitt, aber er wird nicht Ihr ganzes Leben verändern.

Arteriosklerose

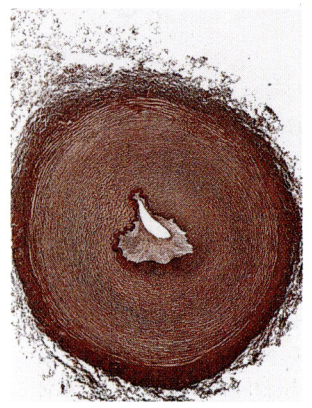

Massive Ablagerungen in einer Arterie; das Blutgefäß ist fast verschlossen.

Symptome

- Krämpfe und Schmerzen in den Beinmuskeln beim Gehen
- Starke Vergeßlichkeit bei kurz zurückliegenden Ereignissen (Zerebralsklerose)
- Schmerzen in der Brust bei einer Arteriosklerose der Herzkranzarterien (Angina pectoris)

Vorsicht!
Besonders gefährdet sind Zuckerkranke, Übergewichtige mit Bewegungsmangel, Patienten mit hohem Fettgehalt des Blutes oder hohem Blutdruck. Sie müssen befürchten, im Lauf ihres Lebens an Arteriosklerose zu erkranken.

Tierisches Eiweiß
Zuviel Aufnahme von tierischem Eiweiß mit der Nahrung kann bei empfindlichen Personen zu einer Verdickung der Gefäßinnenwände führen. Daher ist es ratsam, entweder jeweils eine Mahlzeit täglich oder einen Tag in der Woche oder eine ganze Woche im Monat kein tierisches Eiweiß zu verzehren.

Ursachen

Natürliche Abnutzung der Gefäße, unterstützt durch Fett- und Kalkablagerungen an den Gefäßwänden, verursacht die Arteriosklerose (Gefäßverkalkung), wobei erhöhte Cholesterinwerte eine wesentliche Rolle spielen. Weitere Ursachen sind Rauchen, vor allem Zigaretten, und eine angeborene Anlage zu vorzeitigem Auftreten von Arteriosklerose; dabei ist auch an die Vererbung von Eßgewohnheiten zu denken, z. B. Speck mit Ei zum Frühstück in angelsächsischen Ländern. Immer mehr setzt sich die Vermutung durch, daß Dauerstreß die Arterienwände noch mehr schädigen kann, zusätzlich zu den erstgenannten Faktoren.

Organische Hintergründe

Von dem starken Ast der Aorta, in dem das Blut die linke Herzkammer verläßt, bis zu den Organen verästeln sich die Arterien immer feiner bis zu den Blutkapillaren: Die kleinsten unter ihnen (mit einem Durchmesser von nur 0,007 mm) sind mit dem bloßen Auge nicht mehr zu erkennen.

Zum Glück bleibt sehr häufig ein Teil der kleineren Blutgefäße von der Sklerose verschont, und sie können dann Aufgaben übernehmen, die früher die größeren, nun aber schon stark verengten oder gar geschlossenen Arterien erfüllt haben. Auf diese Art können verengte oder verschlossene Kanäle von Umgehungsgefäßen (den sogenannten Kollateralgefäßen) ersetzt werden: Beschwerden bleiben dann ganz aus oder melden sich schwächer.

Altbewährt – so helfen Sie sich selbst!

Wasseranwendungen

Bei Kälte erweitern sich die Arterien, Arteriolen und Kapillaren, damit zum Schutz gegen die Kälte mehr warmes Blut durch die betroffenen Körperteile strömt. Anschließend nehmen die Blutgefäße wieder ihre normale Weite an. Sie können mit Wasseranwendungen (warm – kalt – warm) Ihre Gefäße auf diese notwendige Elastizität trainieren. Bei Wasseranwendungen bietet sich das ganze Repertoire von Kneipp oder Prießnitz an. Ideal sind bei Arteriosklerose z.B. Wasser- und Tautreten.

Reflexzonenmassage

Ein Beispiel für die Fernwirkung der Reflexzonenmassage: Ein Patient mit chronisch kalten Füßen kann wegen seiner starker Krampfadern nicht an seinen Beinen massiert werden. Behandelt jedoch ein Reflexzonenkundiger die Kreuzbeingegend, erweitern sich die Bein- und Fußarterien. Mit der so angeregten Durchblutung werden die Füße wieder warm.

Lassen Sie sich diese Massagetechnik von einem erfahrenen Heilpraktiker erklären; Sie können sie dann selbst durchführen.

Fastenkuren

Sicherlich kann Fasten eine bereits sehr weit fortgeschrittene Arteriosklerose nicht heilen. Wohl aber haben Fastenkuren zur Vorbeugung im Frühstadium einen Sinn. Ein naturheilkundlich orientierter Arzt oder ein auf diesem Gebiet versierter Heilpraktiker wird Sie beraten.

Übrigens, zum Fasten brauchen Sie nicht immer eine Klinik, es geht auch zu Hause. Am besten macht noch ein Familienmitglied mit – das motiviert!

Ernährung

Reduzieren Sie Fette, soweit es geht, vor allem fettes Fleisch! Auch die Kohlenhydrate sollten Sie meiden: Brot, Kartoffeln, Nudeln und Reis sind nur noch in kleinen Mengen erlaubt. Verwenden Sie möglichst wenig Salz, da es den Blutdruck erhöht, was eine weitere Belastung für die Arterien wäre. Essen Sie auch ganz wenig Zucker und nichts Süßes! Dickmacher sind nichts für Patienten mit Arteriosklerose. Selbstverständlich ist Alkohol tabu.

Misteltee

Rezept: Setzen Sie 2 TL Misteln mit 1 l kaltem Wasser auf; über Nacht ziehen lassen, abseihen, erwärmen. Täglich über einen Zeitraum von mehreren Wochen 2 Tassen trinken.

Entspannung

Bauen Sie Streß ab, und lernen Sie eine Entspannungstechnik wie autogenes Training, Yoga oder Feldenkrais. Auch Atemübungen helfen, innere Ruhe zu finden. Das garantiert einen gesunden Blutdruck, und es schützt die Arterien und Venen. Für den Alltag gilt: Lassen Sie sich nicht unnötig aufregen!

Verkalkung

Die Wand eines Gartenschlauchs ist so hart, daß sie sich kaum verändert, ob nun viel oder wenig Wasser durch sie fließt. Bei der Arteriosklerose verhärtet sich die ursprünglich nachgiebige, elastische Arterienwand durch Ablagerungen zu einer starren Röhre, die sich bis zu einem vollständigen Verschluß verengen kann. Da einige der Ablagerungen Kalksalze sind, entstand für dieses Krankheitsbild auch der Name »Arterienverkalkung«.

Vorsicht!

Direkte Wärme in Form heißer Fuß- oder Hand- und Armbäder darf bei Arteriosklerose nicht angewandt werden. Auch Wärmflaschen und Heizkissen sind verboten. Es könnte zu Gewebeschäden kommen.

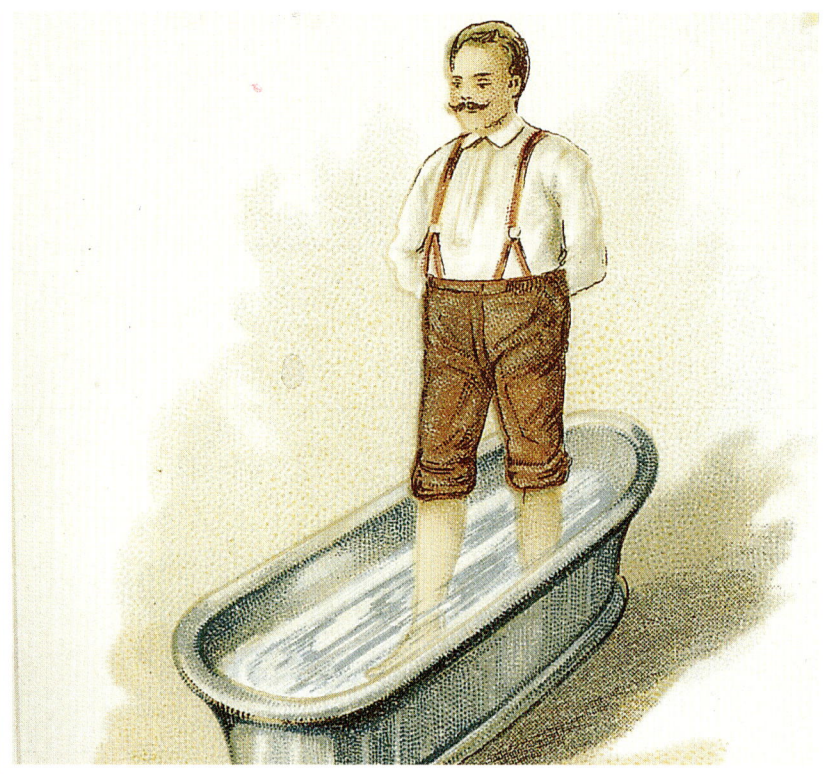

Bereits Pfarrer Kneipp wußte, wie heilsam intensive Kaltwasserreize für unsere Blutgefäße sind. Er empfahl daher das Wassertreten zur Vorbeugung und zur Behandlung von Arteriosklerose, der sogenannten Gefäßverkalkung.

Wichtig!
Alle Venen- und Arterienbeschwerden, und damit auch die Arteriosklerose, gehören in eine fachärztliche Behandlung. Sie können sich nicht allein heilen; aber Ihre Mitarbeit und die Bereitschaft, den Lebensstil ein wenig zu ändern, sind wichtig.

Auch wenn es am Anfang nicht einfach erscheinen mag: Sie können eine neue Einstellung zum Leben erreichen. Und zwar in jedem Alter! Die Entspannungs- und Atemübungen werden Ihnen dabei helfen, sofern Sie nicht nur in der Gruppe oder mit einem Lehrer 1mal pro Woche üben, sondern das Gelernte täglich zu Hause wiederholen. 1/2 Stunde sollten Ihnen Ihr neues Leben und Ihre Gesundheit täglich wert sein.

Weißdorn
Die Blätter und Blüten des Weißdorns verbessern die Durchblutung und stärken das Herz. Bereiten Sie sich daher täglich 2 Tassen. *Rezept:* 1 EL Weißdornblätter und -blüten (aus der Apotheke) mit 1/4 l kochendem Wasser überbrühen, 10 Minuten ziehen lassen, abseihen; noch warm trinken.

Hohen Blutdruck abbauen!
Wer um seine Arteriosklerose weiß und auch noch hohen Blutdruck hat, handelt verantwortungslos, wenn er nicht etwas dagegen unternimmt. Bedenken Sie: Bluthochdruck ist mitverantwortlich für die Arteriosklerose; hat er bereits die Arterien geschädigt, muß er konsequent gesenkt werden, sonst schreitet die Gefäßverkalkung rasant fort.

Herzgespannkraut

Trinken Sie regelmäßig Herzgespannkrauttee – er senkt den zu hohen Blutdruck.
Rezept: 1 TL Herzgespannkraut mit 1 Tasse kochendem Wasser überbrühen, 10 Minuten ziehen lassen, abseihen, täglich 2 Tassen des Tees trinken.

Gemüsemais

Mais senkt den Blutdruck. Daher sollte dieses Gemüse regelmäßig auf den Tisch. Zusätzlich trinken Sie einen Maisaufguß.
Rezept: 1 gehäuften EL Maiskörner mit 1/4 l kochendem Wasser überbrühen, 10 Minuten ziehen lassen, abseihen. Trinken Sie täglich 2 Tassen.

Knoblauch – unser Tip!

Knoblauch reinigt die Arterien und beugt Ablagerungen vor; er wirkt gefäßerweiternd und blutdrucksenkend. Essen Sie frische Knoblauchzehen – täglich mehrere! Kochen Sie 4 Knoblauchzehen in 1/8 l Milch, und trinken Sie die Milch ohne die Zehen auf nüchternen Magen, oder weichen Sie auf geruchsneutrale Knoblauchpräparate aus der Apotheke aus.

Vorbeugen – so bleiben Sie gesund

- Ein Patient mit ausgeprägter Arteriosklerose muß seine körperlichen Anstrengungen sinnvoll begrenzen.
  Mit verhärteten Adern Herz und Kreislauf z. B. durch ausgiebiges Joggen, Radfahren oder einen anderen strapazierenden Sport zu fordern, das ist unter Umständen eher schädlich.
- Kollateralkreisläufe müssen vor der Sklerose aufgebaut werden und dann durch maßvolles Training erhalten bleiben.
  Zum Aufbau: Einige Male in der Woche Herz und Kreislauf 10 bis 15 Minuten lang bis zu einem Puls von 170 Schlägen pro Minute minus Lebensalter fordern.
  Beispiel: Ein 40jähriger läuft, radelt oder schwimmt 10 bis 15 Minuten lang mit einem Puls von 130.
- Das Herz sollte immer nur so stark angestrengt werden, daß Sie noch kurze Sätze ohne Keuchen sprechen können.
  Zur Erholung bleiben Sie nicht stehen, sondern gehen langsam weiter und erhöhen dann wieder die Leistung (Intervalltraining).
- Besprechen Sie Ihr individuelles Sportprogramm mit einem Arzt (Sportarzt) oder erfahrenen Trainer.

Hunger rettet Arterien

Als nach dem Zweiten Weltkrieg deutsche Soldaten aus der russischen Gefangenschaft heimkehrten, fiel trotz allgemein schlechter Verfassung der hervorragende Zustand ihres Gefäßsystems auf. Der Dauerhunger hatte ihnen schwer zugesetzt, ihre Arterien und Venen aber sauber gehalten.

Notwendige Pausen

Geht ein Patient mit starker Arteriosklerose in den Beinen eine gewisse Strecke, verspürt er Krämpfe und Schmerzen in den Waden: Er muß stehenbleiben. Nach einigen Minuten verbessert sich sein Zustand, und er kann weitergehen. Man spricht dann von der Schaufensterkrankheit, denn die Patienten »tarnen« ihre Beschwerden oft damit, daß sie so tun, als ob sie die Auslagen eines Schaufensters betrachten.

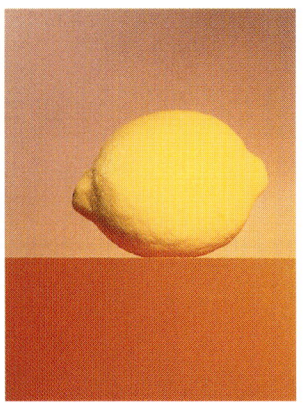

Vitamin C stärkt die Venenwände.

Durchblutungsstörungen

Symptome

● Arterielle Durchblutungsstörungen: Kalte blaue Finger bis zu plötzlichen Schmerzen in der betroffenen Region bei fehlendem arteriellen Puls und kühler blasser Haut
● Funktionelle Durchblutungsstörungen: Blässe, bläuliche Verfärbung, gesteigerte Kälteempfindlichkeit; in manchen Fällen Gefäßkrämpfe und Schmerzen; auch Migräne kann durch Durchblutungsstörungen im Kopf ausgelöst werden

Ursachen

Durchblutungsstörungen entstehen aufgrund von Gefäßverengungen oder Gefäßkrämpfen, die die Blutzufuhr zu verschiedenen Körperregionen drosseln. Nach und nach wird dadurch die Nährstoffversorgung verschiedener Organbereiche behindert.
Es werden generell zwei Arten von Durchblutungsstörungen unterschieden:

Wichtig!
Arterielle Durchblutungsstörungen eignen sich nicht zur Selbstbehandlung und gehören schnellstens in die Hand eines Arztes, da sie zu schweren Komplikationen, wie Thrombose oder Embolie, führen können. In manchen Fällen droht sogar das Absterben einzelner Körperglieder.

● Arterielle Durchblutungsstörungen können an Armen und Beinen auftreten, am Herzen, an den Nieren oder als arterielle Verschlüsse z.B. an den Fingern und Zehen bis hin zum akuten, plötzlich auftretenden Verschluß. Hier ist der Gang zum Arzt unerläßlich.
● Funktionelle Durchblutungsstörungen treten vorwiegend an Händen, Füßen, Armen, Beinen und im Gesicht auf und lassen sich mit eigener Unterstützung recht gut verbessern.

Organische Hintergründe

Häufig ist eine Gefäßschwäche konstitutionell gegeben oder ererbt. Durchblutungsstörungen können aber auch durch Kälte oder durch Streßfaktoren ausgelöst werden. Es ist sehr wichtig, schon gegen geringfügige Durchblutungsstörungen vorzugehen, denn die späteren Folgen können gravierend sein. Bisweilen sind ganz andere Störungen mit schuld, etwa eine Fehlhaltung oder Erkrankungen der Halswirbelsäule, die korrigiert bzw. geheilt werden müssen, damit die Blutzufuhr nicht blockiert wird.

Psychische Hintergründe

Hohe Belastung und starker Streß beeinflussen das vegetative Nervensystem und wirken sich auf die Weite der Blutgefäße und damit auf die Durchblutung aus.

Altbewährt – so helfen Sie sich selbst!

Roßkastanie

Arzneien aus Roßkastanienextrakten wirken positiv auf Gefäßwände und Blutzufuhr. Am sinnvollsten kommt die Roßkastanie als Mittel zum Einnehmen zur Wirkung. Präparate: Lindigoa S (Tropfen), Venostasin N forte (Dragees), Venostasin retard (Kapseln), Venostasin S (Kapseln), Venostasin S (Tropfen).

Gefäßtraining

Zur besseren Durchblutung der unteren Extremitäten, d.h. der Beine, eignen sich folgende Übungen:

- Wippen Sie sich im Stehen auf die Zehenspitzen und wieder zurück. Wiederholen Sie diese Übung ruhig 20mal am Tag.
- Wippen Sie auf die Zehenspitzen, doch lassen Sie abwechselnd eine Ferse unten. Wiederholen Sie diese Übung im Lauf des Tages 20- bis 30mal.
- Kniebeugen sollten Sie täglich ungefähr 10mal durchführen.
- Nehmen Sie nicht den Aufzug, sondern benutzen Sie die Treppe! Steigen Sie Stufen möglichst auf den Zehenspitzen hoch.

Kneipp-Güsse

Sie sind das wohl effektivste Training gegen Durchblutungsstörungen. Wandern Sie langsam mit dem kalten Wasserstrahl Ihrer Dusche am rechten Fuß außen bis zur Leiste hoch; dann auf der Innenseite wieder zurück bis zum Fuß. Wiederholen Sie die Anwendung am linken Bein. Machen Sie die Güsse 2mal pro Bein und mindestens 2-, besser 3mal pro Tag.

Medikamente

● Deutschland
Lindigoa S,
Venostasin N forte,
Venostasin retard /S
● Österreich
Venostasin retard
● Schweiz
Aesculaforce N,
Venostasin special

Homöopathie

Lachesis D12 und Plumbum aceticum D12 haben sich als Mittel bei Durchblutungsstörungen bewährt.

Ansteigende Bäder

Steigern Sie die Temperaturen beim Baden langsam von 18 auf 20°C; Bürstenmassagen nach einem Bad sind ebenfalls hilfreich.

Vorbeugen – so bleiben Sie gesund

- Nehmen Sie viel Vitamin C zu sich, denn es stärkt die Venenwände. Man findet es vor allem in Kiwis, Holunderbeeren, Zitronen, Orangen, Grapefruit, Tomaten.
- Die Wirkstoffe von Zwiebel und Knoblauch mindern die Produktion von Gerinnungsstoffen im Blut.
- Reduzieren Sie Ihr Gewicht. Zu viele Pfunde setzen Ihre Venen (vor allem die Beinadern) nur unnötig unter Druck.
- Keine Zigaretten! Nikotin verändert die Gerinnungseigenschaften des Blutes.
- Spazierengehen, Jogging oder Aqua-Jogging (für Übergewichtige) und Schwimmen sind ideal, um gegen Durchblutungsstörungen vorzugehen.

Hämorrhoiden

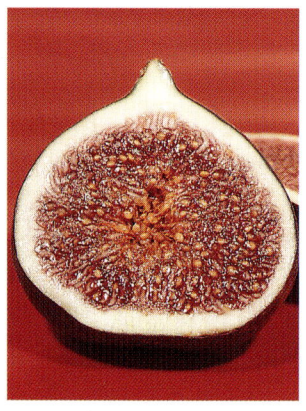

Feigen sind ein effektives Mittel zur Regulierung der Verdauung.

Symptome
● Krankhafte Gefäßerweiterungen im unteren Darm
● Afterjucken und mitunter stechende Schmerzen, vor allem während und nach der Darmentleerung
● Hellrotes Blut auf dem Kot

Ursachen

Die genetische Veranlagung spielt bei Hämorrhoiden eine wesentliche Rolle. Unabhängig davon trägt alles zu ihrer Entstehung bei, was die Region am Afterausgang überdurchschnittlich beansprucht, etwa Schwangerschaften, Verstopfung und ein zu weicher Stuhlgang.

Organische Hintergründe

Etwa 80 Prozent der Hämorrhoidenkranken befinden sich im ersten Stadium. Dieses Stadium ist dadurch gekennzeichnet, daß zwar gelegentlich Blut auf dem Kot zu sehen ist, aber die Gefäßknoten noch nicht zu ertasten sind und noch keine Schmerzen auftreten. Wenn die Therapie zu diesem Zeitpunkt einsetzt, bestehen besonders günstige Aussichten, die Hämorrhoiden in den Griff zu bekommen, ohne daß man sie mittels Chirurgie, Verkochen oder Abschnüren beseitigen müßte.

Psychische Hintergründe

Verstopfungen und zu dünner Stuhl – wesentliche Risikofaktoren für Hämorrhoiden – haben fast immer einen psychosomatischen Hintergrund. Streßsituationen oder unterdrückte Ängste und Wünsche wirken sich auf das vegetative Nervensystem aus; dieses gerät aus dem Gleichgewicht und läßt auf diese Weise Verstopfung und Durchfall mit entstehen.

Altbewährt – so helfen Sie sich selbst!

Weiches Toilettenpapier!
Am besten feuchten Sie Toilettenpapier mit etwas Wasser an, bevor Sie es benutzen.

Ein kleiner weicher Pfropfen
Wenn Sie starken Juckreiz und Schmerzen haben: Ein ölgetränkter Wattebausch zwischen den Gesäßhälften verhindert, daß sich die Knoten aneinander reiben.

Weitere mögliche Ursachen

Mittlerweile werden bei Hämorrhoiden auch noch weitere Ursachen diskutiert:
● Alkohol
● Allergien im Analbereich, beispielsweise gegen bestimmte Duftstoffe im Toilettenpapier
● Prostataveränderungen
● Nahrungsmittelallergien
● Leberstörungen.

Kalte Waschungen

Waschungen nach dem Stuhlgang hemmen den Juckreiz und schließen die beschädigten Blutgefäße. Außerdem werden viele Keime fortgespült.

Polidocanolsalben

Sie lindern das Jucken und die Schmerzen nach der Stuhlentleerung. Preiswerte Präparate sind Hämo-Europuran N und Hexamon N.

Hamamelis

Die Extrakte der Zaubernuß (Hamamelis) hemmen Entzündungen und Blutungen im Analbereich. Salben mit Hamamelis (Präparate: Eulatin NN, sagittaproct Salbe) gibt es in der Apotheke.

Homöopathische Mittel

Hamamelis D6 wirkt gegen Juckreiz und Schmerzen.
Dosierung: 3mal täglich 1 bis 2 Tabletten.

Neu und sanft – unser Tip!

Sitzbäder mit Teebaumöl

Teebaumöl lindert den Juckreiz und die Schmerzen.
Rezept: Geben Sie 6 bis 8 Tropfen des Öls in eine Schüssel oder eine Sitzbadewanne mit warmem Wasser. Dann nehmen Sie ein gemütliches Bad von etwa 10 Minuten Dauer. Tupfen Sie anschließend die Afterregion gründlich, aber behutsam ab.

Medikamente
● **Deutschland**
Hämo-Europuran N,
Hexamon N;
Eulatin NN,
sagittaproct Salbe
● **Österreich**
Keine Polidocanolsalbe;
Felix Salbe,
Hametum-Salbe
● **Schweiz**
Wild-Balsam;
Haemolan, Sulgan

Wichtig!
**Hämorrhoiden müssen nicht unbedingt äußerlich sichtbar sein. Ihre Symptome ähneln denen anderer Erkrankungen des unteren Darmabschnitts – beispielsweise Analfissuren, Analekzemen und Pilzbefall.
Zur Absicherung der Diagnose sollten Sie also auf jeden Fall erst einmal den Arzt aufsuchen.**

Vorbeugen – so bleiben Sie gesund

- **Ballaststoffreiche Ernährung, also vor allem Datteln, Feigen, Pistazien sowie faserreiches Gemüse, Getreide und Brot; von letzteren vor allem: Süßkartoffeln, Schwarzwurzeln, Steinpilze, Linsen, dunkles Mohnbrot, Vollkornmüsli, Vollkornnudeln, Weizenkeime, Leinsamen, Pumpernickel und Knäckebrot.**

- **Regelmäßiger Sport massiert die Verdauungsorgane, kräftigt die darmunterstützende Bauchmuskulatur und sorgt für einen regelmäßigeren Rhythmus beim Stuhlgang. Am besten geeignet sind Ausdauersportarten wie Aqua-Jogging, Radfahren und Schwimmen.**

- **Ruhe auf der Toilette und bei der Darmentleerung ist wichtig, um die Belastungen im Afterbereich in Grenzen zu halten. Sie brauchen übrigens nicht jeden Tag Stuhlgang zu haben; jeden zweiten Tag reicht aus.**

- **Sparen Sie nicht am Toilettenpapier! Es muß nicht dreilagig sein, aber es soll Ihren After sanft reinigen und nicht sauberschmirgeln.**

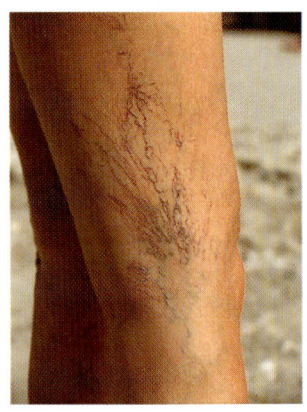

Krampfadern sind nicht nur unschön, sie können auch zu gesundheitlichen Problemen führen.

Krampfadern

Symptome

- Vergrößerte, wurmartig gewundene und verdickte bläulich-rote Venen, die sich unter der Haut abzeichnen oder sie deutlich nach oben ausbeulen; vor allem an den Unterschenkeln
- Bei stärkerer Ausprägung: Neigung zu Blutstauungen und Ödembildung

Ursachen

Krampfadern entstehen durch Blutstau aufgrund mangelhaft versorgter Venenwände. Die Veranlagung dafür kann in die Wiege gelegt sein; Bewegungsmangel, langes Stehen, Vitaminunterversorgung erhöhen das Risiko. Für die Entstehung spielt auch Bindegewebsschwäche eine Rolle. Fettsucht begünstigt ebenfalls die Bildung von Krampfadern.

Organische Hintergründe

Menschen mit Krampfadern haben nicht nur dünne Venenwände, sondern auch eine verringerte Fähigkeit, den Blutgerinnungsstoff Fibrin abzubauen. Dieser Stoff wird vom Körper – gewissermaßen aus Angst vor Verletzungen und Blutungen – in der Nähe der Gefäßwände gelagert, wo es dann rasch zu Verklumpungen und Blutdurchflußstörungen kommen kann. Wer also Krampfadern im Vorfeld verhindern will, muß zwei Dinge in die Wege leiten:

- Eine Stärkung der Venenwände
- Eine Senkung des Fibrinspiegels, um Blutklumpungen zu vermeiden.

Psychische Hintergründe

Krampfadern machen häßlich und werden auch von anderen als Zeichen von Alter und »verkrampfter« Lebenseinstellung des Betroffenen gesehen. Da liegt es nahe, sie per Operation oder Verödung entfernen zu lassen. Allerdings: Oft treten wenige Jahre nach dem Eingriff schon wieder neue Krampfadern auf.

Altbewährt – so helfen Sie sich selbst!

Stützstrümpfe

Stützstrümpfe bringen Erleichterung und fördern den Blutfluß. Man erhält sie in Apotheken oder bei Fachhändlern.

Ein häufiges Problem
Krampfadern sind eine echte Volkskrankheit. Etwa 25 Prozent der Männer und die Hälfte aller Frauen über 40 Jahren leiden daran.

Nicht zu lange stehen!
Überwiegend stehende Tätigkeiten können die Krampfadernbildung begünstigen. Vermeiden Sie zu langes Stehen. Legen Sie öfter die Beine hoch.

Aktive Entstauung
Legen Sie sich auf den Rücken, Beine anheben, 10mal die Fußgelenke beugen und strecken, danach 1 Minute ruhen, dann erneut beugen und strecken; insgesamt 5mal wiederholen.

Yoga

Yoga fördert den Blutfluß. Machen Sie folgende Übung: Legen Sie sich auf den Rücken, die Beine deponieren Sie im rechten Winkel auf einem Stuhl, die Arme liegen entspannt neben Ihnen. Atmen Sie etwa 10 Minuten lang langsam und tief aus dem Bauch heraus (also unter Zwerchfelleinsatz). Wiederholen Sie diese Übung 2mal pro Tag, morgens und abends.

Roßkastanienextrakte

Sie vermögen bis zu einem bestimmten Grad die Venenwände abzudichten. Dadurch gelangt keine Flüssigkeit mehr ins umliegende Gewebe, der Patient bleibt wenigstens von den Schwellungen verschont; außerdem erscheinen die Krampfadern weniger groß. Am sinnvollsten kommt die Roßkastanie als Mittel zum Einnehmen zur Wirkung.

Kneipp-Güsse

Sie sind das wohl effektivste Training für die Blutgefäße. Wandern Sie langsam mit dem kalten Wasserstrahl Ihrer Dusche am rechten Fuß außen bis zur Leiste hoch; dann auf der Innenseite zurück bis zum Fuß. Wiederholen Sie die Anwendung am linken Bein. Machen Sie die Güsse mindestens 2-, besser 3mal pro Tag.

Neu und sanft – unser Tip!

Teebaumöl

Setzen Sie dem Badewasser 15 bis 20 Tropfen Teebaumöl zu, oder massieren Sie Ihre Beine ganz vorsichtig und sanft mit einem Massageöl, das Teebaumöl enthält (100 Tropfen auf 100 ml Mandel-, Avocado- oder Olivenöl).

Vorbeugen – so bleiben Sie gesund

- **Viel Vitamin C, denn das stärkt die Venenwände. Man findet es in Kiwis, Holunderbeeren, Zitronen, Orangen, Grapefruit.**
- **Die Wirkstoffe von Zwiebel und Knoblauch mindern die Produktion von Gerinnungsstoffen im Blut. Dasselbe gilt für Pfeffer und Ingwer.**
- **Reduzieren Sie Ihr Gewicht. Zu viele Pfunde setzen Ihre Beinadern nur unnötig unter Druck.**
- **Keine Zigaretten! Nikotin verändert die Gerinnungseigenschaften des Blutes. Enzympräparate helfen sie zu verbessern.**
- **Spazierengehen, Aqua-Jogging und Schwimmen sind echter Balsam für strapazierte Beinvenen.**

Wichtig!

Eine Krampfader bildet sich nicht von selbst zurück. Für ihre Entfernung durch Operation oder Verödung gibt es jedoch meistens nur kosmetische Gründe. Sie muß allerdings entfernt werden:
- Wenn die Beine nach der Arbeit schmerzen und sich taub anfühlen
- Wenn die Beine ständig geschwollen sind
- Wenn es zu Blutungen kommt.

Medikamente
- **Deutschland**
Aescuven forte, Lindigo a S, Venostasin-retard/-N /-S
- **Österreich**
Venostasin-retard
- **Schweiz**
Aesculaforce N, Venostasin special

Vorsicht bei Schwangerschaft!

Bei Frauen, die eine Neigung zu Krampfadern haben, kann sich eine Schwangerschaft verschlimmernd auswirken. Es gibt mittlerweile allerdings Kurse für Venengymnastik. Erkundigen Sie sich bei Ihrer Krankenkasse.

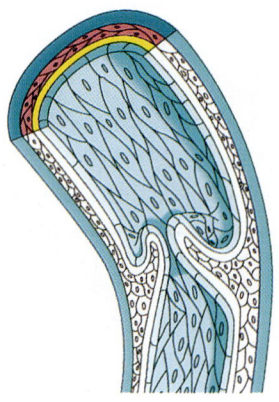

Die Klappen in den Venen sollen den Rückfluß des Blutes nach unten verhindern.

Venenentzündungen

Symptome

- Anschwellen der Beine, oft mit Schmerzen entlang einer Vene; bei oberflächigen Venen Rötung und Überwärmung der Haut
- In anderen Fällen: Muskelkrämpfe, erhöhte Müdigkeit, Brennen in den Beinen, vor allem nach langer Anstrengung (z. B. nach langem Stehen), Juckreiz oder Ekzeme oberhalb des Knies
- Häufig Hautverfärbungen, vor allem auf der Innenseite des Unterschenkels über den Knöcheln
- Komplikationen: Geschwüre (offene Füße oder offene Beine)

Ursachen

Beim stehenden Menschen übt die Blutsäule einen großen Druck auf die Beinvenen aus, die das Blut von unten zum Herzen zurücktransportieren müssen. Damit sich unter dieser Last die Beinvenen nicht noch mehr ausdehnen müssen, befinden sich in den Venen im Abstand von 30 bis 50 cm Klappen, die das Blut wie Schleusen von Klappe zu Klappe portionieren und damit den Gesamtdruck vermindern.

Gehen wir, so drücken unsere Muskeln auf die Venen und befördern das Blut nach oben, also zum Herzen hin. Das ist wie ein umgekehrter Melkvorgang, so als würde das Euter einer Kuh von unten nach oben ausgestrichen. Stehen wir lange, wird diese Muskelpumpe nicht betätigt. Der Druck auf die Beinvenen schädigt dann die Innenwände: Es bilden sich Ausbuchtungen (Varizen), und später werden die Venenklappen funktionsuntüchtig. Menschen mit einer (meist ererbten) Bindegewebsschwäche sind hierbei besonders betroffen. Aber auch die hormonelle Umstellung in der Schwangerschaft und Übergewicht fördern die Bildung von Krampfadern und Venenentzündungen.

Biologische Hintergründe

Es gibt zwei Arten von Beinvenen: die oberflächlich liegenden und die tiefen Venen. Sind letztere in Mitleidenschaft gezogen, brauchen wir dringend die oberflächlichen, damit diese das Blut aus der Tiefe nach oben leiten. Die oberflächlichen Venen können somit die tieferen entlasten – leider nicht umgekehrt. Dies ist ein wichtiger Gesichtspunkt bei der Frage nach der Verödung oder operativen Entfernung der oberflächlichen Beinvenen. Daran ist nur zu denken, wenn die tiefen Venen absolut gesund sind.

Entspannung hilft
Yogaübungen sind hervorragend geeignet, um den Blutfluß zu fördern. Entsprechende Kurse gibt es bei Volkshochschulen und Gesundheitszentren. Bisweilen fördern Krankenkassen solche Kurse. Erkundigen Sie sich bei Ihrer Krankenkasse.

Enzyme helfen
Enzympräparate (aus der Apotheke) verbessern die Durchblutung, helfen, die Schwellungen abzubauen, und fördern das Abklingen der Entzündungsreaktion.

Altbewährt – so helfen Sie sich selbst!

Entlasten Sie Ihre Beine!

Wenn Sie einen Beruf haben, bei dem Sie viel stehen müssen, sollten Sie immer wieder für die Entlastung der Beine sorgen. Machen Sie zwischendrin eine der folgenden Übungen:

- Wippen Sie mit den Füßen (schnell in den Zehenstand gehen und zurück).
- Eine weitere bewährte Hilfe: Auf einem Bein stehend die Ferse des anderen ans Gesäß bringen und so einige Sekunden verharren.
- Beine in der Pause hochlagern, z. B. auf den Tisch. Oder legen Sie sich mit dem Rücken auf den Boden, und stützen Sie die Füße an der Wand ab (etwa im 90-Grad-Winkel).

Stützstrümpfe

Stützstrümpfe bringen Erleichterung und fördern den Blutfluß. Man erhält sie in Apotheken oder bei Fachhändlern. In schwereren Fällen (z. B. bei Entzündungen) kann ein Stützverband getragen werden. Lassen Sie sich von einer Arzthelferin zeigen, wie man so einen Verband richtig anlegt.

Geregelte Verdauung

Bringen Sie Ihren Stuhlgang in Ordnung: Schon das Pressen wirkt sich negativ aus; ebenso das Heben von schweren Lasten.

Kneipp-Güsse

Sie sind ein bewährtes Training für die Blutgefäße. Wandern Sie langsam mit dem kalten Wasserstrahl Ihrer Dusche vom rechten Fuß außen am Bein bis zur Leiste hoch, dann auf der Innenseite wieder zurück nach unten. Wiederholen Sie die Anwendung am linken Bein. Machen Sie die Güsse 2mal pro Bein und mindestens 2- bis 3mal pro Tag.

Vorbeugen – so bleiben Sie gesund

- Viel Gehen, Wandern, Laufen, Radfahren, Schwimmen.
- Versuchen Sie, Ihr Normalgewicht zu halten.
- Vermeiden Sie Dauerwärme, z. B. mit den Beinen nahe an einem Heizkörper sitzen oder Heizkissen und Wärmflasche im Bett.
- Keine Zigaretten! Nikotin verändert die Gerinnungseigenschaften des Blutes.
- Gift sind alle den Blutkreislauf störenden Einengungen: z. B. enge Mieder, einschnürende Gummizüge in Strümpfen und Socken.

Wärme schadet

Menschen mit Venenproblemen haben von April bis September nichts in warmen Zonen (z. B. Mittelmeer) zu suchen. Auch in gemäßigten Zonen sollten sie ihre Beine nicht der Sonne aussetzen. Legen Sie sich also im Freibad unter einen Sonnenschutz, oder decken Sie notfalls die Beine mit einem nassen Handtuch ab. Saunagänge sind verboten.

Lassen Sie die Schwerkraft für sich arbeiten!

Stellen Sie Ihr Bett am Fußende ein paar Zentimeter höher. Auf diese Weise fließt das Blut leichter zurück. Allerdings sollten Sie davon Abstand nehmen, wenn Sie Schnarcher sind oder Herzprobleme haben.

Blutegeltherapie

Bei Venenentzündungen hat sich eine Behandlung mit Blutegeln bewährt. Lassen Sie sich die Blutsauger von einem erfahrenen Arzt oder Heilpraktiker ansetzen.

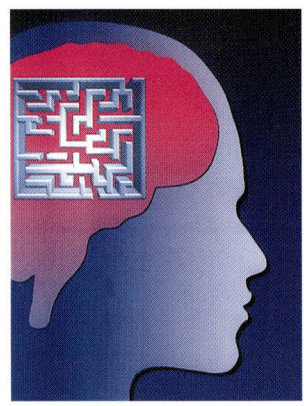

Konzentration kann man trainieren.

Konzentrationsstörungen

Symptome

- Von Objekt zu Objekt springende Gedanken ohne einheitliche Linie
- Vergeßlichkeit, Lernschwäche, Blackouts

Ursachen

Konzentrationsschwäche hat vor allem zwei Ursachen – eine organische und eine psychische:

- Unterversorgung des Gehirns mit Sauerstoff und Nährstoffen. Hierfür können auch falsche Ernährung und Streß verantwortlich sein.
- Das Denken kommt aufgrund innerer Konflikte oder falscher Denkmuster nicht zur Ruhe.

Organische Hintergründe

Unser Gehirn ist immer aktiv, egal, ob wir konzentriert sind, Sport treiben oder schlafen. Es hat daher sehr hohe Ansprüche an seine Ernährung. Vor allem braucht es Cholin, aus dem der Körper den wichtigen Nervenreizstoff Azetylcholin herstellt.

Psychische Hintergründe

Das geistige Springen von Objekt zu Objekt gehört zu den typischen »Denkfehlern« des Abendlandes. Aus Angst, irgend etwas zu vergessen oder von irgend jemandem vergessen zu werden, werden oft mehrere Dinge zur gleichen Zeit erledigt (beispielsweise Autofahren, mit dem Handy telefonieren und im Kopf gleichzeitig den nächsten Geschäftsabschluß planen). Die Folge: Die Erlebnisintensität sinkt, und damit erhöht sich – ganz im Gegensatz zur ursprünglichen Absicht – die Vergeßlichkeit. Wissen Sie beispielsweise noch, was es gestern abend im Fernsehen gab?

Altbewährt – so helfen Sie sich selbst!

Cholinreiche Ernährung

Sie finden Cholin vor allem in Lebensmitteln wie Vollkornprodukten, Naturreis, Weizenkeimen, Kleie, Nüssen, Leber (bzw. Leberwurst) und Eiern. Ein kleiner Trick: Deponieren Sie für den Fernsehabend anstelle von Kartoffelchips ein Schälchen mit Nüssen, Samen und Kernen neben Ihrem Fernsehsessel!

Angst

Wer unter starken Erwartungsängsten leidet, setzt seinen Organismus unter ständige Leistungsbereitschaft, mit der Folge, daß seine Energien frühzeitig aufgebraucht werden. Überprüfen Sie also, ob Ihre Konzentrationsschwäche nicht das Produkt von Angststreß sein könnte! In diesem Fall müssen Sie natürlich erst einmal diesen beseitigen. Lesen Sie dazu bitte auch unter »Angstzustände« nach.

Zahnfüllungen

Befinden sich mehrere unterschiedliche Metalle nebeneinander im Mund, kann es zu galvanischen Strömen kommen, die möglicherweise Ihre Konzentrationsfähigkeit beeinflussen.

Aromatherapie

Rosmarin, Basilikum, Lorbeer und *Pfefferminze* gelten als bewährte Fitmacher für den Geist. Ein paar Tropfen des jeweiligen Öls (Sie können auch Ihre individuelle Lösung aus den einzelnen Ölen zusammenmischen!) in die Duftlampe oder ein Duftschälchen geben, und schon bald kehrt die Konzentration zurück.

Homöopathische Mittel

Sie zeigen gerade bei Problemen wie Konzentrationsschwäche, daß sie mehr sind als bloße chemische Wirkstoffe und daß sie unseren Energiehaushalt ganzheitlich zu beeinflussen vermögen.
Avena sativa hilft bei Schwächegefühlen, Appetitmangel und Reizbarkeit.
Dosierung: 3mal täglich 5 bis 10 Tropfen.
Damiana Pentarkan S wirkt bei körperlicher und geistiger Erschöpfung mit Konzentrationsproblemen.
Dosierung: 3mal täglich 15 Tropfen.
Gelsemium D6 sollte bei Mattigkeit, Spannungskopfschmerzen, Trägheit und Gefühl von Dumpfheit angewandt werden.
Dosierung: 3mal täglich 10 bis 20 Kügelchen.

Sanft und wohlschmeckend – unser Tip!
Lezithin

Lezithin ist ein kleines »Wundermittel«, wenn Sie unter Konzentrationsschwäche leiden. Denn diese Fettart wirkt direkt auf die sogenannten Synapsen des Gehirns, die der Informationsvermittlung dienen.
Lezithinhaltig sind: Eigelb, Sojaprodukte, Buttermilch, Pilze sowie Bananen und Schokolade!

Vorbeugen – so bleiben Sie gesund

- Üben Sie die Fähigkeit, Ihre Gedanken auf ein einziges Objekt zu konzentrieren:

  Beißen Sie ein Stück Brot ab, und kauen Sie es mit langsamen und behutsamen Kieferbewegungen, wobei Sie es mit der Zunge von einer Seite zur anderen schieben.

  Halten Sie das Brotstück möglichst lange im Mund, ohne es hinunterzuschlucken.

  Achten Sie dabei auf die wechselnden Geschmacks- und Tastempfindungen auf Ihrer Zunge; Sie werden staunen, was ein einfaches Stück Brot für ein Sinneserlebnis sein kann!

  Sie können dieselbe Übung auch mit einer Rosine durchführen.

Wichtig!

Kaum etwas schult das Konzentrationsvermögen so gut wie das autogene Training!
Auch andere Entspannungsübungen und -techniken, wie die progressive Muskelrelaxation nach Jacobson, zeitigen gute Ergebnisse. Fernöstliche Entspannungsübungen und Meditationstechniken sind ideal, um den alltäglichen Streß abzuschalten und sich geistig-seelisch zu regenerieren.
Sie haben die Qual der Wahl! Es gibt bei vielen Kursen Schnupperstunden – schnuppern Sie mal hinein!

Assoziationen helfen

Wenn Sie etwas Neues mit Altbekanntem verbinden, können Sie es leichter im Gedächtnis behalten. Dieser Vorgang des Verknüpfens (Assoziation) von Altem mit Neuem hilft dem Gehirn bei der Abspeicherung neuer Informationen.

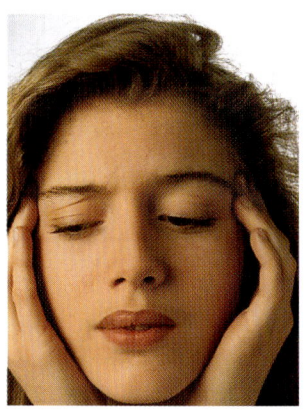

Wesentlich mehr Frauen als Männer sind von der Migräne betroffen.

Migräne

Symptome

- Meistens halbseitig auftretender Kopfschmerz

- Begleitsymptome: Übelkeit, Erbrechen, Lichtscheu, Sehstörungen (z. B. Augenflimmern), Sprechstörungen

- Bei einigen Patienten kündigt sich die eigentliche Schmerzattacke durch eine sogenannte Aura an: Sternchen vor den Augen, Einschränkung des Gesichtsfeldes, Schwindel, Hautkribbeln, Sprachprobleme

Ursachen

Bei Erwachsenen sind es vor allem »kopfgesteuerte« Menschen mit übersteigertem Hang zum »Zerdenken«, die von Migräne heimgesucht werden. Demgegenüber wird Kindermigräne hauptsächlich durch Überlastungen, wie langes Fernsehen und Computerspielen, ausgelöst. Einige Kinder sitzen länger als sechs Stunden vor irgendeinem Bildschirm – selbst zähe Augen und Nervensysteme sind hier weit überfordert. Häufiger Ärger und Streß in Schule und Familie können ebenfalls zu Migräne führen.

Wenn die Kinder beinahe täglich, vor allem nach den Mahlzeiten, unter Migräneattacken leiden, kann eine Unverträglichkeit in bezug auf bestimmte Nahrungsmittel vorliegen. Migräneauslöser sind z.B. Konservierungs- und Lebensmittelfarbstoffe, die sich vor allem in süßen Getränken (Limonade, Cola), Süßigkeiten und Dosenmahlzeiten finden. Hier muß man zunächst durch Umstellungen in der Ernährung die betreffenden Stoffe herausfinden, um schließlich zu einer gezielten Migränediät zu gelangen. Oft reicht es schon aus, die Süßigkeiten aus dem Speiseplan zu streichen.

Neurologische und psychische Hintergründe

Bezüglich ihrer Symptome und ihrer Risikofaktoren ist die Migräne mittlerweile recht gut ausgeleuchtet, doch was ihre neurologischen und psychischen Hintergründe betrifft, besteht keineswegs Einigkeit. Jüngere Forschungsberichte weisen in sehr unterschiedliche Richtungen.

● Das »Denkpausenmodell« sieht in der Migräne eine Form der Erholung fürs hyperaktive Gehirn. In der Tat zeigt sich das Gehirn der Migränepatienten im EEG (Elektroenzephalogramm; Gehirnstrommessung) viel aktiver als das der gesunden Menschen – Migräniker stehen praktisch ständig unter Strom.

Migränepatienten sind neugierig, ständig aktiv und können sich nur schwer entspannen. Darüber hinaus besteht bei ihnen die Neigung, auch alltägliche Probleme mit größter Konzentration anzugehen. Klar, daß das Gehirn bei derartigen Belastungen Pausen einlegen muß – und die nimmt es sich, indem es die Blutgefäße engstellt und durch die dabei freiwerdenden Substanzen eine Kopfwehattacke auslöst. Die Patienten können gewissermaßen also nur durch ihre Migräne existieren. Denn ohne den Zwang zum Innehalten, der durch die Schmerzattacke eingefordert wird, würde ihr dauerstrapaziertes Gehirn Schäden davontragen.

● Gegenüber dem »Denkpausenmodell« klingt das »Schlaganfallmodell« wesentlich beängstigender. Neurologen fanden nämlich im Gehirn von Migränepatienten zahlreiche Vernarbungen. Und diese Entdeckung spricht dafür, daß sich im Vorfeld der Migräneattacke jedesmal ein kleiner Schlaganfall ereignet, der aus der Zusammenziehung von Blutgefäßen herrührt und blutleere Stellen der Zerstörung hinterläßt. Am Anfang sind diese Orte glücklicherweise noch zu klein, als daß der Patient irgendwelche neurologischen »Ausfälle« zu beklagen hätte. Doch bei chronischer Migräne muß längerfristig – besonders im fortgeschrittenen Alter der Patienten – eventuell mit Komplikationen gerechnet werden.

Altbewährt – so helfen Sie sich selbst!

Schmerzmittel

Die klassischen Wirkstoffe gegen die akute Migräneattacke sind *Azetylsalizylsäure (ASS), Paracetamol* und *Ibuprofen.* Welcher Wirkstoff für welchen Menschen der richtige ist, kann letztendlich nur durch Ausprobieren herausgefunden werden. Wichtig: Meiden Sie Kombinationspräparate, und nehmen Sie die Mittel so früh wie möglich, am besten schon beim Auftreten der Aurasymptome.

Die preiswertesten Azetylsalizylsäurepräparate sind: Acesal, Aspirin, ASS-ratiopharm, Togal ASS 400. Bei den preiswertesten Paracetamolpräparaten handelt es sich um: Benuron, Paracetamol-ratiopharm 500 T, Paracetamol 500 Stada. Die preiswertesten Ibuprofenpräparate wiederum sind: Aktren, Optalidon.

Akupressur

Sie zählt bei psychosomatischen Erkrankungen wie der Migräne zu den Mitteln der ersten Wahl. Am besten sollte sie nicht nur zu den Attacken, sondern regelmäßig (3- bis 5mal) über den Tag verteilt zum Einsatz kommen.

Tai Yang: Der chinesische Akupressurpunkt Tai Yang (die Sonne) liegt etwa anderthalb Fingerbreit hinter und knapp unterhalb des

Kindheitserbe

Bereits 37 Prozent aller Kinder haben bis zum siebten Lebensjahr schon einmal Kopfschmerzen gehabt. Besonders hartnäckig ist der berüchtigte Halbseitenkopfschmerz der Migräne: Etwa zwei Drittel der migränekranken Kinder übernehmen die Krankheit ins Erwachsenenalter.

Fußbäder

Ansteigende Fußbäder haben sich bei Kopfschmerzattacken bewährt, denn sie beeinflussen das vegetative Nervensystem günstig.

Medikamente

● **Deutschland**
Acesal, Aspirin, ASS-ratiopharm, Togal ASS 400; Benuron, Paracetamol-ratiopharm 500 T, Paracetamol 500 Stada; Aktren, Optalidon

● **Österreich**
Aspirin, Aspro, ASS Genericon; Mexalen, Tylenol; Dolgit, Ibupron

● **Schweiz**
Aspirin, Aspro, Togal ASS 500; Acetalgin, Ben-u-ron, Dafalgan; Brufen, Dolgit

Nicht nur zur Vorbeugung von Migräneanfällen ist es sinnvoll, sein Gefäßsystem zu trainieren. Regelmäßig betriebene Ausdauersportarten, wie z. B. Jogging, am besten noch in netter Gesellschaft, fördern die Durchblutung, stärken die Gefäßwände und halten sie elastisch.

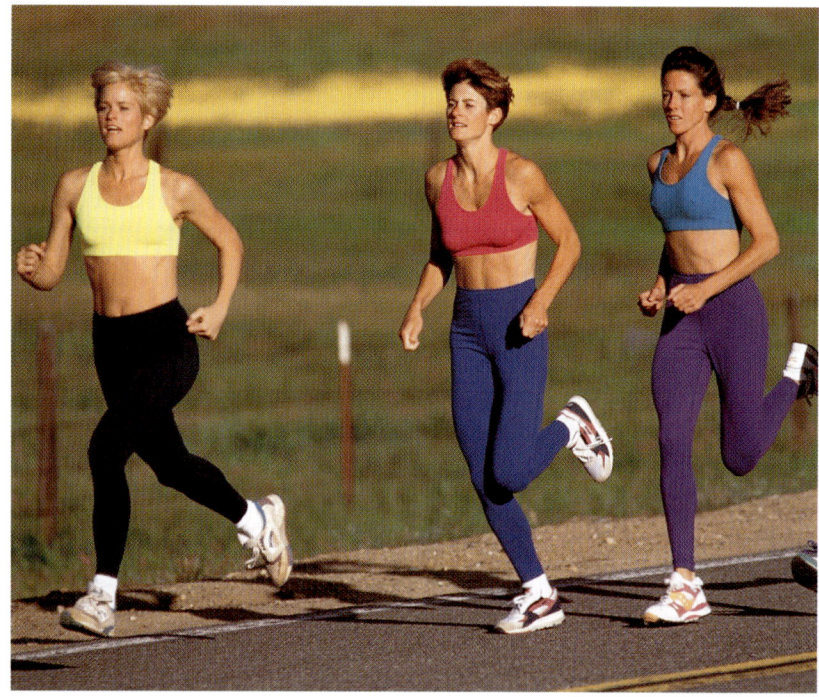

Migränekalender
Am besten kommt man den Ursachen der Migräne auf die Schliche, indem man einen Schmerzkalender anfertigt: Bringen Sie vier bis sechs Wochen lang alle wesentlichen Merkmale der Krankheit zu Protokoll: Dauer der Migräneattacke, ihre Stärke, die Begleitsymptome, was Sie zuvor gegessen haben und was bereits gegen die Schmerzen unternommen bzw. auf welche Medikamente zurückgegriffen wurde.

äußeren Endes der Augenbrauen. Sie sollten diesen Punkt am besten mit Hilfe eines Spiegels suchen; daß Sie sich an der richtigen Stelle befinden, wissen Sie dann, wenn Sie eine Vertiefung spüren. Massieren Sie diesen Punkt mit Ihren Fingerspitzen etwa anderthalb Minuten lang (erst die geringer schmerzende, dann die stärker schmerzende Kopfseite).

Pian Tou Dian: Dieser Punkt liegt am Mittelgelenk des Ringfingers, und zwar auf der dem kleinen Finger zugewandten Seite. Massieren Sie ihn anderthalb Minuten lang kräftig mit einer Fingerkuppe: zunächst den Ringfinger auf der geringeren Kopfschmerzseite, dann den Finger auf der stärkeren Schmerzseite.

Silberweidentee

Die Silberweide wird auch als Aspirin der Volksmedizin bezeichnet, da sie eine chemische Vorstufe der Azetylsalizylsäure enthält: das Salizin.

Rezept: 1 TL der Rinde mit 1/4 l kaltem Wasser mischen und bis zum Sieden erhitzen. Dann den Topf vom Herd nehmen, den Tee 5 Minuten ziehen lassen, danach abseihen.

Intensiver ist ein Kaltauszug: Dazu setzen Sie 1 gehäuften TL mit 1/4 l kaltem Wasser an; 8 Stunden ausziehen lassen, danach einmal kurz aufkochen und abseihen. Trinken Sie den Tee über den ganzen Tag verteilt.

Neu und sanft – unser Tip!

Aromatherapie

Immer öfter empfehlen naturheilkundlich orientierte Ärzte bei (nur gelegentlichen) Kopfschmerzen eine Aromatherapie. Düfte wirken über den Geruchssinn auf das vegetative Nervensystem und haben eine beruhigende, entspannende und erfrischende Wirkung. Gegen Kopfschmerzen kann man *Pfefferminzöl* nehmen, das auf Stirn und Schläfen aufgetragen wird.

Vorbeugen – so bleiben Sie gesund

- Viel Bewegung, denn diese trainiert auch die Blutgefäße zum Kopf. Am besten eignen sich Ausdauersportarten wie Radfahren, Jogging (nicht bei Übergewicht!), Aqua-Jogging und stramme Spaziergänge.

- Kein Parfüm! Wenn Sie häufiger unter Migräneanfällen leiden, sollten Sie auf Parfüm verzichten. Bestimmte Duftstoffe gehören zu den Hauptauslösern von Kopfschmerzen.

- Weniger Fleisch, dafür mehr Fisch in den Speiseplan aufnehmen. Der Grund: Schmerz- und Entzündungssubstanzen werden meistens aus der sogenannten Arachidonsäure gebildet, einer Fettsäure, die vor allem in Fleisch enthalten ist. Essen Sie lieber Fisch (mit Ausnahme von Aal, denn der enthält sehr viel Arachidonsäure).

- Entspannungstechniken wie Qi Gong, autogenes Training, Muskelentspannung nach Jacobson helfen Ihnen, Ihren Alltag streßfreier zu gestalten.

- Führen Sie ein Migränetagebuch, und ermitteln Sie Ihre persönlichen Auslösefaktoren (Wetterveränderungen, Alkohol, bestimmte Nahrungsmittel wie Käse oder Schokolade, Streß, der Eisprung, Lichtreize, langer Schlaf etc.).
  Versuchen Sie dann, die Auslöser gezielt zu vermeiden.

- Bemühen Sie sich um einen gleichmäßigen Lebensrhythmus. Erwiesenermaßen gibt es am Wochenende – also in relativen Ruhephasen – mehr Migräneattacken als sonst.

- Mindestens genauso häufig wie Migräne sind einfache Spannungskopfschmerzen. Von Ärzten oder von der Deutschen Migräne- und Kopfschmerzgesellschaft (DMKG) erhalten Sie den »Kieler Kopfschmerzfragebogen«, mit dem man die Kopfschmerzen genau analysieren und identifizieren lassen kann (Adresse der DMKG siehe Randspalte).

Kein Sport bei akutem Schmerz!

So gut intensiver Sport sich zur Vorbeugung von Migräneattacken eignet, so schlecht ist er für den akuten Migräneanfall. Meistens steigert sich hier der Schmerz bis zur Unerträglichkeit.

Wichtige Adresse

Die Deutsche Migräne- und Kopfschmerzgesellschaft (DMKG) veranstaltet bundesweit Patientenseminare, in denen Gefäßtrainings angeboten werden. Auskünfte erhalten Sie bei:
DMKG, Zentrum für Nervenheilkunde Universität Kiel Niemannsweg 147 24105 Kiel

Neuraltherapie

Die sogenannte Neuraltherapie erzielt bei Migränepatienten zum Teil beachtliche Erfolge. Sprechen Sie mit Ihrem Arzt einmal über die Möglichkeit einer solchen Behandlung.

Schlafwandeln

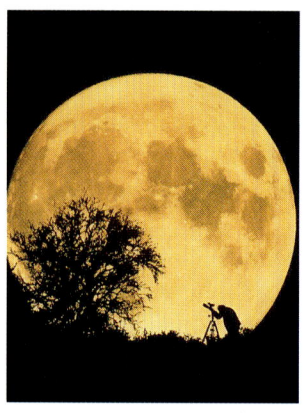

Der Vollmond beeinflußt möglicherweise bei empfindlichen Menschen den Schlafrhythmus.

Symptome

- Schlafwandler stehen mitten in der Nacht auf, um das Bett zu verlassen und umherzulaufen

- Einige von ihnen haben geöffnete Augen, verrücken Gegenstände und geben auch ganz sinnvolle Antworten, wenn sie auf ihr Tun angesprochen werden; am nächsten Morgen können sie sich jedoch an nichts mehr erinnern

Ein echtes Kinderproblem
Bis zu 30 Prozent aller Kinder gehören zumindest vorübergehend zu den Schlafwandlern. Die nächtlichen Ausflüge beginnen im Alter von drei bis vier Jahren, bis zum 14. Lebensjahr sind sie in der Regel verschwunden. Doch immerhin bleibt ein Prozent von ihnen bis ins hohe Alter dabei.

Ursachen

Die Erbanlagen tragen eine große Mitschuld am Schlafwandeln. Wenn beide Elternteile schlafwandeln, gehören ihre Kinder mit einer Wahrscheinlichkeit von 60 Prozent ebenfalls zur Gruppe der Nachtspaziergänger. Auch psychische Belastungssituationen fördern das Schlafwandeln – allerdings fungieren sie weniger als Auslöser, sondern eher als Verstärker.

Neurologische Hintergründe

Schlafwandler haben eine gestörte »Schlafarchitektur«. Im Unterschied zum Durchschnittsschläfer wechseln sie nicht kontinuierlich, sondern abrupt vom Tiefschlaf in die sogenannte REM-Phase (REM = rapid eye movements = schnelle Augenbewegungen), ein leichtes Schlafstadium, das auch durch intensives Träumen gekennzeichnet ist. Durch diesen plötzlichen Wechsel wird das Gehirn regelrecht überrumpelt. Es muß urplötzlich zahlreiche »Actionszenen« im Traum produzieren und gleichzeitig das Bewegungszentrum blockiert halten. Damit ist es häufig überfordert. Die Folge: Die Schleusen des Bewegungszentrums bleiben offen und lassen Nervensignale zu den Muskeln durch; der Schlafende beginnt, sich auf den Weg zu machen.

Auch der Mond spielt mit

Nicht wenige Schlafwandler beschränken sich bei ihren Touren ausschließlich auf Vollmondnächte. Die restliche Zeit schlafen sie ganz friedlich. Noch ist nicht geklärt, wie es der Erdtrabant schafft, ihnen im Schlaf Beine zu machen. Sein Licht hat jedenfalls nichts damit zu tun. Möglicherweise vermag sein Magnetfeld den Schlafrhythmus zu beeinflussen, denn der Einfluß von Magnetfeldern auf den menschlichen Schlaf, beispielsweise durch Wetterverhältnisse, Elektrizität oder Erdmagnetismus, ist nahezu gesichert.

So helfen Sie sich und Ihrem Kind!

Festbinden!

Binden Sie den kleinen Schlafwandler mit dem Bein oder Arm am Bett fest! Um nicht mißverstanden zu werden: Hier soll nicht einer Grausamkeit gegenüber Kindern das Wort geredet werden. Aber nur so können Sie Ihr Kind letzten Endes vor Unfällen schützen. Erklären Sie Ihrem Kind, was Sie tun und warum Sie es tun. Sie können das Ganze auch als Spiel gestalten: Nehmen Sie dazu ein elastisches Seil oder einen langen dünnen Stoffschal, und lassen Sie den Schlafwandler auf keinen Fall selbst die Befestigungsknoten machen! Denn das Kind weiß ja, wie es sich den Knoten geschlungen hat, und das würde es ihm ziemlich leichtmachen, sich zu Beginn seiner nächtlichen Exkursionen wieder zu entfesseln.

Aromatherapie

Schaffen Sie ein beruhigendes, angenehmes Raumklima im Schlafzimmer – mit Duftölen wie *Geranium, Kamille, Melisse, Sandelholz* oder *Ylang-Ylang*.
Sie können diese Düfte einzeln oder in Mischungen entweder im Raum versprühen (5 bis 8 Tropfen zusammen mit destilliertem Wasser) oder in eine Duftlampe bzw. auf einen Duftstein geben.

Schlummertee

Melisse, Baldrian und Lavendel wirken stabilisierend auf den Schlafzyklus.
Rezept: Jeweils 1 TL der drei Pflanzen in 1 großen Tasse mischen und mit 1/2 l siedendem Wasser übergießen, 10 Minuten ziehen lassen, dann abseihen.
Trinken Sie diesen Tee vor dem Schlafengehen. Kinder sollten ihn 1 Stunde vorher trinken und unmittelbar vor dem Schlafengehen noch einmal zur Toilette gehen, um nächtliche Harndrangprobleme zu vermeiden.

Vorbeugen – so bleibt Ihr Kind gesund

● Beenden Sie den Tag immer mit einem intensiven Zwiegespräch mit Ihrem Kind, wobei die wichtigsten Tagesereignisse noch einmal in Erinnerung gebracht werden sollten. Loben Sie, was Sie an diesem Tag bei Ihrem Kind gut fanden, tadeln Sie es bitte wenig. Den Abschluß sollte ein gemeinsames Lied (oder ein Gebet) bilden. Keine Märchen und Abenteuergeschichten! Das Vorlesen von Texten eignet sich für Kinder mit Schlafproblemen weniger, da es ihr Gehirn zu nächtlichen »Ausflügen« veranlassen könnte.

Aktive Schläfer

Durch den plötzlichen Wechsel vom Tiefschlaf zur sogenannten REM-Phase kommt es nicht nur zum Schlafwandeln, sondern bisweilen auch zum Sprechen im Schlaf oder – bei Kindern – zum Einnässen.

Abenteuerlich

Schlafwandler treiben mitunter die abstrusesten Dinge. Da gab es z. B. die Frau, die jeden Abend vom ersten Stock ihres Hauses in die Küche hinunterging, um dort den Kühlschrank leer zu essen. Sie verdächtigte das Hausmädchen, wurde aber selbst merkwürdigerweise immer dicker. Die Wahrheit kam schließlich ans Tageslicht, als eines Morgens eine Zigarettenkippe im Kühlschrank lag. Sie stammte von der Marke, welche die Frau zu rauchen pflegte.

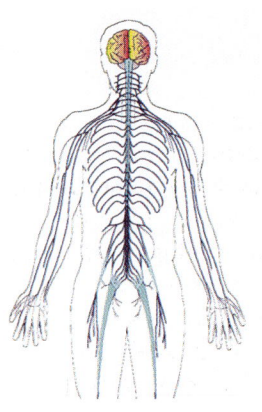

*Der Sitz des Schmerz-
zentrums ist im Gehirn.*

Das Zahnarztwunder
Wie stark Angst und
Hilflosigkeit unser
Schmerzempfinden be-
einflussen können, wird
schon mancher beim
Phänomen des nächtli-
chen Zahnschmerzes ver-
spürt haben, der wohl
kaum von einem anderen
Schmerz an Heftigkeit
zu schlagen ist.
Beim darauffolgenden
Zahnarztbesuch
ist er jedoch oft
wie weggeblasen.
Der Grund:
Unser Gehirn empfindet
jetzt den Schmerz als
überflüssig, denn es naht
ja fachkundige Hilfe,
die in der Nacht
noch in unerreichbarer
Ferne war.

Schmerzen

Symptome

- Schmerzen sind komplexe Sinneswahrnehmungen, die je nach Ursache und auch nach Persönlichkeit des Schmerzempfindenden starke Unterschiede aufweisen können
- Der wesentliche Charakterzug des Schmerzes – und damit gleichzeitig seine biologische Aufgabe: Er schränkt unser Wohlbefinden ein und hindert uns an bestimmten Bewegungen (Beispiel: die Schonhaltung beim Hexenschuß) und ungünstigen Verhaltensweisen (Beispiel: der Magenschmerz, der uns am Essen hindert)

Ursachen

Der Schmerz kann zahlreiche körperliche Ursachen haben, von der Verletzung bis zur Ausschüttung von chemischen Schmerzauslösern ins Blut. In jüngerer Zeit rückt sein psychischer Aspekt zunehmend in den Vordergrund.

Biologische Hintergründe

Der Schmerz ist keine direkte Sinnesempfindung wie etwa das Hören oder das Sehen. Für das Hören und Sehen gibt es ganz spezifische Sinneszellen, die ihre Signale an die entsprechenden Zentren im Gehirn weitergeben. Die Entstehung der Schmerzwahrnehmung ist um einiges komplizierter. Zwar gibt es in der Haut und auch in den meisten anderen Organen freie Nervenendigungen, die beispielsweise Gewebeschäden registrieren und diese dem Gehirn melden, doch es spielen noch zahlreiche andere Bereiche des Nervensystems mit hinein, die auch ohne das Signal der Nervenendigungen die Schmerzwahrnehmung auslösen können – etwa das vegetative Nervensystem, das weder unserem Willen noch unserem Bewußtsein unterworfen ist. Bei sogenannten neuralgischen Schmerzen handelt es sich um Erkrankungen der Nerven selbst.
Der Ort der Schmerzentstehung und der Ort der Schmerzempfindung können, müssen aber nicht zusammenfallen; es gibt zwei grundsätzliche Möglichkeiten:

- Dort, wo die Verletzung eingetreten ist, wird auch der Schmerz empfunden (z. B. beim Schnitt in den Finger).
- An der schmerzenden Stelle ist keinerlei Verletzung oder Störung wahrzunehmen (sogenannter Fernschmerz).

Psychische Hintergründe

Die Bewertung, ob und wie heftig ein Schmerz ist, ist keine angeborene Funktion, sondern wird im Laufe der individuellen Entwicklung erlernt. Dabei spielt auch die Kultur eine große Rolle. Menschen in unseren Breiten sind wesentlich schmerzanfälliger als beispielsweise die Angehörigen von Urwaldstämmen in Afrika und Lateinamerika.

Auf dem afrikanischen Kontinent gibt es Chirurgen, die ohne den Einsatz von Betäubungsmitteln, Hypnose oder anderen schmerzdämpfenden Verfahren Schädeloperationen vornehmen. In diesen Kulturen zählt der Schmerz einfach nichts, er ist kein Wert, dem man Beachtung schenken müßte. Durch diese Einstellung wird nicht nur der Drang der Schmerzmitteilung gedämpft, sondern auch das Schmerzempfinden selbst. Darüber hinaus haben diese Menschen ein großes Vertrauen in die Künste ihrer heilkundigen Fachleute. Und damit erfüllen sie nach Ansicht von Psychologen ein wesentliches Kriterium der Schmerzdämpfung, nämlich: keine Furcht zu haben.

Altbewährt – so helfen Sie sich selbst!

Ibuprofen, ASS und Paracetamol

Diese drei Wirkstoffe zählen zu den Klassikern der Behandlung von leichten und mittleren Schmerzen. Am besten wirken sie, wenn jeder einzeln genommen wird; Kombinationspräparate konnten bislang nicht den Nachweis erbringen, besser als die Monopräparate zu sein. Im folgenden erhalten Sie also eine Auflistung der preiswertesten Monopräparate.

Ibuprofen: Aktren, Optalidon.
ASS: Acesal, Aspirin, ASS-ratiopharm, Togal ASS 400.
Paracetamol: Benuron, ct Paracetamol, Paracetamol-ratiopharm 500 T, Paracetamol 500 Stada.

Akupressur

Die Akupressur spielt in der traditionellen chinesischen Medizin bei der Schmerzlinderung eine wichtige Rolle. In modifizierter Form findet sie auch mehr und mehr Eingang in die westliche Medizin. Im folgenden sind einige der wichtigsten Akupressurpunkte angeführt. Beachten Sie bei der Massage bitte folgende Grundsätze: Massieren Sie stets beide Seiten, jeweils für 1 bis 2 Minuten. Behandeln Sie immer diejenige Seite zuerst, auf der Sie Schmerzen haben.

Schmerzen im unteren Rücken: Massieren Sie mit den Fingerspitzen die beiden »Lenden-Bein-Punkte«. Sie liegen auf dem Handrücken an der Außenseite der Zeigefingersehne und an der Innenseite der Kleinfingersehne, zwei Fingerbreit von den Fingerknöcheln entfernt.

Vorsicht bei Schmerzmitteln!
Regelmäßiger Schmerzmittelkonsum läßt Körper und Gehirn verlernen, wie sie selbsttätig mit Schmerzen umgehen können. Darüber hinaus kann er zu eigenen Schmerzsymptomen (z. B. Schmerzmittelkopfschmerzen) und zur Sucht führen.

Medikamente
● **Deutschland**
Aktren, Optalidon;
Acesal, Aspirin, ASS-ratiopharm, Togal ASS 400;
Benuron, ct Paracetamol, Paracetamol-ratiopharm 500 T, Paracetamol 500 Stada
● **Österreich**
Dolgit, Ibupron;
Aspirin, Aspro;
Mexalen
● **Schweiz**
Brufen, Dolgit;
Aspirin, Aspro;
Dafalgan

Durch das Zusammenspiel verschiedener Ursachen kommt es zu einer sogenannten Schmerzspirale. Im abgebildeten Schema wird gezeigt, welche Faktoren einen chronischen Spannungskopfschmerz bewirken können.

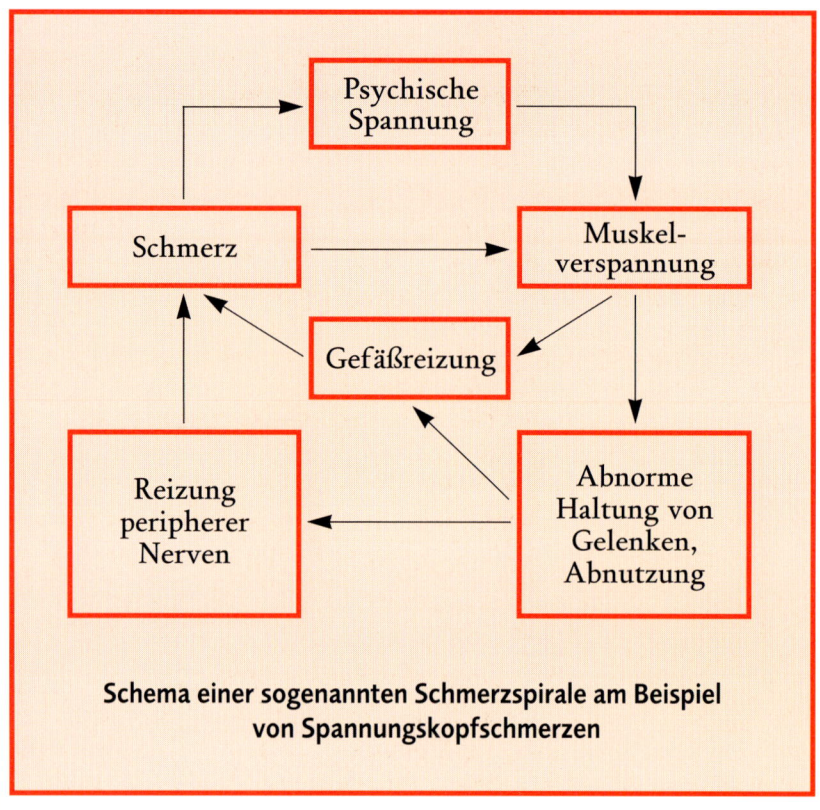

Schema einer sogenannten Schmerzspirale am Beispiel von Spannungskopfschmerzen

Akupunktur und Akupressur
Beide Formen der Schmerzbehandlung wirken durch Reizung. Im ersten Fall durch einen Stich, im zweiten durch sanfte Berührung und Massage der Körperoberfläche. Durch diese äußerliche Reizung wird reflektorisch auf das Nervensystem eingewirkt.

Schulterschmerzen: Der Schulterpunkt liegt direkt unterhalb des Zeigefingergrundgelenks in der Kuhle zwischen Daumen und Zeigefinger.
Nackenschmerzen: Der Nackenpunkt liegt zwischen den Knöcheln des Zeige- und Mittelfingers, genau in der Mulde.
Kopfschmerzen: Hier hilft Massage am Tai Yang. Er liegt oberhalb der Schläfe, zwei Fingerbreit hinter den Augenbrauen in einer deutlich spürbaren Mulde.
Kopf, Lende und Bein: Der Punkt Jing Gu liegt am äußeren Fußrand, in einer Mulde vor dem Mittelfußknochen. Sie finden ihn am besten, wenn Sie mit dem Zeigefinger vom kleinen Zeh in Richtung Ferse wandern.
Oberkörperbereich: Der Punkt Koun Lun liegt am Fuß, und zwar in der Mitte einer gedachten Linie zwischen der Spitze des Außenknöchels und dem hinteren Achillessehnenrand, an der Oberkante des Fersenbeins. Die Massage dieses Punktes hilft gegen fast alle Schmerzen im Oberkörperbereich.

Aromatherapie
Ätherische Öle wirken auf das vegetative Nervensystem und können Schmerzen dämpfen. Geben Sie 5 bis 8 Tropfen der jeweiligen

Öle auf einen Lappen oder ein Leinentuch, die Sie auf die betroffenen Stellen legen. Bei Zahnschmerzen hat es sich bewährt, das Nelkenöl mit einem Wattestäbchen an die schmerzende Stelle zu tupfen. Bei Kopfschmerzen sollten sowohl Schläfen, Stirn als auch Nacken eingerieben werden.

Schmerzen in Nacken, Kopf und Ohren: Lavendel, Rosmarin, Pfefferminze.

Muskelschmerzen: Jasmin, Rosmarin, Lavendel.

Schmerzen bei Wunden, Abszessen, Ekzemen, Geschwüren und Insektenstichen: Lavendel, Cajeput.

Bauchschmerzen: Basilikum, Kamille.

Rückenschmerzen: Ingwer, Lavendel, Rosmarin.

Zahnschmerzen: Kamille, Nelke.

Neu und sanft – unser Tip!

Tennisballtherapie am Kopf

Die Tennisballtherapie am Kopf wurde von einer deutschen Krankengymnastin entwickelt. Der Patient lernt hier, seine »Schmerzkanäle« zu schließen, indem er seine Aufmerksamkeit auf den intensiven Körperkontakt mit der Filzkugel lenkt. Darüber hinaus führen die Übungen zu einer umfassenden und schmerzlindernden Muskelentspannung. Hierzu eine Übung:

- Legen Sie sich mit dem Rücken auf eine harte Matte! Dann deponieren Sie einen Tennisball unter dem Hinterkopf. Balancieren Sie so lange, bis der Kopf in einem stabilen Gleichgewicht bleibt. Setzen Sie dabei Ihre Nacken- und Kiefermuskeln ein, bis Sie schließlich keine Muskelspannung mehr nötig haben, um das Gleichgewicht zu halten.
- Jetzt erfolgt die sogenannte Visualisierung, d. h., Sie bemühen sich bei der Übung um eine bildhafte Vorstellung. Am besten schließen Sie dazu die Augen! Stellen Sie sich vor: Der Tennisball ist eine heiße Kugel, aus der Wärme in den Kopf einströmt. Der Knochen des Hinterhaupts schmilzt regelrecht mit dem Ball zusammen und verleibt ihn sich ein. Stellen Sie sich diese Verschmelzung ganz intensiv vor. Die Halswirbelsäule als Verbindung zwischen Kopf und Rumpf sollte nicht als Steg, sondern als Hängebrücke erlebt werden.
  Die Übung kann ruhig 3 bis 5 Minuten dauern; genießen Sie die Wärme, die sich an Nacken und Hinterkopf einstellen wird.

Nähere Auskünfte zu dieser Therapieform erteilt:
Neuromedizinisches Fortbildungszentrum
An der Obergeis 13
36251 Bad Hersfeld

Plazebo – der Schummeltrick!

In der Medizin scheut man nicht mehr davor zurück, »problematische« Patienten zu »beschummeln«, indem man ihnen anstelle eines Schmerzmittels ein sogenanntes Plazebomedikament gibt. So besserten sich beispielsweise laut einer Studie bei 35 Prozent der Patienten die Schmerzen, als man ihnen lediglich eine Kochsalzlösung verabreichte – die Patienten wußten das allerdings nicht, sie waren im Glauben, daß sie Morphium erhielten.

Wichtig!

Das oberste Prinzip bei Schmerzen heißt schlicht und einfach: Ursachenklärung. Bitte gehen Sie bei fortdauernden Schmerzen zum Arzt, um sich von ihm eine Diagnose stellen zu lassen.

Neuraltherapie

Bei chronischen Schmerzzuständen sollten Sie sich Hilfe bei einem Arzt holen, der eine Neuraltherapie durchführen kann.

Spannungskopfschmerzen

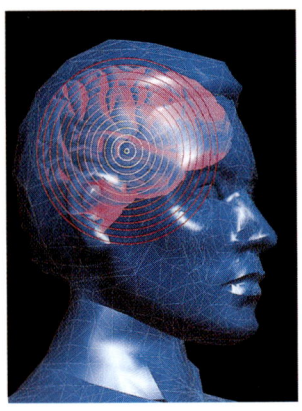

Kopfschmerzen können sich in konzentrischen Ringen verteilen.

<table>
<tr><td>

Symptome

- Der Schmerz verteilt sich, vom Hinterhaupt kommend, diffus über die gesamte Schädeldecke
- Die Betroffenen haben oft das Gefühl, als ob sie einen zu klein geratenen Helm aufgesetzt hätten oder ihr Schädel in einem Schraubstock gefangen wäre
- Nachts lassen die Schmerzen nach; sie werden auch – im Gegensatz zur Migräne – beim Treppensteigen oder bei anderen Anstrengungen nicht schlimmer

</td></tr>
</table>

Ein häufiges Übel
Von Spannungskopfschmerzen – die Bezeichnung erhielt dieser Typ Kopfschmerz 1988 von der International Headache Society – werden jährlich etwa 88 Prozent der Frauen und 69 Prozent der Männer befallen. Im Gegensatz zur Migräne ist der Schmerz beidseitig, verstärkt sich nicht bei körperlicher Arbeit und steigert sich auch langsamer.

Ursachen

Ausgelöst werden die Spannungskopfschmerzen meistens durch ein psychisches Problem. Die andere Möglichkeit: Sie rühren von Verspannungen im Nackenbereich her.

Körperliche Hintergründe

Bei Kindern werden Spannungskopfschmerzen oft durch falsches Sitzen ausgelöst. Der häufigste Sitzfehler: Der Tisch ist im Verhältnis zum Stuhl zu hoch, es kommt zu einer falschen Sitzposition und damit zu einer Verspannung der Schultermuskeln, die schließlich bis in den Kopf hinaufzieht.

Psychische Hintergründe

Der Spannungskopfschmerz tritt besonders unter Leistungsdruck oder in kritischen gesellschaftlichen Situationen auf. Viele Patienten berichten davon, daß sie die Schmerzen immer dann bekommen, wenn ihnen etwas unendlich peinlich ist.

Derartige Situationen des peinlichen Ärgerns werden vom Gehirn als belastend und gefährlich empfunden. Es reagiert darauf, indem es die Muskeln und Blutgefäße im Hals- und Nackenbereich unter Spannung setzt. Diese Reaktion stammt noch aus menschlichen Urzeiten: Damals war es ganz zweckmäßig, angesichts von Feinden den Kopf einzuziehen und den gefährdeten Hals unter einen Muskelpanzer zu legen. Heute hat dieser Mechanismus allerdings keinen Sinn mehr. Im Gegenteil: Längerfristige Anspannungen von Muskeln und Gefäßen behindern die Durchblutung und setzen bestimmte Stoffwechselprodukte frei – und dadurch werden die zahlreichen Nervenenden (Schmerzrezeptoren), die sich in unserer Schädeldecke befinden, gereizt.

Altbewährt – so helfen Sie sich selbst!

Akupressur

Sie zählt bei Spannungskopfschmerzen zu den Mitteln der ersten Wahl. Am besten sollte sie nicht nur während der Attacken, sondern regelmäßig, etwa 3- bis 5mal über den Tag verteilt, eingesetzt werden.

Tai Yang: Der »Sonnenpunkt« liegt etwa anderthalb Fingerbreit hinter und knapp unterhalb des äußeren Endes der Augenbrauen. Suchen Sie diesen Punkt mit Hilfe eines Spiegels; wenn Sie mit den Fingern eine Vertiefung spüren, sind Sie an der richtigen Stelle. Massieren Sie diesen Punkt etwa 1 Minute lang mit den Fingerspitzen – erst die geringer schmerzende, dann die stärker schmerzende Kopfseite. Massieren Sie beruhigend, also im Uhrzeigersinn von innen nach außen.

Pian Tou Dian: Dieser Punkt liegt am Mittelgelenk des Ringfingers, und zwar auf der dem kleinen Finger zugewandten Seite. Massieren Sie ihn 1 Minute lang kräftig mit einer Fingerkuppe; erst den Finger auf der geringer schmerzenden Seite, dann den Finger auf der stärker schmerzenden Kopfseite.

Silberweidentee

Die Silberweide wird auch als Aspirin der Volksmedizin bezeichnet, da sie eine chemische Vorstufe der Azetylsalizylsäure enthält.
Rezept: 1 TL Silberweidenrinde in 1/4 l kaltem Wasser erhitzen (nur bis zum Sieden); 5 Minuten ziehen lassen, dann abseihen.

Farbtherapie

Farben wirken auf unsere Psyche; sie lassen uns Schmerzen weniger stark fühlen und aktivieren Selbstheilungskräfte. Zu den wirksamen Farben bei Kopfschmerzen gehören Violett und Blau. Bevorzugen Sie diese Farben in Ihrer Kleidung. Während der Kopfschmerzattacke hilft es, wenn Sie die Augen schließen und sich ein kühlendes Blau vorstellen, wie es langsam am Horizont emporsteigt und immer größer wird. Schließlich sollten Sie geistig Ihren ganzen Körper vom Blau umschließen bzw. umspielen lassen und sich vergegenwärtigen, wie es alle Ihre Verspannungen löst und die Schmerzen aus Ihrem Kopf heraussaugt.

Schmerzmittel

Die klassischen Wirkstoffe gegen Spannungskopfschmerzen sind Azetylsalizylsäure (ASS) und Ibuprofen. Welcher Wirkstoff für welchen Menschen der richtige ist, kann letztendlich nur durch Ausprobieren herausgefunden werden. Die preiswertesten ASS-Präparate sind: Acesal, Aspirin, ASS-ratiopharm, Togal ASS 400. Die preiswertesten Ibuprofenpräparate sind: Aktren, Optalidon.

Ruhe tut gut
Suchen Sie die Ruhe oder ein ruhiges Plätzchen. Bisweilen werden Spannungskopfschmerzen auch durch Lärm ausgelöst. Auf jeden Fall werden sie bei Lärm nicht besser.

Weniger ist mehr
Schmerzmittel sollten nicht miteinander kombiniert werden. Auch Mittel mit ähnlichem Wirkstoff (wie etwa die Silberweide und Aspirin) sollten nicht gleichzeitig genommen werden, da sie entweder Ihren Organismus unter Streß setzen oder ihn an hohe Schmerzmittelkonzentrationen gewöhnen.

Medikamente
● **Deutschland**
Acesal, Aspirin, ASS-ratiopharm, Togal ASS 400; Aktren, Optalidon
● **Österreich**
Aspirin, Aspro, ASS Genericon; Dolgit, Ibupron
● **Schweiz**
Aspirin, Aspro, Togal ASS 500; Brufen, Dolgit

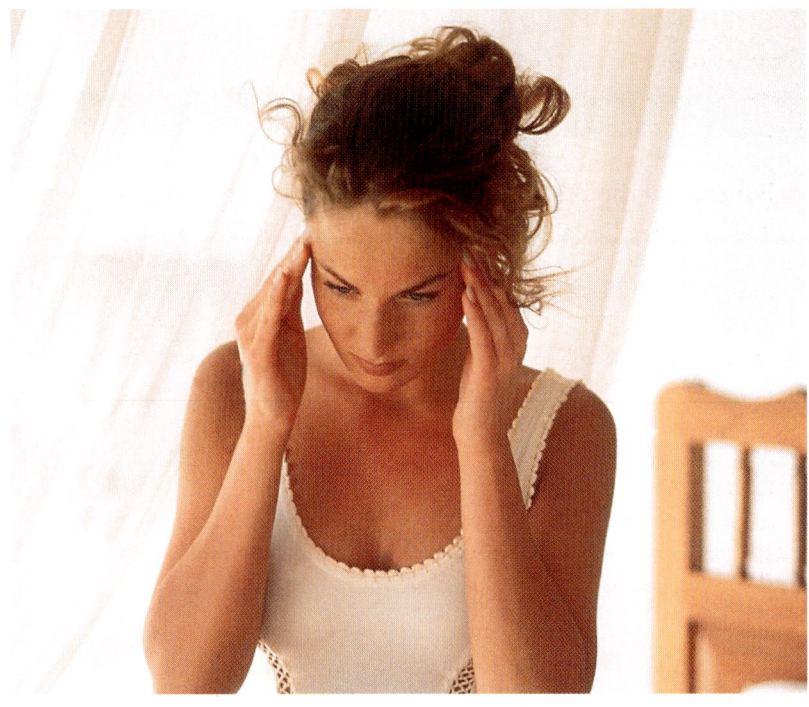

Aromatherapie

Düfte wirken auf unser Unterbewußtsein und helfen uns dabei, uns zu entspannen. Bei Kopfschmerzen heißt das ätherische Öl erster Wahl *Pfefferminze*. Geben Sie das Aromaöl in eine Duftlampe, die Sie im Zimmer aufstellen. Sie können es sich auch pur auf die Schläfen reiben.

Entspannung

Bei Kopfschmerzen, die durch Verkrampfungen, Verspannungen und Streß ausgelöst werden, gibt es nur ein bewährtes langfristiges Gegenmittel – Entspannung. Sie haben die Möglichkeit, zwischen einer Vielzahl von Entspannungsübungen zu wählen: u. a. Yoga, autogenes Training, progressive Muskelrelaxation nach Jacobson, Qi Gong, Biofeedback.

Kneippsche Anwendungen

Wassermassagen am Kopf helfen gegen Verspannungen. Führen Sie dazu den Wasserstrahl aus der Dusche (bei abgenommenem Duschkopf) von rechts unterhalb der Schläfe mehrmals kreisförmig rund um das Gesicht. Dann bewegen Sie den Strahl ebenfalls mehrmals über die Stirn und schließlich ein paarmal von der Stirn bis zum Kinn. Auch kalte Kniegüsse und Wassertreten haben sich bei Kopfschmerzen bewährt.

Dehnen Sie Ihren Hals – unser Tip!

Gymnastik für die Nackenmuskeln

Diese Gymnastik ist ganz einfach, die beiden Übungen kann man sogar im Sitzen machen.

- Führen Sie die rechte Hand ans linke Ohr, und ziehen Sie den Kopf entspannt nach rechts, bis Sie eine deutliche Dehnung, aber keine Schmerzen spüren. Bleiben Sie etwa 10 Sekunden lang in dieser Position, wechseln Sie anschließend die Seite. Dann wiederholen Sie die Übung nochmals.

- Legen Sie beide Hände – ineinander gefaltet – an den Hinterkopf, wobei die Ellbogen möglichst nach hinten geführt werden. Dann drücken Sie den Kopf locker nach vorn, wobei Sie darauf achten müssen, daß Sie ganz gerade sitzen bleiben. Machen Sie keinen Rundrücken! Drücken Sie so weit, bis Sie eine deutliche Dehnung im Nacken oder Brustwirbelbereich spüren. Halten Sie diese Position etwa 10 Sekunden lang, dann machen Sie eine kurze Pause und wiederholen die Übung.

Vorbeugen – so bleiben Sie gesund

- **Kein Parfüm!** Wenn Sie häufiger unter Kopfweh leiden, sollten Sie auf Duftstoffe verzichten, denn diese gehören zu den Hauptauslösern von Kopfschmerzen.

- **Essen Sie weniger Fleisch,** und nehmen Sie dafür mehr Fisch in Ihren Speiseplan auf. Der Grund: Schmerz- und Entzündungssubstanzen werden meistens aus der sogenannten Arachidonsäure gebildet, einer Fettsäure, die vor allem in Fleisch enthalten ist. Vorsicht: Es gibt bei den arachidonarmen Fischen eine Ausnahme: Der Aal enthält ebenfalls sehr viel dieser Fettsäure.

- **Vorsicht bei Koffein!** Reduzieren Sie Ihre Kaffeemenge auf zwei Tassen pro Tag.

- **Gehören Sie zu den Kaugummikauern?** Versuchen Sie, es aufzugeben, denn durch ständige Kaubewegungen kann sich die Kiefermuskulatur verspannen und zu Spannungskopfschmerzen führen.

- **Viel Bewegung an frischer Luft!** Als Sportarten sind Jogging und Walking ideal; weniger geeignet sind Radfahren und Brustschwimmen, da hier die Nackenmuskeln unter permanenter Anspannung stehen.

- **Schlafen Sie wie ein Baby gekrümmt oder auf dem Bauch?** Das kann ebenfalls den Nacken verspannen. Besser: auf dem Rücken schlafen.

Achten Sie auf die Sitzposition!

Richtiges Sitzen kann so manche Kopfwehattacke verhindern.
Einige Schulen sind schon dazu übergegangen, ihre Schüler auf Sitzbälle zu setzen, da sie dem natürlichen Bewegungsdrang und den orthopädischen Ansprüchen der Kinder entgegenkommen.
Eine solche Anschaffung würde sich auch für den Kinderschreibtisch zu Hause lohnen!

»Kieler Kopfschmerz-fragebogen«

Den »Kieler Kopfschmerz-fragebogen« gibt es bei Ärzten und bei der Deutschen Migräne- und Kopfschmerzgesellschaft (DMKG).
Mit seiner Hilfe lassen sich Kopfschmerzen genau analysieren.
- DMKG
Zentrum für Nervenheilkunde
Niemannsweg 147
24105 Kiel

Halsentzündung

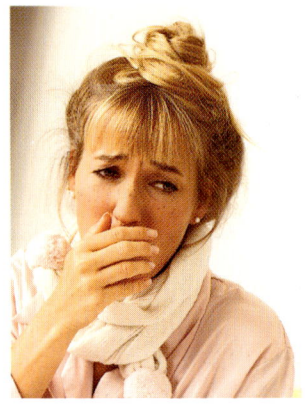

Halsschmerzen kündigen oft eine Erkältung oder einen grippalen Infekt an.

Symptome
● Trockenheit und Brennen im Hals- und Rachenbereich ● Sprech- und Schluckbeschwerden

Ursachen

Halsentzündung ist der etwas unpräzise Name für eine Entzündung der Rachenschleimhaut, die meistens durch Viren ausgelöst wird. Folgende Faktoren erleichtern den Viren den Schleimhautbefall:

● Bestehende Grippe oder Erkältung
● Langes und lautes Sprechen bzw. Brüllen (etwa im Fußballstadion, als Lehrer)
● Starker Zigarettenkonsum, zuviel Alkohol und feuchte Witterung.

Organische Hintergründe

Bitte behandeln Sie Halsentzündungen keinesfalls mit antibiotischen Mitteln, die Sie möglicherweise noch von einer Bronchitistherapie übrig haben! Denn lediglich Mandelentzündungen werden zu 50 Prozent von Bakterien ausgelöst, die auf Antibiotika reagieren. Die gängigen Entzündungen der Rachenschleimhaut werden hingegen zu 90 Prozent von Viren verursacht – und Viren läßt ein Antibiotikum in der Regel völlig kalt.

Psychische Hintergründe

Rachenschleimhäute werden nicht nur durch lautes, sondern auch durch gepreßtes Sprechen gereizt. Gepreßtes Sprechen heißt: Die Worte fließen nicht entspannt aus dem Mund, sondern werden unter großem Muskeleinsatz herausgedrückt, als ob der Sprecher die Worte einerseits nachdrücklich betonen, andererseits immer wieder zurückholen wollte, weil er ihre Wirkung nicht einschätzen kann. Diese Art des Sprechens gehört nach Ansicht von Sprachtherapeuten zu den Hauptsprechfehlern unserer Zeit, und sie ist vor allem ein Zeichen von Unsicherheit und Versagensangst.

Altbewährt – so helfen Sie sich selbst!

Schonen Sie Ihren Hals!

Nehmen Sie hauptsächlich flüssige Nahrung zu sich, am besten mäßig kalte Fruchtsäfte (keine Zitrusfrüchte) und stilles Mineralwasser.

Wichtig!

Halsschmerzen sind ein Fall für den Arzt, wenn folgende Begleitsymptome auftauchen:
● Atembeschwerden
● Empfindlichkeit bei Berührungen am Hals
● Ohrenschmerzen
● Fieber über 39,5°C
● Wenn Halsschmerzen und Heiserkeit länger als zwei Wochen andauern
● Wenn Sie Blut aushusten.

Inhalieren

Bei Heiserkeit empfehlen sich Inhalationen mit Salzwasser oder Kamillenlösung, um die strapazierten Stimmbänder wieder zu beruhigen.

Kalter Halswickel

Halswickel hemmen die Entzündungsprozesse. Für einen solchen Wickel falten Sie ein Leinentuch (etwa 20 mal 60 cm) der Länge nach zusammen und tauchen es in kaltes Leitungswasser. Dann das Tuch abtropfen lassen und locker um den Hals wickeln. Darüber legen Sie ein trockenes Handtuch, um Wasserflecken auf der Kleidung zu vermeiden. Wenn der Wickel warm geworden ist (nach etwa 15 bis 20 Minuten), müssen Sie ihn erneuern. Wiederholen Sie die Anwendung 2mal pro Tag.

Inhalationen mit Kamille, Thymian und Oregano

Sie wirken entzündungshemmend und lindern den Reiz.
Rezept: Mischen Sie jeweils gleiche Teile von Kamille, Thymian und Oregano zusammen. Geben Sie 2 EL dieser Mischung in eine Schüssel, und übergießen Sie sie mit 1 l heißem Wasser. Bedecken Sie Kopf, Oberkörper und die Schüssel mit einem Handtuch, und atmen Sie die Dämpfe wechselweise mit Mund und Nase ein. Wichtig: Das Atmen darf Ihnen nicht weh tun. Gehen Sie nicht zu nahe an die Flüssigkeit heran! Dauer der Anwendung: 8 bis 10 Minuten. Inhalieren Sie 2mal pro Tag.

Inhalationen mit Salbei

Salbei enthält keimabtötende Wirkstoffe.
Rezept: Geben Sie 2 EL Salbei in eine Schüssel, und übergießen Sie sie mit 1 l heißem Wasser. Bedecken Sie Kopf, Oberkörper und die Schüssel mit einem Handtuch, und atmen Sie die Dämpfe wechselweise mit Mund und Nase ein. Wichtig: Das Atmen darf Ihnen nicht weh tun. Dauer der Anwendung: 10 bis 15 Minuten. Sie können mehrmals pro Tag inhalieren, da Salbei (im Gegensatz zu Kamille) nicht austrocknend wirkt.

Gurgeln mit Blutwurztee

Er hemmt Entzündungen und trägt dazu bei, den Rachenschleim wiederaufzubauen. Seine Gerbstoffe wirken lang und sanft.
Rezept: 2 TL Blutwurz zusammen mit 1/4 l Wasser zum Kochen bringen. Danach sofort von der Herdplatte nehmen und 10 Minuten ziehen lassen. Seihen Sie den Tee ab, und warten Sie, bis er nur noch lauwarm ist. Gurgeln Sie mit diesem Tee, am besten 1mal pro Stunde.

Homöopathische Mittel

Sie setzen eine präzise Beobachtung der Entstehungsursachen und Symptome voraus.
Belladonna D6 hilft bei Schluckschmerzen, wenn der Rachen hochrot und trocken ist und die Mandeln geschwollen sind.
Dosierung: 3mal täglich 2 Tabletten.

Kalter Quarkwickel
Bestreichen Sie ein nasses Tuch dick mit Quark (der Quark kann auch einen Schuß Essig enthalten). Das Tuch mit der Quarkseite auf die Haut legen und darüber einen Wollschal wickeln. Einen Quarkwickel sollte man mehrere Stunden wirken lassen – am besten über Nacht.

Wichtig!
Nach einer Inhalation dürfen Sie nicht direkt wieder zum normalen Tagesablauf zurückkehren. Gönnen Sie sich wenigstens zehn Minuten Ruhe, und gehen Sie vor allem nicht nach draußen! Die kalte Luft wirkt sonst auf Ihre frisch-durchbluteten Bronchien wie ein Schock!

Häufiges Gurgeln mit einem Tee aus Blutwurz oder mit Wasser verdünntem Teebaumöl (nicht schlucken!) lindert die Schmerzen und Schluckbeschwerden bei einer Halsentzündung. Zusätzlich sollten Sie Bonbons – am besten zuckerfreie – mit Salbei oder Isländisch Moos lutschen.

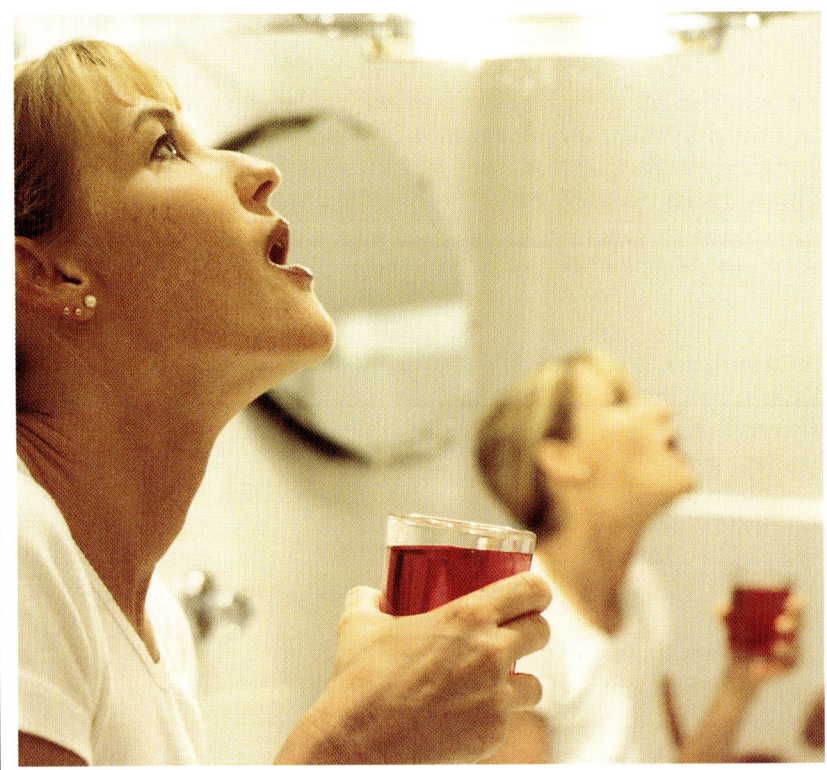

Aromatherapie
Geben Sie 4 Tropfen Zitronenöl in 1 Tasse heißes Wasser, und gurgeln Sie täglich damit. Oder inhalieren Sie mit Zitronen- und Eukalyptusöl: Je 2 Tropfen in eine Schüssel heißes Wasser geben, den Kopf darüberhalten und die Dämpfe einatmen.

Apis D6 hilft Ihnen, wenn Belladonna keinerlei Wirkung (also auch keine vorübergehende Verschlimmerung der Beschwerden) bei Ihnen erzielen konnte.
Dosierung: 3mal täglich 2 Tabletten.
Phytolacca D6 ist das Mittel der Wahl bei starken Halsschmerzen, tiefrotem Rachen und einem Schmerz, der zu den Ohren hinaufzieht und bei Druck auf den Hals nachläßt.
Dosierung: 3mal täglich 2 Tabletten.
Lachesis D12 hilft, wenn Ihr Hals sehr berührungsempfindlich ist und wenn Sie nach dem Schlucken einer warmen Flüssigkeit spüren, wie sich Ihnen die Kehle zuschnürt.
Dosierung: 2mal täglich 1 Tablette.
Aconitum D6 ist das richtige Mittel, wenn die Halsschmerzen durch trockene, kalte Luft oder Fahrtwinde ausgelöst wurden. Es hilft allerdings nur vorbeugend oder zu Beginn der Erkrankung.
Dosierung: 3mal täglich 2 Tabletten.

Akupressur
Sie ist bei der Behandlung von Halsentzündungen äußerst wirksam, da die Schleimhäute gut durch äußerliche Massage an bestimmten Reizpunkten beeinflußt werden können.

Der zuständige Punkt für Halsschmerzen ist die »Talsenke«. Er liegt auf der Rückseite Ihrer Hand. Am leichtesten finden Sie ihn, wenn Sie mit dem Zeigefinger (der anderen Hand) vom linken Handgelenksrand in Richtung Daumenkuhle wandern. Etwa 1 bis 2 cm vor der Kuhle endet der Handknochen, und Sie geraten in eine Vertiefung – das ist die »Talsenke«. Drücken Sie diesen Punkt in kräftigen, kreisenden Bewegungen etwa 5 Minuten lang, danach wechseln Sie die Hand. Machen Sie diese Übung morgens und abends.

Neu und sanft – unser Tip!

Spülungen mit Teebaumöl

Sie nehmen den Halsentzündungen den Wind aus den Segeln.
Rezept: Geben Sie 5 bis 10 Tropfen des Öls in ein Glas mit warmem Wasser, und rühren Sie die Mischung gut durch. Danach kräftig gurgeln und wieder ausspucken (Teebaumöl sollte nicht getrunken werden!).

Pharmazeutische Hustenmittel im Test

Die Stiftung Warentest überprüfte 19 pharmazeutische Halsschmerzmedikamente, die man ohne Rezept in deutschen Apotheken erwerben kann.
Das Ergebnis:
Kein einziges wurde als geeignet eingestuft, um Halsschmerzen und Rachenentzündungen zu behandeln.

Sich gesund lutschen

Salbei- und Eibischbonbons sowie Pastillen aus Isländisch Moos – aber auch Kaugummikauen! – sorgen für eine verstärkte Speichelbildung; dadurch wird der Rachen besser befeuchtet, und Hustenreiz, Brennen und Schluckbeschwerden lassen nach.

Vorbeugen – so bleiben Sie gesund

- Überprüfen Sie die Luftfeuchtigkeit in Ihren Wohn- und Arbeitsräumen. Liegt sie unter 45 Prozent, trocknen Ihre Schleimhäute aus und werden anfälliger für Entzündungen. In diesem Fall muß die Raumluft angefeuchtet werden. Stellen Sie einen Kessel Wasser auf die Heizung; auch das Aufhängen von nassen Handtüchern trägt zur Luftfeuchtigkeit bei.

- Hören Sie auf zu rauchen. Rauchen reduziert die Durchblutung der Schleimhäute und setzt wichtige Schutzmechanismen in den oberen Atemgängen matt.

- Atmen Sie hauptsächlich durch die Nase ein. Durch die Haare und Schleimhäute in der Nase sowie durch den längeren Atemweg werden bereits viele Fremdkörper abgefangen, bevor sie in den Rachenraum gelangen können.

- Seien Sie beim Sprechen entspannt! Lassen Sie die Worte fließen. Versuchen Sie, mit möglichst wenig Krafteinsatz zu sprechen. Bewegen Sie die Lippen, und lassen Sie die Vokale ungehindert durch Ihren Mund wehen, ohne sie zurückhalten zu wollen.

- Stärken Sie Ihre Abwehrkräfte! Treiben Sie viel Sport an der frischen Luft!

- Bei psychischen und körperlichen Belastungen: Stärken Sie Ihre Abwehrkräfte mit Sonnenhut (Echinacea). Die entsprechenden Präparate gibt es in der Apotheke.

Heiserkeit

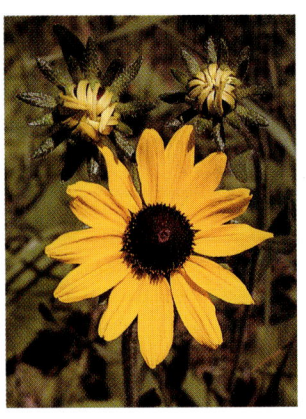

Der Sonnenhut (Echinacea) kann auch gegen Heiserkeit vorbeugen.

Symptome

- Trockenes Kratzen im Hals, häufiges Räuspern
- Heisere Stimme, bisweilen »Verschlucken« von Tönen

Ursachen

Heiserkeit kann eine Begleiterscheinung von anderen Erkrankungen sein: von Erkältungen, Mandel-, Rachen- und Halsentzündungen. Oft ist sie auch die Folge einer Überbeanspruchung der Stimmbänder, etwa nach langen Vorträgen, Sprechen in einer lauten Umgebung oder ausgiebigem Alkoholgenuß (Alkohol läßt die Stimmbänder in rascher Folge an- und abschwellen).

Organische und psychische Hintergründe

Die Stimmbänder bestehen nicht nur aus dem eigentlichen Stimmband, sondern auch aus dem sogenannten Stimmuskel. Er erhält seine Befehle – wie alle Muskeln – aus dem Nervensystem. Bei Menschen, die viel sprechen und mit ihren Worten ständig andere Menschen überzeugen müssen, steht er unter Dauerstreß, mit der Folge, daß sich seine Durchblutung verschlechtert und damit die Sprache brüchiger und unkontrollierbarer wird.

Altbewährt – so helfen Sie sich selbst!

Möglichst wenig und leise sprechen!
Wenn Sie Ihre Stimme beruflich häufig einsetzen müssen, sollten Sie zumindest leise sprechen.

Meiden Sie kalte Getränke!
Trinken Sie am besten lauwarmen Tee oder temperiertes stilles Mineralwasser.

Ein Halswickel aus Kartoffeln
Ein solcher Wickel unterstützt die Stimmbänder bei ihrem Bemühen, sich zu erholen. Zerdrücken Sie zunächst 3 bis 5 gekochte Kartoffeln; den Brei auf einem dünnen Tuch verstreichen, das dann eingeschlagen wird. Legen Sie den Umschlag so um den Hals, daß er vom Kinn bis zu den Schultern reicht. Jetzt wickeln Sie noch ein weiteres Tuch um den Hals, um die Wärme zu halten. Der Wickel bleibt so lange um den Hals, bis er seine Wärme verloren hat. Sie sollten die Anwendung 3mal pro Tag wiederholen.

Ein Halswickel aus Zwiebeln

Der Zwiebelwickel gehört zu den alten Hausmitteln bei Heiserkeit. Sie brauchen dazu etwa 5 zerhackte, warme Küchenzwiebeln. Die Zwiebeln auf einem dünnen Tuch verteilen und das Tuch einschlagen. Legen Sie den Umschlag so auf Ihren Hals, daß er vom Kinn bis zu den Schultern reicht. Jetzt wickeln Sie noch ein weiteres Tuch um den Hals. Den Wickel sollten Sie so lange tragen, bis er seine Wärme verloren hat. Die Anwendung kann 3mal pro Tag wiederholt werden.

Akupressur

Sie vermag die Durchblutung der Stimmbänder, vor allem die der Stimmuskeln, zu verbessern. Drücken Sie mit den Zeigefingern links und rechts vom Adamsapfel auf die Schilddrüse. Dann wandern Sie mit den in Kreisbewegungen massierenden Fingern nach unten, bis Sie zu den vorspringenden Knochen der Schlüsselbeine gelangen. Dauer der Anwendung: etwa 1 Minute. Sie können sie 5mal am Tag wiederholen.

Neu und sanft – unser Tip!

Mundspülungen mit Teebaumöl

Teebaumölspülungen desinfizieren die Mundhöhle und besänftigen angegriffene Stimmbänder.
Rezept: Geben Sie 5 bis 10 Tropfen reines Teebaumöl in warmes Wasser, und rühren Sie das Ganze gut durch. Danach kräftig mit dieser Mischung gurgeln. Bitte spucken Sie dann alles wieder aus – Teebaumöl sollte auf keinen Fall geschluckt werden! Falls Sie Teebaumöl in die Augen bringen, müssen Sie diese gut mit Wasser ausspülen.

Vorbeugen – so bleiben Sie gesund

- Hören Sie auf zu rauchen. Nikotin reduziert die Durchblutung der Schleimhäute und setzt wichtige Schutzmechanismen in den oberen Atemwegen matt.

- Seien Sie beim Sprechen entspannt! Lassen Sie die Worte fließen! Versuchen Sie mit möglichst wenig Krafteinsatz zu sprechen, bewegen Sie die Lippen, lassen Sie die Vokale ungehindert durch Ihren Mund »wehen«, ohne sie zurückhalten zu wollen!

- Stärken Sie Ihr Immunsystem! Betreiben Sie viel Sport an frischer Luft! Bei psychischen und körperlichen Belastungen: Stärken Sie Ihre Abwehrkräfte mit Sonnenhut (Echinacea)! Geeignete Präparate gibt es in der Apotheke.

Quarkwickel

Sie können es bei Heiserkeit auch mal mit einem kalten Quarkwickel versuchen. Dazu streichen Sie ein nasses Tuch dick mit Quark ein. Legen Sie das Tuch mit der Quarkseite (!) auf den Hals, und umhüllen Sie es mit einem weiteren trockenen Tuch oder Wollschal. Am besten wirkt der Wickel über Nacht.

Wichtig!

Ist die Heiserkeit die Folge einer Erkältung, Grippe, Halsentzündung oder dergleichen, sollten natürlich in erster Linie diese Erkrankungen geheilt werden. Schlagen Sie dazu bitte die entsprechenden Stichwörter nach!

Mandelentzündung

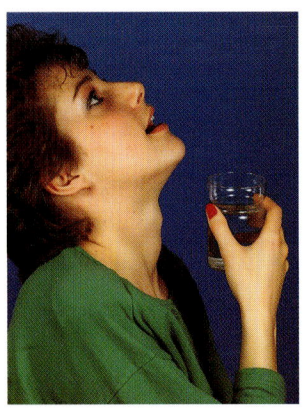

Gurgeln Sie mehrmals am Tag!

Symptome

- Halsschmerzen, hohes Fieber und Schwellungen am Hals
- Bisweilen stark ziehende Schmerzausstrahlung bis in die Ohren oder Zähne

Ursachen

Eine akute Entzündung der Mandeln wird durch Bakterien, meistens durch sogenannte Streptokokken (eine harmlose Gruppe dieser Streptokokken gehört übrigens zu den ganz normalen Bewohnern der Mundhöhle), verursacht.

Organische Hintergründe

Die Gaumen- und Rachenmandeln dienen als natürliche Schranke gegen Krankheitserreger, die über Mund oder Nase in den Körper eindringen wollen. Sie gehören also zu unserem Immunsystem, und ihre Entzündung und Schwächung führen dazu, daß andere Teile dieses Systems übermäßig belastet werden. Eine Mandelentzündung ist daher keineswegs als Bagatellerkrankung zu sehen. Sie muß behandelt und vor allem völlig auskuriert werden.

Psychische Hintergründe

Unruhige, ängstliche Menschen – sie verbergen allerdings ihre Ängste hinter einer ausgeglichenen Fassade – neigen zur hechelnden Atmung mit Überbetonung des Einatmens durch den Mund. Diese Atmungsart erhöht die Anzahl der Krankheitserreger, die auf die Mandeln treffen, und verschlechtert die Durchblutung im Rachenraum. Das Risiko von Hals- und Mandelentzündungen nimmt so zwangsläufig zu.

Komplikationen
Wenn sich die Mandeln öfter entzünden, werden sie zu einem idealen Stützpunkt für Bakterien, die dann von dort aus mühelos in den Blutkreislauf und zu allen Organen gelangen können. Eine Mandelentzündung muß daher gut ausgeheilt werden; chronisch entzündete Mandeln müssen eventuell entfernt werden.

Altbewährt – so helfen Sie sich selbst!

Gurgeln mit Salbei- oder Arnikatee

Gurgeln mit Heilkräutern hat eine entzündungs- und schmerzhemmende Wirkung.

Salbeitee: 1 TL des Krauts mit 1/4 l kochendem Wasser übergießen, 5 Minuten ziehen lassen, dann abseihen.

Arnikatee: 2 TL Arnikablüten mit 1/4 l kochendem Wasser übergießen, 10 Minuten ziehen lassen, danach abseihen.

Gurgeln Sie mit den warmen Teelösungen so oft wie möglich und so lange, bis Sie eine deutliche Linderung verspüren.

Kalte Halswickel

Sie hemmen die Entzündungsprozesse. Falten Sie ein Leinentuch (etwa 20 x 60 cm) der Länge nach zusammen, und tauchen Sie es in kaltes Leitungswasser. Lassen Sie es abtropfen, dann wickeln Sie es locker um den Hals. Darüber legen Sie noch ein trockenes Handtuch, um Wasserflecken auf der Kleidung zu vermeiden. Dauer der Anwendung: 20 Minuten. Wenn der Wickel warm ist, erneuern Sie ihn. Wiederholen Sie die Anwendung 2mal pro Tag.

Nicht jedermanns Geschmack, aber wirkungsvoll: Tränken Sie die Halswickel zusätzlich in Eigenurin (Mittelstrahl des Morgenurins nehmen). Ein Urinwickel ist ein bewährtes Mittel gegen die Schmerzen.

Homöopathische Mittel

Sie helfen in unterschiedlichen Stadien der Krankheit.

Belladonna D4 hilft im Anfangsstadium der Erkrankung, wenn die Mandeln geschwollen sind und der Rachen gerötet und trocken ist. Dosierung: 3mal täglich 5 bis 10 Tropfen.

Phytolacca D6 wirkt, wenn der Schmerz zu den Ohren hinaufzieht und das Schlucken Probleme bereitet. Dosierung: 3mal täglich 1 bis 2 Tabletten.

Sanfte Massage – unser Tip!

Akupressur

Pressen Sie mit Daumen und Zeigefinger einer Hand auf die Nasenflügel. Dann wandern Sie klopfend mit dem Mittelfinger der anderen Hand von der Nasenspitze bis zur Stirnmitte und wieder zurück. Dauer der Anwendung: 2 Minuten, 3mal pro Tag.

Vorbeugen – so bleiben Sie gesund

- Hören Sie auf zu rauchen! Nikotin reduziert die Durchblutung der Schleimhäute und setzt wichtige Schutzmechanismen in den oberen Atemgängen matt.

- Atmen Sie hauptsächlich durch die Nase ein.
  Durch die Haare und Schleimhäute in der Nase sowie den längeren Atemweg werden bereits viele Fremdkörper abgefangen, bevor sie zu den Mandeln gelangen können.

- Stärken Sie Ihre Abwehrkräfte!
  Betreiben Sie viel Sport an der frischen Luft! Bei psychischen und körperlichen Belastungen sollten Sie Ihre Abwehrkräfte mit Sonnenhut (Echinacea) stärken.
  Die entsprechenden Präparate gibt es in der Apotheke.

Kälte im Hals

Eine angenehme und wirksame Methode der Schmerzlinderung: Essen Sie Eis. Bevorzugen Sie aber eher Milcheis, denn die Säuren des Fruchteises können unter Umständen die entzündeten Stellen reizen.

Pharmazeutische Halsmedikamente im Test

Die Stiftung Warentest überprüfte 19 pharmazeutische Halsschmerzmedikamente, die man ohne Rezept in deutschen Apotheken erwerben kann. Das Ergebnis: Kein einziges wurde als geeignet eingestuft, um Halsschmerzen und Rachenentzündungen wirkungsvoll zu therapieren.

Mikrobiologische Behandlung

Mandelentzündungen sprechen recht gut auf eine mikrobiologische Therapie mit Symbioflor I an. Sie kann auch sehr erfolgreich bei Kindern eingesetzt werden.

Nasenbluten

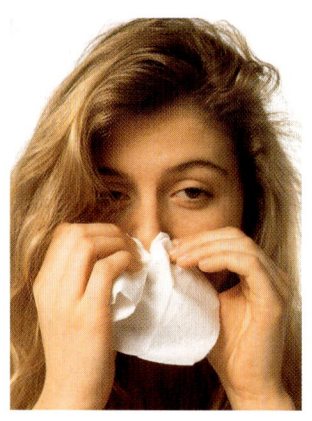

Nasenbluten tritt spontan oder nach Unfällen auf.

Symptome

● Mehr oder weniger starkes Bluten aus den Nasenlöchern, bisweilen in Verbindung mit Kopfschmerzen

Ursachen

Meistens wird Nasenbluten durch äußere Faktoren wie Schläge, Tritte, Stürze, Balltreffer und Luftdruckveränderungen (beispielsweise beim Tauchen, Bergsteigen oder auch bei Flügen) hervorgerufen. Andere Ursachen sind Bluthochdruck, blutverdünnende Medikamente, bestimmte Antibabypillenpräparate und Streß.

Organische Hintergründe

90 Prozent aller Nasenblutungen gehen vom vorderen Teil der Nase aus, und zwar meistens von der Nasenscheidewand. Bei solchen Blutungen kann das Blut glücklicherweise auch relativ schnell gestoppt werden. Länger andauerndes Bluten, das auch nicht durch Erste-Hilfe-Maßnahmen gestillt werden kann, wird meistens durch eine Verletzung im hinteren Teil der Nase hervorgerufen. In diesem Fall muß der Patient ins Krankenhaus gebracht werden.

Psychische Hintergründe

Bei Menschen mit anfälligen Blutgefäßen in den Nasenscheidewänden ist das Nasenbluten ein Indikator für starken Streß und hohe psychische Spannungen. Denn da sich ihr Blutdruck aufgrund von nervlichen Erregungen erhöht, platzen die kleineren Gefäße, und dann läuft ihnen das Blut aus der Nase.

Altbewährt – so helfen Sie sich selbst!

Nasenpfropfen und Druck

Stopfen Sie einfach Watte in die Nase, und dann drücken Sie bei aufgerichtetem Kopf die Nasenflügel zusammen. Vorher sollten Sie sich noch kurz die Nase putzen, um Schmutz und Blutklumpen hinauszubefördern, die möglicherweise das rasche Schließen der beschädigten Blutgefäße verhindern könnten. Durch das Andrücken beider Nasenflügel auf die Nasenwand (mit Daumen und Zeigefinger) kann bereits manche Blutung gestillt werden. Drücken Sie einige Minuten lang, und atmen Sie während dieser Zeit durch den offenen Mund. Ganz wichtig ist, daß Sie den Kopf leicht nach vorn gebeugt halten; ihn nach hinten zu legen wäre falsch!

Kühlung

Eine Eiskompresse, die Sie auf die Nasenwurzel drücken, verringert den Blutfluß zu den Nasenscheidewänden. Nehmen Sie dazu einfach einen Waschlappen oder ein Taschentuch, in die Sie ein paar Eiswürfel einwickeln. Pressen Sie die Kompresse fest gegen die Nasenwurzel. Zusätzlich können Sie sich auch noch eine kalte Kompresse auf den Nacken legen.

Akupressur

Der Punkt fürs Nasenbluten liegt im Nacken, genau dort, wo die Wirbelsäule beginnt. Massieren Sie diesen Punkt mit Ihrem Zeigefinger in kreisenden Bewegungen, bis das Bluten aufhört.

Homöopathische Mittel

Homöopathische Präparate helfen längerfristig gegen immer wiederauftretendes Nasenbluten.

Ferrum phosphoricum D6 hilft bei regelmäßig auftretendem Nasenbluten, wenn das Blut hellrot ist und gleichmäßig fließt.
Dosierung: 3mal täglich 1 bis 2 Tabletten.

Milleſolium Pentarkan S verbessert die Blutgerinnung, eignet sich allerdings nicht für ältere und übergewichtige Menschen mit einer Neigung zu Arterienverkalkung.
Dosierung: 1mal pro Tag 20 Tropfen in 1/8 l Wasser auflösen; alle 10 bis 15 Minuten einen kleinen Schluck trinken.

Aus der Trickkiste – unser Tip!

Der Löschblatttrick

Dieser kleine Trick besitzt oft eine erstaunliche Wirkungskraft: Öffnen Sie den Mund, und legen Sie ein Stückchen Löschblatt (etwa 1 x 4 cm) hoch oben zwischen die Oberlippe und die Schneidezähne. Damit lösen Sie einen Reiz aus, durch den sich die kleinen Blutgefäße im Bereich der Riechschleimhaut zusammenziehen. Oft wird dadurch das Nasenbluten gestoppt.

Vorbeugen – so bleiben Sie gesund

- Hände weg von Aspirin, wenn Sie empfindliche Blutgefäße in der Nase haben. Denn das bewährte Schmerzmittel verdünnt das Blut und hemmt die Blutgerinnung.
- Reduzieren Sie Speisen, die viel Salizylat enthalten, denn dieser Stoff verschlechtert die Blutgerinnung. Salizylatreiche Nahrungsmittel sind: Kaffee, Tee, Mandeln, Rosinen, Äpfel, Aprikosen, Beeren, Kirschen, Weintrauben, Pfirsiche, Pflaumen, Minze, Nelken, Tomaten und Gurken.

Wichtig!

Nasenbluten kann auch das Anzeichen einer Allgemeinerkrankung sein – beispielsweise von Herz- oder Nierenleiden und Blutkrankheiten. Bei Kindern kann es im Zusammenhang mit Scharlach zu Nasenbluten kommen, bei Frauen im Zusammenhang mit ihrer Menstruation. Falls keine ernste Erkrankung vorliegt, sind bei Nasenblutungen keinerlei negative Folgeerscheinungen zu befürchten.

Immer wieder der gleiche Fehler!

Noch immer sieht man, wie Nasenbluter von gutmeinenden Helfern dazu überredet werden, den Kopf nach hinten zu legen, damit das Blut wieder zurückläuft. Tatsache ist jedoch, daß das Blut – wenn es einmal draußen ist – nicht mehr in die Adern zurückkehrt, sondern vielmehr die Luftwege und den Rachen hinunterfließt. Und das ist für die Betroffenen alles andere als angenehm!

151

Nasennebenhöhlenentzündung

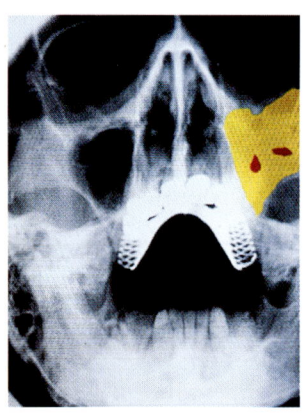

Röntgenaufnahme der Nasennebenhöhlen (die linke, vereiterte Kieferhöhle ist markiert).

Symptome

- Gelegentliche Kopfschmerzen und das Gefühl, nicht frei durch die Nase atmen zu können
- Drückt man auf Stellen ober- und unterhalb der Augen, spürt man einen leichten bis starken Druckschmerz

Ursachen

In den Nasennebenhöhlen kommt es zu einem Schleimstau, der für Bakterien einen idealen Nährboden bildet.

Organische Hintergründe

Die Schleimhaut der Nasennebenhöhlen produziert eine Flüssigkeit, die normalerweise in die Nase abgeleitet wird. Bei einer Entzündung infolge von Erkältungen, grippalen Infekten oder Heuschnupfen ist der ableitende Gang jedoch verstopft, und es kommt zum Schleimstau. Bei vielen Menschen liegt auch eine angeborene Verkrümmung bzw. Verengung des ableitenden Ganges vor.

Psychische Hintergründe

Unsichere, ängstliche und nervöse Menschen neigen zu »gerümpfter Nase«, die den Nasenschleim nicht entspannt in ein Taschentuch ausschneuzt, sondern hinauf in die Nebenhöhlen zieht. Hierdurch wird ein Schleimstau praktisch schon vorprogrammiert.

Altbewährt – so helfen Sie sich selbst!

Kamillendampfbäder

Sie wirken entzündungshemmend und schleimlösend.
Rezept: Berechnen Sie für das Dampfbad 2 EL Kamillenblüten auf 1/2 l Wasser, kochen Sie das Ganze auf, und geben Sie die Kamillenlösung in eine Schüssel. Inhalieren Sie etwa 10 Minuten lang die Dämpfe – Kopf und Oberkörper unter einem Handtuch.

Akupressur

Massieren Sie die »vierfache Helligkeit«! Dabei handelt es sich um einen Punkt unterhalb des Auges. Sie finden ihn am besten, indem Sie mit dem Zeigefinger vom Ende des oberen Wangenknochens nach innen zur Nase wandern. Wenn Sie ein kleines Grübchen spüren, sind Sie am Ziel. Massieren Sie diesen Punkt auf beiden Gesichtshälften etwa 6 Minuten lang, 5mal pro Tag!

Wichtig!
Wenn Sie drei Tage lang erfolglos gegen Ihre Beschwerden vorgegangen sind, müssen Sie zum Arzt, um eine Ausweitung der Infektion zu verhindern.

Kopfdampfbad
Bei verstopfter Nase hilft ein Dampfbad mit Salzwasser (2 EL Kochsalz auf 1 l Wasser).

Knoblauch, Meerrettich und Cayennepfeffer
Diese Gewürze enthalten Substanzen, welche die Schleimhäute zum Abschwellen bringen und den Schleimabtransport fördern.

Homöopathische Mittel

Cinnabaris Pentarkan S ist ein wirksames Kombinationsmittel bei verstopften Nebenhöhlen.
Dosierung: 3mal täglich 1 bis 2 Tabletten, bei akuten Beschwerden 1 Tablette stündlich.
Kalium bichromicum D4 hilft, wenn Sie einen gelbgrünen, fadenziehenden Schnupfen haben und sich Krusten in Ihrer Nase bilden.
Dosierung: 3mal täglich 5 Tropfen.

Neu und sanft – unser Tip!

Teebaumöl

Das Öl des australischen Teebaums bekämpft die Bakterien und fördert die Durchblutung in den Schleimhäuten. Sie können es auf unterschiedliche Weise anwenden.
Dampfbad: Geben Sie 5 Tropfen des Öls in eine Schüssel mit fast kochendem Wasser, und bedecken Sie Kopf und Schüssel mit einem Handtuch. Die Dämpfe bei geschlossenen Augen tief einatmen.
Kompresse: Geben Sie 4 Tropfen Teebaumöl auf ein heißes, feuchtes Taschentuch oder einen Waschlappen. Legen Sie diese Kompresse für 5 Minuten auf Ihre Nase, am besten 3mal pro Tag.
Aromatherapie: Geben Sie 5 bis 8 Tropfen des Öls in eine Duftlampe oder in ein offenes Schälchen mit Wasser.

Vorbeugen – so bleiben Sie gesund

- **Keine Zigaretten!**

  Der Qualm ruiniert die Schleimhäute und Schutzbehaarung der Atemwege, und das Nikotin schwächt die Immunabwehr.

- **Härten Sie sich ab!**

  Gehen Sie gerade im Winter häufig an die frische Luft. Morgendliche Wechselduschen kräftigen Ihre Blutgefäße, so daß Ihr Körper nicht mehr so sensibel auf äußere Kältereize reagiert.

- **Stärken Sie Ihre Immunabwehr!**

  Hierzu eignet sich vor allem der Sonnenhut (Echinacea).

- **Achten Sie auf ausreichende Versorgung mit Vitamin C!**

  Dieses Vitamin ist die Reinigungsinstanz Nummer eins im Körper, die alle Arten von Abfall quasi aufsammelt.
  Das Vitamin befindet sich vor allem in Holunderbeeren, Kiwis, Orangen, Zitronen, Sanddorn und Himbeeren.

Wichtig!
Verwenden Sie Teebaumöl nicht zusammen mit homöopathischen Präparaten – das könnte die Wirkung mindern.

Nasentropfen?
Schleimhautabschwellende Nasentropfen verschaffen am Anfang Erleichterung, doch längerfristig trocknen sie die Schleimhaut aus und machen sie dadurch noch entzündungsanfälliger. Es kann dann auch ein sogenannter Nasentropfenschnupfen entstehen.

Bei chronischen Beschwerden
Wer immer wieder unter Entzündungen der Nasennebenhöhlen leidet (der Arzt spricht von chronischer Sinusitis), sollte eine mikrobiologische Behandlung mit Symbioflor I (5 Tropfen in die Nase hochziehen) durchführen oder Sinusitis-Komplex-Tabletten Hevert lutschen.

Ohrenentzündung

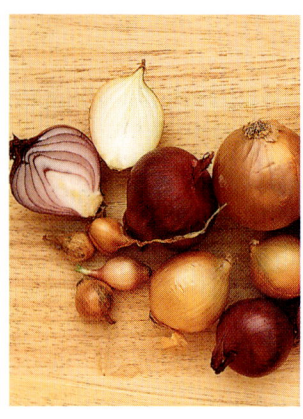

Zwiebeln sind ein bewährtes Hausmittel bei Ohrenentzündungen.

Symptome

- Erste Anzeichen: Völlegefühl im Ohr, danach anhaltende und pulsierende Ohrenschmerzen
- Häufige Begleitsymptome: Geräusche (Brausen, Klingeln, Rauschen etc.), Schwerhörigkeit und Fieber
- In den ersten beiden Tagen der Erkrankung kann es zu einem Trommelfelldurchbruch kommen, und es läuft Flüssigkeit aus dem Ohr; das hört sich schlimmer an, als es ist: Denn wenn der eitrige Schleim der Ohrenentzündung über einen Trommelfellriß ablaufen kann, bieten sich bessere Bedingungen für einen Heilungsprozeß, oft hören die Schmerzen sogar umgehend auf

Wichtig!

Nicht immer wird eine Mittelohrentzündung von Schmerzen begleitet, mitunter zeigt sie sich nur durch Ohrensausen und Schwerhörigkeit. Hier ist sie dann für den Laien von einem Hörsturz nicht mehr zu unterscheiden. Gehen Sie zum HNO-Arzt, um die Diagnose abzusichern!

Zur Schmerzlinderung

Kleben Sie ein Cantharidenpflaster (aus der Apotheke) in Briefmarkengröße auf den Knochen hinter dem Ohr. Nach 8 bis 10 Stunden ist eine Blase entstanden. Stechen Sie sie auf, und legen Sie einen kleinen Verband mit einer Hautcreme auf.

Ursachen

Bei einer Ohrenentzündung handelt es sich um eine Erkrankung des Mittelohrs, der meistens Infekte des Nasen-Rachen-Raumes vorausgegangen sind.

Anatomische Hintergründe

Kinder bekommen überdurchschnittlich häufig Ohrenentzündungen, da bei ihnen die Kanäle vom Rachen zum Mittelohr kürzer und weiter sind als bei Erwachsenen. Dadurch gelangen schädliche Keime leichter in diese empfindlichen Regionen des Ohrs.

Psychische Hintergründe

Viele Mittelohrentzündungen könnten verhindert werden, wenn die Betroffenen ihre Erkältungen und ihren Schnupfen richtig auskurieren würden. Oft wird beispielsweise aus Scham oder falschverstandener Rücksichtnahme das Niesen nach innen abgeleitet, wodurch die Keime ins Mittelohr gedrückt werden. Richtig ist es dagegen, dem Niesreiz nachzugeben und Schleim und Bakterien unter lautem »Hatschi!« ins Taschentuch hineinzuprusten.

Altbewährt – so helfen Sie sich und Ihrem Kind!

Kopf hoch!

Wenn Sie den Kopf konsequent hochhalten, können sich die verstopften Verbindungsgänge zwischen Ohr und Rachen besser entleeren. Legen Sie sich daher auch beim Schlafen ein Zusatzkissen unter den Kopf.

Zwiebelkompressen

Zwiebelkompressen sind ein wirksames Hausmittel zur Behandlung von Mittelohrentzündungen.
Rezept: 1 bis 2 Zwiebeln kleinhacken, gut zerreiben und auf 2 Taschentücher verteilen. Falten Sie die Tücher zusammen, und legen Sie sie jeweils auf ein Ohr. Zu guter Letzt binden Sie sich einen Schal um den Kopf und setzen eine Mütze auf.

Homöopathische Mittel

Homöopathische Präparate müssen im Fall einer Ohrenentzündung frühzeitig zum Einsatz kommen.
Aconitum D6 hilft bei Ohrenschmerzen nach Zugluft oder kaltem Wind. Das Ohr ist rot, stark erhitzt und schmerzt.
Dosierung: 3mal täglich 1 bis 2 Tabletten.
Belladonna D4 wirkt bei Ohrenstechen mit starkem Schwitzen, wenn dieses Stechen synchron mit dem Puls verläuft.
Dosierung: Zunächst stündlich 5 Tropfen, bei Besserung 3mal täglich 5 Tropfen.
Chamomilla D6 ist vor allem bei Kindern wirksam. Es hilft bei Ohrenschmerzen, die durch Wärme schlimmer und durch das Trinken kalter Getränke besser werden.
Dosierung: Zunächst 3 Tropfen stündlich, bei Besserung 3mal täglich 3 Tropfen.

Neu und sanft – unser Tip!

Teebaumöltropfen

Teebaumöl hilft bei Ohrenschmerzen infolge einer Erkältung.
Rezept: Erwärmen Sie etwas Oliven- oder Mandelöl mit 3 bis 4 Tropfen Teebaumöl im Wasserbad. Träufeln Sie diese Mischung mit einer Pipette ins Ohr.

Vorbeugen – so bleiben Sie und Ihr Kind gesund

- Geben Sie Ihrem Baby so lange wie möglich die Brust! Das stärkt sein Immunsystem gegen die Angriffe von Bakterien.
- Stärken Sie vor allem im Winter Ihre Immunabwehr durch Sonnenhutpräparate (Echinacea) und Vitamin-C-haltige Kost (z. B. Kiwis, Holunderbeeren und Zitronen).
- Kurieren Sie Erkältungen richtig aus! Mit Schnupfen darf man z. B. weder schwimmen noch joggen gehen. Auch Rauchen ist Gift für angegriffene Rachenräume! Verzichten Sie darauf, Ihre Atemwegserkrankungen mit allerlei Schmerzmitteln und fiebersenkenden Mitteln zu überdecken; gönnen Sie sich vielmehr Ruhe und Entspannung!

Viel trinken!

Zur Bekämpfung von Infektionen braucht Ihr Körper besonders viel Flüssigkeit. Trinken Sie in kleinen Schlucken, denn durch die Schluckbewegungen wird die Entleerung der Verbindungsröhren zwischen Rachen und Mittelohr gefördert.

Wichtig!

Bitte verwenden Sie homöopathische Mittel nicht zusammen mit ätherischen Ölen, da sie sich in ihrer Wirkung gegenseitig beeinträchtigen können.

Vorsicht!

Eine Mittelohrentzündung mit Schmerzen und Ohrgeräuschen, die sich trotz Behandlung innerhalb von 48 Stunden nicht bessert, ist ein Fall für den HNO-Arzt, der Ihnen antibiotische Mittel verschreiben kann.

Ohrensausen

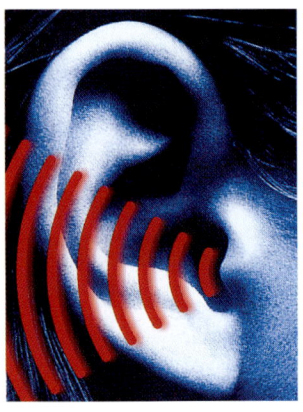

Summ- und Klingel- geräusche im Ohr können viele Ursachen haben.

Symptome
● Sausen, Klingelgeräusch oder auch ein dauernder dumpfer Summton im Ohr
● Bisweilen: grollendes Rumpeln, aber auch hohes Klicken, Zischen oder Knirschen

Ursachen

»Ohrensausen« hat sich als – nicht ganz präzise – Bezeichnung für den sogenannten Tinnitus eingebürgert. Nach medizinischem Verständnis ist der Tinnitus keine eigenständige Erkrankung, sondern eine Funktionsstörung des Hörsystems, wobei dieser Störung die unterschiedlichsten Entstehungsursachen und -orte zugrunde liegen können. Mit anderen Worten: Das Klingeln in unseren Ohren ist das Alarmsignal für eine Erkrankung irgendwo im Körper, die sich weit entfernt vom Ohr abspielen kann. So finden sich als mögliche Tinnitusursachen Erkrankungen wie Geschwülste im Bereich des Hörnervs, Zeckenborreliose, Lärmmißbrauch (z. B. durch Walkman oder die Lautstärke der Musik in Diskotheken), akutes Explosions- oder Knalltrauma (nach Sprengungen oder Silvesterknallereien), Hörsturz, Nahrungsmittelallergie, Diabetes, niedriger Blutdruck oder auch eine falsch sitzende Zahnprothese.

Organische Hintergründe

Kommt das Ohrensausen spontan mit einem mehrstimmigen Klingeln und akutem Hörverlust, spüren Sie außerdem noch so etwas wie einen Pfropf im Ohr, sollte umgehend der HNO-Arzt aufgesucht werden. Wenn Sie Glück haben, steckt ein Ohrenschmalzpfropf hinter Ihrem Problem, den der Arzt leicht entfernen kann. Wenn Sie Pech haben, haben Sie einen Hörsturz erlitten, und da stehen die Chancen ungefähr 60 zu 40, daß Sie Ihr Gehör noch einmal vollständig und ohne Sausen wiedererlangen werden.

Psychische Hintergründe

Der Mensch von heute behandelt sein Sinnesorgan Ohr allzu fahrlässig. Dabei handelt es sich um ein Organ, das auf engstem Raum eine Fülle von komplizierten Funktionen erfüllen muß. Die Umsetzung von Luftwellen in konkret wahrnehmbare Geräusche stellt eine physikalisch-neurologische Leistung ersten Ranges dar, für deren Lösung die Evolution erheblich länger gebraucht hat als beispielsweise für die Ausbildung des Sehvermögens. Und dennoch: Welcher Mensch würde schon fünf Minuten lang in die grelle Mittagssonne hineinstarren wollen? Er weiß genau, daß dies seine Augen ruinieren würde. Andererseits ist er durchaus bereit, sich stundenlang einem Bombardement von Geräuschen auszusetzen, die jenseits der 85-Dezibel-Grenze liegen, die allgemein als Schadensgrenze angesehen wird. Bezüglich unseres Hörsinnes scheinen wir uns nicht auf unsere Instinkte verlassen zu können.

Ein Rest dieser Schutzinstinkte funktioniert allerdings noch, doch sie wirken sich unter Umständen nachteilig auf unser Hörvermögen aus. So konnte bei Tinnituspatienten festgestellt werden, daß ihr Temporalis-posterior-Muskel überdurchschnittlich angespannt ist. Die Aufgaben dieses Muskels sind entwicklungsgeschichtlich eigentlich überholt. Er diente uns irgendwann einmal dazu, die Ohren aufzustellen, wie man es heute noch bei Hunden und Katzen sehen kann, wenn sie erschrecken. Beim permanent erschreckten und gestreßten Homo sapiens der Gegenwart hat sich das Verhaltensmuster auf die Anspannung des Ohrmuskels beschränkt, doch reicht diese Anspannung aus, um die Blutbahnen zum Hörsystem zusammenzupressen. Die Folge: Sauerstoffnot im Innenohr, und hierdurch kann es zu nervösen Fehlsteuerungen wie dem Tinnitus kommen. Muskelentspannungsübungen, wie das Biofeedback oder die progressive Muskelrelaxation nach Jacobson, haben daher bei Tinnituspatienten große Erfolgsaussichten.

Altbewährt – so helfen Sie sich selbst!

Akupressur

Schmerzen und Beschwerden, die nervliche Zusammenhänge aufweisen, lassen sich oft durch Akupressur zwar nicht heilen, aber doch zumindest lindern. Da das Ohrensausen meistens auch auf neurologische Aspekte mit hinweist, kann diese sanfte Art der Massage vielfach helfen.

Beachten Sie bitte bei der Anwendung, daß Akupressur immer mit kreisenden Bewegungen bei meist nur leichtem Druck ausgeführt wird. Im folgenden einige wirkungsvolle Akupressuranwendungen bei Ohrensausen:

- Drücken Sie zunächst 7 Sekunden lang mit Ihrem Zeigefinger auf die Kuhle über der Oberlippe, direkt unterhalb der Nase. Danach folgt ein mittelstarkes Pressen am Ende der Nasenwurzel neben den Augenbrauen, ebenfalls für 7 Sekunden. Wiederholen Sie diese Griffe mehrmals am Tag!
- Die folgenden Akupressurgriffe fördern die Durchblutung im Ohr. Nehmen Sie dort, wo der obere Ohrknorpel beginnt, jeweils den Knorpelrand beider Ohren zwischen Daumen und Zei-

Beginnende Schwerhörigkeit

Wer öfter einem Lärmpegel von über 85 Dezibel ausgesetzt ist, läuft Gefahr, schwerhörig zu werden. Anzeichen einer Schwerhörigkeit liegen vor, wenn man beispielsweise das Ticken einer Uhr nicht mehr vernimmt.

Ein Volksleiden

Die psychosomatische Klinik Roseneck geht von etwa 100 000 Betroffenen aus, die zu den behandlungsbedürftigen Patienten mit chronischem Ohrensausen zählen. Die Tinnitus-Liga spricht sogar von einer Million Bundesbürgern, die sich durch Ohrengeräusche nachhaltig beeinträchtigt fühlen.

157

Hals-, Nasen- und Ohrenerkrankungen

Leiden Sie unter Ohrgeräuschen? Dann greifen Sie zur Selbsthilfe, und lernen Sie, sich richtig zu entspannen. Die einzelnen Techniken, z. B. autogenes Training, Yoga, Meditation, Feldenkrais u. ä., erlernen Sie am besten in speziellen Kursen. Danach sollten Sie die gelernten Übungen regelmäßig durchführen – nur so wird die Entspannung wirklich effektiv.

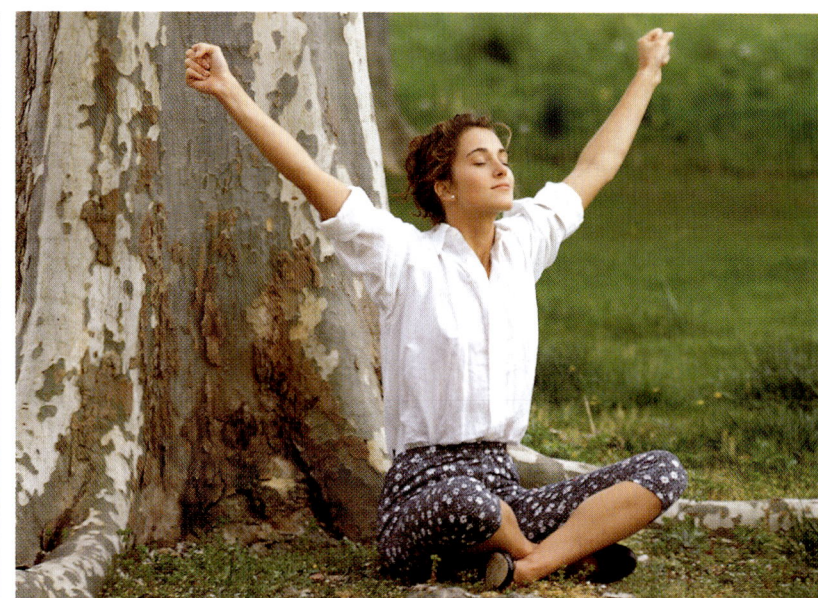

Schlechte Aussichten

Die Heilungsaussichten für den Tinnitus sind begrenzt, nach einem halben Jahr gilt er gemeinhin als unheilbar. Den Umgang mit den Ohrgeräuschen kann man jedoch lernen, Entspannungstechniken wie autogenes Training, Biofeedback und Meditation können dabei eine wertvolle Hilfe sein.

Medikamente
- **Deutschland**
Magnesium 50 Apogepha, Magnesium compositum
- **Österreich**
Kein Präparat
- **Schweiz**
Kein Präparat

gefinger. Wandern Sie anschließend mit Ihren Fingern um das ganze Ohr herum, wobei die beiden Finger den Rand kräftig massieren. Nach etwa 1 Minute sollten Sie unten am Ohrläppchenansatz angekommen sein; wandern Sie jetzt wieder zurück zum Beginn des oberen Randes. Dies sollte ebenfalls nicht länger als etwa 1 Minute dauern.

- Danach drücken Sie 7 Sekunden lang den Mittelfinger kräftig an die Stelle, wo sich das Ohrläppchen mit dem Gesicht verbindet, dann weitere 7 Sekunden direkt vor dem Ohrzäpfchen (Sie spüren dort eine kleine Kuhle) und schließlich noch 7 Sekunden am Beginn des oberen Knorpelrandes (auch dort sollten Sie eine Kuhle spüren). Spätestens nach 3 Minuten spüren Sie, wie Ihre Ohren warm und angenehm durchblutet werden.
- Wiederholen Sie die Akupressuranwendungen mindestens 4mal pro Tag!

Magnesiumnikotinat und -adipat
Diese beiden Wirkstoffe verbessern die Erholungsfähigkeit angespannter Hörzellen und fördern kurzfristig die Durchblutung im Innenohr (Präparat z. B. Magnesium compositum).

Homöopathische Mittel
Hypericum D6 wirkt beruhigend auf Gehirn, Rückenmark und die dort entspringenden Nerven und hat daher bei Ohrensausen eine gewisse Erfolgsaussicht.
Dosierung: 3mal täglich 1 bis 2 Tabletten.

So helfen Kräuter – unser Tip!

Ginkgo-biloba-Blätter

Die Blätter des ursprünglich aus Japan stammenden Ginkgobaumes enthalten Substanzen, die das Fließverhalten des Blutes verändern und dadurch die Durchblutung im Innenohr verbessern können. Außerdem machen sie das dortige Gewebe widerstandsfähiger gegen Sauerstoffnot. Allerdings werden diese Wirkungen nur von standardisierten Präparaten erzielt, die einen bestimmten Gehalt an Ginkgoflavonglykosiden und Terpenlaktonen aufweisen können. Diese Präparate sind z.B.: Craton forte, Gingium, Ginkobil-N-ratiopharm, Rökan, Tebonin forte.

Vorbeugen – so bleiben Sie gesund

- **Meiden Sie die für Sie typischen »Klingelsituationen«!**
  Ein gelegentliches Geräusch im Ohr hat wohl schon jeder einmal gehabt. Beobachten Sie, bei oder nach welchen Situationen diese Geräusche auftreten. (Sie werden feststellen, daß es häufiger psychisch bedrückende als akustisch belastende Momente sind!) Möglicherweise können Sie diese Situationen ja entspannter angehen oder sogar ganz vermeiden.

- **Setzen Sie sich auf »Lärmdiät«!** Rockkonzerte, Diskotheken, Walkman, aber auch Alltagsbegleiter wie Straßenverkehr und der Lärm in Kantinen, Büros und Kneipen setzen unser Ohr ganz schön unter Streß.
  Überlegen Sie, ob Sie nicht gelegentliche Ohrenerholungspausen einlegen können, beispielsweise durch einen Waldspaziergang oder ein Nickerchen.

- **Entspannen Sie sich!** Wenn wir wirklich (!) entspannt sind, können wir mit allen möglichen Stressoren – sei es Hektik oder Geräusche – sehr viel besser umgehen; sie wirken sich dann nicht gleich körperlich aus.
  Hierfür ist es aber unabdingbar, sich für eine Entspannungstechnik zu entscheiden – zur Auswahl stehen u.a. autogenes Training, Qi Gong, Biofeedback, Kinesiologie, Aura Soma, progressive Muskelrelaxation nach Jacobson – , diese möglichst bei einem Experten zu erlernen und regelmäßig auszuführen. Vor allem die Regelmäßigkeit ist ein entscheidender Faktor. Ein schwungvoller Beginn, dem dann keine oder nur noch sporadische Übungen folgen, bringt letztendlich gar nichts. Der Erfolg von Entspannungstechniken stellt sich oft erst nach längerer Zeit ein.

Medikamente
- **Deutschland**
Craton forte, Gingium, Ginkobil-N-ratiopharm, Rökan, Tebonin forte
- **Österreich**
Ceremin, Tebofortan, Tebonin retard
- **Schweiz**
Gincosan, Ginkovit

Vorsicht!
Hüten Sie sich vor den Heilungsversprechungen einiger selbsternannter Tinnitusexperten, die Ihnen zu allem möglichen raten.
Die Tatsache, daß die Medizin dem Tinnitus mehr oder weniger ratlos gegenübersteht, muß man im Moment leider akzeptieren.

Indianische Heilkunst
Eine Linderung bei Ohrensausen kann möglicherweise ein traditionelles Heilmittel erreichen: die Ohrkerzen der Hopi-Indianer.

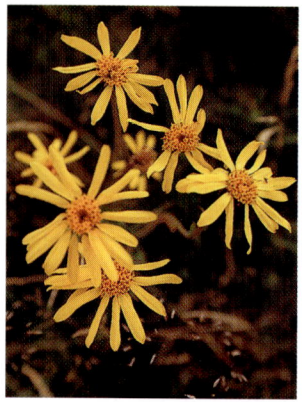

Entzündete Hautpartien heilen mit Arnikasalbe ab.

Akne

Symptome

- Zunächst Mitesser mit schwarzem Punkt
- Dann Entzündungen, die sich zu großen, eitergefüllten Pickeln auswachsen
- Betroffene Hautpartien: Gesicht, Brust und Rücken

Frauen und Akne
Auch die Menstruation ist eine Phase, die durch starke Hormonschwankungen gekennzeichnet ist. Viele Frauen können Akne durch die passende Antibabypille in den Griff bekommen. Fragen Sie Ihren Frauenarzt!

Verschiedene Behandlungsansätze
Bei Akne können z. B. eine mikrobiologische Therapie, eine Behandlung mit Eigenblut oder eine Impfung mit einer Autovakzine (aus dem eigenen Blut hergestellter Impfstoff) gute Erfolge erzielen.

Ursachen

Die Hauptursache der gewöhnlichen Akne sind Verhornungen der Talgdrüsengänge. Der Talg kann nicht mehr abfließen, die Gänge verstopfen und entzünden sich. Gefördert wird dieser Prozeß durch eine übermäßige Aktivität der Talgdrüsen. Sie wird durch Geschlechtshormone gesteuert, und deren Ausschüttung verändert sich während der Pubertät teilweise dramatisch; Jugendliche im Alter von 14 bis 18 Jahren leiden daher besonders häufig an Akne.

Biologische und genetische Hintergründe

Die Ernährung (Süßigkeiten, Zitrusfrüchte, bestimmte Gemüsesorten, Kaffee) spielen bei der Akne eine Rolle. Bisweilen können auch Allergien eine Akne auslösen. Wichtig sind ebenso die genetischen Voraussetzungen. Die Wahrscheinlichkeit, daß Jugendliche unter Akne zu leiden haben, wenn beide Eltern in ihrer Jugend ebenfalls eine Akne durchgemacht haben, liegt bei 50 Prozent.

Psychische Hintergründe

Akne stellt für Jugendliche eine starke psychische Belastung dar. Sie sollte deswegen so schnell wie möglich behandelt werden. Andererseits wird die Akne selbst – wie alle Hautkrankheiten – stark von psychischen Faktoren beeinflußt. Dünnhäutige, streßanfällige Menschen, die Probleme, etwa Trauer und Rückschläge, zu verarbeiten haben, haben auch häufig mit Hautproblemen zu kämpfen.

Altbewährt – so helfen Sie sich selbst!

Hygiene
Sorgfältige Hygiene dient der Schadensbegrenzung. Wechseln Sie öfter Waschlappen und Handtücher. Die Pickel nur sehr vorsichtig mit einem Kosmetiktuch ausdrücken. Anschließend gut desinfizieren, denn das Ausdrücken kann sehr leicht weitere Entzündungen nach sich ziehen.

Arnika

Arnika wirkt entzündungshemmend. Entsprechende Gels gibt es in Drogerien und Apotheken.

Heilerde

Auch Heilerde wirkt entzündungshemmend und nimmt Talgabsonderungen, abgeschliffene Hautzellen und Bakterien auf. Sie erhalten sie in der Apotheke.

Rezept: Mischen Sie das feinkörnige, aus Gesteinsverwitterungen gewonnene Pulver mit warmem Wasser zu einem zähen Brei. Streichen Sie diesen etwa 1 bis 2 mm dick auf die betroffenen Hautstellen. 20 bis 30 Minuten einwirken lassen, danach mit warmem Wasser entfernen.

Benzoylperoxid

Es setzt in den verschlossenen Drüsengängen Sauerstoff frei, der die Bakterien abtötet; darüber hinaus mindert es die Talgproduktion. Man erhält es als Gel (Aknefug-oxid, Akneroxid, Scherogel, Aknex), Suspension (Cordes BPO), Creme (PanOxyl) und Lotion (Sanoxit) in der Apothckc. Vorsicht ist allerdings geboten: Einige Menschen reagieren auf Benzoylperoxid auch allergisch.

Wiederentdeckt und sanft – unser Tip!

Nicht jedermanns Geschmack, aber wirksam: die Behandlung mit Eigenurin. Betupfen Sie die Pusteln mit ein paar Urintropfen (aus dem Mittelstrahl Ihres Morgenurins); danach nicht mehr abwaschen!

Vorbeugen – so bleiben Sie gesund

- Meiden Sie fetthaltiges Make-up!
- Waschen Sie Ihr Make-up jeden Abend gründlich ab!
- Achten Sie bei Ihrer Ernährung auf eine ausreichende Biotinversorgung!
  Dieses wichtige Hautvitamin befindet sich vor allem in Bierhefe, Soja, Walnüssen, Geflügel, Naturreis und Vollkornprodukten. Eigelb und Leber gelten als Biotinbomben, enthalten allerdings auch viel Cholesterin.
- Meiden Sie Sonnenbäder! Die alte These, daß UV-Licht bei Akne in jedem Fall helfen würde, ist eine Legende. Auch wenn UV-Strahlen Hautentzündungen hemmen, so regen sie doch vor allem die Schweißdrüsen zu mehr Absonderungen an. Die Konsequenz: Die Haut wird feucht, und die Talgdrüsengänge quellen nach innen auf – eine denkbar ungünstige Voraussetzung, um Akne heilen oder verhindern zu können.

Erste Hilfe

Wer am folgenden Tag einen wichtigen Termin hat, braucht natürlich schnelle kosmetische Hilfe. Für diesen Sonderfall folgender Tip: Aknepustel reifen schneller, wenn man sie abends mit einem luftundurchlässigen Pflaster überklebt. Am nächsten Morgen können sie dann in der Regel leicht ausgedrückt werden.

Medikamente

- **Deutschland**
  Aknefug-oxid, Akneroxid, Aknex, Cordes BPO, PanOxyl, Sanoxit, Scherogel
- **Österreich**
  Akneroxid, Panoxyl-Akne-Gel, Scherogel
- **Schweiz**
  Aknefug, Akneroxid, Aknex

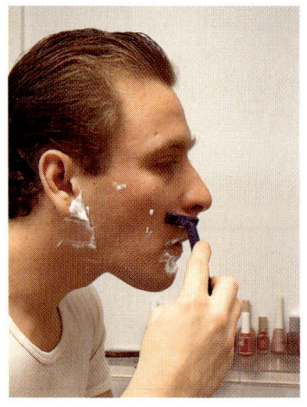

Auf eine Naßrasur sollten Sie bei einer Bartflechte besser verzichten.

Bartflechte

Symptome

- Ringförmige entzündliche Pilzherde, die überall am Körper auftreten können, vor allem aber Gesicht, Bartstoppeln, Koteletten und Haaransatz befallen
- Falls dem Pilz das Vordringen in tiefere Hautschichten gelingt, kommt es zur Bildung von schmerzhaften Knötchen, die zu Abszessen verschmelzen und auf Druck – wie aus einem Sieb – eine eitrige Flüssigkeit abgeben

Ursachen

Die Verursacher der Bartflechte sind Pilze der Gattung Trichophyton.

Biologische Hintergründe

Die Bartflechte befällt vor allem Männer, die einen starken Bartwuchs besitzen und sich daher sehr intensiv rasieren müssen. Besonders anfällig sind die Partien am Hals, wenn die dortigen Haare beim Wachsen glatt auf der Haut liegenbleiben und von den Klingen des Rasierapparates kaum erfaßt werden können.

Psychische Hintergründe

Wie alle Pilze haben es auch die Erreger der Bartflechte gern feucht. Streßgeplagte Männer mit starker Gesichtsschweißbildung sind daher überdurchschnittlich häufig betroffen.

Altbewährt – so helfen Sie sich selbst!

Backpulverpaste

Sie hilft gegen das Jucken und raubt nachwachsenden Pilzen die Lebensgrundlage. Verrühren Sie das Backpulver mit lauwarmem Wasser, und reiben Sie es auf die betroffenen Stellen. 3 Minuten einwirken lassen und wieder abspülen. Danach das Gesicht gut abtrocknen und Puder oder Stärkemehl auftragen.

Heilwaschungen

Waschen Sie sich mit Heilkräutern, beispielsweise mit einem Absud aus Eichenrinde.
Rezept: 3 EL Eichenrinde in 1 l kochendes Wasser geben, 30 Minuten kochen lassen, dann abseihen. Diesen Sud geben Sie dann ins Waschbecken zur Gesichtswäsche bzw. in die Wanne zum Vollbad.

In der Landwirtschaft häufiger vertreten
Der Erreger der Bartflechte geht meist von Rindern auf den Menschen über (kann aber auch von Mensch zu Mensch übertragen werden); daher sind Landwirte überdurchschnittlich oft betroffen.

Im Zweifelsfall zum Arzt!
Die Bartflechte wird oft als bakterielle Infektion eingeschätzt und dann – ergebnislos – mit Antibiotika behandelt. Ziehen Sie im Zweifelsfall einen pilzkundigen Arzt hinzu.

Verzichten Sie auf Naßrasuren!

Sie reizen Ihre Haut besonders und sorgen außerdem über die Rasierklingen dafür, daß sich die Flechte breitflächig verteilen kann. Lassen Sie sich einen Drei- bis Viertagebart stehen, den Sie dann vorsichtig mit dem Langhaarschneider Ihres Trockenrasierers zurechtstutzen!

Clotrimazolhaltige Salben

Sie sind bewährte Pilzvernichter, die ohne Rezept in allen Apotheken zu kaufen sind. Ihr Spektrum an möglichen Nebenwirkungen ist begrenzt, dafür ist das Spektrum der durch sie abgetöteten Pilze um so breiter. Zu den besonders preiswerten Cremes gegen die Beschwerden der Bartflechte gehören: Azutrimazol, Clotrimazol Maurer, Fungizid-ratiopharm und Antifungol.

Wichtig: Tragen Sie die Cremes auch dann noch für ein paar Tage auf, wenn die Krankheitssymptome bereits vollständig verschwunden sind!

Neu und sanft – unser Tip!

Teebaumöl

Teebaumöl ist ein wirksames Mittel gegen die Bartflechte, da es eine stark fungizide (pilztötende) Wirkung besitzt. Sie können es in unterschiedlicher Weise anwenden.

Kompresse: Geben Sie 5 bis 8 Tropfen reines Teebaumöl in eine Schüssel mit kühlem Wasser (etwa 1,5 bis 2 l). Dann tauchen Sie einen Waschlappen oder ein Leinentuch hinein, das Sie auswringen und für 10 Minuten auf die entzündeten Hautstellen legen.

Lotion: Mischen Sie 25 Tropfen Teebaumöl mit 100 ml Wasser. Die Lotion vor Gebrauch gut durchschütteln und als reinigendes und pflegendes Gesichtswasser verwenden. Bei fettender Haut sollten Sie allerdings lieber eine Mischung aus 100 ml 50prozentigem Alkohol und etwa 60 Tropfen Teebaumöl wählen. Beide Lotionen eignen sich auch sehr gut zur Vorbeugung gegen die Bartflechte.

Achtung: Bringen Sie bitte kein Teebaumöl in die Augen. Falls das passiert ist, müssen Sie die Augen mit viel Wasser gut ausspülen.

Vorbeugen – so bleiben Sie gesund

- Gehen Sie beim Rasieren behutsam mit Ihrer Haut um. Glatte Haare am Hals erwischen Sie am besten mit einem Naßrasierer.
- Dasjenige Familienmitglied, das bereits eine Bartflechte hat, sollte andere Waschlappen und Handtücher benutzen als der Rest der Familie.

Medikamente

- **Deutschland**
Antifungol,
Azutrimazol,
Clotrimazol Maurer,
Fungizid-ratiopharm
- **Österreich**
Clotrimazol Genericon,
Mycofug,
Myko Cordes
- **Schweiz**
Clocim, cutistad,
Eurosan

Teebaumöl und Haut

Nicht alle Menschen vertragen das Teebaumöl auf ihrer Haut. Vor einer Behandlung sollten Sie also zunächst einmal einen Hauttest durchführen, indem Sie einige Tropfen des Öls eine Stunde lang auf Ihrem Handrücken einwirken lassen. Treten Hautreizungen auf, dürfen Sie das Öl nur in starker Verdünnung verwenden.

Anti-Pilz-Diät

Zur Unterstützung der äußeren Pilzbehandlung ist es sinnvoll eine spezielle Anti-Pilz-Diät durchzuführen. Zu diesem Thema ist der Ratgeber von Elisabeth Lange »Heildiät gegen Pilze im Körper« erschienen.

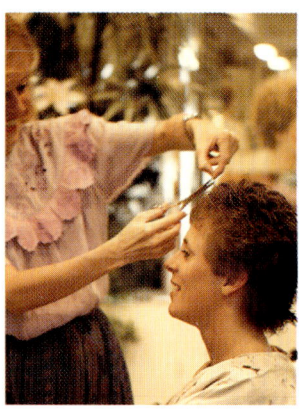

Manche Berufsgruppen sind durch den Umgang mit Reizstoffen besonders gefährdet.

Ekzem

Symptome

- Beim akuten Ekzem eine juckende, nässende, gerötete Entzündung der Haut
- Beim chronischen Ekzem eine weniger gerötete, trockenere Entzündung der Haut – ähnlich einer Schuppenflechte; eine durch physikalische, chemische Reize oder durch Parasiten gereizte Haut ist auf den Ort der Schädigung begrenzt und klingt ab, wenn die Reize verschwinden; ein Ekzem kann z. B. an den Beinen auftreten, wenn die Hände einem Reiz ausgesetzt worden sind

Diät

Sinnvoll bei einem Ekzem ist es, kein Schweinefleisch zu essen und wenig oder gar kein Salz zu verwenden. Auch einzelne Fastentage sind ideal, da so Stoffwechselschlacken besser aus dem Körper gespült werden.

Wichtig!

Hinter einem Ekzem kann sich möglicherweise eine Belastung Ihres Organismus mit Schwermetallen oder eine Lösungsmittelvergiftung verstecken.

Ursachen

Stoffwechselstörungen, Unverträglichkeit von Milch (z. B. bei Milchschorf), Überempfindlichkeit gegenüber unterschiedlichsten Stoffen können ein Ekzem hervorrufen.

Ständiger Kontakt mit bestimmten Materialien verursacht Berufsekzeme, z. B. das Bäckerekzem, das des Färbers, Friseurs, des Chemiearbeiters usw. Menschen mit trockener, schlecht ausscheidender Haut sind besonders gefährdet.

Ekzeme finden sich am häufigsten an feuchtwarmen Körperstellen, z. B. in Knie- und Ellenbeuge, in der Schenkelbeuge, in der Achselhöhle, auf der Fußsohle, in der Handfläche, aber auch im Gesicht (vor allem am Kinn) und am Haaransatz im Nacken; hier ist die Haut besonders empfindlich. Akute und chronische Ekzeme sind die häufigsten Hauterkrankungen.

Organische Hintergründe

Allergene (Fremdstoffe), mit denen wir in Kontakt kommen (durch Berühren, Einatmen, Schlucken, Injektionen), rufen im Körper die Bildung von Antikörpern hervor. Allergene plus Antikörper reizen dann ein bestimmtes Gewebe. Auf der Haut kann sich so ein Reiz als Ekzem präsentieren.

Psychische Hintergründe

»Diese Person wirkt auf mich allergisch.« Diese oft gehörte Bemerkung zeigt, wie sehr selbst medizinische Laien allergische Erscheinungen – wie z. B. ein Ekzem – mit der Psyche sofort in Verbindung bringen. Aufregungen verschlechtern jede Krankheit, können aber bei einer allergischen Bereitschaft sogar Beschwerden auslösen.

Altbewährt – so helfen Sie sich selbst!

Meiden Sie Reizstoffe!

Bei Berufsekzemen wird erst durch eine andere Beschäftigung eine dauernde Heilung zu erwarten sein. In vielen anderen Fällen genügen oft schon kurzfristige Schutzmaßnahmen, z. B. beim Hausfrauenekzem das Tragen von Gummihandschuhen, am besten mit Baumwollfutter. So schützt man die Hände vor Chemikalien, etwa Waschmitteln.

Die Handschuhe sollten aber nicht länger als 15 Minuten ohne Pause getragen werden. Vermeiden Sie den Kontakt mit heißem Wasser, selbst wenn Sie Gummihandschuhe tragen. Am besten drehen Sie die Gummihandschuhe nach jeder Benützung um: So trocknen sie am besten. Verwenden Sie notfalls eine für Sie gut verträgliche Schutzcreme, die Ihnen ein Arzt oder Apotheker empfehlen kann.

Fastenkur

Schon manches Ekzem ist am Ende einer Fastenkur verschwunden, denn Fasten entschlackt und reinigt den Körper. Probieren Sie zunächst 3 Tage Fasten mit Gemüsesaft und Gemüsebouillon. Aber bedenken Sie: Ohne ärztliche Aufsicht darf nicht langfristig gefastet werden.

Den Darm aktivieren!

Verstopfung muß unbedingt einer dynamischen Darmarbeit weichen; notfalls ist das mit warmen Einläufen zu erzielen. Stellen Sie bei Verstopfung Ihre Ernährung auf Vollwertkost mit reichlich Ballaststoffen um.

Beginnen Sie den Tag mit einem körnigen Müsli, essen Sie viel Gemüse und Obst, verzichten Sie häufiger auf Fleisch. Und trinken Sie reichlich, 2 bis 2 1/2 Liter mindestens pro Tag, denn bei Verstopfung fehlt meistens Flüssigkeit im Darm.

Bäder

Ansteigende Halb- und Vollbäder haben sich bewährt: Beginnen Sie das Bad in 33°C warmem Wasser, und lassen Sie allmählich heißes Wasser zufließen, bis 40°C erreicht sind. Das Bad sollte nicht länger als 20 Minuten dauern. Anschließend ruhen Sie 1/2 Stunde.

Auch warme Dauerbäder von 1 bis 2 Stunden mit anschließender Packung, in der die Haut schwitzen kann, helfen. Für ein Kräuterbad nehmen Sie Zinnkraut als Zusatz.

Örtliche Behandlung

Bei leichten Ekzemen ist folgendes Hausmittel einen Versuch wert: Halten Sie mit einem neutralen Fett (z. B. reinem Olivenöl oder Lanolin) die Haut geschmeidig. Auch Wickel mit Heilerde helfen.

Malven und Kamille

Umschläge mit milden Kräutern wie Malve und Kamille heilen Ekzeme. Kochen Sie einen starken Tee, feuchten Sie damit ein Leinentuch an, legen Sie es noch warm auf das Ekzem; täglich 2 Stunden lang, bis das Ekzem abgeheilt ist.

Fernwirkung

Sitzt das Ekzem an einem Arm oder Bein, so machen Sie mit dem anderen(!) ein ansteigendes Bad: Beginnen Sie mit 33°C warmem Wasser, das Sie über 20 Minuten hinweg durch zulaufendes heißes Wasser auf 40°C erhitzen. Danach ruhen Sie. Die Fernwirkung erzeugt im erkrankten Körperteil eine bessere Durchblutung.

Urintherapie

Eine uralte und bewährte Heilmethode bei Hautkrankheiten ist die Urintherapie. Betupfen Sie dazu mehrmals täglich die betroffenen Hautpartien mit frischem Urin, einige Minuten einwirken lassen, dann mit lauwarmem Wasser abwaschen.

Tierliebe kann ihre Grenzen haben – nämlich dann, wenn allergische Reaktionen auf Tierhaare bestehen. Überprüfen Sie daher bei immer wieder-kehrenden Ekzemen, ob Ihr Haustier etwas damit zu tun haben könnte.

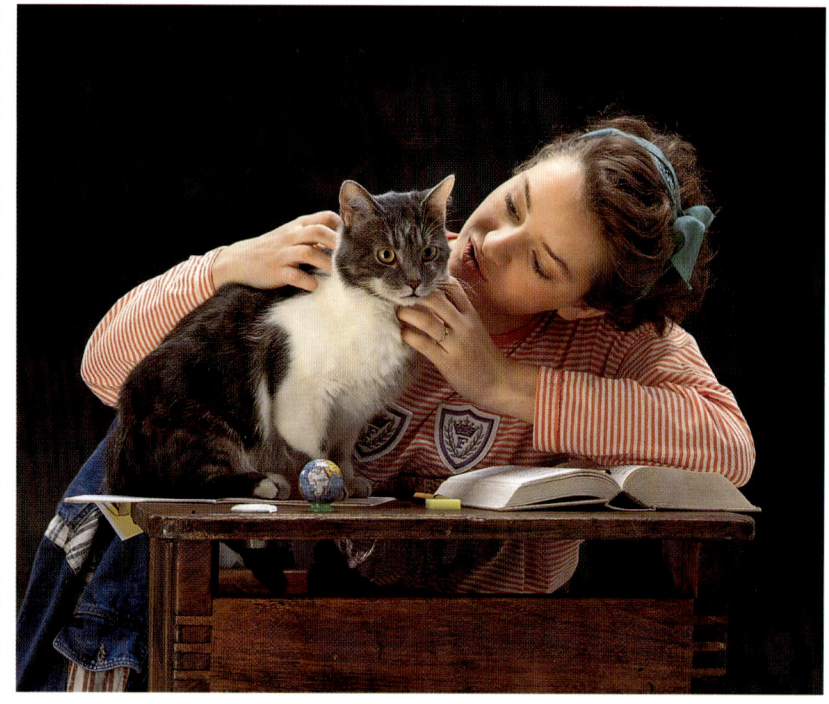

Ekzeme bei Kindern
Kleiden Sie Ihr Kind bei einer Neigung zu Ekzemen ausschließlich in Naturfasern. Sorgen Sie bei der Wäsche dafür, daß die Waschmittel 100prozentig ausgespült sind, und verzichten Sie auf Weichspüler. Alle verwendeten Körperpflegemittel müssen allergiegetestet sein. Nur so schützen Sie Ihr Kind!

Borretsch

Da Borretsch Gerbstoffe enthält, wirkt er entzündungshemmend und ist die richtige Heilpflanze bei allen Hautentzündungen. Berei-ten Sie einen Kräutersud für Umschläge.

Rezept: 4 EL Borretschkraut mit 1/4 l kochendem Wasser überbrü-hen, 10 Minuten ziehen lassen, abseihen, ein Tuch hineintauchen, auswringen und auf die befallenen Stellen legen. Mehrmals täglich den Umschlag erneuern.

Gänseblümchen

Das Gänseblümchen ist ein Korbblütler und daher nicht für alle ge-eignet. Wer bereits eine Allergie hat, muß diese Pflanzen meiden, denn sie könnten die allergischen Reaktionen verschlimmern. Die Blüten des Gänseblümchens wirken jedoch entzündungshemmend.

Rezept: Überbrühen Sie 5 EL Gänseblümchenblüten mit 1/4 l ko-chendem Wasser; 10 Minuten ziehen lassen, Umschläge damit wie mit dem Borretschsud machen.

Pfennigkraut und Taubnessel

Beide Heilpflanzen wirken bakterientötend und sind daher ideal bei allen Entzündungen auf der Haut.

Rezept: Zerstoßen Sie im Mörser 1 Handvoll Pfennigkrautblätter, und legen Sie sie auf die betroffenen Stellen.

Rezept: 2 EL Taubnesselblüten mit 1/4 l kochendem Wasser überbrühen, 10 Minuten ziehen lassen, abseihen, ein Tuch in den Sud tauchen, auswringen und auf das Ekzem legen. Die Umschläge mehrfach täglich wiederholen.

Homöopathische Mittel

Urtica urens D3 hilft gegen die juckenden, geröteten Flecken. Dosierung: 3 Kügelchen jede Viertelstunde.

Desensibilisierung

Nicht nur die homöopathische Desensibilisierung kann eine Umkehr bringen, auch und vor allem die psychische. Was oder wer juckt Sie im Leben? Gegen wen oder was schlägt Ihre Haut in Form eines Ekzems aus? Haben Sie Antworten gefunden, entspannen Sie sich, und stellen Sie sich Situationen vor, in denen Ihnen diese Allergien auslösenden Momente oder Personen völlig gleichgültig sind. Sie werden sehen, daß nach einiger Zeit die Ekzeme nachlassen.

Feucht auf feucht – unser Tip!

Behandeln Sie feuchte Ekzeme feucht. Machen Sie also feuchte Kompressen mit Stiefmütterchensud und Eichenrindenextrakt (5prozentig, aus der Apotheke).
Rezept: Setzen Sie 1/2 EL Stiefmütterchenblüten mit 1 l kaltem Wasser an; zum Kochen bringen, 30 Minuten ziehen lassen und den Sud in das Wasser für die Kompressen gießen. Tauchen Sie ein ausreichend großes Stofftuch (Taschentuch, Gästehandtuch) in das warme Wasser mit Sud und Eichenrindenextrakt, legen Sie es zusammengefaltet auf das Ekzem, und halten Sie es mit einem Handtuch oder Schal fest. Die Kompressen wechseln Sie, wenn sie kalt geworden sind.

Vorbeugen – so bleiben Sie gesund

- Pflegen Sie die Haut mit schonenden, auf Ihren Hauttyp abgestimmten Mitteln. Trocknen Sie sich nach dem Duschen und Baden stets gründlich ab, auch zwischen den Zehen.
- Vermeiden Sie Schweiß! Duschen Sie sofort nach schweißtreibenden Sportarten. Und tragen Sie bei Hitze lockere Baumwollkleidung.
- Wenn Sie eine Neigung zu Ekzemen haben, suchen Sie nach der Ursache. Vermeiden Sie künftig den Kontakt mit den ekzemauslösenden Stoffen; besser, Sie wechseln den Beruf, als daß Sie dauerhaft krank sind.

Tiere?
Bei wiederholten Ekzemen eines Familienmitglieds sollte man sich überlegen, ob man das so innig geliebte Haustier nicht doch abschafft. Ekzeme sind die Folgen allergischer Reaktionen, und eine Tierhaarallergie ist sicherlich das letzte, was Sie sich noch wünschen könnten.

Die Psyche schlägt aus
So manches Ekzem ist nicht eine Reaktion auf einen nicht vertragenen Stoff, sondern eine auf einen Menschen oder eine Situation, auf die der Betreffende allergisch reagiert. Beobachten Sie sich aufmerksam! Haben Sie das Problem erkannt, können Sie in Zukunft die entsprechenden Personen oder Konflikte meiden.

Furunkel

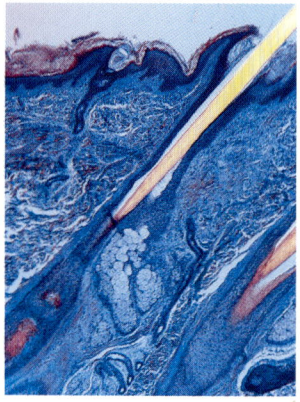

Mikroskopische Aufnahme der Haut mit Haaren und Haarbalg.

Ursachen

Furunkel sind Entzündungen des Haarbalgs. Bakterien gelangen über feine Haarkanäle nach unten zum Haarbalg und finden dort die idealen Bedingungen zum Wachstum. Das Immunsystem schickt daraufhin weiße Blutkörperchen zur betroffenen Stelle, um die Eindringlinge abzutöten. Dabei entsteht Eiter, der sich unter der Hautoberfläche ansammelt. Je länger der Kampf dauert, je erfolgreicher sich die Bakterien der Immunarmee widersetzen können, um so mehr Eiter entsteht, um so größer wird die Wahrscheinlichkeit eines großen Furunkels. Die Neigung zu Furunkeln steht daher meistens im Zusammenhang mit einer Schwäche unseres Immunsystems.

Organische Hintergründe

Die Frage für viele lautet: Wann ist ein Furunkel reif? Die Antwort: Wenn das Immunsystem den Kampf gegen die Bakterien am Haarbalg gewonnen hat und die zugrunde gegangenen Körper- und Bakterienzellen von ihrer Umgebung abgeschottet wurden. Der Furunkel verliert dann deutlich an Spannung, nur in der Mitte zeigt sich noch ein heller Eiterkopf, der dann problemlos (nachdem man den Eiterkopf mit einer desinfizierten Nadel angestochen hat) ausgedrückt werden kann.

Psychische Hintergründe

Tatsache ist: Je schwächer das Immunsystem, desto größer die Wahrscheinlichkeit für Entzündungen. Da unser Immunsystem stark von der Psyche beeinflußt wird, neigt es bei bestimmten Streßfaktoren, wie Trauer, Kummer und Melancholie, zur Schwäche.

Altbewährt – so helfen Sie sich selbst!

Ichthyolsalben

Diese Salben (etwa Ichtholan) unterstützen die Entleerung des Furunkels. Legen Sie einen Wattebausch über die aufgetragene Salbe, um Kleiderverschmutzungen zu verhindern!

Unterschied Karbunkel/Furunkel
Beim Furunkel geht der Entzündungsprozeß von einem infizierten Haarbalg aus, der Eiter mündet in einen Pfropf an der Hautoberfläche. Beim Karbunkel tritt der Eiter an mehreren Stellen an die Hautoberfläche und wird oft von Fieber und Lymphknotenschwellungen begleitet; er sollte ärztlich behandelt werden.

Warme Kompressen

Sie beschleunigen den Entzündungsprozeß und sorgen dafür, daß der Furunkel schneller reif wird. Tränken Sie ein Handtuch in etwa 30°C warmem Wasser; danach auswringen und 20 bis 30 Minuten auf die entzündete Stelle legen, wobei der Umschlag neu getränkt werden muß, wenn er sich abzukühlen beginnt. Machen Sie diese Anwendung 2- bis 3mal am Tag.

Homöopathische Mittel

Sie können die Furunkel in verschiedenen Entwicklungsphasen angreifen.

Myristica-sebifera-Tropfen D2 beschleunigen die Reifung der Geschwüre.

Dosierung: 3mal täglich 5 Tropfen.

Salben und Gels aus Arnica (es gibt sie in Apotheken und Drogerien) bekämpfen starke Hautschwellungen.

Sulfur Pentarkan S hilft bei hartnäckigen, schlecht heilenden Furunkeln.

Dosierung: 2mal täglich 1 Tablette.

Hypericum D6 unterstützt den Heilungsverlauf, nachdem sich der Furunkel geöffnet hat bzw. geöffnet wurde.

Dosierung: 3mal täglich 1 Tablette.

Neu und sanft – unser Tip!

Teebaumöl

Die medizinische Forschung hat inzwischen die Wirksamkeit von Teebaumöl bei Abszessen und Furunkeln bestätigt. Es dringt tief in die Haut ein und bekämpft den Eiterherd.

Geben Sie 5 bis 8 Tropfen reines Teebaumöl auf einen Wattebausch, und betupfen Sie die betroffene Stelle 2- bis 3mal täglich damit.

Achtung!

Bei Furunkeln in der Gesichtsregion müssen Sie unbedingt den Arzt aufsuchen – quetschen Sie keinesfalls an ihnen herum! Denn zwischen dem Venensystem dieser Hautbezirke und den Blutadern im Schädelinneren bestehen direkte Verbindungen, durch die sich die Entzündungen umgehend Richtung Gehirn verlagern können.

Medikamente
- **Deutschland**
  Aknichthol N Lotio, Ichtholan
- **Österreich**
  Ichtholan, Thiosept-Salbe
- **Schweiz**
  Furodermal, Ichtholan

Vorbeugen – so bleiben Sie gesund

- Stärken Sie Ihr Immunsystem! Treffen Sie bei besonderen körperlichen oder psychischen Belastungen auch besondere Vorsorge: Nehmen Sie Sonnenhuttropfen (Echinacea) zur Stärkung Ihrer Widerstandskraft! Die entsprechenden Präparate gibt es in Apotheken. Achten Sie außerdem auf eine ausreichende Vitamin-C-Versorgung (Holunderbeeren, Kiwis, Orangen, Zitronen, Sanddornsaft).

- Falls Sie eine verstärkte Neigung zur Furunkelbildung besitzen, sollten Sie auf Schweinefleisch verzichten und eine Darmreinigungskur, z.B. nach F.X. Mayr, durchführen.

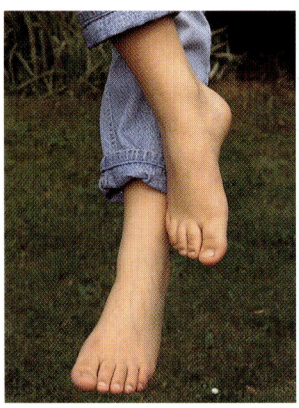

Barfuß durch die Wiese – so stärken Sie Ihre Abwehrkraft und beugen Fußpilz vor.

Fußpilz

Symptome

- Rötungen und Schuppungen an den Fußsohlen oder zwischen den Zehen
- Unangenehmer Juckreiz

Ursachen

Auslöser für einen Fußpilz sind meistens Fadenpilze, die als Schmarotzer von Haut und Haaren leben. Sie lieben vor allem die Feuchtigkeit; schweißnasse Füße und geschlossene Schuhe bieten ihnen ideale Lebensbedingungen.

Biologische Hintergründe

Es gibt über 100 000 Pilzarten. Sie bilden einen eigenen Kosmos zwischen Pflanzen- und Tierreich. Pilze leben meist genügsam, was die Parasiten unter ihnen immer wieder zu einem großen medizinischen Problem macht. Die Behandlung von Fußpilz dauert häufig mehrere Monate – ohne Gewähr, daß er nicht bald wieder zurückkehrt.

Psychische Hintergründe

Menschen mit starker Fußschweißbildung werden besonders häufig auch Opfer von Fußpilzerkrankungen. Bei kalten Füßen und Schweißbildung spielen oft psychische Faktoren eine Rolle.

Altbewährt – so helfen Sie sich selbst!

Backpulverpaste

Sie hilft gegen das Jucken und raubt nachwachsenden Pilzen die Lebensgrundlage: Verrühren Sie etwas Backpulver mit lauwarmem Wasser, und reiben Sie es auf die betroffenen Stellen. 3 Minuten einwirken lassen und wieder abspülen. Danach die Füße gut abtrocknen und Puder oder Stärkemehl auftragen.

Imidazol- und naftidinhaltige Salben

Sie sind bewährte Pilzvernichter, die man ohne Rezept in Apotheken kaufen kann. Ihre möglichen Nebenwirkungen sind begrenzt, dafür ist das Spektrum der durch sie abgetöteten Pilze um so breiter. Preiswert sind folgende Präparate: Azutrimazol, Clotrimazol Maurer, Fungizid-ratiopharm und Antifungol. Wichtig: Tragen Sie die Salben noch mindestens 1 Woche lang auf, auch wenn die Krankheitssymptome bereits verschwunden sind!

Immer wieder Fußpilz?
Einige Menschen leiden immer wieder unter Fußpilz, auch wenn er zwischenzeitlich auskuriert wurde. Oft liegt das an mangelhafter Fußhygiene. Bei einigen versteckt sich der Pilz jedoch in oder unter einem Zehennagel, wo ihm weder abtötende Salben noch Trockenheit etwas anhaben können. Wenn der Fußpilz nicht verschwinden will oder sogar von Bläschen und Schmerzen begleitet wird, sollte unbedingt der Arzt aufgesucht werden.

Wechseln Sie Ihr Schuhwerk!

Bei gutem Wetter und sooft es geht, sollten Sie luftdurchlässige Schuhe (z.B. Sandalen) tragen. Damit entfeuchten Sie den Lebensraum der Pilze.

Wechselfußbäder

Wichtig ist es, für eine gute Durchblutung der Füße zu sorgen. Dafür eignen sich Wechselfußbäder: Die Füße zunächst etwa 5 Minuten in heißem Wasser baden, dann für 10 Sekunden in ein Gefäß mit kaltem Wasser bringen. Das Ganze 2mal wiederholen. Dann sollten Sie die Füße gut abtrocknen.

Badezusätze

Sie können Ihre Wechselfußbäder auch mit heilenden Badezusätzen versehen. Hierfür eignen sich sowohl Kamille als auch Eichenrinde. Für einen Eichenrindenbadezusatz geben Sie 3 EL Eichenrinde in 1 l kochendes Wasser; 1/2 Stunde kochen lassen, abseihen und den Sud ins Fußbad geben.

Neu und sanft – unser Tip!

Teebaumöl

Teebaumöl ist ein äußerst wirksames Mittel gegen Fußpilz, da es stark fungizid (pilztötend) wirkt.

Fußbad: 5 bis 10 Tropfen reines Teebaumöl in eine Schüssel mit warmem Wasser geben und die Füße täglich 5 bis 10 Minuten darin baden. Man kann auch ein paar Tropfen reines Teebaumöl auf die betroffenen Stellen geben und einmassieren.

Vorbeugen – so bleiben Sie gesund

- Laufen Sie öfter mal barfuß im Freien! Ein barfüßiger Marsch durch feuchte Wiesen durchblutet die Füße und dämpft deren Schweißbildung. Darüber hinaus stärkt es die Abwehrkräfte.
- Halten Sie Ihre Füße sauber und trocken! Wechseln Sie täglich Ihre Socken und Schuhe! Keine Synthetiksocken und keine Schuhe mit Synthetikauskleidung! Nach dem Duschen oder Baden die Zwischenräume der Zehen gut abtrocknen!
- Tragen Sie in Schwimmbädern und Saunen grundsätzlich Badeschuhe! In Hotelzimmern sollten Sie wenigstens Socken tragen. Benutzen Sie nach dem Baden unbedingt die zur Verfügung stehenden Fußduschen!
- Fußpilz ist ansteckend! Derjenige, der ihn bereits hat, sollte eigene Waschlappen und Handtücher benutzen.

Medikamente
- **Deutschland**

Antifungol, Azutrimazol, Clotrimazol Maurer, Fungizid-ratiopharm
- **Österreich**

Clotrimazol Genericon, Mycofug, Myko Cordes
- **Schweiz**

Clocim, cutistad, Eurosan

Keine Bagatelle!

Fußpilz beeinträchtigt die Leistungsfähigkeit und Abwehrkraft der von ihm befallenen Haut.
Die Erreger der Wundrose beispielsweise, einer schmerzhaften Infektion der Hautlymphspalten, besiedeln vorzugsweise Hautpartien, die zuvor vom Fußpilz eintrittsfähig gemacht wurden.
Fußpilz muß daher stets konsequent behandelt werden.

Anti-Pilz-Diät

Werden Sie den Fußpilz trotz intensiver Salbenbehandlung nicht los, sollten Sie unterstützend eine Anti-Pilz-Diät durchführen. Genaue Anleitungen und schmackhafte Rezepte finden Sie in dem Ratgeber »Heildiät gegen Pilze im Körper« von Elisabeth Lange.

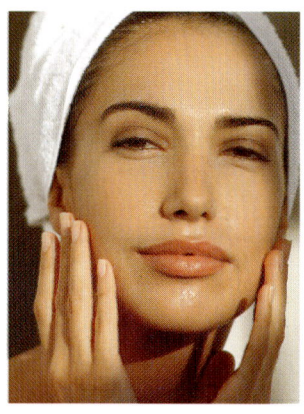

Die Haut ist auch ein Spiegel unserer Seele.

Haut, fettige

Symptome

- Die Haut – vor allem an Nasenrücken, Oberlippe, Stirn und auf dem Kopf – ist fettig
- Überdurchschnittliche Anfälligkeit für Hautentzündungen

Ursachen

Fettige Haut entsteht dadurch, daß die Talgdrüsen mehr Talg als notwendig absondern. Die erhöhte Drüsentätigkeit hat ihre Ursache meistens in einer erblichen Veranlagung, doch auch bestimmte psychische Belastungen können den Talgfluß fördern.

Hormonelle Hintergründe

Die Talgproduktion wird durch Geschlechtshormone gesteuert, und deren Ausschüttung verändert sich während der Pubertät zum Teil dramatisch; Jugendliche im Alter von 12 bis 18 Jahren leiden daher besonders häufig an fettiger Haut.

Psychische Hintergründe

Die Haut ist unser wichtigstes Kontaktorgan zur Umwelt, und als solches wird sie auch vom Gehirn dazu benutzt, unser psychisches Verhältnis zur Umwelt auszudrücken. Die plötzliche und nicht erbgutmäßig bedingte Produktion einer dicken Talgschicht signalisiert, daß sich der Betreffende per Schutzfilm vor den Ansprüchen seiner Umwelt schützen will. Das Gehirn – unfähig, den Ansprüchen der Umwelt durch konkretes Verhalten zu begegnen – veranlaßt über das vegetative Nervensystem die Talgdrüsen zu verstärkter Produktion, um den Körper so wenigstens äußerlich zu schützen.

Altbewährt – so helfen Sie sich selbst!

Die richtige Hautpflege

Reinigen Sie Ihre Haut 2mal täglich mit warmem Wasser, dem Sie etwas Borax hinzugefügt haben. Danach bestreichen Sie die Haut mit einer sanften Feuchtigkeitscreme, in die Sie einige Tropfen Teebaumöl mischen – das reinigt und desinfiziert die Talgdrüsengänge.

Walnußlotion

Walnußblätter enthalten reinigende und fettbindende Substanzen. Kochen Sie 1 Handvoll kleingeschnittener Walnußblätter zusammen mit 200 ml destilliertem Wasser etwa 30 Minuten lang. Danach

Ein wichtiges Warnzeichen

Seien Sie sensibel für die Warnzeichen Ihrer Haut. Plötzlich überschießende Fettbildung auf Ihrer Haut ist ein sicheres Zeichen dafür, daß Ihnen psychisch irgend etwas »unter die Haut geht« oder zu nahe gekommen ist. Vielleicht ein aufdringlicher Verehrer, Ihre überfürsorglichen Eltern oder Ihre quengelnden Kinder? Checken Sie Ihre Umwelt auf mögliche Belastungsfaktoren ab!

abseihen und mit 50 ml Hamameliswasser (aus der Apotheke) mischen. Verwenden Sie die Walnußlotion – auf einem Wattebausch – zur abendlichen Hautreinigung.

Massagen

Massieren Sie die gereinigte und getrocknete Haut mit einer weichen Babybürste aus Ziegenhaar 2mal wöchentlich.

Joghurt

Bei fetter, meist auch unreiner Haut eignet sich eine Joghurtmaske. Kaufen Sie einen Vollmilchjoghurt und Vollmilch. Streichen Sie 2 bis 3 gehäufte EL Joghurt auf die Gesichtshaut, sparen Sie die Augen aus, lassen Sie den Joghurt antrocknen, und waschen Sie ihn erst dann mit der Milch ab. Anschließend reinigen Sie das Gesicht mit kaltem Wasser. Das belebt!

Brennessel gegen Pickel

Wer eine fettige Haut hat und immer wieder unter Pickeln leidet, kann sie mit einer Brennesselmaske bekämpfen.
Rezept: Kochen Sie 1 Tasse Brennesseltee, verrühren Sie 2 EL Heilerde darin, geben Sie 5 Tropfen Arnikatinktur dazu, und streichen Sie den Brei ins Gesicht. 20 Minuten einwirken lassen, mit lauwarmem Wasser abwaschen. Bei Pickeln 2mal wöchentlich anwenden.

Neu und sanft – unser Tip!

Die blaue Maske

Sie wirkt entzündungshemmend und dämpft die Tätigkeit der Talgdrüsen. So wird sie zubereitet und angewandt: Übergießen Sie 1 gehäuften EL getrockneter Kornblumenblüten mit 1/4 l kochendem Wasser. Lassen Sie den Sud auf Körperwärme abkühlen, und geben Sie dann so viel weißen Ton hinzu, bis Sie eine streichfähige Paste haben. Verteilen Sie die Paste auf Ihrer Haut. 15 Minuten einwirken lassen, danach mit lauwarmem Wasser abwaschen! Wiederholen Sie diese Maske 3mal pro Woche, am besten abends.

Vorbeugen – so schützen Sie Ihre Haut

- Meiden Sie fetthaltiges Make-up!
- Waschen Sie Ihr Make-up jeden Abend gründlich ab!
- Achten Sie bei Ihrer Ernährung auf eine ausreichende Biotinversorgung! Dieses wichtige Hautvitamin befindet sich vor allem in Bierhefe, Soja, Walnüssen, Geflügel, Naturreis und Vollkornprodukten. Eigelb und Leber gelten als Biotinbomben, enthalten allerdings auch viel Cholesterin.

Keine ätzenden Gesichtswässer!

Viele Menschen mit Hautunreinheiten und fettiger Haut neigen zu der Einstellung: Alles, was brennt, reinigt die Haut und zerstört das Fett! Ein folgenschwerer Irrtum! Ätzende Substanzen werden vielmehr von unserer Haut als Attacke verstanden, die sie mit vermehrter Talgproduktion beantwortet.

Darmreinigung

Viele Hautstörungen hängen mit einem gestörten Darmmilieu zusammen. Reinigen Sie daher Ihren Darm, und stellen Sie mit einer mikrobiologischen Therapie die Harmonie im Magen-Darm-Trakt wieder her. Ihre Haut wird es Ihnen danken.

Mandelkleie

Mischen Sie sich bei fettiger Haut eine Waschpaste aus 1 Tasse Mandelkleie, 1/4 l Vollmilch und 15 ml Mandelöl. Massieren Sie sie mit kreisenden Bewegungen der Finger in die Gesichtshaut ein, und waschen Sie die Paste mit lauwarmem Wasser wieder ab. Täglich abends anwenden.

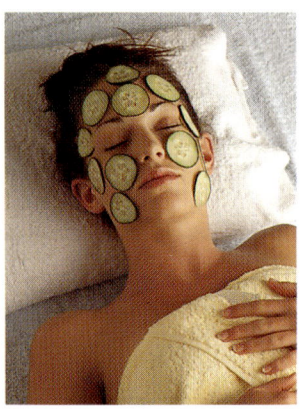

Eine Gurkenmaske spendet Ihrer Haut Feuchtigkeit.

Haut, trockene

Symptome

- Die Haut ist trocken wie Raspelpapier
- Oft sieht die Haut rot und gereizt aus

Ursachen

Überheizte Räume, feuchtigkeitsfressende Wollpullis, stickige Luft, veraltete Klimaanlagen, mangelnde Hautpflege und Ernährungsfehler trocknen die Haut aus.

Körperliche Hintergründe

Der Zustand unserer Haut hängt nicht zuletzt von der Kalziumverwertung in den Verdauungsorganen ab. Je schlechter diese Verwertung ist, desto mehr überschüssiges Kalzium lagert sich in den Eiweiß-Cholesterin-Krusten der Haut ab und sorgt dort für Falten und einen häßlichen, ausgedörrten Teint.

Altbewährt – so helfen Sie sich selbst!

Hautpflege mit Aromaölen

Jeweils 3 Tropfen Vetiver (regeneriert das Unterhautgewebe), Patschuli (regt die Zellerneuerung in der Haut an) und Bitterorange sowie 1 Tropfen Neroli (versiegelt die Hautzellen gegen schädliche Umwelteinflüsse) mit 30 ml Mandelöl vermischen. Gründlich schütteln und 14 Tage kühl ziehen lassen. Dieses Öl eignet sich vor allem zur Nachtpflege Ihrer Haut.

Sahne-Honig-Maske

Sahne und Honig spenden Ihrer trockenen Haut Feuchtigkeit; Honigauflagen wirken darüber hinaus entzündungshemmend und desinfizierend.
Rezept: Mischen Sie 2 EL saure Sahne mit 1 EL Honig, und fügen Sie dann so viele Weizenkeimflocken hinzu, bis ein dickflüssiger Brei entsteht. Verreiben Sie ihn auf Ihrem Gesicht, und lassen Sie ihn 15 Minuten einwirken. Die beste Zeit für Ihre Sahne-Honig-Maske ist der frühe Abend.

Unterstützen Sie die Kalziumverdauung!

Opulente Fleischgerichte mit deftiger Sauce überfordern Ihren Verdauungsapparat, so daß viel ungelöstes Kalzium über die Blutbahnen in die Haut gelangen kann. Reduzieren Sie daher vor allem

Alte Fehler

Zu den alten, überholten Kosmetikratschlägen gehört es, bei trockener Haut unbedingt viel Wasser zu trinken, um der Austrocknung von innen zu begegnen. Wenn Ihr Körper jedoch bereits eine normale Menge Wasser enthält, wird Ihnen das nichts gegen Ihre trockene Haut nützen.

Wichtig!

Verwenden Sie auf keinen Fall Hautcremes, die Lösungsmittel enthalten, denn sie zerstören die fetthaltigen Zellwände in der Haut.

Ihren Fleischkonsum. Wenn Sie doch nicht verzichten können, sollten Sie Ihrer Kalziumverdauung mit sauren Früchten wie Kiwis, Zitronen, Orangen und Äpfeln auf die Sprünge helfen.

Natürlich essen – unser Tip!

Das Wichtigste für eine jugendliche und glatte Haut ist Kollagen. Es handelt sich dabei um einen stark quellenden Eiweißkörper im Bindegewebe, der die Hohlräume in der Haut schließt und sie dadurch glatt und fest macht. Damit Ihr Körper diesen Biostoff bilden kann, sollten Sie folgende Ernährungstips beherzigen:

- Viel Kupfer und Eisen, denn diese Metalle braucht Ihr Körper, um Kollagen herstellen zu können. Kupfer finden Sie vor allem in Müsli und Hülsenfrüchten, Eisen in Leber bzw. Leberwurst, Brokkoli, Vollkornprodukten und Hülsenfrüchten.
- Viel Vitamin C, denn dieses Vitamin motiviert Ihren Körper zur fleißigen Kollagenproduktion. Essen Sie mehrmals täglich frisches Obst. Besonders reich an Vitamin C sind Kiwis, Orangen und Zitronen und Sanddornsaft.
- Viel Eiweiß, denn Kollagen selbst ist eine Eiweißvariante. Ideal sind Tofu- und Sojaprodukte, daneben natürlich auch die tierischen Proteinspender Leber, Geflügel und Fisch, da der Darm aus ihnen viel Kollagen beziehen kann.

Vorbeugen – so bleiben Sie gesund

- Stellen Sie die Heizung niedriger! Die richtige Raumtemperatur liegt bei 18 bis 20°C. Die ideale Luftfeuchtigkeit liegt bei 40 bis 50 Prozent.

- Nach dem Duschen bzw. Baden sollten Sie Ihre Haut ausgiebig mit einer Feuchtigkeitscreme pflegen. Achten Sie darauf, daß Sie nur Präparate mit einem geringen Fettanteil verwenden! Sie können den Pflegecharakter der Creme erhöhen, indem Sie Ihre eigenen Zutaten beimischen – eine zerdrückte Aprikose (wirkt belebend und glättend) oder zerdrücktes Avocadofleisch (gibt der Haut neue Spannkraft).

- Trocknen Sie sich nach dem Baden bzw. Duschen nicht zu gründlich ab, denn Cremes und Lotionen wirken am besten auf noch feuchter Haut!

- Weniger Seife und Badezusätze verwenden. Sie zerstören bei empfindlichen Menschen den Feuchtigkeitsfilm der Haut.

- Meiden Sie lange Sonnenbäder!

Keine Angst vor den vermeintlichen Cholesterinbomben!

Leber und Leberwurst werden gern als gefährliche Cholesterinbomben gebrandmarkt. Dabei wird leider vergessen, daß sie wichtige Eiweiß- und Mineralienspender sind und daß sie den Anteil an lebenswichtigem HDL-Cholesterin (»gutes Cholesterin«) im Blut steigern. Mit zwei Stückchen Leber bzw. Leberwurst pro Woche sind Sie und Ihre Haut ausreichend mit Eisen, Kupfer und Eiweiß versorgt.

Finden Sie Ihren Hauttyp!

Wer sich nicht sicher ist, ob seine Haut trocken, normal oder eher fettig ist, muß sich beobachten: Normale Haut hat feine Poren, ist glatt und glänzt leicht. Der Feuchtigkeitsgehalt ist normal. Trockene Haut ist spröde und glanzlos. Sie rötet schnell und spannt oft. Fette Haut hat größere Poren und neigt zu Unreinheiten.

Hautblasen

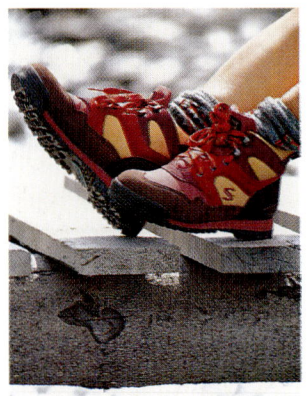

In neuen Wanderschuhen läuft man sich leicht Blasen.

Ursachen

Die meisten Blasen entstehen durch Reibungskräfte aufgrund wiederholter Belastungen oder zu enger bzw. defekter Kleidungsstücke und Schuhe. Durch die Reibung wird die obere Hautschicht gegenüber den tieferen verschoben, bis beide sich schließlich voneinander lösen. Dann bildet sich ein Hohlraum aus, der schon bald mit Gewebewasser gefüllt wird. Blasenort Nummer eins ist der Fuß – aufgrund von unflexiblem oder zu engem Schuhwerk, Löchern in den Socken oder starken Hautbelastungen, wie sie beispielsweise beim Bergwandern entstehen können.

Körperliche Hintergründe

Die Blase bietet der darunterliegenden, sehr empfindlichen Haut einen natürlichen Schutz. Sie sollte nur geöffnet werden, wenn sie sehr schmerzt und die Größe einer Erbse deutlich überschreitet.

Psychische Hintergründe

Blasen können sehr schmerzhaft sein, und Schmerzen behindern den Bewegungsablauf. Dies wiederum kann zu anderen Verletzungen führen. Blasen sollten daher so früh wie möglich behandelt werden.

Altbewährt – so helfen Sie sich selbst!

Schützen Sie die Blase!

Bekleben Sie sie mit einem Pflaster, oder legen Sie einen Baumwollring so um die Blase, daß deren Oberfläche frei bleibt.

Die Blase richtig öffnen

Nehmen Sie sich dafür Zeit – und eine Nadel. Reinigen Sie zunächst Nadel und Blasenoberfläche samt umliegender Haut mit Alkohol, und sterilisieren Sie die Nadel mit einem Feuerzeug. Dann stechen Sie an der Blasenseite ein kleines Loch und drücken den Inhalt aus. Die Blasenhaut nicht abziehen! Schützen Sie die Stelle tagsüber mit einem Heftpflaster; nachts ziehen Sie es ab, damit Luft herankommen und den Heilungsprozeß beschleunigen kann.

Wichtig!
Wenn Sie die Blase aufstechen und die dabei austretende Flüssigkeit trübe ist oder übel riecht, kann es bereits zu einer schwerwiegenderen Entzündung gekommen sein. In diesem Fall sollten Sie den Arzt aufsuchen.

Homöopathische Mittel

Die Präparate helfen in den verschiedenen Stadien einer Blasenentwicklung.

Calendumed Salbe DHU enthält den entzündungshemmenden Hautreiniger Calendula und die Hautbeschützer Vaselinum album und Paraffinum subliquidum. Calendula eignet sich auch zur Hautreinigung vor dem Anstechen der Blase.

Dosierung: Nach Bedarf äußerlich auftragen.

Cantharis D6 hilft im Anfangsstadium der Blasenentwicklung und zur Vorbeugung.

Dosierung: 3mal täglich 1 bis 2 Tabletten.

Apis mellifica D3 hilft, wenn die Blase stechende Schmerzen bereitet.

Dosierung: 3mal täglich 1 bis 2 Tabletten.

Vorbeugen – so bleiben Sie gesund

- Tragen Sie Ihre Schuhe möglichst nur mit Socken – und zwar mit Socken, die keine Löcher haben! Auch bzw. gerade im Sommer empfehlen sich dünne Socken, da – vor allem bei geschlossenem oder fast geschlossenem Schuhwerk – zu dieser Jahreszeit auch die Schweißbildung höher ist.

- Bestreichen Sie Ihren Fuß mit Vaseline, wenn Sie mit neuen Schuhen eine längere Strecke zurücklegen wollen! Sie können die Schuhe auch innen – vor allem an den Fersen und an der Spitze – mit Vaseline bestreichen, um die Reibung zu vermindern.

- Ein altes, etwas anstößiges Hausmittel: Bei neuen Lederschuhen, die drücken, sollten Sie frischen Urin verwenden. Schütten Sie den Urin in die Schuhe, lassen Sie ihn ein paar Minuten darin, und gießen Sie ihn dann wieder aus. Schlüpfen Sie nun in die Schuhe, und tragen Sie diese eine Zeitlang. Keine Angst: Es riecht nicht – dafür hilft es hervorragend bei der Weitung des Schuhwerks.

- Tragen Sie nur Socken, die einen Fersenteil haben! Die sogenannten Schlauchsocken neigen dazu, im Schuh blasenträchtige Falten zu bilden. Auch zu große Socken werfen Falten. Das sollten Sie vor allem bei Kindern bedenken.

- Sportler und Wanderer sollten wissen, daß Akrylsocken laut neueren wissenschaftlichen Untersuchungen den Fuß doppelt so gut schützen wie Socken aus Naturstoffen (etwa aus Baumwolle). Der Grund: Sie passen sich besser den Fuß- und Schuhformen an, außerdem fühlt sich Akryl selbst bei Nässe noch weich und angenehm an.

Trocken halten!
Je trockener Socken und Füße, desto geringer die Blasenwahrscheinlichkeit. Wer eine stärkere Fußschweißbildung hat, sollte seine Füße täglich einpudern. In Drogerien und Apotheken erhalten Sie entsprechenden Fußpuder.

Bequeme Schuhe
Gutes Schuhwerk schützt nicht nur vor Blasen. Unsere Füße müssen tagtäglich unser Gewicht tragen. Widmen Sie daher Ihren Füßen und Ihren Schuhen ein bißchen Aufmerksamkeit.

Doppelt schützt!
Ein alter Trick, der beim Tragen von Sportschuhen oder festen Wanderstiefeln vor Blasen schützt: Tragen Sie statt einem Paar dicke Socken zwei Paar dünne übereinander. So reiben die Socken aneinander und nicht an Ihrem Fuß!

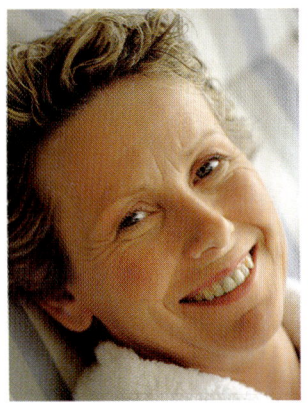

Vergessen Sie nicht, daß Falten ein Gesicht interessant und aussagefähig machen!

Hautfalten

Symptome

- Schlaffe Haut, abnehmende Spannung im Hautgewebe
- Erscheinen von feinen Gräben, die sich später vertiefen

Ursachen

Falten sind keine Krankheit, sondern eine Alterserscheinung, wobei der Prozeß der Faltenbildung allerdings durch unterschiedliche Faktoren beschleunigt oder verlangsamt werden kann. Hauptursache sind neben der Austrocknung vor allem Eiweißkrusten, die sich im Lauf des Alterungsprozesses in der Haut ansammeln; viel Sonne und Wind, Streß, falsche Gesichtspflege und Ernährung, Hauterkrankungen, Bewegungsmangel, zuviel Nikotin und Alkohol beschleunigen ihre Entstehung.

Organische Hintergründe

Radikale Diätkuren fördern die Bildung von Falten, da sie den Schrumpfapfelprozeß fördern; demnach fällt eine Hülle in sich zusammen, wenn sie nicht mehr prall mit Körpermasse gefüllt ist. Darüber hinaus bringen harte Diätkuren den Stoffwechsel durcheinander, und es kommt zum Abzug von Fett und Wasser aus dem Hautgewebe.

Psychische Hintergründe

Unsere Mimik begleitet alles, was wir tun, denken und fühlen. Ein Zuviel an Mimik setzt die Haut unter mechanischen Streß, die ständigen Hautüberdehnungen – vor allem an Mund und Augen – fördern die Faltenentwicklung. Ein Zuwenig an Mimik trägt ebenfalls zu Falten bei, da eine erstarrte und ausdruckslose Gesichtsmuskulatur nur wenig durchblutet wird. Am hautfreundlichsten ist der Mittelweg: Die Haut ist grundsätzlich entspannt und dient zur Unterstützung, nicht aber zur willentlichen Verstärkung unseres Lebensausdrucks.

Altbewährt – so helfen Sie sich selbst!

Vitamin C

Vitamin C erhöht die Produktion von wichtigem Kollagen. Bei diesem Stoff handelt es sich um einen stark quellenden Eiweißkörper im Bindegewebe, der unsere Haut glatt und fest macht. Sie finden Vitamin C vor allem in Holunderbeeren, Kiwis, Orangen, Zitronen und Grapefruits. Sanddornsaft enthält ebenfalls hohe Mengen des Vitamins.

Akzeptieren Sie die Grenzen!
Sie dürfen nicht erwarten, daß Sie binnen weniger Wochen alles ungeschehen machen können, was Ihrer Haut über viele Jahre hinweg angetan wurde. Akzeptieren Sie, daß es kein Mittel gibt, das der Haut eines älteren Menschen über Nacht wieder die Frische eines Babyteints verleihen könnte.

Bromelain

Das Enzym Bromelain löst Eiweißverkrustungen im Hautgewebe. Trinken Sie für Ihren Bedarf an Bromelain täglich mindestens 250 ml Ananassaft.

Bienencreme

Sie ist ein Klassiker bei der Pflege alternder Haut.
Rezept: 10 g Bienenwachs in einem Topf schmelzen, dann 3 EL Honig unterrühren. Erkalten lassen und dünn auftragen.

Vitamin-E-Maske

Vitamin E zählt zu den Fruchtbarkeitsvitaminen; es verlangsamt den Alterungsprozeß.
Rezept: Verrühren Sie 1 Eigelb mit 2 EL Weizenkeimöl, und setzen Sie diesem Gemisch 5 g Vitamin E zu. Tragen Sie die Masse dünn auf Gesicht und Hals auf, und lassen Sie sie 30 Minuten einwirken. Danach mit viel Wasser abwaschen.

Sojalezithin

Sojalezithin – Sie bekommen es im Reformhaus – enthält viel Phosphatidylcholin. Dies ist eine natürlichen Substanz, die unsere Verdauung mobilisiert und dadurch die Eiweißkrusten in unserer Haut reduziert.

Vorbeugen – so bleiben Sie gesund

- Sorgen Sie für ausreichend Vitamin E! Dieses Vitamin verlangsamt die Alterungsprozesse in der Haut. Essen Sie viel Salat, den Sie am besten mit kaltgepreßtem Pflanzenöl anmachen.
- Rauchen Sie nicht! Allein das ständige Ziehen an der Zigarette sorgt für Falten am Mund. Darüber hinaus verschließt das Nikotin die kleinen Äderchen, die das Hautgewebe versorgen.
- Nur wenig Alkohol! Exzessive Alkoholpartys treiben Wasser in Ihre Gesichtshaut und quellen sie auf. Danach wird das Wasser wieder abgezogen, und die Haut fällt regelrecht in sich zusammen.
- Betreiben Sie eine angemessene Lichtdiät! Meiden Sie Sonnenstrahlen in der Zeit von 11 bis 15 Uhr. Im Sommer sollten Sie Ihre Haut entweder mit Sonnenmilch (ab Faktor 6) oder mit Kleidungsstücken schützen. Am besten für unsere Haut ist Bewegung bei bewölktem Himmel, dabei bekommt sie genau die richtige Lichtdosis ab.
- Gönnen Sie sich ausreichend Schlaf. Weniger als sechs Stunden Schlaf auf Dauer schädigt nicht nur Ihre Haut, sondern generell Ihre Gesundheit.

Die Haut trainieren

Unsere Haut kann sich selbst am besten schützen, denn sie ist ja ein Schutzorgan für unseren Organismus. Wenn man sie täglich einem gewissen Grad an Kälte, Licht, Trockenheit und Feuchtigkeit aussetzt, hält sie sich gut in Form.
Das Schlimmste, was man der Haut antun kann – niemals an die frische Luft zu gehen!

Schönheit kommt von innen

Auf die Ernährung kommt's an.
Füttern Sie Ihre Haut mit wichtigen Biostoffen. Das bedeutet: Nähr- und ballaststoffreiches Essen mit vielen Vitaminen – besonders Vitamin E. Dieses Vitamin ist vor allem in Sonnenblumen- und Sojaöl, Mandeln, Walnüssen und Erdnüssen enthalten.

Schlaffer Darm?

Oft ist schlaffe Haut ein Zeichen für einen schlaffen Darm. Führen Sie daher eine Kur, z.B. nach F.X.Mayr, zur Mobilisierung Ihres Darmes durch.

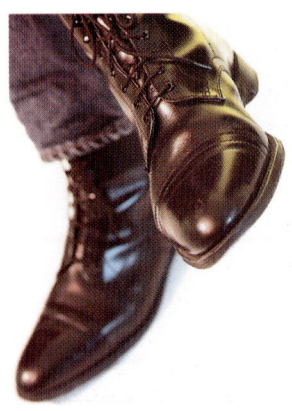

Müssen es spitz zulaufende Schuhe sein? Sie riskieren Schwielen und Hühneraugen.

Sinnvoller Schuhkauf
Achten Sie beim Schuhkauf, besonders wenn Sie zu Hühneraugen neigen, unbedingt darauf, daß die Schuhe gut sitzen, nicht drücken, ein gutes Fußbett haben und nicht zu spitz zulaufen.

Medikamente
● **Deutschland**
Collomack, Duofilm, W-Tropfen
● **Österreich**
Calmurid-Salbe, Duofilm
● **Schweiz**
Calmurid, Duofilm

Hühneraugen

Symptome

● **Schwielen an den Zehengelenken**
● **Ein harter Hornkegel in der Mitte**

Ursachen

Bei Hühneraugen handelt es sich um eine Verdickung der Hornhaut infolge von starken Druckbelastungen, meistens dort, wo der Schuh drückt und wo die Zehen so eingeengt werden, daß sie gegeneinanderreiben.

Orthopädische Hintergründe

Sollten Sie immer wieder unter Hühneraugen leiden, obwohl das Schuhwerk gewissenhaft ausgewählt wurde, kann es sein, daß Ihre Mittelfußwölbung zu schwach ausgeprägt ist. Gehen Sie dann zum Orthopäden; er kann Ihnen möglicherweise orthopädische Schuhe oder Einlagen verschreiben.

Altbewährt – so helfen Sie sich selbst!

Mull und Baumwolle

Schmerzhafte Hühneraugen müssen entlastet werden. Legen Sie ein Mullstück auf die betreffende Stelle, und bedecken Sie es mit einem Stück Baumwolle. Nachts oder beim Duschen bzw. Baden sollten Sie allerdings die Polsterung entfernen, um die Haut atmen zu lassen.

Kamillentee

Kamillenteebäder wirken entzündungshemmend und weichen die Hornhaut auf. Baden Sie die betroffene Stelle mindestens 15 Minuten lang in Kamillentee! Falls dabei gelbe Flecken auf der Haut entstehen sollten, keine Panik – sie lassen sich mit Wasser und Seife mühelos entfernen.

Milch- und Salizylsäure

Milchsäurehaltige und salizylsaure Lösungen wirken hornhautablösend und desinfizierend. Preiswerte Präparate sind: Collomack, Duofilm, W-Tropfen. Dosierung laut Packungsbeilage.

Teebaumöl

Bäder mit Teebaumöl entspannen die Haut und desinfizieren. Geben Sie 5 bis 8 Tropfen des unverdünnten Öls in eine Schüssel mit warmem Wasser. Baden Sie darin 10 Minuten lang Ihre Füße bzw. Hände. Täglich wiederholen, bis sich die Hornhaut problemlos abziehen läßt.

Kampfer, Rosenwasser und Benzoe

Nachdem das Hühnerauge entfernt wurde, muß die natürliche Festigkeit der Haut wiederhergestellt werden. Waschen Sie die betroffene Stelle hierzu mit einer Mixtur aus 60 g Weingeist, 0,5 g Kampfer, 120 g Rosenwasser und 15 g Benzoetinktur (aus der Apotheke).

Hauswurzkur

Auch der Hauswurz hat eine lange Hühneraugentradition. Zerquetschen Sie seine fleischigen Blätter in einer Saftpresse. Den frischen Saft träufeln Sie dann auf die Hühneraugen. Legen Sie außerdem noch eines der zerquetschten Blätter auf die betroffene Stelle, das dann mit einer Mullbinde am Zeh festgebunden wird. Lassen Sie die Hauswurzkompresse über Nacht einwirken, am nächsten Morgen wird sich Ihr Hühneraugenproblem erledigt haben.

Homöopathische Mittel

Calendumed Salbe DHU wirkt hornhautaufweichend und pflegend. Dosierung: Nach Bedarf auf die betroffenen Stellen streichen.
Antimonium crudum D6 hilft bei Hornhautverdickungen, die brennen und jucken.
Dosierung: 3mal täglich 1 bis 2 Tabletten.

Wiederentdeckt und sanft – unser Tip!

Der Zwiebelscheibentrick

Ein altes Hausmittel aus Großmutters Zeiten: Binden Sie eine Zwiebelscheibe auf das Hühnerauge, am besten mit einem Mullverband. Lassen Sie die Scheibe so lange auf der erkrankten Stelle, bis sich der Kern des Hühnerauges löst. Danach gönnen Sie sich ein heißes Fußbad (10 Minuten), trocknen die Füße gut ab und bestreichen die Stelle mit Calendumed Salbe DHU.

Vorbeugen – so schützen Sie sich

- Tragen Sie nur Schuhwerk, das Ihren Zehen ausreichend Platz bietet. Hochhackige Modeschuhe ohne Polsterung im Vorderteil bieten Schwielen und Hühneraugen geradezu ideale Wachstumsbedingungen!
- Weiche Lammwolle zwischen den Zehen verhindert, daß sich Ihre Zehen zu nahe kommen und sich Schwielen oder Hühneraugen bilden.

Wichtig!
Hühneraugen sind nichts für den Eingriff eines Hobbychirurgen. Widerstehen Sie der Versuchung, sie mit Rasierklingen, Messern oder spitzen Fingernägeln zu bearbeiten. Dabei können ernste Infektionen entstehen.

Vorsicht, Hühneraugenpflaster!
Viele Hühneraugenpflaster (wie z. B. Cornina-Hühneraugen-Pflaster, Guttaplast) enthalten sehr hohe Mengen an Salizylsäure, was unter Umständen zu Hautreizungen führen kann. Sie sollten bei Schwielen und Hühneraugen lediglich im schmerzhaften Notfall eingesetzt werden.

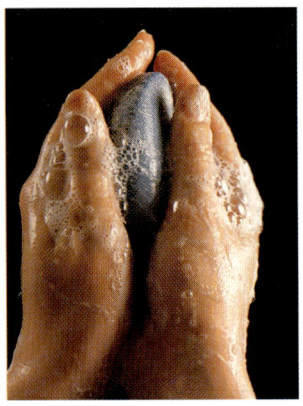

Bei Krätze ist penible Hygiene oberstes Gebot.

Krätze

Symptome

- Knötchenbildung und Juckreiz zwischen den Fingern, am Handgelenk, rund um die Brust, am Gesäß und an den Geschlechtsteilen
- Unter Wärme (beispielsweise unter der Bettdecke) wird das Jucken schlimmer; es verführt zum Kratzen, was Rötungen, offene Wunden und Entzündungen zur Folge haben kann

Ursachen

Die sogenannte Krätzmilbe bohrt sich in die Oberhaut und sorgt dort für entzündliche Reaktionen.

Biologische Hintergründe

Nur die Milbenweibchen bohren sich in die Haut, während das Männchen unmittelbar nach der Befruchtung abstirbt.

Das Weibchen läßt bei seinem Bohrgang allerlei Kot und Eier zurück. Bei Wärme wird es an die Oberfläche gelockt – was dann die Beschwerden verschlimmert und die Ansteckungsgefahr vergrößert.

Altbewährt – so helfen Sie sich selbst!

Ringelblumentee

Ringelblumen enthalten entzündungshemmende Substanzen (Saponin, Flavonoide) und beschleunigen den Heilungsverlauf.

Rezept: Übergießen Sie 1 gehäuften TL der Blüten mit 1/4 l siedendem Wasser; 10 Minuten ziehen lassen, dann abseihen. Trinken Sie den Tee in kleinen Schlucken. Geben Sie jede Stunde etwas von diesem Tee als Tinktur auf die betroffenen Hautstellen.

Antikrätzensalbe

Eine Salbe aus Schwefelblüten und Perubalsam – ein Rezept aus der Naturheilkunde – macht den Krätzmilben den Garaus.

Rezept: Mischen Sie jeweils 10 g der beiden Substanzen mit 100 g Fett in einem stabilen Topf. Sie müssen die Creme gut durchkneten! Tragen Sie die Salbe 3 bis 5 Tage lang 1mal pro Tag auf die betroffenen Stellen auf.

Am besten wirkt die Salbe, wenn Sie vorher für 15 Minuten ein 36 bis 38°C heißes Vollbad nehmen, um die Haut aufzuweichen und die Milbengänge zu öffnen.

Wichtig!
Die Krätze tritt bei Kindern häufiger auf als bei Erwachsenen. Gehen Sie mit Ihren Kindern zum Arzt; er kann Medikamente verschreiben, die der Milbe schnell den Garaus machen, ohne das Kind zu belasten.

Herdysches Seifenbad

Dieses Bad zählt zu den uralten und bewährten Hausmitteln zur Krätzentherapie.

So machen Sie's richtig: Der Kranke wird über den ganzen Körper 30 Minuten lang mit grüner Seife eingerieben, darauf im heißen Bad 30 Minuten lang leicht massiert. Danach wird er wiederum 30 Minuten lang mit Schwefelsalbe (6 g gereinigter Schwefel, 3 g rohe Pottasche und 24 g Fett; die Masse gut durchkneten!) eingerieben. Nach etwa 2 Stunden nimmt der Patient noch einmal ein warmes Bad.

Wiederholen Sie die Herdysche Anwendung an 3 aufeinanderfolgenden Tagen. Normalerweise sollten die Parasiten danach abgestorben sein.

Homöopathische Mittel

Wenn die Milben abgetötet sind, empfiehlt sich eine Nachbehandlung mit homöopathischen Präparaten.

Ferrum phosphoricum D6 fördert die Erholung der Haut nach Krätzebefall.

Dosierung: 3mal täglich 1 bis 2 Tabletten.

Neu und sanft – unser Tip!

Teebaumöl

Die stark desinfizierende und tief in die Haut dringende Wirkung von Teebaumöl eignet es hervorragend zur Bekämpfung von Krätze. Wenden Sie Teebaumöl in mehreren Formen an:

Bad: Geben Sie 8 bis 10 Tropfen Teebaumöl (mit 2 EL Sahne vermischt) ins warme Vollbad.

Creme: Betupfen Sie die betroffenen Stellen mit einer neutralen Feuchtigkeitscreme, der Sie Teebaumöl zugesetzt haben (3 Tropfen auf 1 EL Creme).

Waschmittelzusatz: Geben Sie 50 Tropfen Teebaumöl für die Handwäsche (oder für eine Waschmaschinentrommel voll Wäsche) zu. Auf diese Weise desinfizieren Sie die Wäsche und verhindern eine Wiederansteckung. Sie können auch Taschentücher, auf die Sie ein paar Tropfen Öl gegeben haben, mit in den Wäscheschrank legen.

Wichtig!
Verwenden Sie homöopathische Mittel nicht zusammen mit Teebaumöl.
Die Wirkungen können sich gegenseitig aufheben.

Achtung!
Die Krätze ist erst überwunden, wenn Sie keine einzige Milbe mehr haben. Andernfalls kann die Krankheit erneut ausbrechen. Deswegen ist penible Hygiene sehr wichtig.

Vorbeugen – so bleiben Sie gesund

- Sollte bereits ein Familienmitglied von der Krätze befallen sein, sorgen Sie dafür, daß es andere Waschlappen und Handtücher benutzt. Hygiene ist extrem wichtig!
  Auf gar keinen Fall darf der Kranke mit jemandem zusammen unter einer Bettdecke schlafen (akute Ansteckungsgefahr!).

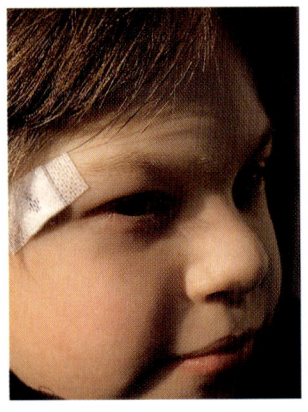

Pflaster verbindern bei Kindern, daß sie an Wunden kratzen und sich häßliche Narben holen.

Narben

Symptome

- Narben bestehen aus stabilem, aber gefäßarmem Gewebe
- Sie enthalten keine Farbstoffe und Haarwurzeln
- Sie bleiben kahl und behalten stets ihre blaßrötliche Farbe

Ursachen

Großflächige Verletzungen oder Verbrennungen der Haut verursachen Narben; ebenso entstehen sie nach Operationen.

Körperliche Hintergründe

In der ersten Phase der Wundheilung bildet sich ein sogenanntes Granulationsgewebe, eine Kruste, unter deren Schutz weitere Maßnahmen zur Schadensbekämpfung ergriffen werden können. Diese körpereigenen Maßnahmen bestehen im wesentlichen darin, das zell- und blutgefäßreiche Granulationsgewebe in ein zell- und blutgefäßarmes, dafür aber faserreiches und sehr stabiles Narbengewebe umzuwandeln.

Dabei gilt folgende Faustregel: Je schneller die Umwandlung vor sich geht, um so kleiner wird schließlich die Narbe sein.

Altbewährt – so helfen Sie sich selbst!

Akzeptieren Sie die Narben!

Wenn eine Narbe erst einmal voll entwickelt ist, kann sie nur noch schwer beeinflußt werden. Bei großen, entstellenden Narben greift die Schulmedizin mitunter zu speziellen Gels, Medikamenten, Operationen oder sogar zu Röntgenbestrahlung.

Es ist jedoch praktisch unmöglich, ein fertig entwickeltes Narbengewebe verschwinden zu lassen. Daher ist es in jedem Fall ratsam, sich mit der Narbe als einem Körperteil abzufinden, der andere Menschen möglicherweise am Anfang abschreckt, doch später in der Regel ohne weiteres von ihnen akzeptiert wird. Oft fallen alte Narben kaum oder gar nicht mehr auf.

Vorsicht – Sonnenlicht und mechanische Reizungen!

Narbengewebe reagiert am Anfang noch recht empfindlich auf Berührungen, es sollte daher nicht zu stark belastet werden. Darüber hinaus besitzt es keine Pigmente! Schützen Sie es also mit starken Lichtschutzcremes, bei kleineren Narben verwenden Sie am besten die Lichtschutzstifte für die Lippen.

Narbenpflege

Ist die Narbe fest verschlossen und sickert weder Blut noch Lymph-flüssigkeit heraus, dürfen Sie die Narbenhaut täglich mit einem natürlichen Öl pflegen; geeignet ist z. B. das besonders reiche Man-delöl. Nur darf es kein parfümiertes Körperöl sein, es könnte die noch junge Haut reizen. Drücken oder massieren Sie dabei die Nar-be nicht fest; noch ist sie sehr empfindlich.

Neu und wirkungsvoll – unser Tip!

Vitamin E

Der Radikalefänger und Zellwandversiegler Vitamin E vermag dra-matische Erfolge bei der Wundheilung zu erzielen. Wenn es jedoch über den Mund eingenommen wird, erreicht es die Wunde nur stark verdünnt und verspätet.

Daher unser Tip: Brechen Sie 1 oder 2 Vitamin-E-Kapseln genau so auf, daß ihr Öl auf die noch blutende oder frisch vernarbte Wunde träufelt. In vielen Fällen kann hierdurch eine Narbenbildung sogar komplett verhindert werden.

Vorbeugen – so schützen Sie sich

- Das Schicksal einer Narbe entscheidet sich in den ersten Minu-ten nach Eintritt der Verletzung. Eine wirksame Erste Hilfe vermag hier bereits das Schlimmste zu verhindern.

- Regel 1
Alle offenen Wunden müssen innerhalb der ersten sechs Stun-den gereinigt werden. Dabei ist es wichtig, daß wirklich der gesamte Schmutz entfernt wird: Stark verschmutzte Hautab-schürfungen sollten sorgfältig über mehrere Minuten hinweg mit Wasser und Seife sowie einer weichen Nagelbürste gerei-nigt werden, anschließend müssen sie mit einer sterilen Kom-presse abgedeckt werden. Kleinere Abschürfungen heilen aller-dings am besten, wenn man sie gut säubert und danach nicht verbindet, sondern an der Luft heilen läßt.

- Regel 2
Bei tiefen und stark blutenden Wunden sollte in jedem Fall der Arzt aufgesucht werden.

- Regel 3
Kein Jod! Denn das tut nicht nur höllisch weh, sondern behin-dert außerdem den natürlichen Heilungsverlauf. Mittlerweile gibt es genug Desinfektionsmittel im Handel, die den Bakterien den Garaus machen, ohne daß der Verletzte dabei auf die Zähne beißen muß.

Wundränder

Wenn die Wundränder sauber sind und dicht beieinanderliegen, bleibt von der Verletzung oft nur eine kleine Narbe, die bei bloßem Hinsehen noch nicht einmal zu erkennen sein muß. Liegen die Wundränder jedoch weit auseinander – wie beispielsweise bei Verbrennungen oder Schürfwunden vom Fußballplatz –, zieht sich der Heilungsverlauf in die Länge. Am Ende bleibt meistens eine große und häßliche Narbe.

Schürfwunden bei Kindern

Bei kleineren Kindern empfiehlt sich mitunter ein Pflaster oder ein Verband – auch bei kleineren Verletzungen. Der Grund: Sie werden dadurch gehindert, an der jucken-den Blutkruste herum-zuspielen, die Wunde erneut aufzukratzen und so für unnötige Entzündungen zu sorgen.

Schuppenflechte

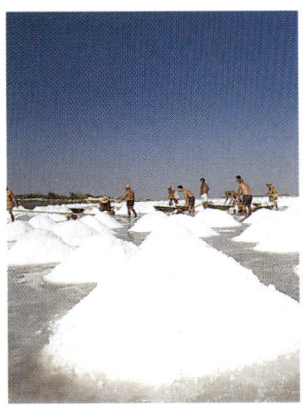

Meersalz wird als Heilmittel verwendet.

Ein Rätsel

Die Schuppenflechte ist von den Symptomen bis zur Therapie nach wie vor ein großes Rätsel für die moderne Medizin. Es gibt fast so viele Varianten der Krankheit, wie es Patienten gibt. Einige Therapien haben bei bestimmten Patienten zunächst Erfolg, um beim nächsten Schuppenflechtenschub schon wieder zu versagen. Der Patient ist daher häufig gezwungen, mit Heilmitteln zu experimentieren. Aus diesem Grund wurde bei den hier angegebenen Mitteln großer Wert darauf gelegt, nur Heilmittel mit einem begrenzten Risiko an Nebenwirkungen aufzunehmen.

Symptome

- Die Haut zeigt gerötete, silbrig schuppende Entzündungen, vor allem an den Streckseiten von Beinen und Armen, an der Kopfhaut, auf dem Rücken und an Finger- und Fußnägeln
- Die Schuppenflechte verläuft meistens in Schüben, wobei die häufigsten Erkrankungsschübe im Winter stattfinden

Ursachen

Die Anlage zur Schuppenflechte (Psoriasis) ist vererbt. Wenn beide Eltern an Schuppenflechte erkrankt sind, liegt die Erkrankungswahrscheinlichkeit für das Kind bei ungefähr 60 bis 70 Prozent.

Es gibt einige Faktoren, die das Risiko der Erkrankung erhöhen; dazu gehören vor allem akute Entzündungen wie Grippe und Angina sowie bestimmte psychische Belastungen wie Trauer, Schmerz, Unfall, Prüfungsangst und Partnerschaftsprobleme.

Biologische Hintergründe

Bei der Schuppenflechte spielen die Hautzellen verrückt; sie erreichen nach ihrer Entstehung im tieferen Hautgewebe schon nach vier Tagen die Oberfläche – im Unterschied zu normalen Zellen, die dafür 30 Tage benötigen. Als Folge dieser schnellen Hautzellenbildung kommt es zu heftigem Juckreiz (der bei Jugendlichen sehr stark ausgeprägt sein kann, während er bei älteren Patienten mit chronischer Flechte eher in schwächerer Form auftritt) und starker Schuppenbildung. Der Grund für diese Entwicklungswut der Hautzellen ist ein Mangel an dem chemischen Botenstoff cAMP; dieser Mangel wird vor allem durch eiweißarme Ernährung oder eine unzureichende Eiweißverdauung ausgelöst.

Psychische Hintergründe

In der Psychosomatik konnte beobachtet werden, daß sich Patienten mit Schuppenflechte einerseits gern in der Öffentlichkeit zeigen, auf der anderen Seite häufiger Ängste und Niedergeschlagenheit verspüren. Einige Psychotherapeuten verstehen die Schuppenflechte als eine Art Panzer, mit dem sich der Patient vor dem Zugriff anderer Menschen schützen will. Viele Patienten mit Schuppenflechte neigen zu Resignation, nicht zuletzt deswegen, weil ihre Krankheit praktisch nicht abschließend heilbar ist und stets ein gewisses Risiko für die Wiederkehr der Schuppenbildung besteht.

Altbewährt – so helfen Sie sich selbst!

Harnstoffhaltige Salben

Harnstoff erfüllt bei der Haut zahlreiche Funktionen, die ihn für die Behandlung von Schuppenflechte zu einem Mittel der ersten Wahl machen.

- Er lockert die Hornschicht auf und fördert die Abschuppung der Haut.
- Er drückt Wasser in die Hornschicht; die Haut des Psoriatikers erhält dadurch wieder eine gewisse Glätte und Jugendlichkeit.
- Er wirkt entzündungshemmend und lindert den Juckreiz.

Harnstoffpräparate erhalten Sie in der Apotheke. Unsere Empfehlung: Geben Sie z.B. Carbamid Creme Widmer 1- bis 2mal täglich auf die betroffenen Stellen.

Kältepackungen

Kälte zieht die Hautblutgefäße zusammen und lindert den akuten Juckreiz. Geben Sie einige Eiswürfel in ein Leinentuch oder einen Waschlappen, den Sie für mindestens 15 Minuten auf die betroffenen Stellen legen.

EPA

Bei EPA handelt es sich um eine Fettsäure, die vor allem in Fischen enthalten ist. Viele Psoriasispatienten zeigen eine deutliche Linderung der Symptome, wenn sie regelmäßig Fischölkapseln zu sich nehmen oder viel Makrelen und Lachs essen.

Kneippsche Anwendungen

Wechselwarme Güsse und kalte Morgenduschen stabilisieren Körper und Psyche und sorgen dafür, daß Sie und auch Ihre Haut widerstandsfähiger werden.
Im folgenden ein paar Anwendungen, die Ihre Konstitution verbessern helfen:
Wechselkniguß: Das heiße Wasser für den Kniguß sollte etwa 36 bis 38°C haben, das kalte Wasser nehmen Sie so, wie es aus der Leitung kommt. Beginnen Sie am rechten Bein mit der Warmanwendung. Den Schlauch oder Duschkopf vom Fußrücken aufwärts am Bein entlangführen, bis kurz vor das Knie. Dort bleibt der Strahl, bis Sie eine wohlige Durchwärmung spüren. Dann wandern Sie an der Beininnenseite abwärts. Wiederholen Sie diese Prozedur nun am linken Bein, und schreiten Sie dann zur Kaltanwendung, die Sie genau wie die Warmanwendung durchführen.
Betreiben Sie Warm- und Kaltanwendung 2mal, zum Schluß bekommen die Fußsohlen noch eine kurze kalte Dusche.

Medikamente

● **Deutschland**
Basodexan Creme,
Carbamid Creme Widmer,
Laceran Salbe 10% Urea
● **Österreich**
Basodexan Creme,
Nubral-Creme
● **Schweiz**
Carbamid-Emulsion Widmer,
Nutraplus Creme

Klimawechsel
Die Schuppenflechte zeigt starke Zusammenhänge mit den Witterungsbedingungen. Längere Aufenthalte in sogenannten Reizklimagebieten (Nordsee oder Hochgebirge) können die Beschwerden oftmals dauerhaft lindern.

Salz aus dem Toten Meer
Das Salz aus dem Toten Meer eignet sich hervorragend zur Behandlung der Schuppenflechte. Es ist als Badezusatz in der Apotheke erhältlich. Inzwischen gibt es auch schon spezielle Kosmetika, die mit diesem Salz hergestellt werden.

Wassertreten: Hierzu lassen Sie kaltes Wasser in die Wanne einlaufen – bis ungefähr auf Wadenhöhe. Dann gehen Sie im Storchengang (ein Bein immer ganz aus dem Wasser heben und dann wieder eintauchen) in der Badewanne umher, solange Sie es aushalten können (1 bis 6 Minuten). Danach sollten Sie warme Socken anziehen, denn die Füße brauchen nun unbedingt trockene Wärme.

Wechselwarme Fußbäder: Nehmen Sie für die eine Wanne etwa 38°C warmes Wasser, für die andere kaltes Wasser (ungefähr 15°C). Tauchen Sie abwechselnd die Füße bis zu den Waden in die beiden Wannen ein.

Kalte Armbäder: Hierzu reicht ein Waschbecken mit kaltem Wasser aus. Tauchen Sie die Arme für jeweils 15 bis 25 Sekunden ins Becken.

Eine Variante des kalten Armbades ist die *kalte Armwaschung:* Fahren Sie – beginnend mit dem rechten Arm – mit einem nassen kalten Waschlappen (der jedoch nicht tropfen sollte) vom rechten Handrücken bis zur Schulter; dann gehen Sie mit dem Waschlappen am inneren Arm wieder zurück. Waschen Sie anschließend von außen her wieder hoch, und fahren Sie nun mit dem Waschlappen an Achsel, Hals, Brust, Bauch und Hüfte hinunter. Dann wechseln Sie zum anderen Arm und wiederholen dort die Anwendung.

Roterlentee

Die Blätter und die Rinde der Roterle enthalten Gerbsäure, die den Reizzustand bei einem Krankheitsschub der Schuppenflechte dämpft.

Rezept: 2 TL der Blätter und der Rinde mit 1/4 l kochendem Wasser übergießen, 10 Minuten ziehen lassen, danach abseihen. Trinken Sie den Tee in kleinen Schlucken, und ein paar Tropfen geben Sie auf einen mit kaltem Wasser getränkten Umschlag, den Sie auf die betroffenen Hautstellen legen.

Übrigens: Diesen Tee können Sie auch bei Ihrem erkrankten Kind anwenden. Er hat keinerlei bekannte Nebenwirkungen und kann längerfristig getrunken werden.

Farbtherapie

Bestimmte Farben lenken unsere Aufmerksamkeit auf sich und beruhigen uns, so daß der Juckreiz weniger stark empfunden wird. Das gilt vor allem für die Farbe Blau. Tragen Sie also Kleidung in dezenten Blautönen, Ihre Bettüberzüge sollten ebenfalls ein warmes Himmelblau zeigen.

Wenn Sie am Computer mit einem Textverarbeitungsprogramm arbeiten, sollten Sie folgendes beherzigen: weg von grellen Gelb- und Grüntönen, am besten ist für Psoriatiker eine hellblaue Schrift auf dunklem Untergrund.

Neu und sanft – unser Tip!

Teebaumöl

Teebaumöl wirkt entzündungshemmend und schützt die erkrankten Hautstellen vor eindringenden Keimen. Sie können es auf unterschiedliche Weise anwenden:

Lotion: Mischen Sie 50 ml Oliven-, Mandel- oder Avocadoöl (gibt es in der Apotheke) mit 30 Tropfen reinem Teebaumöl. Bewahren Sie die Mischung in einer abgedunkelten Flasche; vor Gebrauch jeweils gut schütteln. Geben Sie die Lösung 2mal pro Tag auf die betroffenen Stellen.

Creme: Geben Sie 5 bis 8 Tropfen des Öls in Ihre Feuchtigkeitscreme. Cremen Sie sich täglich mindestens 2mal damit ein.

Vorbeugen – so bleiben Sie gesund

- Trinken Sie weniger Alkohol! 100 g Alkohol pro Tag (das entspricht etwa vier Flaschen Bier oder anderthalb Flaschen Wein) steigern das Risiko für einen Psoriasisschub um das Doppelte.

- Suchen Sie die heilenden Sonnenstrahlen! Das bedeutet: Schützen Sie sich vor der sommerlichen Mittagssonne, ansonsten sollten Sie aber so oft wie möglich an die frische Luft. Sie tun Ihrer Haut etwas Gutes, wenn Sie bei leicht bewölktem Himmel spazierengehen.

- Die richtige Hautpflege vermag viele Krankheitsschübe bereits im Vorfeld zu lindern:
  Im Sommer braucht die Haut viel Feuchtigkeit. Hierzu eignen sich fettarme Cremes mit wäßriger Trägersubstanz.
  Im Winter braucht die Haut etwas mehr Fett. Jetzt sollte auf Salben mit öliger Trägersubstanz umgestellt werden.
  Nässende und gereizte Haut pflegt man am besten mit Umschlägen aus physiologischer Kochsalzlösung oder zehnprozentiger essigsaurer Tonerde. Sie erhalten beides in der Apotheke.
  Trockene Haut sollte möglichst wenig gewaschen werden.
  Zum Waschen verwenden Sie am besten nur Wasser; baden Sie höchstens einmal pro Woche, wobei das Wasser nicht über 30°C warm sein sollte.

- Achten Sie auf eine eiweißreiche Ernährung (Geflügel, Sojabohnen, Fisch, Joghurt) und auf eine ausreichende Zufuhr an Bromelain.
  Das Enzym Bromelain verbessert Ihre Eiweißverdauung; Sie finden es vor allem in der Ananas.

Achtung bei Teebaumöl!

Manche Menschen reagieren auf Teebaumöl allergisch. Sie sollten (vor allem bei Kindern) zunächst einen Hauttest machen. Geben Sie dazu 1 oder 2 Tropfen Teebaumöl direkt auf die Haut. Zeigen sich allergische Reaktionen, können Sie Teebaumöl allenfalls in hoher Verdünnung anwenden.

Wichtige Adresse

Es gibt verschiedene Institutionen und Selbsthilfegruppen, bei denen sich Leute mit Hautproblemen nach neuen Therapieformen erkundigen können. Eine Adresse, die weiterhilft:
- Deutsche Stiftung für Psoriasis und Neurodermitis
Fontanestr. 14
53173 Bonn
Tel. 02 28 / 35 10 91

Schweißbildung, übermäßige

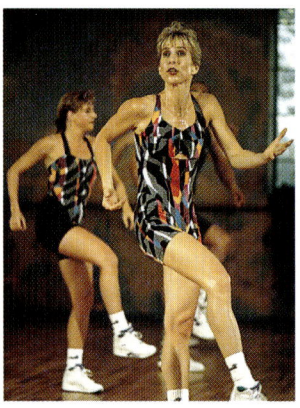

Intensives Training ist oft schweißtreibend.

Symptome
• Starke Schweißbildung, obwohl keine oder nur wenig körperliche Bewegung geleistet wurde und auch keine hohen Außentemperaturen vorliegen
• Betroffene Stellen: Meist Hände, Füße, Rücken, Dekolleté und Achseln

Ursachen

Starkes Schwitzen zählt zu den typischen Begleitsymptomen der Wechseljahre, und auch bestimmte Medikamente, wie Salizylsäure oder Kortikoide, weisen eine übermäßige Schweißsekretion in ihrem Nebenwirkungskatalog auf.

Die häufigste Ursache bei übermäßiger Schweißbildung ist jedoch die psychische Belastung.

Organische Hintergründe

Etwa zwei bis drei Millionen Drüsen produzieren den menschlichen Schweiß. Diese Zahlen bezeugen, daß die Schweißbildung zu den Fähigkeiten gehört, die ein außergewöhnliches Leistungspotential besitzen. Grundsätzlich ist das Schwitzen gesund und notwendig. Von daher muß einer starken Feuchtigkeitsabgabe nicht unbedingt eine Krankheit zugrunde liegen.

Im Gegenteil: Guttrainierte Sportler beispielsweise zeichnen sich dadurch aus, daß sie bei Bewegung relativ schnell ins Schwitzen geraten – ein Beweis für die Fähigkeit ihres Körpers, das Potential der Schweißdrüsen ausschöpfen zu können.

Psychische Hintergründe

Angstschweiß aus Angst vor dem Schweiß Schwitzen in unpassenden Situationen wird gemeinhin als Unsicherheit oder sogar als Ausdruck mangelnder Hygiene interpretiert. Ein sensibler Mensch gerät schnell in die Situation, daß er beispielsweise bei einem Vorstellungsgespräch vor Angst schwitzt und dann aus Furcht, daß sein Gegenüber dies sehen oder sogar riechen könnte, noch stärker zu schwitzen anfängt – ein kleiner Teufelskreis.

Die Steuerung der Feuchtigkeitsabgabe erfolgt durch das vegetative Nervensystem, und zwar über sehr empfindlich reagierende Zentren im Zwischenhirn und im Rückenmark.

Diese Zentren stehen in engem Kontakt mit denjenigen Bereichen des Gehirns, die unser Gefühlsleben steuern. Deshalb schwitzen wir, wenn wir uns aufregen, Angst haben oder unter starkem Streß stehen.

Ob die klatschnassen Hände bei der Führerscheinprüfung oder die gefürchteten kalten Füße vor dem Examen – all dies erklärt sich aus der Abhängigkeit der Schweißdrüsen von den Gefühlszentren in unserem Gehirn.

Altbewährt – so helfen Sie sich selbst!

Aluminiumchlorid

Aluminiumchlorid schließt überaktive Schweißdrüsen. Am besten verwenden Sie es als Gelee.

Rezept: 20 g Aluminiumchlorid und 100 ml destilliertes Wasser mischen, danach 1- bis 2prozentige Methylzellulose so lange zugeben, bis Sie eine verstreichbare Geleemasse vor sich haben (die man auch in einen Rollstift füllen kann). Tragen Sie die Masse 2mal wöchentlich auf diejenigen Stellen auf, die besonders stark schwitzen.

Bockshornkleesamen

Die Samen des Bockshornklees enthalten Substanzen, die unsere Haut und ihre Schweißdrüsen beruhigen. Wirksam sind sie beispielsweise als Badezusatz.

Rezept: 12 gehäufte EL Bockshornkleesamen in 1 l kaltem Wasser ansetzen, 6 Stunden einweichen lassen. Danach den Sud kurz zum Sieden bringen, etwas abkühlen lassen und in eine Wanne füllen. Baden Sie darin zunächst Ihre Hände, dann Ihre Füße – jeweils 15 Minuten lang. Wiederholen Sie die Anwendung täglich. Am besten setzen Sie den Bockshornklee am Morgen an und nehmen dann am Abend das Bad.

Das Tomatenbad

Eigentlich ist das Tomatenbad ein bewährtes Mittel gegen Körpergeruch, doch es hilft ebenso zuverlässig bei übermäßiger Schweißbildung.

Rezept: Geben Sie etwa 3 l Tomatensaft zu einem Vollbad hinzu. Nehmen Sie in dieser roten Lauge ein etwa 15minütiges Bad.

Alternative Medizin – unser Tip!

Chinarinde

Die trockene Zweigrinde des Chinarindenbaumes enthält mehrere Substanzen, die besonders bei starker Achselschweißbildung helfen. Nehmen Sie Chinarinde am besten als homöopathisches Präparat *China D4.*

Dosierung: 3mal täglich 1 Tablette vor dem Essen im Mund zergehen lassen.

Vorbeugen – so bleiben Sie gesund

- Waschen Sie sich morgens mit einem Lappen, den Sie in kaltes Wasser mit einem duftenden Bodyshampoo tauchen!
  Das verleiht Ihnen nicht nur einen angenehmen Duft, sondern hemmt auch Ihre Schweißdrüsen an der Überproduktion.

Entspannen Sie sich!

Gegen übermäßiges Schwitzen sind Entspannungsübungen, wie das Tiefenentspannungstraining nach Jacobson und das autogene Training, besonders wirksam. Autogenes Training sollte jedoch bei Experten (z. B. an Volkshochschulen) erlernt werden.

Naturfasern bevorzugen!

Naturfasern, wie beispielsweise Baumwolle oder Seide, nehmen den Schweiß besser auf als Kunststofffasern und lassen ihn schneller abdampfen.

Ärzteseife bevorzugen!

Versuchen Sie es einmal mit einer antibakteriell wirkenden Seife, wie sie Chirurgen verwenden. Fragen Sie Ihren Apotheker, wo Sie diese Seife bekommen können.

Sonnenbrand

- **Die Haut ist rot, gespannt und heiß**
- **In schweren Fällen bilden sich Bläschen**

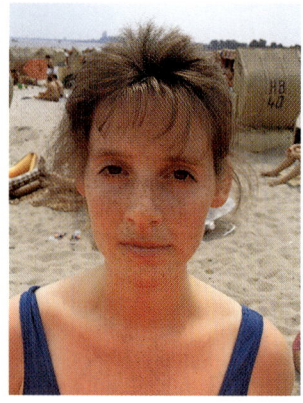

Menschen mit rötlichen Haaren und blasser Haut bekommen schnell einen Sonnenbrand.

Ursachen

Das Sonnenlicht enthält zwei Typen ultravioletter Strahlung: UV-A und UV-B. UV-A gilt als Hautbräuner, während UV-B recht schnell zu entzündlichen Veränderungen in der Haut führt. Darüber hinaus produziert die Sommersonne durch Infrarotstrahlen eine Hitze, die der Haut Feuchtigkeit entzieht und sie dadurch anfälliger für Entzündungen macht.

Körperliche Hintergründe

Die Menschen reagieren auf UV-Strahlen sehr unterschiedlich:

- Typ I – weiche und blasse Haut, rötliche Haare – darf lediglich fünf bis zehn Minuten ungeschützt in der Sommersonne bleiben, danach bekommt er einen schmerzhaften Sonnenbrand.
- Typ II – helle Haut, blonde bzw. braune Haare – hat eine Eigenschutzzeit von 10 bis 20 Minuten.
- Typ III – hellbraune Haut, blonde bzw. braune Haare – hat eine Eigenschutzzeit von 20 bis 30 Minuten.
- Typ IV – hellbraune (angegerbte) bis olivfarbene Hautfarbe, dunkle Haare – darf immerhin ungeschützt 30 bis 45 Minuten in der Sonne bleiben, erst danach bekommt er einen Sonnenbrand.

Altbewährt – so helfen Sie sich selbst!

Quarkwickel

Quarkwickel kühlen und lindern dadurch den Schmerz. Mischen Sie den Quark mit etwas Buttermilch, und streichen Sie ihn auf ein Leinentuch, das Sie auf die geröteten Stellen legen. Dauer der Anwendung: 20 bis 30 Minuten 2mal pro Tag! Wechseln Sie den Wickel, wenn Sie merken, daß er warm wird. Anstelle des Quarks können Sie auch Joghurt nehmen.

Viel trinken!

Sonnenbrand ist auch ein Zeichen für akuten Wasserverlust, deshalb müssen Sie viel trinken. Am besten eignen sich Tees oder eine Mischung aus Saft und Mineralwasser (Verhältnis 1:4).

Sonne ist nicht gleich Sonne

Die Sonneneinstrahlung hängt nicht nur von Witterung und Jahreszeit ab. Die Höhenstrahlung in den Alpen ist auch im Winter gefährlich; Schnee, Sand und Wasser können die UV-Strahlen ebenfalls deutlich verstärken.

Wichtig!

Wenn Sie den Eindruck haben, daß sich der Sonnenbrand ausweitet, obwohl Sie sich schon seit Stunden aus der Sonne zurückgezogen haben, und wenn Sie Übelkeit und Fieber verspüren, müssen Sie sofort den Arzt aufsuchen (Infektionsgefahr!).

Viel Vitamin E und C!

Diese beiden Vitamine wirken entzündungshemmend und fördern den Wiederaufbau von beschädigten Hautzellen, indem sie die bei Verbrennungen freiwerdenden Radikale einfangen. Freie Radikale im Körper könnten zu Krebs führen. Verzehren Sie also viel frisches Obst, natürliche Öle und Gemüse. Bei starkem Sonnenbrand sollten Sie sich auch nicht vor Vitaminpräparaten (aus der Apotheke oder Drogerie) scheuen.

Die preiswertesten Präparate sind: Eunova, Multibionta, Hermes Multi Brause, Multivitamin Woelm Brausetabletten.

Aspirin

Die Azetylsalizylsäure im Aspirin ist ein wirkungsarmer Entzündungshemmer und lindert die Verbrennungsschmerzen. Sie sollten aber nur dann zur Tablette greifen, wenn die Haut großflächig verbrannt ist, Blasen aufweist oder die Schmerzen sehr stark sind.

Hilfe aus der Küche – unser Tip!

Kopfsalat

Geben Sie die Blätter des Kopfsalats in siedendes Wasser; etwa 5 Minuten kochen lassen. Dann entfernen Sie die Blätter (gut abtropfen lassen) – der verbleibende Sud enthält jetzt genau die Substanzen, die Ihrer strapazierten Haut Feuchtigkeit zurückgeben und den Reizzustand mildern. Lassen Sie den Sud abkühlen, und tupfen Sie ihn dann mit einem Wattebausch auf die verbrannten Stellen; das kühlt und lindert die Schmerzen.

Medikamente
● **Deutschland**
Eunova,
Hermes Multi Brause,
Multibionta,
Multivitamin Woelm
Brausetabletten
● **Österreich**
Irocombivit,
Multibionta,
Vit. E+C Agepha
● **Schweiz**
Halibut Multivit,
Multibionta,
Multivitamin Kapseln
Phytomed

Kinder in der Sonne
Schützen Sie besonders Kinder vor der Sonne! Vertieft in ihr Spiel, achten sie nicht auf die gefährlichen Strahlen, und schnell ist die empfindliche junge Haut rot. Schützen Sie die Augen Ihrer Kinder mit einer Sonnenbrille! Die noch sehr klare Augenlinse kleiner Kinder läßt viel Strahlung durch, so daß auch ein Sonnenbrand auf der Netzhaut möglich ist.

Vorbeugen - so schützen Sie sich

● Gewöhnen Sie sich langsam an die Sommersonne! Verlängern Sie Ihr Sonnenbad täglich um etwa 20 Prozent, und vergessen Sie nicht, die Sonnenmilch (mindestens Lichtschutzfaktor 6) eine halbe Stunde vor dem Sonnenbad aufzutragen!

● Das stärkste Sonnenlicht kommt zwischen 11 und 16 Uhr! In dieser Zeit sollten Sie sich im Schatten aufhalten.

● Schätzen Sie Ihren Hauttyp realistisch ein! Wenn Sie Schwierigkeiten mit Ihrer Selbsteinschätzung haben: Schauen Sie sich Ihre Eltern an! Ihr Hauttyp wird ungefähr in der Mitte von beiden liegen.

● Essen Sie in der Sommerzeit besonders viel Weizenkleie, Weizenkeime, Vollkornprodukte und Bierhefe. Diese Nahrungsmittel enthalten viel Paraaminobenzoesäure, die die Pigmentierung in der Haut verbessert.

Soor

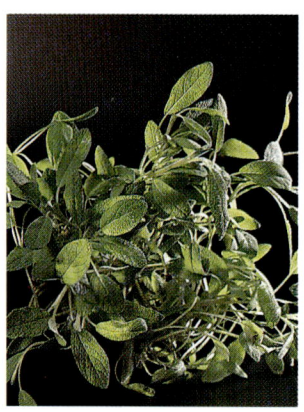

Die Natur stellt die Heilmittel bereit: Salbei tötet Hefepilze ab.

Symptome
● Weiße Punkte auf Zunge und Wangenschleimhaut

Ursachen

Soorauslöser ist ein Hefepilz. Die Erkrankung zeigt sich immer häu- figer bei Säuglingen, etwa ab der ersten Lebenswoche, seltener bei Erwachsenen – hier vor allem bei Immunschwachen oder Zucker- kranken.

Biologische Hintergründe

Der Soorpilz wird meistens von der infizierten Scheide der Mutter während der Geburt auf den Säugling übertragen. Er braucht dann ungefähr eine Woche, um in der Mundhöhle die beschriebenen Symptome hervorzurufen.

Altbewährt – so helfen Sie Ihrem Baby!

Myrrhetinktur

Die richtige Myrrhetinktur besteht aus 1 Anteil pulverisierter Myr- rhe und 5 Anteilen Alkohol.

Präparate sind z. B.: Myrrhetinktur Hetterich, Thüringer Myrrhe- tinktur. Sie wirken desinfizierend und beseitigen die Entzündungen an der Mundschleimhaut.

Dosierung: 2- bis 3mal täglich auf die betroffenen Stellen pinseln.

Salbeiöl

Salbeiöl ist ein traditionsreiches Heilmittel bei Entzündungen der Mundschleimhaut. Jüngere Untersuchungen weisen jedoch darauf hin, daß es auch eine fungizide, also pilzabtötende Wirkung besitzt. Außerdem zeigt es keine Nebenwirkungen und wird von Säuglin- gen gut vertragen. Salbeiöl ist daher bei Soorerkrankungen ein Mit- tel der ersten Wahl.

Dosierung: Bestreichen Sie die betroffenen Stellen der zarten Baby- haut mehrmals am Tag mit Salbeiöl (aus der Apotheke), immer nach den Mahlzeiten.

Miconazol

Miconazol ist ein klassisches Mittel aus der Schulmedizin, um ge- gen Hefepilzerkrankungen im Mundraum vorzugehen. Es wird in der Regel auch von Säuglingen nebenwirkungsfrei vertragen.

Das Präparat (z. B. Daktar) eignet sich als Nothilfe, wenn kein Arzt in Reichweite ist. Ansonsten sollte jedoch seine Einnahme mit dem Kinderarzt abgesprochen werden, vor allem dann, wenn bereits andere Medikamente bei dem Baby eingesetzt wurden. Außerdem kann der Arzt das relativ teure Präparat verschreiben.

Kamille

Die Heilpflanze Kamille wirkt entzündungshemmend und heilt Hauterkrankungen. Trinken Sie – solange die weißen Pünktchen sichtbar sind – täglich mehrmals 1 Tasse Kamillentee.

Rezept: 2 EL Kamillenblüten mit 1/4 l kochendem Wasser überbrühen, 10 Minuten ziehen lassen, abseihen und möglichst noch warm trinken.

Sie können die betroffenen Schleimhautstellen auch mit Kamillensud bestreichen; kochen Sie dazu einen besonders starken Kamillentee, und verwenden Sie Wattetupfer, die Sie anschließend sofort wegwerfen.

Homöopathische Mittel

Mercurius cyanatus D6 hilft bei Soor.
Dosierung: 5 Tropfen vor jeder Mahlzeit.
Borax D6 hat sich ebenfalls bewährt.
Dosierung: Zusammen mit Mercuritus 5 Tropfen vor jeder Mahlzeit.

Nur für Erwachsene – unser Tip!

Teebaumöl

Das australische Teebaumöl besitzt eine fungizide, also pilzabtötende Wirkung. Es sollte jedoch nicht innerlich angewendet werden; aus diesem Grund eignet es sich nur zur Behandlung von erwachsenen Soorpatienten, die sich im Unterschied zu Säuglingen auf schluckfreies Gurgeln verstehen.

So wird's gemacht: Geben Sie 5 bis 10 Tropfen Teebaumöl in 1 Glas mit warmem Wasser, und rühren Sie die Mischung gut durch. Machen Sie dann 1 bis 2 Minuten lang eine gründliche Mundspülung. Wiederholen Sie diese Anwendung wie das Zähneputzen jedesmal nach den Mahlzeiten.

Wichtig!

Sollte sich beim Säugling der Soorbelag im Mund nach 1 Woche nicht deutlich verringert haben, muß der Kinderarzt hinzugezogen werden. Er kann möglicherweise eine sogenannte Symbioselenkung vornehmen, um das gestörte biologische Gleichgewicht im Babymund wieder in Ordnung zu bringen.

Medikamente

● **Deutschland**
Myrrhetinktur Hetterich, Thüringer Myrrhetinktur; Daktar
● **Österreich**
Drovitol-Mund- und Rachentropfen; Daktarin 2%-orales Gel
● **Schweiz**
Myrrhetinktur; Daktarin Mundgel

Vorbeugen – so schützen Sie Ihr Baby

● Mütter müssen während der Schwangerschaft besonders gründlich auf die Hygiene ihrer Scheide achten! Vermeiden Sie Ansteckungen bei der Geburt!

● Bei bestehenden Scheideninfektionen mit Ausfluß sollten Schwangere den Arzt aufsuchen.

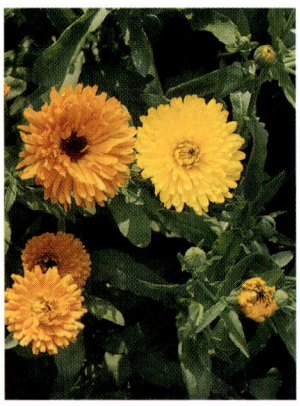

*Die Wirkung der Ringel-
blume schätzten schon
unsere Großeltern.*

Warzen

Symptome
• Linsen- bis bohnengroße Geschwülste
• Dunkle Verfärbung

Ursachen

Verschiedene Arten des sogenannten Papillomavirus sind für Warzen verantwortlich.

Körperliche Hintergründe

Warzen bevorzugen schlechtdurchblutete Körperteile wie Hände und Füße, mitunter befallen sie auch Gesicht und Genitalien. Menschen mit sensibler, gereizter Haut sind anfälliger für Virusinfekte und daher überdurchschnittlich häufig von Warzen betroffen.

Psychische Hintergründe

Die Warze bringt alle äußeren Eigenschaften mit, die einen Menschen dazu verführen, an ihr herumzuspielen oder sie einzureißen: Sie ist deutlich von der Hautoberfläche abgegrenzt, schrumplig und wirkt dadurch wie ein Fremdkörper, der doch eigentlich leicht aus der Haut zu entfernen sein müßte. Doch das Gegenteil ist der Fall. Warzen dürfen Sie keinesfalls selbst operieren.

Verwechslungsgefahr
Warzen werden leicht mit Hautkrebsgeschwüren verwechselt. Warzen, die sich nach dem 30. Lebensjahr entwickeln, sollten zur Diagnoseabsicherung von einem Hautarzt untersucht werden.

Altbewährt – so helfen Sie sich selbst!

Vitamine A und C

Diese Vitamine gelten als wirkungsvolle Antreiber unserer Hautimmunabwehr, sollten aber nur auf die betroffene Stelle aufgetragen werden, um Überdosierungen zu vermeiden. Holen Sie am besten entsprechende Kapseln (z. B. Kneipp Vitamin Trio) aus der Apotheke! Die Kapseln aufbrechen und den Inhalt vorsichtig auf der Warze verteilen!

Salizylsäurehaltige Cremes oder Emulsionen

Salizylsäure lockert das starre Warzengewebe. Preiswerte Präparate: Collomack, Duofilm, W-Tropfen. Dosierung laut Packungsbeilage.

Medikamente
• **Deutschland**
Collomack, Duofilm, W-Tropfen
• **Österreich**
Calmurid-Salbe, Duofilm
• **Schweiz**
Calmurid, Duofilm

Thuja

Thuja gehört zu den pflanzlichen Heilmitteln, die das Warzenwachstum nicht nur oberflächlich behandeln können. In der Homöopathie kommt es als übergreifendes Medikament für die sen-

sible Warzenpersönlichkeit zum Einsatz. Ihre Charakteristik: Sie ist schnell emotional verletzt (dünnhäutig), empfindlich gegen Feuchtigkeit und Kälte und neigt zu öliger Haut.
Dosierung: Thuja D6 3mal täglich 1 bis 2 Tabletten.

Teebaumöl
Teebaumöl wirkt virenabtötend und dringt sehr gut in die Haut ein. Tropfen Sie das Öl direkt auf die Warzen, mindestens 3mal pro Tag!

Homöopathische Mittel
Causticum D12 vertreibt harte, gezackte Warzen erfolgreich.
Dosierung: 2mal 5 Kügelchen.
Thuja D12 hilft gegen weiche Warzen.
Dosierung: 2mal 5 Kügelchen.

Hilfe aus dem Pflanzenreich – unser Tip!
Schöllkraut und Ringelblume
Der gelbe Saft des Schöllkrauts enthält etwa 20 Alkaloide, die in ihrer eigentümlichen Mischung große Erfolge bei virusbedingten Warzen zeitigen. Wirksam ist vor allem der frische Milchsaft, der aus den Blättern herausgepreßt und auf die erkrankten Hautstellen aufgetragen werden muß. Wichtig: Der Saft darf nicht getrunken werden – Vergiftungsgefahr! Die 30 bis 50 Zentimeter hohe Pflanze ist den ganzen Sommer hindurch überall an Mauern, Schuttplätzen und verwilderten Gärten zu finden. Man erkennt sie an den in lockeren Gruppen formierten, gelben, vierblättrigen Blüten und ihren gefiederten Blättern.
Für Gesichtswarzen eignen sich besser die milderen Substanzen der Ringelblumenblüte. Die entsprechenden Salben und Cremes erhalten Sie in der Apotheke.

Hartnäckig und flexibel
Wenn Sie mit einem Mittel eine Ihrer Warzen entfernen konnten, heißt das noch lange nicht, daß es auch auf andere Warzen wirkt. Es kann durchaus sein, daß Sie fünf verschiedene Warzen auf Ihrem Körper mit fünf verschiedenen Methoden behandeln müssen.

Altbewährt
Eine altbewährte Methode zur Beseitigung von Warzen ist das Besprechen, auch suggestive Beeinflussung genannt. Dabei soll das körpereigene Abwehrsystem über die Psyche angeregt werden, die Warze abzustoßen. Probieren Sie es aus – manchmal klappt es!

Vorbeugen – so schützen Sie sich

- Reduzieren Sie die Infektionsgefahr! Nach dem Baden oder Duschen gut abtrocknen, besonders zwischen den Zehen. In öffentlichen Bädern und Hotelzimmern niemals barfuß laufen. Bei der Hautpflege die Warzen aussparen, um eine Schmierinfektion auszuschließen. Wenn ein Familienmitglied bereits Warzen hat, sollte es andere Cremes, Waschlappen und Handtücher als die übrigen Familienmitglieder benutzen.

- Verbessern Sie die Hautdurchblutung. Gehen Sie auch im Winter viel an die frische Luft! Gönnen Sie Ihren Händen und Füßen einmal eine kältere Dusche!

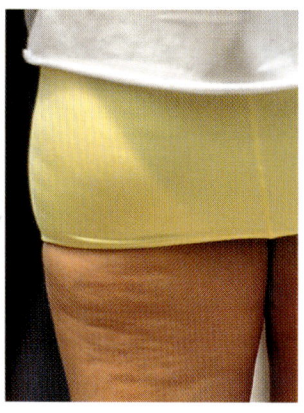

Die Orangenhaut – viele Frauen leiden unter dieser Fettverteilungsstörung.

Zellulitis

Ursachen

Bei der Zellulitis handelt es sich um eine Fettverteilungsstörung, die durch die weicheren Bindegewebsstrukturen der weiblichen Haut gefördert wird. Die Zellulitis trifft zu 98 Prozent Frauen. Weitere Risikofaktoren sind Übergewicht und Bewegungsmangel.

Körperliche Hintergründe

Die Chancen zur Beseitigung einer Zellulitis sind begrenzt, weil Unterhautfettgewebe nur schwer zu beeinflussen ist. Alle seriösen Maßnahmen zielen darauf, die Haut zu durchbluten sowie die Verdauung zu verbessern und die Ernährung umzustellen.

Psychische Hintergründe

Zellulitis ist medizinisch gesehen absolut harmlos, aber ein großes psychisches Problem. Es gibt nicht wenige Frauen, die für eine Beseitigung ihrer Zellulitis bereit sind, alles zu tun. Die Fettabsaugung an Oberschenkel und Po nimmt mittlerweile einen Spitzenplatz unter den kosmetischen Operationen ein.

Altbewährt – so helfen Sie sich selbst!

Kneippsche Anwendungen

Der Kneippsche Unterguß fördert die Durchblutung an den problematischen Stellen und behebt Stauungszustände in Magen, Darm, Bauchspeicheldrüse und Leber. So machen Sie's richtig:

- Entfernen Sie von Ihrer Dusche den Duschkopf, oder stellen Sie ihn auf einen harten Strahl ein. Außerdem sollten Sie einen Lattenrost ins Duschbecken legen, um das Auskühlen Ihrer Füße zu verhindern.
- Danach lassen Sie den kalten Wasserstrahl vom rechten Fußrücken über die Außenseite der Wade und des Oberschenkels bis zum Schulterblatt wandern. Anschließend fahren Sie mit dem

Cremes?
Die Wirkung von Cremes und Salben gegen Zellulitis ist umstritten. Einige Kräuter wie Salbei, Zypresse und Wacholder besitzen zumindest einen gewissen Durchblutungseffekt, sind aber im Vollbad wirksamer als in Form von Pflegeölen.

Massagen?
Auch die Wirkung von Bürstenmassagen auf die Orangenhaut ist umstritten. Zur Vorbeugung sind sie jedoch in jedem Fall geeignet, da sie die Durchblutung und den Abtransport von Schadstoffen aus der Haut fördern.

Wasserstrahl rechts neben der Wirbelsäule zurück über die Innenseite des rechten Beins.
- Wiederholen Sie das Ganze am linken Bein.
- Schließlich beginnen Sie wieder am rechten Fußrücken und wandern auf der Beinaußenseite nach oben, nur daß Sie jetzt nicht über den Rücken, sondern über den Bauch bis zum untersten Rippenbogen hinauf- und auch wieder hinabgehen.
- Das wiederholen Sie ebenfalls am linken Bein.
- Nach Abschluß der Anwendung nicht abtrocknen! Streifen Sie das Wasser nur oberflächlich mit dem Handrücken ab. Ziehen Sie sich dann warme und mollige Kleidung über (z.B. einen Trainingsanzug), und bleiben Sie noch für etwa 10 Minuten in Bewegung (Auf- und Abgehen, Treppensteigen).

Reduzieren Sie Ihr Körpergewicht!
Aber tun Sie des Guten nicht zuviel. Eine Gewichtsreduktion von 2 kg im Monat reicht vollkommen aus und hat außerdem noch die besten Chancen, halbwegs stabile Erfolge zu erzielen.

Essen Sie sich schön – unser Tip!
Das Gerüst unserer Haut wird hauptsächlich aus der Eiweißsubstanz Kollagen gebildet. Je weniger Kollagen unser Körper aus der Nahrung aufnehmen kann, um so mehr verliert er an Spannung.

- Essen Sie mehr hochwertiges Eiweiß, z.B. Fisch und Geflügel, gönnen Sie sich einmal in der Woche auch ein Stück Leber.
- Damit Ihr Körper aus dem Nahrungseiweiß ausreichend Kollagen aufbauen kann, braucht er viel Vitamin C, Zink und Kupfer. Essen Sie daher täglich frisches Obst, am besten Kiwis und Zitronen. Kupfer und Zink stecken vor allem in Müsli, Erbsen, Bohnen, Linsen und Bierhefe.

Vorbeugen – so verhindern Sie Orangenhaut
- Bauen Sie Muskelmasse auf! Muskeln sind von Natur aus gute Kalorienverwerter; je mehr Muskelmasse man hat, desto weniger wird Nahrung in Fett umgewandelt. Das beste Muskelaufbautraining ist Bodybuilding.
- Trinken Sie viel, am besten Mineralwasser und Fruchtsäfte! Denn bei vielen Frauen mit Zellulitis konnte festgestellt werden, daß sie viel zuwenig Flüssigkeit zu sich nahmen.
- Weniger Kochsalz benutzen, denn das pumpt nur noch mehr Flüssigkeit in Ihre Problemzonen. Achten Sie vor allem auf verstecktes Salz in Fleisch- und Wurstwaren!

Antizellulitistee
Petersilie hat eine heilende Wirkung auf Zellulitis. Probieren Sie folgenden Tee: 1 EL Petersilie mit 1 Tasse kochendem Wasser überbrühen; 5 Minuten ziehen lassen, abseihen. Trinken Sie täglich nur 1 Tasse für maximal 2 Wochen. Achtung: Nicht für Nierenkranke und Schwangere geeignet!

In Bewegung
Die Haut und das Bindegewebe werden durch Bewegung gestrafft. Außerdem unterstützen Sie mit leichtem Sport das Abnehmen. Am besten geeignet sind regelmäßige lange Spaziergänge, leichtes Wandern, Joggen, Radfahren und Schwimmen.

Wichtig!
Verwenden Sie keine Hautcremes mit Lösungsmitteln. Lösungsmittel zerstören die fetthaltigen Zellwände, schädigen den Stoffwechsel und beeinträchtigen das vegetative Nervensystem und die Durchblutung.

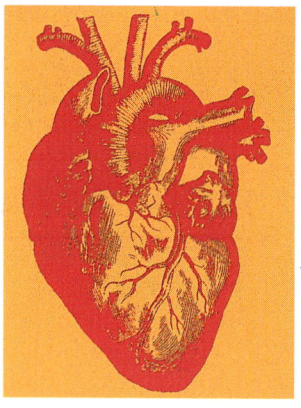

Herzschmerzen und Engegefühl in der Brust sind Anzeichen einer Angina pectoris.

Angina pectoris

Symptome

● **Engegefühl in Brust und Hals**
● **Pochender Schmerz, der bis in den linken Arm ausstrahlt**
● **Angstgefühle**
● **Die Symptome der Angina pectoris ähneln denen eines Herzinfarkts, sie gleichen aber auch vielen Krankheiten im Brust- und Schulterbereich, die eher harmlos sind; Brustenge ist daher noch kein Grund zur Panik.**

Ursachen

Es handelt sich um eine Sauerstoffnot des Herzmuskels. Die Gründe dafür sind meistens:

● Verengung der Herzkranzgefäße aufgrund von Fett- und Kalkablagerungen an den Gefäßwänden
● Herzschwäche
● Erhöhte Dauerpulsfrequenz (Der Herzmuskel wird im Moment des Schlagens selbst nur schlecht durchblutet; je höher also der Pulsschlag, desto weniger Sauerstoff steht dem Herzmuskel zur Verfügung.)
● Absinken des Sauerstoffgehaltes im Blut, beispielsweise durch Rauchen.

Organische Hintergründe

Angina pectoris ist in der Regel das Produkt eines unnatürlichen Lebenswandels. Bewegungsmangel treibt den Ruhepulsschlag nach oben und erhöht zusammen mit fett- und zuckerreicher Ernährung die Werte des gefäßverengenden Cholesterins. Nikotin beschleunigt die Pulsfrequenz, verengt die Herzkranzgefäße und fördert darüber hinaus die Klümpchenbildung im Blut.
Außerdem erhöht Rauchen den Kohlenmonoxidgehalt im Blut, der lebensnotwendige Sauerstoff wird verdrängt. Bei Bluthochdruck drohen Schäden in den Blutgefäßen, außerdem muß das Herz stärker arbeiten, um gegen den Druck anzukommen.

Psychische Hintergründe

Chronischer Streß und chronische Aggressivität zählen mittlerweile zu den Hauptauslösern von Herzerkrankungen, da sie negative Hormon- und Stoffwechselveränderungen hervorrufen.

Wichtig!
Angina pectoris ist ein deutliches Zeichen für eine ernste und fortgeschrittene Erkrankung des Herzens. Sie ist daher ein Fall für den Arzt, die Hausapotheke darf nur unterstützend oder vorbeugend angewandt werden.

Nach Erkenntnissen von Wissenschaftlern gibt es einen Persönlichkeitstyp, der besonders stark gefährdet ist: der sogenannte A-Typ. Seine Merkmale:

● Tätigkeit ist für ihn oberste Pflicht, Müßiggang ein Laster. Er protzt gerne damit, daß er sooo viel Streß hat, am liebsten vier Hände hätte und jeder irgend etwas von ihm will.
● Er arbeitet und lebt ständig unter Zeitdruck. Die Uhr ist sein ständiger Begleiter. Selbst in der Freizeit oder beim Essen findet er keine Ruhe.
● Er handelt mehrphasig, versucht, viele Dinge gleichzeitig zu erledigen. Typisch ist der hektische Autofahrer, der gleichzeitig Radio hört, mit dem Handy telefoniert und den Fahrer vor ihm mit der Lichthupe bedrängt.
● Er betrachtet seine Mitmenschen meistens als Konkurrenten. Sein Umgangston ist hektisch und mehr oder weniger aggressiv.
● Für ihn zählen nur eindeutig meßbare Fakten. Erfolge müssen sich in Bilanzen, Geld oder anderen Zahlen niederschlagen, sonst besitzen sie für ihn keine Gültigkeit.

Altbewährt – so helfen Sie sich selbst!

Fußbäder und Umschläge

Ein 15minütiges heißes Fußbad mit anschließender kühler Abwaschung hilft bei akuter Brustenge. Auch ansteigende Fußbäder und heiße Armumschläge haben sich bewährt. Heiße trockene Tücher oder Heizkissen auf der Herzgegend können ebenso die Beschwerden lindern, da ihre Wärme die verkrampften Blutgefäße wieder öffnet.

Melissen-Weißdorn-Tee

Dieser Tee beruhigt den Puls und wirkt entspannend auf die Blutgefäße.
Rezept: 30 g Weißdornblüten, 10 g Herzgespannkraut, 10 g Melissenblätter, 5 g Baldrianwurzel. 1 gehäuften TL dieser Mischung mit 1 großen Tasse kochendem Wasser übergießen, abseihen und morgens und abends in kleinen Schlucken trinken. Sie können den Tee mit Honig nachsüßen.

Homöopathische Mittel

Aconitum napellus hilft bei Herzjagen und beschleunigtem Puls. Nehmen Sie es regelmäßig nach Anweisung des Beipackzettels oder des Arztes, nicht erst wenn Sie wieder einen Anfall haben!

Spargellösung

Der Spargel gilt in der Hausmedizin traditionell als wirkungsvoller Kräftiger des Herzmuskels.

A-Typ
Der A-Typ gefährdet nicht nur sich selbst. Aufgrund seines hektischen und aggressiven Charakters setzt er auch anderen zu. In seiner Umgebung gibt es laut amerikanischen Untersuchungen überdurchschnittlich viele Magenkranke.

Homöopathie
Weitere homöopathische Mittel bei Angina pectoris sind Glonoinum und Arsenicum album in den Dosierungen D3 und D4. Glonoinum hilft, wenn Sie einen Blutandrang Richtung Herz und Kopf spüren; Arsenicum album beruhigt bei Unruhe, Angst und stärkeren Beschwerden in der Nacht.

Beim sogenannten Belastungs-EKG muß der Patient mit verschiedenen Belastungsstufen fahrradfahren. Dabei werden u.a. die Herztätigkeit und die Pulsfrequenz gemessen. Oft zeigt sich erst dann, daß ein in Ruhe vermeintlich gesundes Herz bei Belastung doch z.B. unter Durchblutungsstörungen leidet.

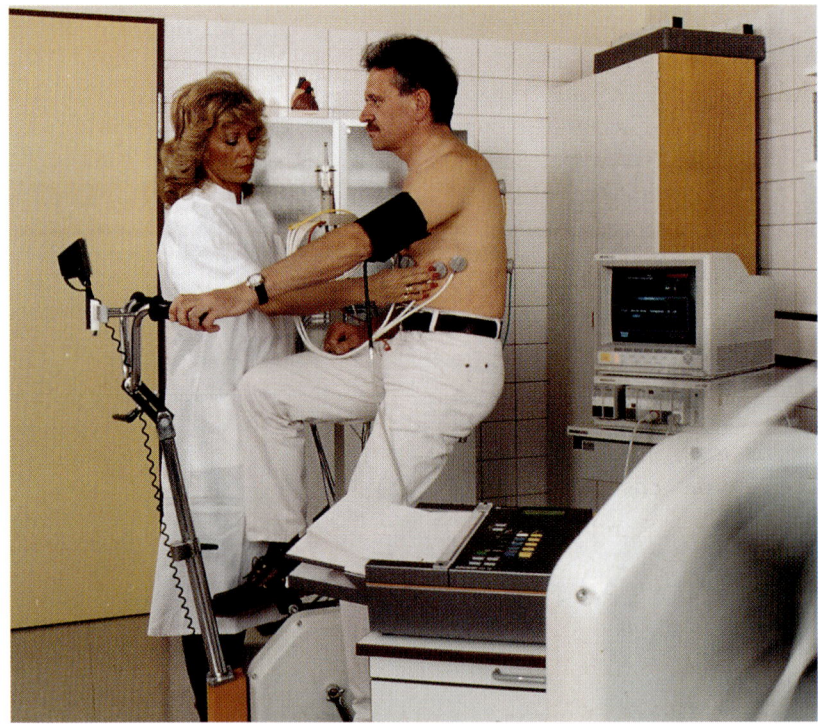

Wichtig!
Sprechen Sie die homöopathischen Maßnahmen mit Ihrem Arzt ab, und verordnen Sie sich nicht selbst zusätzliche Arzneien – vor allem dann nicht, wenn Sie bereits Medikamente von einem Facharzt verschrieben bekommen haben.

Entsäuerung
Auch eine Entsäuerungskur kann Ihr Herz-Kreislauf-System erfolgreich entlasten.

Rezept: 60 bis 70 g Spargel in 1/2 l abgekochtes, erkaltetes Wasser geben. Die Stangen zerstoßen und das Ganze 12 Stunden stehenlassen. Danach alles durch ein feines Sieb abseihen, 1 Gläschen Wacholderschnaps und 2 EL Honig hinzugeben. Trinken Sie davon jeweils 1 Schnapsglas zu den Mahlzeiten.

Treiben Sie Sport!

Ausdauersportarten wie Joggen, Walking, Radfahren und Schwimmen kräftigen den Herzmuskel und senken die Dauerpulsfrequenz. Sprechen Sie vorher mit Ihrem Arzt, wenn bei Ihnen bereits eine Herzerkrankung vorliegt. Er wird Ihre körperliche Belastbarkeit testen. Sollte es jedoch zu Beschwerden kommen, ist die jeweilige sportliche Tätigkeit natürlich sofort zu unterbrechen.

Entspannung ist angesagt

Checken Sie Ihren Tagesablauf, um die alltäglichen Streßreize zu dämpfen! Sind Sie ein A-Typ? Wenn ja: Worauf (siehe vorhergehende Seite) könnten Sie verzichten, ohne daß Ihre Leistung darunter leidet?
Sie werden feststellen, daß Sie manchmal viel arbeiten, ohne viel auszurichten. Lernen Sie, daß man mit Effizienz und Organisation weiter kommt als mit hektischer Betriebsamkeit!

Wiederentdeckt und sanft – unser Tip!

Herzwein

Alkohol in Maßen (!) ist, wie Forschungen belegen, durchaus hilfreich. Stärken Sie Ihr Herz mit Herzwein.

Rezept: 60 g Rosmarin mit 1,5 l Weißwein ansetzen, 4 Tage lang ziehen lassen. Gönnen Sie sich ein Gläschen dieses Tropfens nach jeder Mahlzeit.

Vorbeugen – so bleiben Sie gesund

- Treiben Sie regelmäßig, mindestens zweimal pro Woche, Ausdauersport. Dazu gehören Wandern, Jogging, Radfahren und Schwimmen.
  Lassen Sie die Finger von Extremsportarten, solange Sie keine körperliche Grundfitneß besitzen.

- Vitamin E und Magnesium senken das Risiko von Gefäßverkalkungen.
  Magnesium steckt vor allem in grünem Gemüse, z.B. in Feldsalat, Paprika, Spinat, Brokkoli und Grünkohl. Am meisten Vitamin E enthalten Soja-, Weizen- und Sonnenblumenöl.

- Nehmen Sie keine Abführmittel, wenn Sie keine brauchen! Denn die rauben Ihnen den Gefäßbeschützer Vitamin E.

- Knoblauch gilt mittlerweile unbestritten als wirksamer Rohrputzer der Blutgefäße. Die dementsprechenden Kapseln gibt es in Drogerien und Apotheken, einige Präparate sind sogar weitgehend frei von geruchlichen Nebenwirkungen.

- Kneippsche Wasseranwendungen eignen sich vorzüglich zum Training der Blutgefäße. Ein ansteigendes Armbad beispielsweise können Sie in jedem Waschbecken machen.
  Füllen Sie das Becken mit 32 bis 34°C warmem Wasser (per Wasserthermometer kontrollieren!), und legen Sie die Unterarme hinein. Lassen Sie dann langsam heißes Wasser zulaufen. Ihr Ziel sollte sein, die Temperatur im Becken innerhalb von 15 Minuten allmählich auf 40°C zu steigern.

- Achten Sie auf Ihr Körpergewicht und Ihre Ernährung! Weniger Fleisch, dafür mehr Gemüse und Obst.

- Weniger Alkohol und Limonade, dafür mehr Wasser und Säfte. Vergessen Sie nicht, daß auch zuckerreiche Speisen, wie Kuchen, Schokolade und andere Süßigkeiten, Ihren Cholesterinspiegel nach oben bringen!

- Geben Sie das Rauchen auf!

Hilfreich bis verheerend: Alkohol

Mittlerweile gilt als sicher: Rotwein in kleinen Mengen (ein Glas pro Tag) wirkt positiv auf unser Herz-Kreislauf-System. Ansonsten gilt jedoch nach wie vor: Wer mehr als drei Flaschen Bier, eine Flasche Wein oder zwei Gläser Schnaps pro Tag trinkt, schädigt nicht nur seine Leber, sondern auch sein Herz.

Entspannung

Wichtig bei allen Herzbeschwerden sind Ruhe und Entspannung! Ist der ganze Körper entkrampft, verbessert sich die Sauerstoffversorgung aller Organe, und der Schmerz läßt nach. Lernen Sie dazu Entspannungstechniken wie Yoga, autogenes Training oder Feldenkrais.

Blutdruck, hoher

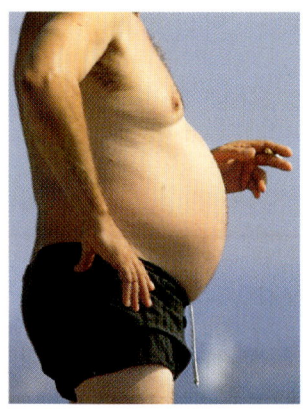

Übergewicht ist der größte Risikofaktor für erhöhten Blutdruck.

- Man spricht von erhöhtem Blutdruck (Hypertonie), wenn bei drei oder mehr Arztbesuchen zu verschiedenen Zeiten mehr als 160/95 mmHg (Millimeter Quecksilber) auf dem Blutdruck-meßgerät angezeigt wurden
- Bluthochdruck gehört zu den schleichenden Erkrankungen; nur selten äußert er sich bereits frühzeitig in Beschwerden wie Schwindel, Schlafstörungen, Atemnot oder Leistungsabfall; wenn man die Folgen von jahrzehntelangem Bluthochdruck zu spüren beginnt, sind meistens schon irreparable Schäden an Herz, Niere, Gehirn oder Auge entstanden

Ursachen

Wie kaum eine andere Krankheit wird der Bluthochdruck von zahlreichen Faktoren beeinflußt, von denen Sie viele abschaffen können. Zu den wichtigsten Risikofaktoren gehören:

Hartnäckig
Hypertonie gehört zu den Krankheiten, die – nicht zuletzt aufgrund ihrer zahlreichen Ursachen – schwer therapierbar sind. Bei unteren (diastolischen) Werten von unter 100 mmHg bestehen jedoch für Hausmittel durchaus realistische Chancen. Bei Werten darüber muß in jedem Falle der Arzt aufgesucht werden.

- Übergewicht
- Bewegungsmangel
- Rauchen und Alkoholmißbrauch
- Streß, Frustrationen und Angst
- Vererbung
- Krankheiten wie Gicht und Diabetes mellitus.

Organische Hintergründe

Bluthochdruck ist hauptverantwortlich für Erkrankungen des Herz-Kreislauf-Systems. Der Grund: Je höher der Druck in den Blutgefäßen, desto höher das Risiko von Gefäßschädigungen. Außerdem macht es ein erhöhter Blutdruck dem Herzen schwerer, das Blut in den Kreislauf zu pumpen; es muß mehr Kraft aufwenden, um gegen den Widerstand aus den Blutgefäßen anzugehen.

Psychische Hintergründe

Sind folgende Äußerungen für Sie typisch? »Ich muß für alles geradestehen.« – »Es blieb wieder mal alles an mir hängen.« – »Ich muß es einfach schaffen.« – »Keiner wird mich aufhalten können.«
Wenn Sie öfter zu derartigen Kampf- und Durchhalteparolen greifen, könnte es sein, daß es sich bei Ihnen um eine typische Hypertonikerpersönlichkeit handelt.

Nach Ansicht der Verhaltensmediziner wirken sich permanente Aggressions- und Erwartungsgefühle über das vegetative Nervensystem und Hormonausschüttungen spannungsverstärkend auf unsere Blutgefäße aus und erhöhen dadurch den Blutdruck. Das typische Charakterprofil eines Hypertonikers sieht folgendermaßen aus:

- Er erwartet viel – häufig zuviel – von sich und seinen Mitmenschen.
- Er glaubt, daß die anderen auch viel von ihm erwarten.
- Er spielt in seiner Umgebung gern die Rolle des Lastesels, d. h., er stellt seine eigenen Bedürfnisse zurück, um Bestätigung durch andere zu finden.
- Er ist sehr schnell neidisch, weil er glaubt, immer mehr zu leisten und dementsprechend auch mehr Anerkennung verdient zu haben als die anderen.
- Er neigt zu Übergenauigkeit und Perfektionismus – und das sind Charaktereigenschaften, die in der Regel nicht sehr beliebt sind und oft zu Konflikten führen.

Altbewährt – so helfen Sie sich selbst!

Misteltee und -tropfen
Die Wirkstoffe der Mistel verringern die Spannung der Blutgefäßmuskeln. Sie können sie sich in Form von Tee und Öl zuführen, die Sie beide selbst zusammenmischen können.
Tee: 30 g Mistelblätter, 20 g Weißdornblüten, 20 g Schachtelhalmblätter. 1 TL dieser Mischung mit 1 Tasse kochendem Wasser übergießen, 10 Minuten ziehen lassen, danach abseihen. Trinken Sie diesen Tee morgens und abends.
Tropfen: 20 ml Misteltinktur (Tinctura visci), 10 ml Weißdorntinktur (Tinctura crataegi), 10 ml Zinnkrauttinktur (Tinctura equiseti) zusammengießen und 3mal täglich 20 Tropfen davon einnehmen. Sie erhalten die angegebenen Tinkturen in allen Apotheken.

Kalium
Kalium mobilisiert den Wassertransport aus den Zellen. Dadurch sinkt der Flüssigkeitsgehalt im Blut, und der Blutdruck nimmt ab. Man findet Kalium vor allem in Obst und Gemüse (Hülsenfrüchte) und auch in Fisch.

Knoblauch
Er wirkt nicht nur blutdrucksenkend, sondern sorgt als Rohrputzer der Blutgefäße auch noch dafür, daß das Risiko einer Schädigung der Blutgefäßwände reduziert wird. Wer allerdings wirklich eine Wirkung erzielen will, muß seine Speisen täglich mit mindestens 1 bis 2 frischen Zehen würzen. Da sind dann vielleicht doch geruchsärmere Knoblauchpräparate angebracht.

Vorsicht, »Weißkittel«-Hochdruck!
Gehören Sie zu den Menschen, denen ein Arzt im weißen Kittel mit Stethoskop und Blutdruckmanschette eher Angst als Vertrauen einflößt? In diesem Fall könnte es sein, daß man bei Ihnen einen Bluthochdruck diagnostiziert, obwohl Sie nur von kurzen »Weißkittel«- oder »Arztpraxis«-Hochdruckwellen heimgesucht wurden. Prüfen Sie daher – bevor Sie sich möglicherweise mit Medikamenten behandeln lassen – erst einmal zu Hause mit einem Heimmeßgerät (die gar nicht mehr so teuer sind) nach, ob die mmHg-Werte bei Ihnen auch unter normalen Alltagsbedingungen erhöht sind.

Abkühlung
Lassen Sie bei Aufregung einfach einige Minuten kaltes Wasser über Ihre Pulsadern an den Handgelenken laufen – das beruhigt wieder.

*Anhand einer Röntgenauf-
nahme des Brustkorbs
kann der Arzt erkennen,
ob Ihr Herz überbelastet
und daher vergrößert ist.
Ein bereits länger
bestehender, eventuell
nicht ausreichend
behandelter Bluthochdruck
kann die Ursache einer
solchen Veränderung sein.*

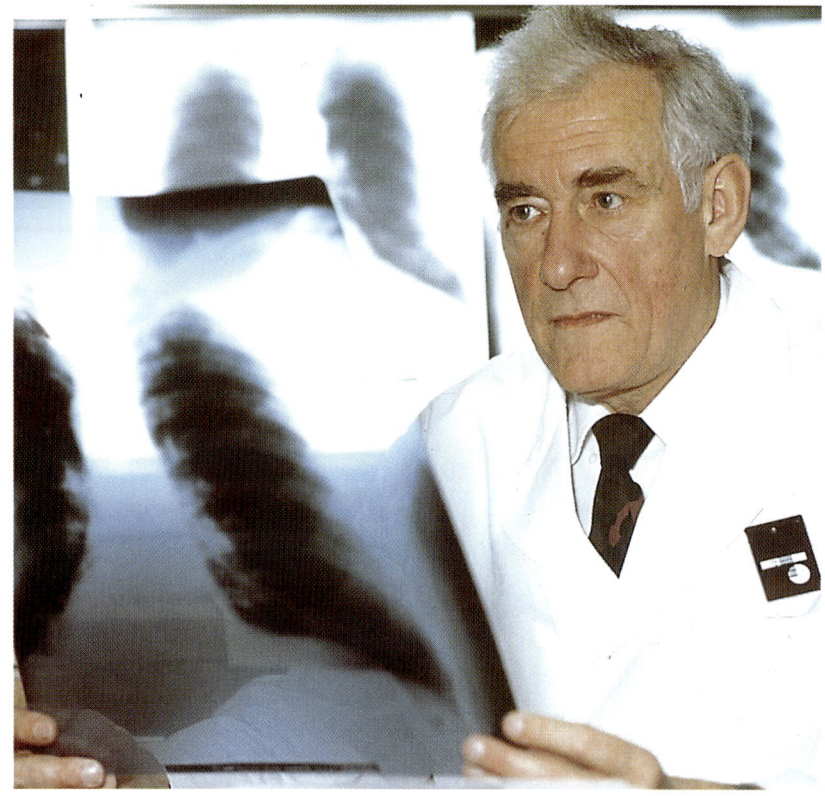

Ist Kochsalz schuld?
Lange Zeit galt es als
medizinische Tatsache,
daß unser erheblicher
Kochsalzkonsum zur
Entstehung von
Bluthochdruck beiträgt.
Doch neuere
Untersuchungen
konnten diese These
nicht bestätigen.

Wichtig!
Trinken Sie nur Mineral-
wasser, das nicht zuviel
Salze enthält, denn sie
binden Wasser im Körper
und lassen dadurch den
Blutdruck ansteigen.

Diät

Reduzieren Sie – wenn Sie Übergewicht haben – Ihre Nahrungszu-
fuhr. Versuchen Sie, die Fleischportionen in Ihrem Speiseplan zu
verringern! Vegetarier haben nämlich durchschnittlich einen niedrigeren Blutdruck. Legen Sie zumindest ab und zu Rohkost- oder Fastentage ein. Man kann durch eine gezielte Ernährung dazu beitragen, den Blutdruck zu senken. Zu diesem Thema enthält der Ratgeber »Natürliche Diät bei Bluthochdruck« von Armin Roßmeier viele
Tips und schmackhafte Rezepte.

Kohlensäurebäder

Solche Bäder öffnen Blutgefäße in der Haut. Dadurch verteilt sich
das Blut auf einen größeren Aderquerschnitt, und der Blutdruck
sinkt.
Die Kohlensäurebäder können Sie in der Apotheke erwerben; es
handelt sich dabei um Präparate, die in Ihrem Badewannenwasser
Kohlensäure freisetzen. Das Wasser sollte auf ungefähr 30 bis 35° C
erhitzt sein, keinesfalls höher. Dauer des Bades: Mindestens 10,
aber nicht länger als 20 Minuten. Wiederholen Sie die Anwendung
jeden zweiten Tag.

Sanft und langfristig anwendbar – unser Tip!

Weißdorntee

Weißdorn enthält herzwirksame Glykoside. Er fördert die Herzleistung und senkt die Pulsfrequenz. Weißdorn reguliert den Blutdruck und hilft auch gegen Arterienverkalkung. Ebenso wird er bei nervösen Herzrhythmusstörungen, Reizbarkeit und Schlaflosigkeit angewandt. Weißdorn ist völlig ungiftig und kann gefahrlos auch länger eingenommen werden, ohne daß es zu irgendwelchen Schädigungen kommt.

Rezept: 2 TL der getrockneten Blüten und Früchte mit 1 Tasse Wasser überbrühen, 10 Minuten ziehen lassen, danach abseihen. Trinken Sie davon 2 bis 3 Tassen pro Tag.

Man kann Weißdorn übrigens auch in Form verschiedener Fertigpräparate in Apotheken, Drogerien oder Reformhäusern kaufen.

Mais

Die gelben Maiskolben besitzen Wirkstoffe, die die Durchblutung fördern. Kochen Sie 3 EL Maiskörner in 1/2 l Wasser auf; 10 Minuten ziehen lassen, abseihen. Von diesem Aufguß trinken Sie jeden zweiten Tag 1 Tasse.

Vorbeugen – so bleiben Sie gesund

- Überprüfen Sie Ihren Lebensstil! Sind Sie der Lastesel, der immer meint, alles Übel der Welt würde sich nur auf seinen Schultern wiederfinden? Leben Sie stets mit der Angst, von anderen überholt, ignoriert oder reingelegt zu werden? Setzen Sie sich andauernd unter Leistungsdruck, selbst in der Freizeit?

- Überprüfen Sie, ob Sie Ihr Leben nicht entspannter gestalten können, mit weniger Zeit- und Leistungsdruck, mit weniger Neid und Konflikten!

- Schrauben Sie Ihren Fleischkonsum zurück! Vegetarier haben im Durchschnitt einen Blutdruck, der um 15 mmHg niedriger ist als bei Fleischessern.

- Trinken Sie Alkohol nur in Maßen! Von allen alkoholischen Getränken sollten Sie den Rotwein bevorzugen, denn dieser hat erwiesenermaßen schützende Effekte auf die Blutgefäße.

- Treiben Sie regelmäßig Sport, am besten Ausdauersportarten wie Joggen, Radfahren und Schwimmen. Denn Sport erweitert die Blutgefäße. Außerdem verbessert er Ihre Fitneß, so daß Ihr Körper seinen Blutbedarf in Ruhe zirkulieren lassen und damit auch den Blutdruck herunterschrauben kann. Für Übergewichtige eignet sich das sogenannte Aqua-Jogging, da es die Vorzüge des Joggens mit den gelenkentlastenden Auftriebskräften des Wassers verbindet. Auskunft über entsprechende Kurse erteilen die Landesschwimmverbände und die Krankenkassen.

Entspannung hilft!

Die Muskelspannung in den Blutgefäßen kann sehr gut durch autogenes Training, Yoga, Feldenkrais-Übungen u. ä. Entspannungstechniken reduziert werden. Erlernen Sie eine Entspannungstechnik, die Ihnen persönlich zusagt, bei einem Spezialisten. Es wird Ihnen guttun! Mittlerweile gibt es entsprechende Kurse in fast allen öffentlichen Einrichtungen der Erwachsenenbildung. Sie werden teilweise von den Krankenkassen bezahlt.

Blutdruck, niedriger

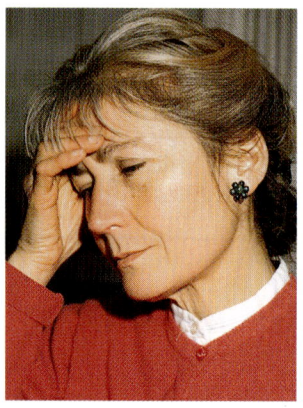

Schnelles Aufstehen führt bei niedrigem Blutdruck oft zu Schwindelgefühlen.

Symptome
• Der Blutdruck liegt permanent unter 100/80 mmHg, man spricht hier auch von konstitutioneller Hypotonie
• Hypotoniker haben oft ein langes, aber keinesfalls beschwerdefreies Leben; wenn sie morgens zu schnell aufstehen, wird ihnen häufig schwindelig, dafür werden sie am Abend frühzeitig vom Schlaf übermannt; überhaupt sind Müdigkeit und Mattigkeit die treusten Wegbegleiter der Hypotoniker; auch tagsüber haben sie des öfteren ihre Krisen, besonders in den Nachmittagsstunden
• Darüber hinaus können sich Probleme mit der Atmung einstellen, die immer wieder das Gefühl des Erstickens und des Nicht-durchatmen-Könnens hervorrufen

»Die deutsche Krankheit«

In England gelten Hypotoniker nicht als krank. Manche Ärzte der Insel bezeichnen den niedrigen Blutdruck gern als German disease, als deutsche Krankheit. Sie sehen nämlich bei anlagebedingtem niedrigen Blutdruck keinerlei Veranlassung für einen ärztlichen Eingriff, sondern neigen vielmehr dazu, den Betroffenen zu ihrer Veranlagung zu gratulieren, weil sie sich auf der gesundheitlichen Sonnenseite befinden. Bekanntlich werden Hypotoniker seltener herzkrank und haben eine überdurchschnittlich hohe Lebenserwartung.

Ursachen

Biologisch resultiert die Hypotonie aus einem Ungleichgewicht von Blutgefäßquerschnitt und Herzkraft: Der Gesamtquerschnitt der Adern ist beim Hypotoniker einfach zu groß, als daß es dem Herzen gelingen könnte, dort einen ausreichenden Druck aufzubauen. Die Veranlagung zum niedrigen Blutdruck ist meistens angeboren, man kann ihn daher auch nicht mit Vorsorgemaßnahmen verhindern.

Geschlechtsspezifische Hintergründe

Hypotonie ist keineswegs eine typische Frauenkrankheit. In einer Studie des National Institute of Occupational Health in Australien wurde festgestellt, daß fast genauso viele Männer wie Frauen einen niedrigen Blutdruck haben, nämlich ungefähr drei Prozent. Allerdings gab keiner der Männer an, unter Schwindel- oder Müdigkeitsanfällen zu leiden, während dies immerhin bei einem Fünftel der betroffenen Frauen der Fall war. Mit anderen Worten: Frauen haben nicht öfter einen niedrigen Blutdruck als Männer, aber sie geben häufiger zu, daß sie darunter leiden.

Psychische Hintergründe

Es ist ein Fehler, Hypotoniker aufgrund ihrer häufigen Gähn- und Seufzattacken mit phlegmatischen Langweilern gleichzusetzen. Hypotoniker können temperamentvoll sein und sehr aggressiv werden, wenn sie den Verlust ihrer Leistungsfähigkeit bemerken.

Altbewährt – so helfen Sie sich selbst!

Schlafen Sie in Schräglage!

Stellen Sie Ihr Bett am Kopfende auf Ziegelsteine oder auf einen Holzbalken, so daß der Kopf etwa 20 cm höher liegt als Ihre Füße. Der Blutkreislauf ist jetzt gezwungen, etwas gegen die Schwerkraft anzuarbeiten, um das Gehirn mit Blut zu versorgen. Auf diese Weise versackt Ihr Blutdruck nachts nicht mehr so weit im Bodenlosen, das Aufstehen am Morgen wird Ihnen nun etwas leichter fallen.

Weniger, aber öfter essen!

Verteilen Sie Ihr Essen auf vier bis fünf Mahlzeiten pro Tag! Das erspart Ihnen den Blutdruckabfall nach opulenten Mahlzeiten. Außerdem wird Ihr Zuckerspiegel auf einem konstant hohen Niveau gehalten, so daß zusätzlich zu Ihrer Hypotonie nicht auch noch Blutunterzuckerung auf Ihre Leistungsfähigkeit drückt.

Anwendungen mit Rosmarin

Rosmarin ist ein altes Hausmittel, das niedrigem Blutdruck auf die Sprünge hilft. Man kann es in mehreren Formen genießen.
Als Wein: Für die Herstellung wird ein kräftiger Weißwein aus dem Süden benutzt, da er den Rosmarinwirkstoff Camphen am besten zur Entfaltung bringt. Gießen Sie 3/4 l Wein auf 20 g Rosmarinblätter. Lassen Sie die Mischung 5 Tage lang ziehen, bevor Sie ihn regelmäßig mittags und abends zu den Mahlzeiten trinken.
Als Tee: 1 gehäuften TL der geschnittenen Rosmarinblätter mit 1 Tasse kochendem Wasser übergießen, 10 Minuten ziehen lassen und dann abseihen. Trinken Sie 2 bis 3 Tassen täglich.
Als Badezusatz: Zusammen mit Lavendel wirkte Rosmarin anregend und zugleich entspannend im Badewasser der österreichischen Kaiserin Elisabeth. Sie erhalten diesen Badezusatz heute fertig in Drogerien und Apotheken.

Misteltee

Mistel hilft nicht nur bei zu hohem Blutdruck, sondern auch bei zu niedrigem.
Rezept: Setzen Sie als Tagesdosis 6 TL Mistelblätter mit 3 Tassen Wasser über Nacht kalt an; dann abseihen und tagsüber den Misteltee schluckweise trinken.

Kneippsche Wasseranwendungen

Sie mobilisieren das Herz zu kräftigerem Schlagen.
Kalte Waschungen: Waschen Sie sich morgens mit einem kalten, nicht tropfenden Waschlappen vom rechten Handrücken bis zur Schulter. An der Arminnenseite wandern Sie mit dem Lappen zurück, um dann von außen wieder nach oben zu entlangzufahren.

Gefahr für schwangere Frauen!

An mehreren Frauenkliniken wurde festgestellt, daß durch einen niedrigen Blutdruck Infarkte und thrombotische Veränderungen im Mutterkuchen provoziert werden. Der Embryo kann dann nicht genug Sauerstoff bekommen; das Risiko von Frühgeburten und Schädigungen des Kindes ist deutlich erhöht. Bei Schwangeren muß daher eine Hypotonie unbedingt als behandlungsbedürftige Krankheit bewertet werden.

Bach-Blüten

Gegen die häufig mit einem niedrigen Blutdruck verbundene Antriebslosigkeit hilft die Bach-Blütenessenz Clematis. Sie fördert neue Energien und verscheucht die Lustlosigkeit vieler Hypotoniker.

Kreislauftraining

Gute Wirkung zeigen ansteigende Fußbäder (Wassertemperatur über 20 Minuten von 35 auf 42° C steigern). Reiben Sie dazu vorher Ihre Fußsohlen mit etwas Rosmarinöl ein.

Bei niedrigem Blutdruck sollten Sie eine Aromatherapie versuchen. Mischen Sie dazu einige Aromaöle, wie z. B. Kampfer, Pfefferminze, Salbei und Thymian, mit Jojoba- oder Mandelöl, und massieren Sie sich damit regelmäßig nach dem Duschen.

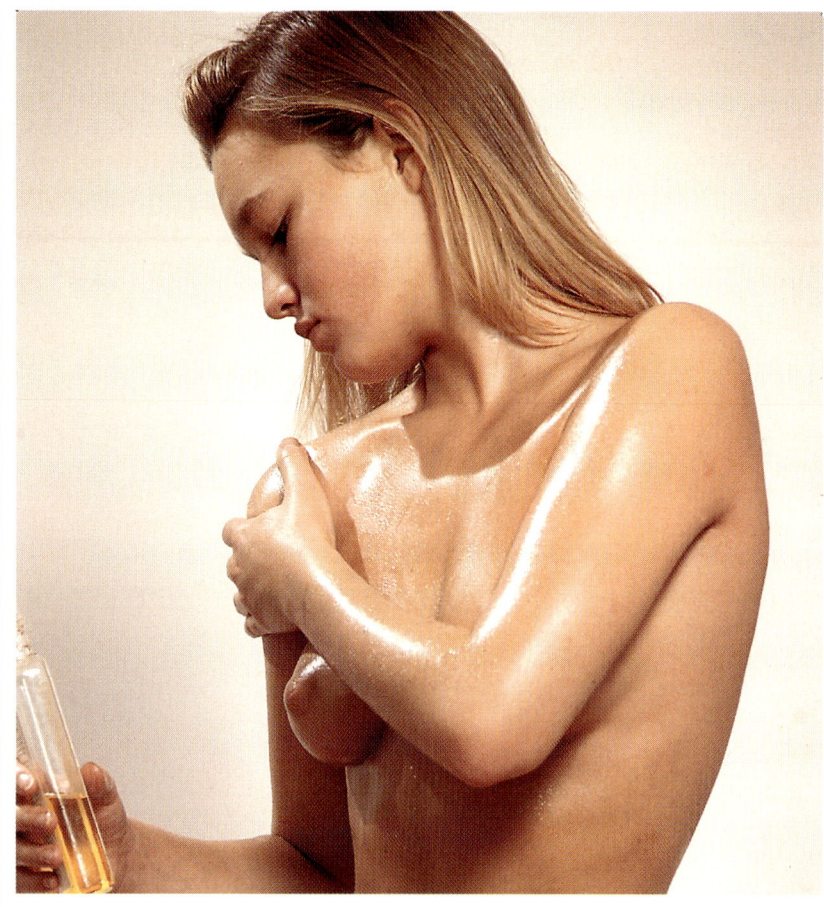

Schlechte Nachricht für Sekttrinker
Sekt bringt den Blutdruck nur kurzfristig auf Trab. Nach einigen Minuten ist die erfrischende Wirkung seiner Säuren verflogen. Danach wirkt nur noch der Alkohol – und der macht bekanntlich müde.

Dann geht's an Achsel, Hals, Brust und Bauch vorbei abwärts zur Hüfte. Schließlich wechseln Sie auf den linken Arm und wiederholen das Ganze.

Wassertreten: Dies sollten Sie abends praktizieren. Lassen Sie hierfür kaltes Wasser in die Wanne laufen, nicht weiter als bis zur Wadenmitte. Danach spazieren Sie im Storchengang ungefähr 5 Minuten im Wasser herum, wobei Sie ein Bein immer ganz aus dem Wasser ziehen. Nach der Anwendung ziehen Sie sich warme Socken an.

Akupressur

Sie zielt zur Beseitigung von niedrigem Blutdruck vor allem auf den sogenannten Qihai-Punkt, dem »Meer der Energie«. Er liegt etwa 5 bis 10 mm unterhalb des Bauchnabels. Massieren Sie diesen Punkt kreisförmig mit Daumen, Mittel- und Ringfinger, wobei Sie rhythmisch den Druck wechseln, aber nie so fest drücken, daß es schmerzt. Dauer der Massage: 1 Minute. Wiederholen Sie die Massage mehrmals am Tag, vor allem dann, wenn Sie sich müde fühlen.

Isometrische Übungen

Sie mobilisieren Ihre Herztätigkeit, ohne gleichzeitig – wie bei normalem Bewegungssport – die Blutgefäße weit zu stellen:

● Heben Sie die Hände vor das Gesicht, und legen Sie die Handinnenflächen – ähnlich wie beim Gebet – aneinander, so daß die Fingerspitzen nach oben zeigen.
● Danach pressen Sie die Handflächen 1 Minute lang kräftig gegeneinander. Die Anstrengung soll so groß sein, daß Ihre Arm- und Schultermuskeln deutlich wärmer werden. Sie darf aber kein Zittern hervorrufen.

Machen Sie diese Übung als erstes morgens im Bett, bevor Sie aufstehen, und wiederholen Sie sie dann mehrmals am Tag!

Homöopathische Mittel

Calcium carbonicum Hahnemanni D6 ist ein homöopathisches Konstitutionsmittel. Es hilft Menschen, die leicht frieren, sehr leicht ins Schwitzen kommen und schnell müde werden.
Dosierung: 3mal täglich 1 bis 2 Tabletten.

Neu und sanft – unser Tip!

Aromatherapie

Zu niedrigen Blutdruck kann man nicht eigentlich heilen, und er ist ja auch nicht heilungsbedürftig. Doch gegen die Müdigkeitserscheinungen und den Leistungsabfall läßt sich sehr wohl etwas tun. Anregend sind Massagen oder Bäder mit Kampfer, Pfefferminze, Salbei, Thymian und Ysop. Aromaöl von Rosmarin kann sowohl bei hohem als auch bei niedrigem Blutdruck eingesetzt werden.
Vollbad: Nehmen Sie 15 bis 20 Tropfen von einem der oben genannten ätherischen Öle, oder mischen Sie sich Ihre persönliche Kombination. Verrühren Sie diese mit 1 bis 2 EL Sahne, Milch, flüssigem Honig oder flüssiger Neutralseife. Sie können auch Pflanzenöl verwenden. Kippen Sie die Mischung bei laufendem Wasser in die Badewanne.
Massageöl: Als Basis nehmen Sie 50 ml Jojoba- oder Mandelöl. Geben Sie 15 bis 20 Tropfen der gewünschten Aromaöle hinzu, und schütteln Sie diese Mischung kräftig.
Duftlampe: Bei der Arbeit oder auch zu Hause können Sie es einmal mit einer Duftlampe versuchen. Geben Sie in das Wasserschälchen der Duftlampe 5 bis 8 Tropfen Rosmarin. Sie werden erstaunt sein; der Raumduft bringt sie energetisch auf Touren. Die Wirkstoffe der Aromaöle dringen sowohl über die Atemwege als auch durch die Poren der Haut in den Körper ein und beeinflussen den gesamten Organismus.

Nickerchen – ja oder nein?

So gesund das Nachmittagsschläfchen für den Normalmenschen ist – für den Hypotoniker ist es ein Problem, weil es bei ihm nicht selten zu ein- bis zweistündigen Siestas ausartet, aus denen er nur widerwillig und gerädert erwacht. Doch er kann dieses Problem lösen, indem er vorher nichts oder nur sehr wenig ißt und sich eine Tasse Kaffee genehmigt. Denn das Koffein entfaltet seine Wirkung etwa 15 bis 30 Minuten später, genau dann also, wenn ein gesundes Nickerchen beendet sein sollte.

Müde Kinder

Wenn Schulkinder trotz ausreichendem Schlaf müde sind, schlechte Leistungen bringen und launisch werden, könnte ein niedriger Blutdruck dahinterstecken. Gehen Sie zum Arzt!

211

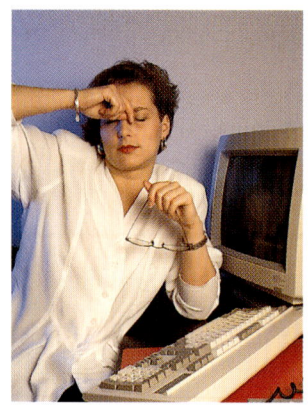

Wie viele Stunden arbeiten Sie täglich? Wir brauchen regelmäßig Ruhe und Entspannung.

Erschöpfungszustände

Symptome

- Abgeschlagenheit sogar nach einer langen Nachtruhe
- Oft noch ausgeprägtere Müdigkeit als am Vorabend
- Teilweise Unfähigkeit, zu arbeiten oder sich zu vergnügen
- Schnelle Ermüdung nach nur geringer Anstrengung

Ursachen

Der gesunde Körper besitzt genügend Stoffwechselreserven, um die Anstrengungen eines Tages gut zu überstehen und sich während der Nacht zu regenerieren. Erschöpfung ist also eine Krankheit. Erschöpfungszustände werden vom Gehirn ausgelöst. Es wird bei Blutarmut, falscher Ernährung oder Mißbrauch von Alkohol und Schlaf- oder Beruhigungsmitteln schlecht ernährt.

Organische Hintergründe

Eine lange, durch Erschöpfung bedingte körperliche Passivität schwächt den Herzmuskel, so daß dann die Pumpleistung des Herzens nicht mehr ausreicht, um das Gehirn mit genügend Sauerstoff und Glukose, seiner wichtigsten Nahrung, zu versorgen.

Wichtig!
Hält die Erschöpfung über einen längeren Zeitraum an, obwohl Sie sich um ausreichend Schlaf, eine gesunde Ernährung und regelmäßige Bewegung bemühen, sollten Sie sich von einem Spezialisten untersuchen lassen. Sie könnten an dem chronischen Müdigkeitssyndrom erkrankt sein – eine ernstzunehmende Krankheit!

Psychische Hintergründe

Der Erschöpfung geht eine Zeit der geistig-seelischen Überforderung voraus. Die Patienten klagen über das Fehlen eines würdigen Ziels, über den Mangel an Zukunftsperspektiven, über Kälte in Familie oder Berufsleben. Erschöpfungszustände treten oft nur gelegentlich auf: nicht im Urlaub, sondern nur zu Hause, bei Mißerfolgen im Beruf oder bei langer Anwesenheit eines unbeliebten Besuchers. In solchen Fällen ist es nicht schwierig, die Ursache zu erkennen. Manchmal bleiben die wahren Hintergründe dem Erschöpften allerdings verborgen. Unbewußt wehrt er sich sogar gegen das Erkennen der eigentlichen Hintergründe seiner Erschöpfung.

Altbewährt – so helfen Sie sich selbst!

Salz bei niedrigem Blutdruck

Erschöpfung ist meist mit einem Abfall des Blutdrucks verbunden, der durch körperliche Passivität noch mehr gesenkt wird. Nehmen Sie zwischen einem starken Kaffee zum Frühstück und dem Mittagessen eine Tasse konzentrierter Fleischbrühe zu sich. Das Salz darin bindet Wasser und erhöht Ihren Blutdruck.

Tiefe Bauchatmung

Atmen Sie in jeder freien Minute ganz bewußt tief ein, so tief, daß sich nicht nur Ihre Bauchwand, sondern auch Ihre Hüften und die Nierengegend nach außen wölben. Die tiefe Bauchatmung wird bei vielen durch eine flachere Atmung verdrängt, die die lebenswichtigen Organe nicht optimal mit Sauerstoff versorgt.

Isometrik

Dauernd schlaffe Muskeln durch Untätigkeit und permanent gedämpfte Stimmung führen zu noch schlafferen Muskeln – ein Teufelskreis. Durchbrechen Sie ihn mit isometrischen Übungen: Sie spannen bis zu 10 Sekunden einen Muskel oder eine Muskelgruppe maximal an, z. B. den Bizeps, und lassen dann wieder locker. Wiederholen Sie die Übung pro Muskelgruppe 5mal.

Selbstanalyse

Haben Sie alles im Leben erreicht, was Sie vernünftigerweise erwarten konnten? Könnte eine tiefe Enttäuschung in Ihnen stecken? Welche? Vielleicht unterhalten Sie sich mit einem verständnisvollen Menschen über Ihr momentanes Leben. Lesen Sie ein Buch über Transaktionsanalyse. Oder vertrauen Sie sich einem Psychotherapeuten an. Auch so können Sie Ihre Erschöpfung überwinden.

Bach-Blüten

Rücken Sie der Erschöpfung mit den natürlichen Blütenessenzen von Dr. Edward Bach zu Leibe! Olive, Oak, Gorse, Hornbeam, Rock Water und Vervain sind die geeigneten Bach-Blüten für Ihre Probleme. Lassen Sie sich zunächst von einem Spezialisten auf diesem Gebiet beraten, welche Mischung für Sie am geeignetsten ist.

Entspannungstechniken

Lernen Sie in einer Gruppe (z. B. der Volkshochschule) autogenes Training, Yoga, Tai Chi oder Feldenkrais. Diese Übungen zur Entspannung können Ihnen schnell und zuverlässig helfen, Erschöpfungsmomente auszugleichen, neue Kraft zu schöpfen und innerlich dauerhaft stabil zu werden.

Vorbeugen – so bleiben Sie gesund

- Achten Sie auf eine gesunde und ausgewogene, vor allem vollwertige Ernährung. Wer sich von Fast food, Dosengerichten u. ä. ernährt, darf sich über eine schlechte Versorgung des Körpers und die damit aufkommende Leistungsschwäche nicht wundern.

- Bewegen Sie sich, sooft es geht, an der frischen Luft – auch im Winter! Machen Sie ausgedehnte Spaziergänge in möglichst reiner, nicht von Auto- und Industrieabgasen verschmutzter Luft.

- Überprüfen Sie, wie viele Stunden Sie täglich arbeiten: im Beruf, im Haushalt, im Garten. Vielleicht fehlen Ihnen dringend notwendige Pausen. Lehnen Sie von jetzt an Überforderung rigoros ab, und lassen Sie sich nicht unter Streß setzen.

- Nehmen Sie keine Aufputschmittel! Sie machen schneller süchtig, als manche meinen. Treiben Sie auch keinen Mißbrauch mit Kaffee und Cola-Getränken. Stellen Sie statt dessen Ihr Leben um; Sie besitzen selbst genug Kraft, um die Erschöpfung zu überwinden.

Herzschwäche

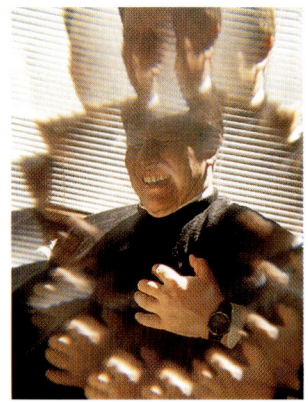

Bei einer Herzschwäche entsteht leicht Panik, daß es ein Herzinfarkt sein könnte.

Wichtig!
Alle Herzbeschwerden gehören umgehend in fachärztliche Behandlung. Das Herz ist das wichtigste Organ im Körper; wenn seine Leistung eingeschränkt ist, ist das Leben schnell gefährdet.

Symptome

- Schneller Atem bis Atemnot auch bei leichten körperlichen Anstrengungen
- Bläuliche Lippen
- Abends leicht geschwollene Füße und Knöchel, manchmal auch noch morgens

Ursachen

Durch einen Herzklappenfehler, die Folgen eines Herzinfarkts oder aber – die häufigste Ursache – durch die altersbedingte Schwäche des Herzmuskels bringt das Herz nicht mehr die von ihm geforderte Leistung.

Organische Hintergründe

Bei Herzklappenfehlern fließt ein Teil des Bluts nicht konsequent den normalen Weg im Herzen, sondern unrationell hin und zurück. Damit schickt das Herz bei jedem Schlag nicht soviel Blut in den Körper, wie benötigt wird. Ebenso verhält es sich nach einem Herzinfarkt und beim Altersherzen. Das Altersherz kann sich nicht mehr so energisch zusammenziehen, weil seine Wände dünner, also schwächer geworden sind. Auch die Lungen sind durch Altersprozesse träger geworden, atmen flacher und können deshalb der Atemluft nicht mehr soviel Sauerstoff entnehmen. Also ist nicht nur weniger Blut im Körper unterwegs, sondern auch sauerstoffärmeres: Man erkennt dies an bläulichen Lippen und Atemnot.
Zwar pumpt das Herz noch das arterielle Blut bis in die letzten Zellen des Körpers, hat aber durch die Arbeit, die es sonst noch leisten muß, nicht mehr die Kraft, das gesamte venöse Blut heranzuholen. So kommt es zu leichten Wasseransammlungen in den Beinen. Während der Nacht muß das Herz weniger leisten, hat deshalb wieder mehr Kraft; zusätzlich fließt im Liegen das venöse Blut leichter zum Herzen zurück. So nimmt das Wasser in den Beinen wieder ab.

Psychische Hintergründe

Wohl gibt es meist psychische Hintergründe für die Entstehung des Herzinfarkts, aber nicht für Herzklappenfehler und für ein Altersherz. Trotzdem können aus früheren Herzbeschwerden Ängste entstehen, daß das Herz plötzlich einmal stillsteht. Solche Ängste sind unbegründet! Die Mehrzahl der Menschen mit Herzklappenfehlern kann ein Lebensalter erreichen, das sie auch ohne Klappenfehler erreicht hätten. Ähnliches gilt für das Altersherz. Es kommt darauf an, nicht mehr körperliche Leistung zu verlangen, als das Herz jeweils noch erbringen kann.

Altbewährt – so helfen Sie sich selbst!

Gewichtsreduktion

Bei 10 kg Übergewicht, strengt sich das Herz so an, als würde man mit Normalgewicht immer einen 10 kg schweren Rucksack herumschleppen, treppauf, treppab.

Machen Sie regelmäßig Reistage (salzlos, dafür vielleicht in Apfelsaft gekocht) zur Entwässerung. Bevorzugen Sie Vollwertkost, aus der nicht der natürliche Mineralgehalt herausgekocht ist. Dann brauchen Sie auch kein oder nur sehr wenig zusätzliches Salz.

Genügend Körperwärme

Blut wird in der Haut, den Händen und Füßen auch gegen Kälte von außen benötigt. Ziehen Sie sich warm genug an, dann muß das Herz nicht zusätzlich wärmendes Blut verschicken. Legen Sie eine Wärmflasche ins Bett, sie ist eine Erleichterung der Herzarbeit. Oder massieren Sie sich warm mit der Hand, einem Handtuch oder einer Bürste. Damit beeinflussen Sie auch Ihre Arterien und Venen und beseitigen vorhandene Widerstände.

Wiederentdeckt – unser Tip!

Stärken Sie Ihr Herz mit Baldrian. Trinken Sie Baldrian-Brombeer-Tee, er beruhigt.

Rezept: 40 g Brombeerblätter mit 20 g Baldrianwurzel mischen. 1 EL der Mischung mit 1/4 l heißem Wasser überbrühen, 1/4 Stunde ziehen lassen. Morgens und abends 1 Tasse trinken.

Vorbeugen – so bleiben Sie gesund

- Normalisieren Sie zu schnelle oder unregelmäßige Herzschläge mit Essigumschlägen. Dazu zwei Eßlöffel Essig in einen Liter Wasser geben, ein Handtuch eintauchen, auswringen, auf die Brust legen und mit einem zweiten Tuch abdecken. Stündlich wechseln.

- Trinken Sie zur Stärkung Baldriansaft (aus der Apotheke): Einen Eßlöffel geben Sie in etwas Tee oder Milch.

- Sorgen Sie für ausreichenden Schlaf, überfordern Sie sich nicht, legen Sie tagsüber immer wieder einmal eine Pause ein, und nutzen Sie Entspannungstechniken wie autogenes Training, Yoga, Feldenkrais oder Qi Gong zur Beruhigung.

Aromatherapie

Massieren Sie den Bauch rund um den Nabel mit Mandelöl, dem Sie je 3 Tropfen Basilikum- und Neroliöl beigemischt haben. Reiben Sie mit der flachen Hand gegen den Uhrzeigersinn.

Ein Gläschen

Dem Altersherzen schadet gelegentlich ein Gläschen Alkohol nicht. Berühmtes Beispiel ist Winston Churchill: Er wurde trotz eines Altersherzens 90 Jahre alt. Das bedeutet aber nicht, daß dem Alkoholismus Tür und Tor geöffnet ist!

Atemübungen

Durch systematische Bauchatmung, also eine tiefe Atmung, holen Sie mehr Sauerstoff in den Körper. Auch so entlasten Sie den Kreislauf. Massieren Sie sich zusätzlich mit Franzbranntwein; das regt ebenfalls die Atmung an.

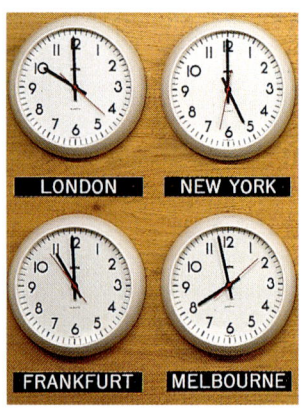

Wer mehrere Zeitzonen überfliegt, muß mit einem Jet-lag rechnen.

Jet-lag

Ursachen

Unser Körper ist auf einen bestimmten Tageslichtrhythmus über 24 Stunden geeicht. Es gelingt ihm nicht, Umstellungen in diesem Rhythmus von heute auf morgen vorzunehmen. Wenn man z. B. per Flugzeug mehrere Zeitzonen überspringt, wird er gezwungen, Leistung zu zeigen, obwohl er auf Nachtruhe eingestellt ist, und zu schlafen, obwohl er auf Aktivität eingestellt ist. Organe – vor allem Gehirn, Magen und Darm – nehmen diesen Zwang übel.

Körperliche Hintergründe

Der Jet-lag-geplagte Körper steht unter Streß. Er sollte nicht zusätzlich mit fetten Speisen, Nikotin oder Alkohol belastet werden. Wenn Sie sich etwas Gutes tun wollen, verzichten Sie auf Alkohol im Flugzeug!

Psychische Hintergründe

Oft werden Jet-lag-Symptome durch negative Erlebnisse verstärkt. So leiden Urlauber an ihrem Urlaubsort nur wenig an den Symptomen, dafür aber um so stärker, wenn sie wieder ins Heimatland zurückgekehrt sind. Der Grund: Wer ohnehin schon eine leichte Depression hat, weil ihm wieder ein paar Monate Arbeit bevorstehen, wird sich nur schwerlich aufraffen können, auch noch gegen seine Jet-lag-Beschwerden anzukämpfen.

So helfen Sie sich selbst!

Kein Nickerchen!

Wenn Sie bei Jet-lag-Symptomen dem Nickerchen erliegen, kann das schnell in einen tiefen Schlaf münden, aus dem Sie nur müde und erschlagen erwachen werden. Außerdem erschweren Sie Ihrem Körper die Umgewöhnung.

Aromatherapie

Sie vermag die Zeitumgewöhnung von Körper und Geist zu erleichtern. Folgende Duftöle wirken entspannend: *Geranium, Lavendel,*

Keine »Magenkeulen« am frühen Morgen!
Wenn Sie einen Interkontinentalflug hinter sich haben, der Sie acht Stunden vorversetzt hat: Halten Sie sich beim Frühstück zurück! Ihre Verdauungsorgane befinden sich noch im Schlafstadium.

Rosmarin macht munter
Reiben Sie Ihre Fußsohlen kräftig mit Rosmarinöl ein. Sie werden rasch spüren, wie belebend es wirkt.

Majoran, Melisse, Neroli, Orange, Sandelholz und *Weihrauch*. Geben Sie die Öle einzeln oder in einer Mischung, die Ihnen gefällt, in ein Duftschälchen oder eine Duftlampe, am besten schon eine Stunde vor dem Schlafengehen.

Rosmarin, Basilikum, Lorbeer und *Pfefferminze* erhalten hingegen Ihre Konzentration aufrecht und sollten daher dort in ein Duftschälchen geträufelt werden, wo Sie wach sein bzw. arbeiten wollen. Sie können diese ätherischen Öle auch in einem praktischen Riechfläschchen mit sich führen.

Homöopathische Mittel

Sie helfen gegen einzelne Jet-lag-Symptome.

Avena sativa hilft bei Einschlafschwierigkeiten, Reizbarkeit, Schlaffheit und Appetitmangel.

Dosierung: 3mal täglich 5 bis 10 Tropfen. Beginnen Sie mit der Einnahme am besten schon kurz vor dem Abflug.

Damiana Pentarkan ist ein Kombinationspräparat aus mehreren homöopathischen Substanzen. Es hilft bei geistiger und körperlicher Erschöpfung, die mit Konzentrationsschwierigkeiten einhergeht.

Dosierung: 3mal täglich 15 Tropfen.

Gelsemium D6 sollten Sie bei schwachem Puls, geistiger Mattigkeit und körperlicher Trägheit sowie anstrengungsbedingten Kopfschmerzen hinter den Augen einnehmen.

Dosierung: 3mal täglich 10 bis 15 Kügelchen.

Vorbeugen – so bleiben Sie gesund

- Trinken Sie schon vor dem Abflug viel Flüssigkeit! Der Grund: Die Luft in den Flugzeugen ist meistens sehr trocken, was zur Verstärkung der Jet-lag-Symptome führt. Am besten eignet sich eine Mischung aus stillem Mineralwasser und Fruchtsäften (im Verhältnis 4:1).
- Reduzieren Sie schon fünf Tage vor dem Abflug Ihren Kaffeekonsum, und trinken Sie vor allem keinen Kaffee mehr nach 15 Uhr. Damit entgehen Sie – egal, ob Ihr Flug nach Osten oder nach Westen geht – der Gefahr, an Ihrem Ankunftsort zu nachtschlafender Zeit vom aufputschenden Koffeinverlangen Ihres Körpers überrascht zu werden. Außerdem steigert Koffein zusätzlich die Nervosität.
- Halten Sie sich generell mit dem Essen etwas zurück – auch im Flugzeug.
- Leichte Kost am Urlaubsort hilft dem Körper, sich schneller an die Umstellung zu gewöhnen.

Wichtig!
Wenden Sie ätherische Öle und homöopathische Präparate nicht zusammen an. Beide können sich in ihrer Wirkung beeinträchtigen. Entscheiden Sie sich für eine Lösung.

Vorsicht!
Kaffee hilft bei der Jet-lag-Müdigkeit nur für eine begrenzte Zeit. In der Regel fühlen Sie sich weiterhin matt und ausgelaugt, und das Koffein macht Sie zu allem Überfluß auch noch nervös.

Entspannung hilft
Entspannungsübungen helfen generell, sich an Umstellungen, ungewöhnliche Ereignisse u. ä. zu gewöhnen – auch an den Jet-lag.

Kalte Hände und Füße

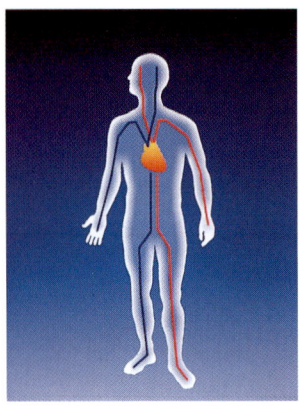

Eine gute Durchblutung ist die Voraussetzung für warme Hände und Füße.

Symptome

- Viele Menschen haben im Winter kalte Hände und kalte Füße
- Einige Menschen leiden allerdings öfter daran: Ob in beheizten Räumen, unter der Daunenbettdecke oder an einem lauen Sommertag, es will ihnen einfach nicht gelingen, warme Extremitäten zu bekommen, obwohl der Rest des Körpers eigentlich wohltemperiert ist

Ursachen

Kalte Füße und kalte Hände können viele Ursachen haben. Vergiftungen durch Schwermetalle können ebenso verantwortlich sein wie Darrsucht, Arterienverkalkung, Nierenschwäche, Raynaud-Syndrom, niedriger Blutdruck oder einfach nur falsche Bekleidung.

Organische Hintergründe

Warme Hände und Füße sind beileibe nicht selbstverständlich. Die 37°C, wie sie typisch für unser Körperzentrum sind, werden von der Hautoberfläche noch lange nicht erreicht. Je weiter sich nämlich das Blut vom Körperinnern entfernt, desto mehr kühlt es sich ab. In der Haut beträgt seine Temperatur noch knappe 30°C, und das Hautgewebe selbst kommt gerade noch auf 25°C.

Darüber hinaus haben Hände und Füße eine sehr exponierte Lage, sie befinden sich ja am Ende der Extremitäten und sind dadurch – selbst wenn sie unter Handschuhen oder Socken verborgen werden – den kühlen Witterungen mehr ausgesetzt als die übrigen Körperteile. Schließlich muß das Blut zu den Füßen den längsten Weg überhaupt zurücklegen. Dies erklärt, warum die ausgekühlten Füße selbst dann nicht sofort warm werden, wenn sie in eine Wolldecke eingewickelt werden. Der Körper braucht einfach eine gewisse Zeit, bis er genügend Blut dorthin gebracht hat.

Psychische Hintergründe

Angst und Streß wirken abkühlend auf unsere Haut. Auslöser dieses Vorgangs ist das vegetative Nervensystem. Wenn es den Eindruck hat, daß Gefahr im Verzug ist, veranlaßt es die Verengung der Blutgefäße in der Haut. Und diese Vorgehensweise hat aus biologischer Sicht durchaus ihren Sinn. Denn das vegetative Nervensystem reagiert auf Gefahr immer noch genauso wie zu Urzeiten des Menschengeschlechts, als man sich noch mit Faust und Speer

Auf die Strümpfe kommt's an

Von entscheidender Bedeutung für den Kälteschutz von Hand und Fuß ist die Bekleidung. Turnschuhe z. B. provozieren die Schweißabsonderung an den Füßen. Die Folge: Die Socken werden mit Schweiß durchtränkt und bilden zusammen mit dem Schuh eine regelrechte Kältekompresse. Strümpfe aus Nylon behindern ebenfalls die Wärmeentwicklung in der Fußhaut.

durch den Alltag kämpfen und gegen lebensbedrohende Feinde behaupten mußte. Damals galt es, die Folgen von Kampfverletzungen möglichst gering zu halten – und hier war es natürlich sinnvoll, das Blut aus der Haut abzuziehen, damit es im Fall einer Verletzung nicht zu größeren Blutverlusten kommen konnte.

Auch heute regiert immer noch die Angst, und das vegetative Nervensystem macht nur wenig Unterschiede, ob wir Angst vor unserem Beruf, unseren unbewältigten Kindheitserinnerungen, dem technischen Fortschritt oder vor einem bösen Höhlenbären haben. Das Resultat bei allen Angstempfindungen bleibt das gleiche: kalte Hände und kalte Füße.

Das Raynaud-Syndrom

In diesem Zusammenhang verweisen psychosomatisch orientierte Ärzte auf das gehäufte Auftreten des sogenannten primären Raynaud-Syndroms, das erstmals von dem französischen Arzt Maurice Raynaud (1834–1881) beschrieben wurde. Es äußert sich als anfallartige Durchblutungsstörung in den Fingern und in den Rückenflächen von Hand und Fuß. Die betroffenen Stellen werden zunächst bleich und kalt, um sich dann blau zu verfärben und heftig zu schmerzen. Es besteht bei den Wissenschaftlern kein Zweifel mehr an dem Zusammenhang des Raynaud-Syndroms mit chronischen Ängsten und Überforderungsgefühlen. Bestimmte Hormone spielen allerdings auch eine wichtige Rolle. So tritt die Krankheit bei Frauen ungefähr viermal so häufig auf wie bei Männern.

Altbewährt – so helfen Sie sich selbst!

Finger weg von Kaffee und Zigaretten!

Koffein und Nikotin verengen die Blutgefäße in der Haut.

Trainieren Sie Ihre Hautblutgefäße!

Gehen Sie in ein Zimmer mit angenehmer Temperatur, und legen Sie die Hände für 3 bis 5 Minuten in einen Behälter mit kaltem Wasser. Danach gehen Sie in einen kühlen Raum (Keller oder Badezimmer) und legen die Hände wiederum für 3 bis 5 Minuten in warmes Wasser.

Wechselbäder

Sie sind ebenfalls ein gutes Blutgefäßtraining: Füllen Sie zwei Fußwannen mit Wasser; in der einen herrscht eine Temperatur von etwa 38°C, in der anderen von etwa 15°C. Setzen Sie die Füße für 2 bis 3 Minuten zunächst ins warme Wasser, anschließend für etwa 10 Sekunden ins kalte. Wiederholen Sie den Vorgang, danach ziehen Sie warme Socken über Ihre Füße.

Entspannungstechniken
Als wirksame Therapie von Durchblutungsstörungen an Händen und Füßen hat sich vor allem das autogene Training bewährt. Es sollte allerdings bei einem Experten erlernt werden. Entsprechende Kurse gibt es bereits bei fast allen öffentlichen Einrichtungen der Erwachsenenbildung. Teilweise werden Kurse von den Krankenkassen angeboten bzw. gefördert.

Kneippsche Anwendungen
Alle Bäder und Güsse nach Kneipp eignen sich zur Behandlung von kalten Händen und Füßen.

219

Durch die Massage bestimmter Fußreflexzonen können einzelne Organe oder Organsysteme günstig beeinflußt werden. Dabei hängt der Erfolg der Behandlung von Durchblutungsstörungen vor allem davon ab, ob sie von einem erfahrenen Therapeuten durchgeführt wird.

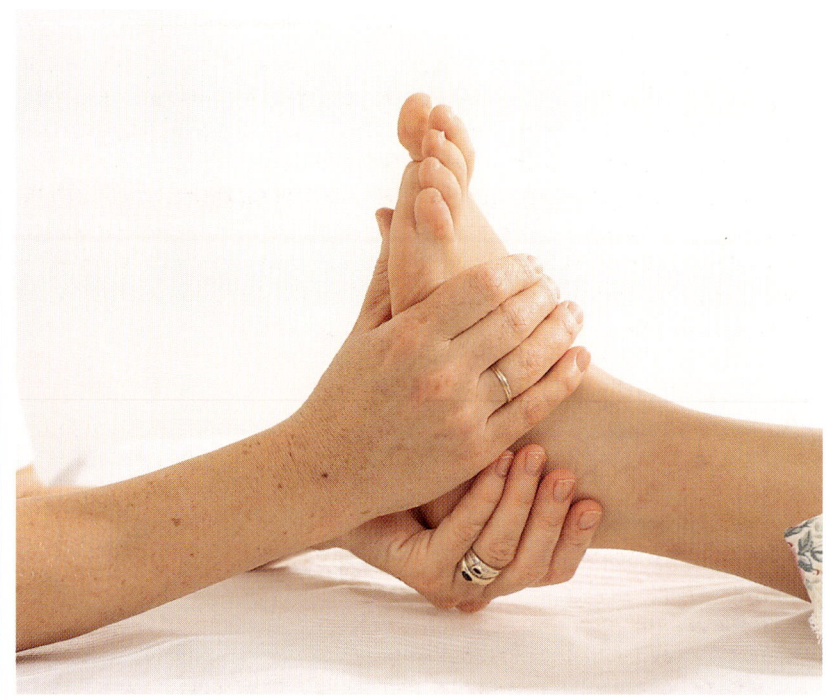

Ansteigendes Fußbad

Ein ansteigendes Fußbad beginnt mit 35°C warmem Wasser; dann lassen Sie so lange heißes Wasser zulaufen, bis 42°C erreicht sind. Das Ganze sollte etwa 20 Minuten dauern.

Wassertreten

Gehen Sie im Storchenschritt in der bis auf Wadenhöhe mit kaltem Wasser gefüllten Badewanne auf und ab. Dabei müssen die Füße bei jedem Schritt aus dem Wasser auf- und wieder eintauchen. Beginnen Sie mit 1 Minute, und steigern Sie dann langsam bis zu 5 Minuten (je nachdem, wie lange Sie es aushalten).

Dasselbe können Sie auch als Tautreten praktizieren, indem Sie einige Minuten mit entblößten Füßen im nassen Gras gehen. Danach sollten Sie sofort warme Strümpfe anziehen und durch Umhergehen für Erwärmung sorgen.

Reflexzonentherapie

Die Ursprünge dieses Verfahrens gehen auf indianische Wurzeln zurück. Grundlage der Behandlung ist der Zusammenhang von Füßen und Gesamtorganismus. Diese Art der Massage hat sich auch bei Beschwerden, die mit dem Herz-Kreislauf-System in Verbindung stehen, bewährt. Die Reflexzonentherapie wird von Masseuren, Heilpraktikern u.a. angeboten.

Pfeffer und Paprika
Würzige Mahlzeiten mit viel Curry, Paprika oder Pfeffer bieten zumindest kurzfristig Erleichterung, da sie das Blut in die Haut treiben.

Schuhe helfen

Tragen Sie tagsüber – wenn es möglich ist – auch in der Arbeit Schuhe, die Ihre Füße nicht einengen und in Bewegung halten. Hierfür eignen sich beispielsweise Sandalen oder Schlappen mit Fußbett, an denen sich Ihre Zehen »abarbeiten«.

Eine andere Möglichkeit sind japanische Hausschuhe, die ein Fußbett aus Tatamimaterial besitzen. Hier gräbt sich der Fuß sein individuelles Bett ein, und an diesem muß er sich immer ein bißchen »festkrallen«, sonst verlieren Sie die Schlappen. Auf diese Weise »arbeiten« Ihre Füße und werden besser durchblutet.

Homöopathische Mittel

Um zu wirken, setzen homöopathische Präparate eine präzise Beobachtung der Begleitsymptome voraus.

Calcium carbonicum Hahnemanni D6 hilft, wenn der Betroffene nicht nur unter kalten Extremitäten leidet, sondern auch noch viel und säuerlich schwitzt, leicht ins Frieren gerät und außerdem oft erkältet ist.

Dosierung: 3mal täglich 1 bis 2 Tabletten.

Chininum arsenicosum D4 hilft bei kalten Füßen, Händen und Knien, die von ständiger Nervosität und allgemeiner Schwächung begleitet werden.

Dosierung: 3mal täglich 1 bis 2 Tabletten.

Nux vomica D6 ist angezeigt bei reizbaren Menschen, die sowohl im Umgang mit Menschen als auch in kalten Räumen Schwierigkeiten haben, warm zu werden.

Dosierung: 3mal täglich 1 bis 2 Tabletten.

Das Problem mit dem Alkohol

Schnäpse und heiße Grogs öffnen die Blutgefäße in der Haut, die Hände und Füße werden wohlig warm. Der Haken: Die Wirkung ist nur von kurzer Dauer, und danach kommt es sogar zu einer deutlichen Auskühlung. Immer noch sterben im Winter viele Alkoholiker, die sich im trügerischen Gefühl wohliger Wärme auf eisige Parkbänke gelegt haben.

Entspannung

Entspannungsübungen wie das autogene Training können Ihnen helfen, warme Füße und Hände zu bekommen.

Vorbeugen – so bleiben Sie gesund

- Tragen Sie Socken aus Mischgewebe, die gleichzeitig den Schweiß aufnehmen und die Füße isolieren.

- Achten Sie auf weite Kleidung! Enge Kleidungsstücke beeinträchtigen die Hautdurchblutung.

- Ziehen Sie sich mehrlagig an! Besser als ein Paar dicke Socken schützen zwei Paar dünne Socken die Füße vor Kälte. Der Grund: Zwischen den beiden Stoffschichten kann sich ein wärmender Luftpuffer bilden.

- Bei Kälte sollten Sie in jedem Fall eine Mütze oder einen Hut über den Kopf ziehen. Denn dort kühlt sonst das Blut am meisten aus, und Ihrem Körper wird es kaum noch gelingen, es für andere Körperteile (z. B. für Hände und Füße) genügend aufzuwärmen.

Schock

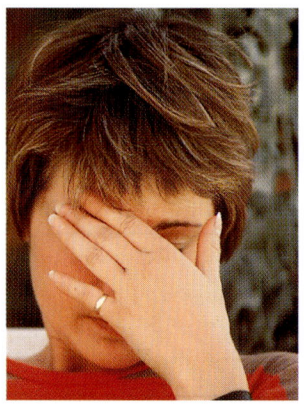

Unfälle, schlechte Nachrichten und auch plötzlich auftretende Krankheiten können zum Schock führen.

Gute Beobachtung hilft
Grundsätzlich muß die Erste Hilfe – wenn möglich – die Ursachen des Schocks beseitigen. Wenn jemand zusammengebrochen ist, weil er sich in den Finger geschnitten hat, muß die Wunde möglichst rasch geschlossen werden. Wenn als Schockursache Blutvergiftung, innere Blutungen oder Allergien in Frage kommen, muß umgehend der Notarzt geholt werden.

Symptome

- Das Gesicht ist blaß, die Haut ist kalt und feucht; Ausnahme: Blutvergiftungsschock, bei dem die Haut sich eher heiß anfühlt
- Der Puls ist schwach und fadenförmig, bei Schock durch Blutvergiftung wirkt er gespannt und drängend, bei psychischem Schock ist er stark beschleunigt
- Die Atmung ist flach; der Patient hat Angst und ist durstig
- Starke Schocks führen zur Ohnmacht

Ursachen

- Blut- bzw. Flüssigkeitsverlust (z. B. durch innere Verletzungen oder aufgrund sportlicher Betätigung bei großer Hitze)
- Allergische Reaktionen
- Akute Herzerkrankungen (z. B. Herzinfarkt)
- Hormon- oder Stoffwechselstörungen (z. B. Diabetes)
- Vergiftungen (z. B. durch Schwermetalle, Bakterien)
- Psychische Erschütterungen (z. B. durch Unfälle, Katastrophenmeldungen).

Erste Hilfe

- Legen Sie den Patienten auf den Rücken, die Füße sollten höher als Kopf und Oberkörper gelagert werden! Dadurch wird verhindert, daß wichtige Blutreserven in den Beinen versacken.

- Sorgen Sie für Wärme! Immer wieder wird von wohlmeinenden Helfern der Faktor Kälte unterschätzt. Schockpatienten kühlen auch unter wärmeren Umgebungstemperaturen innerhalb weniger Minuten dramatisch ab. Legen Sie den Patienten auf eine warme Unterlage, und decken Sie ihn zu.

- Reden Sie dem Patienten ruhig zu! Damit verhindern Sie, daß er sich vor lauter Angst weiter in den Schock hineinsteigert.

- Sorgen Sie für eine freie Atmung! Der Kopf des Patienten sollte im Nacken nach hinten überstreckt sein.

- Vorsichtige Flüssigkeitszufuhr! Wenn sich der Zustand des Patienten bessert, geben Sie ihm etwas Warmes zu trinken. Achten Sie darauf, daß er in kleinen Schlucken trinkt!

Physiologische Hintergründe

Beim Schock wird das Blut aus den äußeren Gewebeschichten abgezogen und im Brustraum (Herz, Lunge) konzentriert. Es besteht die Gefahr von Blutstauungen, Blutpfropfen und akuter Sauerstoffnot in Organen wie der Leber und dem Gehirn.

Psychische Hintergründe

Schockpatienten, die nicht das Bewußtsein verloren haben, empfinden ihren eigenen Zustand als bedrohlich, was wiederum ihren Streß und damit den Schockzustand steigert.

Keine Panik!

Schockzustände sind immer ernst zu nehmen, aber auch kein Grund zur Panik. Nicht jeder Schockpatient ist ein Fall für den Notarzt, gerade psychische Fälle erholen sich oft schon nach wenigen Minuten, und Diabetiker besitzen zum Teil eine regelrechte Routine im Umgang mit ihren durch Insulinspritzen oder Sport hervorgerufenen Unterzuckerungsschocks. Bringen Sie jedoch den Patienten zum Arzt, oder rufen Sie den Notarzt, wenn die Ursache für den Schock ungeklärt ist oder eine Vergiftung, Allergie oder innere Verletzung als Ursache vermutet werden muß.

Der Duft aus der Flasche – unser Tip!

Aromatherapie

Düfte vermögen auch geschockte Gehirne anzusprechen. Bereits die frühe Heilkunst hat sich der Duftöle bedient. Bald schon fanden ätherische Öle auch Eingang in die Hausapotheke – und zwar in Form der sogenannten Riechfläschchen. Lassen Sie den Schockpatienten an den entsprechenden Fläschchen mit ätherischen Ölen riechen, und tupfen Sie noch ein paar Tropfen auf seine Schläfen.

- *Kampfer* ist ein Klassiker, den man schon seit Jahrhunderten Schockpatienten und Bewußtlosen als Riechfläschchen unter die Nase gehalten hat. Er regt den Kreislauf an und führt damit wieder zu innerer Klarheit.
- *Neroli* mobilisiert ebenfalls den Kreislauf und wirkt zusätzlich angstmindernd.
- *Pfefferminze* wirkt anregend und krampflösend; dieses Öl eignet sich am besten, wenn sich der Schockpatient wieder auf dem Weg der Besserung befindet.

Wenn Sie die oben genannten ätherischen Öle nicht zur Verfügung haben – auch *Basilikum, Lavendel, Melisse, Petitgrain, Thymian* und *Rosmarin* können unter Umständen bei einem Schock mit oder ohne Ohnmacht hilfreich sein.

Ohnmacht
Bei Ohnmacht müssen Sie Pulsschlag und Atmung des Betreffenden überprüfen und nötigenfalls Wiederbelebungsmaßnahmen ergreifen! Einem Bewußtlosen dürfen Sie nichts zu trinken geben (Erstickungsgefahr!). Sollte die Ohnmacht länger als 30 Sekunden dauern oder der Patient mehrere Minuten nach dem Aufwachen immer noch einen verwirrten Eindruck machen, muß umgehend der Notarzt gerufen werden.

Vorsicht mit Kampfer!
Kampfer sollten Sie nicht bei ohnmächtigen Kindern verwenden. Auch bei Epileptikern sollte kein Kampfer eingesetzt werden.

Erkältung

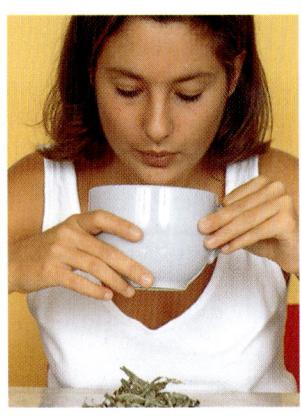

Bei Erkältungskrankheiten ist es hilfreich, besonders viel zu trinken.

Symptome

- Niesen, tropfende Nase, anschwellende Schleimhäute
- Leichte Hals- und Rachenschmerzen, gelegentlich leichter Husten
- Grippaler Infekt: Verstärkung der Symptome, Kopf- und Gliederschmerzen, oft zusätzlich Fieber

Erkältung und Grippe
Die »echte« Grippe ist wesentlich gefährlicher und zeigt ein intensiveres Beschwerdebild mit plötzlichem Beginn und höheres Fieber als eine Erkältung. Beide Erkrankungen haben allerdings auch Gemeinsamkeiten: Sie werden von vielen verschiedenen Virusarten hervorgerufen, die zusätzlich ständig ihr Äußeres verändern, so daß der Mensch keine Immunität gegen die neuen Viren aufweisen kann. Die Folge: Man erkrankt immer wieder an einer Erkältung bzw. kann sich mehrfach eine Virusgrippe einfangen.

Ursachen

Eine Erkältung ist die Folge einer Virusinfektion der oberen Atemwege. Sie ist ansteckend, man holt sie sich also in der Regel von einem anderen Menschen, der seine Viren über Niesen, Husten oder Hautkontakt an die Umwelt abgibt. Prinzipiell kann man zu jeder Jahreszeit eine Erkältung bekommen, doch im Winter ist die Ansteckungsgefahr besonders hoch. Der Grund: In den kalten Monaten kommt es öfter zu Unterkühlungen an den Füßen; das vegetative Nervensystem reagiert darauf und drosselt die Durchblutung in den Atemwegen. Dadurch sinkt die Abwehrfähigkeit der Schleimhäute, und die Schnupfenviren haben es nun leichter, in den Organismus vorzudringen.

Immunologische Hintergründe

Eine amerikanische Studie hat ergeben, daß Kleinkinder durchaus bis zu neunmal und Schulkinder bis zu sechsmal im Jahr von Erkältungen betroffen sein können, ohne daß man schwerwiegende Störungen dahinter vermuten muß. Die Immunabwehr von Kindern ist einfach noch nicht soweit entwickelt wie bei Erwachsenen. Zwar haben sie bei der Geburt eine gewisse »Leihimmunität« von ihren Müttern mitbekommen, doch damit ist es nach dem fünften Lebensmonat vorbei. Von nun an sind sie auf ihr eigenes Immunsystem angewiesen, und das braucht noch einige Jahre, bis es voll entwickelt ist.
Auch der kindliche Körperbau begünstigt den Erfolg angreifender Schnupfenviren. Kindernasen sind klein, und der Übergang von der Nase zum Rachen ist schmal; dadurch kann schon eine relativ geringe Schwellung der Schleimhäute eine Blockade der Atemwege nach sich ziehen.

Psychische Hintergründe

Die Wahrscheinlichkeit, einen Schnupfen zu bekommen, ist bei längeren psychischen Belastungen doppelt so hoch wie normal. Durch ständigen Streß wird das Immunsystem geschwächt.

Eindringende Viren können dann nicht mehr wirkungsvoll abgefangen werden. Darüber hinaus neigen gestreßte Menschen aufgrund ihres chronischen Zeitmangels zu besonders ungesunden Ernährungsgewohnheiten. Sie suchen öfter Fast-food-Restaurants oder Imbißbuden auf, essen rasch mal einen kalorienreichen, aber vitaminarmen Schokoriegel zwischendurch und schlingen lieber Bratwürste in sich hinein, anstatt sich die Zeit zum genüßlichen Zerkauen eines frischen Salates zu nehmen.

Altbewährt – so helfen Sie sich selbst!

Der Schleim muß raus!

Schneuzen Sie in ein Taschentuch, indem sie ein Nasenloch zuhalten und das andere entleeren. Ganz wichtig: Haben Sie beim Niesreiz den Mut zum lauten »Hatschi«.

Viele Schnupfenkranke niesen nach innen, indem sie sich schamhaft die Nasenlöcher zuhalten. Dadurch entsteht ein Überdruck, der bis in die Ohren hinaufzieht. Und Gefahr droht: Der Schleim kann unter Umständen in die Stirnhöhle gepumpt werden und dort für schwere Entzündungen sorgen.

Viel trinken!

Der Flüssigkeitsbedarf ist bei Erkältungskrankheiten deutlich erhöht. Trinken Sie viel und regelmäßig, auch dann, wenn Sie keinen Durst haben. Gut geeignet sind Tees oder eine Mischung aus stillem Mineralwasser und Fruchtsäften (im Verhältnis 4:1).

Schweißtreibende Tees

Sie unterstützen den Schleimabtransport. Hier zwei Rezepte:
Lindenblütentee: 1 bis 2 TL Lindenblüten mit 1/4 l kochendem Wasser übergießen, 10 Minuten ziehen lassen.
Apotheker Pahlows Erkältungstee: 20 g Hagebutten (mit Kernen), jeweils 14 g Holunder-, Kamillen- und Lindenblüten, 11 g Brombeerblätter, 10 g Weidenrinde, 5 g Hibiskusblüten. Übergießen Sie 2 TL dieser Mischung mit 1/4 l kochendem Wasser, dann 10 Minuten lang ziehen lassen.
Wem das Mischen allzu mühsam ist: Apotheker Pahlows Erkältungstee gibt es auch in Apotheken.

Nasenspülungen

Nasenspülungen wirken schleimhautabschwellend und sind ganz einfach durchzuführen. Nehmen Sie Wasser aus der Leitung in die hohle Hand (kaltes Wasser bei warmem Körper, warmes Wasser bei kaltem, fröstelndem Körper), und saugen Sie es in beide Nasenlöcher ein. Dann stoßen Sie es wieder aus; wiederholen Sie den Vorgang 3- bis 5mal. Am Anfang ist etwas Überwindung nötig, doch der Einsatz lohnt sich.

Achtung!

Eine Erkältung kann schwerwiegenderen Erkrankungen, wie Bronchitis, »echter« Grippe und Lungenentzündung, den Weg bereiten. Ärztliche Hilfe ist ratsam, wenn sich die Symptome nach drei Tagen nicht gebessert haben und sich zusätzlich eine der folgenden Beschwerden einstellt:

- Atemprobleme
- Kreislaufstörungen, Schwindelanfälle
- Übelkeit, Erbrechen
- Herzjagen
- Krampfartiger Husten
- Auswurf von zähflüssigem Schleim beim Husten
- Blutbeimengungen im Schleim
- Schmerzen beim Atmen im Brustkorb
- Schmerzen im Bereich von Wangen und Stirn.

Einlauftherapie

Machen Sie eine Serie von 3 Einläufen innerhalb von 2 Stunden. So können Sie eine beginnende Erkältung noch abfangen bzw. ihren Verlauf abkürzen.

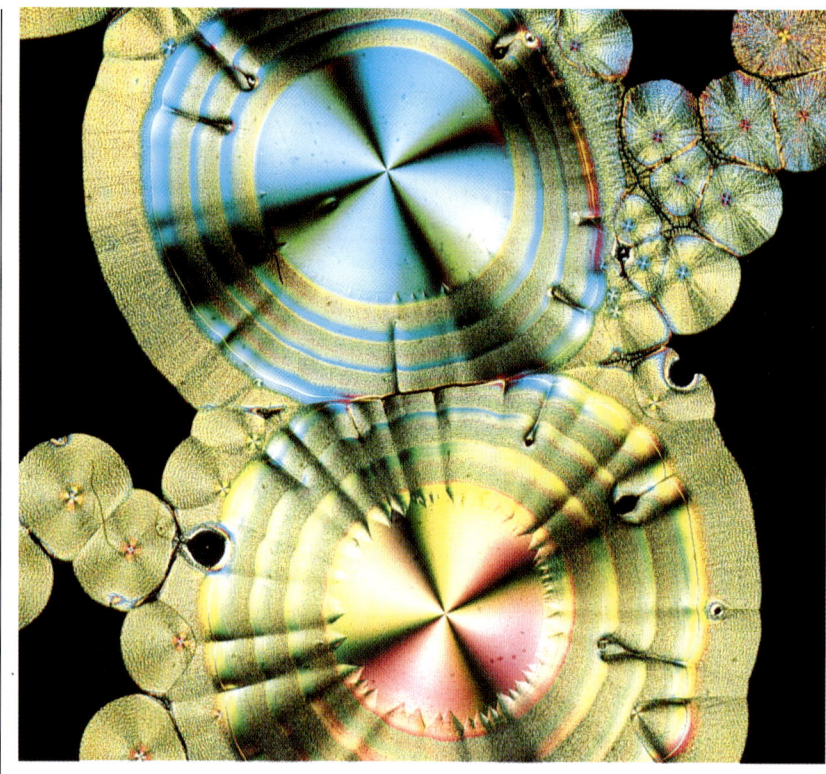

Das Vitamin C, die Askorbinsäure, ist wohl mit der wichtigste Faktor, um unser Immunsystem fit und schlagkräftig zu erhalten. Hier eine Mikroaufnahme in polarisiertem Licht in vielfacher Vergrößerung.

Keine Kombinationen!
Eine Erkältung ist als eher harmlose Krankheit einzustufen, die mit relativ einfachem medizinischen Einsatz behoben werden kann. Kombinieren Sie auf keinen Fall homöopathische Mittel mit Schmerz- und Fiebermitteln oder mit Antibiotika. Die Präparate beeinträchtigen sich gegenseitig in ihrer Wirksamkeit. Entscheiden Sie sich vielmehr, welche Therapie Sie anwenden wollen!

Aspirin und Paracetamol

Diese traditionellen Schmerzmittel bekämpfen typische Erkältungssymptome wie Fieber und Gliederschmerzen.

Homöopathische Mittel

Sie bewähren sich schon seit vielen Jahren bei der Therapie von Erkältungen und grippalen Infekten.

Aconitum D30, ein Sturmhutpräparat, hilft am besten zu Beginn der Erkältung. Allerdings: Es handelt sich um ein Erstmittel, das nicht zu lange verabreicht werden darf.

Dosierung: 3mal 5 Kügelchen im Abstand von 2 Stunden, danach nichts mehr. In der Regel reicht diese Behandlung für eine normale Erkältung vollkommen aus.

Allium cepa D6 (das homöopathische Präparat der Küchenzwiebel) hilft gegen starken Niesreiz.

Dosierung: 3mal täglich 1 bis 2 Tabletten.

Kalium bichromicum D4 hilft, wenn die Erkältung schlimmer geworden ist und von gelbem, fadenziehendem Sekret begleitet wird.

Dosierung: 3mal täglich 1 bis 2 Tabletten.

Hepar sulfuris D6 ist bei weißlicher Schleimbildung hilfreich.

Dosierung: 3mal täglich 1 bis 2 Tabletten.

Hühnerbrühe

Die renommierte amerikanische Mayoklinik empfiehlt: Essen Sie bei Erkältungen viel heiße Hühnerbrühe! Auch Kalbsknochenbrühe ist hervorragend bei Erkältungskrankheiten geeignet. Achten Sie hier allerdings auf die Herkunft des Fleisches, da auch Kalbfleisch mit dem BSE-Erreger (»Rinderwahnsinn«) infiziert sein könnte.

Neu und sanft – unser Tip!

Aromatherapie mit Teebaumöl

Teebaumöl bekämpft die Erkältungsviren und aktiviert in Form der Aromatherapie das Immunsystem. Geben Sie 3 bis 5 Tropfen des Teebaumöls auf ein Taschentuch, und halten Sie es sich mehrmals täglich zum Inhalieren vor die Nase. Für die Nachtruhe können Sie 5 Tropfen des Öls auf Ihr Kopfkissen geben.

Vorbeugen – so bleiben Sie gesund

- Atmen Sie möglichst durch die Nase ein, nicht durch den Mund. In der Nase werden bereits zahlreiche Fremdkörper abgefangen, bevor sie die Bronchien erreichen können.

- Keine Zigaretten! Der Qualm ruiniert die Schleimhäute und Schutzbehaarung der Atemwege, Nikotin schwächt die Immunabwehr.

- Härten Sie sich ab! Gehen Sie gerade im Winter häufig an die frische Luft. Morgendliche Wechselduschen trainieren Ihre Blutgefäße, so daß Ihr Körper nicht mehr so sensibel auf äußere Kältereize reagiert: Zunächst eine Minute warm duschen, dabei den Körper strecken und dehnen. Dann das rechte Bein abbrausen und das Wasser auf (erträglich) kalte Temperaturen drehen – erst die Außen-, dann die Innenseite. Nach etwa zehn Sekunden zum anderen Bein wechseln.
An den Armen verfahren Sie genauso. Danach erhalten Brust, Bauch, Nacken und Gesicht auch einen kurzen »Kälteschauer«. Wiederholen Sie den Vorgang zwei- bis dreimal.

- Stärken Sie Ihre Immunabwehr! Hierzu eignet sich vor allem der Sonnenhut (Echinacea). Entsprechende Präparate gibt es in allen Apotheken.

- Achten Sie auf ausreichende Versorgung mit Vitamin C! Dieses Vitamin wirkt wie ein Straßenfeger, der alle Arten von Abfall im Körper aufsammelt. Vitamin C befindet sich vor allem in Holunderbeeren, Kiwis, Orangen, Zitronen und Sanddorn.

Keine Angst vor dem Vitamin-C-Kollaps!

Die Deutsche Gesellschaft für Ernährung empfiehlt 40 bis 50 mg Vitamin C pro Tag, bei Kindern bis zu 75 mg. Diese Zahlen können aber problemlos erheblich überschritten werden, denn der Körper scheidet überschüssiges Vitamin C wieder aus. Gerade bei einem beginnenden Infekt kann viel Vitamin C sehr hilfreich sein.
Unser Tip: Essen Sie soviel Vitamin-C-reiche Kost wie möglich!

Achtung, Raucher!

Durch die schädliche Wirkung des Nikotins benötigt Ihr Körper mindestens 40 Prozent mehr Vitamin C als der eines Nichtrauchers.

Mikrobiologische Behandlung

Sie können eine Dauerbehandlung von November bis Februar mit Symbioflor I durchführen, um sich gegen die Flut der Erkältungsviren erfolgreich zu wehren. Sie beginnen mit 1mal 5 Tropfen täglich, steigern dann bis auf 1mal 20 Tropfen täglich und behalten diese Dosis über den Winter bei.

Fieber

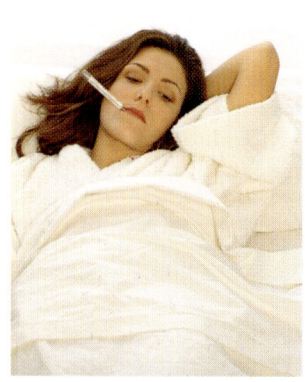

Bei Fieber über 39°C sind Messungen alle zwei bis drei Stunden sinnvoll.

Symptome

- Erhöhte Körpertemperatur (deutlich über 38°C)
- Schwitzen und gerötete Gesichtshaut
- In schlimmeren Fällen: Schüttelfrost

Ursachen

Fieber ist keine eigenständige Erkrankung, sondern ein Abwehrmechanismus, mit dem der Organismus bestehende Erkrankungen – die meisten Viren und Bakterien sind bei Temperaturen über 38,5°C vermehrungsunfähig – bekämpft.

Biologische Hintergründe

Fieber ist nicht nur beim Menschen bekannt, sondern bei allen Säugetieren, ebenso bei Vögeln, Kriechtieren und Fischen. Es handelt sich also um einen entwicklungsgeschichtlich sehr alten und bewährten Abwehrmechanismus, den man nicht unbedingt unterbinden sollte.

Psychische Hintergründe

Fieber hat zahlreiche Wirkungen auf unser zentrales Nervensystem und damit auch auf unsere Empfindungen. So drosselt es beispielsweise unseren Appetit, um den Körper vor Verdauungsbelastungen zu schützen. (Zwingen Sie daher niemals einen Fieberkranken zum Essen!) Außerdem macht es müde und schwächt die Konzentration – der Körper ist möglichst zu schonen.

Altbewährt – so helfen Sie sich selbst!

Viel trinken!

Bei Fieber ist der Flüssigkeitsbedarf des Körpers deutlich erhöht. Trinken Sie viel und regelmäßig. Am besten ist Tee oder ein Gemisch aus stillem Mineralwasser und Fruchtsäften (im Verhältnis 4:1). Die Getränke sollten Zimmertemperatur haben.

Tee aus Thymian, Linden- und Kamillenblüten

Er unterstützt den Körper in seinem Abwehrkampf. Thymian tötet Bakterien, Kamille dämpft Entzündungen, Lindenblüten fördern das Schwitzen und unterstützen damit den Fieberprozeß.
Rezept: Die genannten Kräuter zu gleichen Teilen mischen. 1 TL dieser Mischung mit 1/4 l kochendem Wasser übergießen, 5 Minuten ziehen lassen, dann abseihen.

Bloß keine Sauna!
Immer noch meinen viele, ihr Fieber einfach in der Sauna ausschwitzen zu können. Ein gefährlicher Aberglaube! Der Organismus kann hierdurch dramatisch überfordert werden, Kreislaufzusammenbrüche und schwerwiegende Herzerkrankungen können die Folge sein. So wichtig ein regelmäßiger Saunabesuch zur Vorbeugung und Abhärtung gegenüber fiebrigen Erkrankungen sein kann, so schädlich ist er als direkte Therapie während der akuten Krankheitsphase.

Gönnen Sie sich Ruhe!

Müdigkeit gehört zu den typischen Fiebersignalen, die Sie nicht ignorieren sollten. Also – viel schlafen!

Weitere Mittel gegen hohes Fieber

Bei Temperaturen, die sich 40°C nähern: Paracetamoltabletten überzeugen unser zentrales Nervensystem, die Körpertemperatur etwas herunterzuschrauben. Die Azetylsalizylsäure (ASS; im Aspirin enthalten) wirkt fiebersenkend, doch immer mehr Ärzte raten davon ab, weil es den Heilungsverlauf im Körper ungünstig beeinflussen soll.

Kalte Wadenwickel

Der Klassiker der Fiebertherapie! Nehmen Sie ein großes Handtuch, und tauchen Sie es in kaltes Wasser. Danach auswringen, straff um die Unterschenkel legen (es darf nicht über das Knie gehen!) und mit einem weiteren Handtuch umwickeln, damit es keine nassen Flecken im Bett gibt. Die Anwendung darf nicht länger als 10 Minuten dauern; danach kann noch einmal ein neuer Wickel angelegt werden.

Aus Omas Rezeptbuch – unser Tip!

Holundertee

Holunder wirkt schweißtreibend und unterstützt dadurch die Abwehrkräfte.
Rezept: 1 EL Holunderblüten mit 1 Tasse kochendem Wasser übergießen, ein paar Minuten ziehen lassen, dann abseihen. Trinken Sie davon 3 Tassen täglich.
Sie können sich auch einen richtigen Schwitztee zubereiten.
Rezept: 20 g Holunderblüten, 20 g Lindenblüten und 10 g Mädesüßblüten. 1 TL dieser Mischung mit 1 Tasse Wasser überbrühen, 10 Minuten ziehen lassen, dann abseihen.

Vorbeugen – so bleiben Sie gesund

- Strenggenommen ist Fieber nichts anderes als eine Erhöhung der Körpertemperatur, die unser Immunsystem stärkt und eingedrungenen Parasiten das Überleben schwermacht.
- Wer sich also durch Sport oder in der Sauna »zum Kochen bringt«, erzeugt in seinem Organismus ein künstliches Fieber – mit all seinen gesundheitlichen Vorzügen.
- Daher der Rat: Bringen Sie Ihren Körper freiwillig durch Sport und/oder Saunabesuche ins Schwitzen; denn dann brauchen Sie nicht unfreiwillig im Krankenlager zu schwitzen.

Vorsicht bei fiebersenkenden Mitteln!

Wer seinen Körper mit großen Dosierungen an fiebersenkenden Medikamenten traktiert, belastet seinen Kreislauf und raubt seinem Körper eine wichtige Abwehrstrategie. Fieber muß nur dann behandelt werden, wenn es Unruhe und Verwirrtheit auslöst oder 40°C übersteigt.

Medikamente
- **Deutschland**
Benuron, Doloreduct, Treupel mono
- **Österreich**
Duaneo, Mexalen
- **Schweiz**
Acetalgin, Ben-u-ron, Dafalgan

Fieber ausleiten

Sie können das Fieber mit einer Serie von 3 Einläufen innerhalb von 2 Stunden (Wassertemperatur je nach Gefühl) ausleiten, oder Sie bringen sich mit einer Kaltabreibung (den ganzen Körpr mit einem nassen Waschlappen abreiben, nur leicht abtrocknen, dann sofort ins Bett legen) zum Schwitzen.

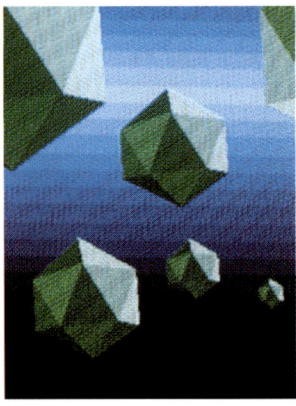

Das Influenzavirus – der Erreger der echten Grippe.

Grippe

Ursachen

Die echte Grippe (Influenza) wird von Viren verursacht. Sie gelangen meistens über infizierte Tröpfchen in unseren Körper, die jemand anderer über Niesen oder Husten in der Umwelt verteilt hat.

Organische Hintergründe

Behandeln Sie auf keinen Fall eine Grippe mit antibiotischen Medikamenten, die Sie vielleicht noch von Ihrer letzten Bronchitis übrig haben. Denn Antibiotika zielen auf Bakterien, während Viren in der Regel davon unbeeindruckt bleiben.

Psychische Hintergründe

Auch wenn Grippe und grippaler Infekt (oder Erkältung) zwei unterschiedliche Krankheiten darstellen, besteht doch ein Zusammenhang zwischen ihnen. Denn die echte Grippe entsteht oft als Folge einer unzureichend auskurierten Erkältung, da letztere mit den Nasen-, Rachen- und Bronchialschleimhäuten genau jene Abwehrorgane mürbe macht, die das Eindringen von Grippeviren verhindern könnten. Nicht umsonst überfällt das Grippevirus deswegen gern jene rastlosen Streßtypen, die ihre Erkältungen nicht auskurieren, sondern lediglich deren Symptome mit Aspirin, Schnupfensprays und Schleimlösern zudecken.

So helfen Sie sich selbst!

Gehen Sie bei den ersten Verdachtsmomenten zum Arzt!

Falls Sie bereits hohes Fieber haben, sollten Sie den Arzt zu sich kommen lassen! Die Hausapotheke eignet sich nur unterstützend für die Behandlung der echten Grippe.

Hausmittel und verschriebene Medikamente sollten Sie darüber hinaus mit dem Arzt abstimmen.

Wichtig!

Falls Sie sich unsicher sind, ob Sie an einer Erkältung oder an einer Grippe leiden, sollten Sie den Arzt aufsuchen. Steil ansteigendes Fieber ist in der Regel ein Zeichen für eine virusbedingte Grippe, während grippale Infekte eher langsam Fieber entwickeln und nur selten Temperaturen über 38,5° C erreichen.

Einläufe

Machen Sie bei den ersten Anzeichen einer Grippe eine Serie von 3 Einläufen innerhalb von 2 Stunden. Nehmen Sie bei Frösteln warmes Wasser, bei Hitzegefühl etwas kühleres Wasser für die Einläufe.

Teebaum- und Majoranöl
Sie helfen gegen den Husten und bekämpfen die eingedrungenen Viren. Mischen Sie jeweils 5 Tropfen der Öle mit 1 TL Oliven- oder Mandelöl, und reiben Sie mit dieser Mischung Brust und Rücken ein. Wiederholen Sie die Anwendung 2mal pro Tag.

Viel trinken!
Ihr fiebriger Körper braucht jetzt viel Flüssigkeit! Am besten Tee oder ein Gemisch aus stillem Mineralwasser und Fruchtsäften (im Verhältnis 4:1).

Wadenwickel
Fieber sollte nicht unter allen Umständen bekämpft werden, da es ein Abwehrmechanismus des Körpers ist. Fiebersenkende Maßnahmen sind eigentlich erst nötig, wenn das Fieber über 39,5° C steigt. Tauchen Sie ein Tuch in kaltes Wasser, dem Sie einen Schuß Essig zugesetzt haben. Das feuchte Tuch eng um das Bein (vom Knöchel bis zum Knie) wickeln, darüber ein trockenes Handtuch wickeln. Den Wickel 10 Minuten am Bein lassen. Diesen Vorgang können Sie noch einmal wiederholen.
Und Vorsicht: Wenn Sie kalte Füße haben, sollten Sie keine Wadenwickel anlegen!

Vorbeugen – so bleiben Sie gesund

- Stärken Sie Ihr Immunsystem! Viel Sport an frischer Luft!
- Bei großen psychischen und körperlichen Belastungen können Sie Ihre Abwehrkräfte mit Sonnenhut (Echinacea) mobilisieren. Die entsprechenden Präparate gibt es in der Apotheke.
- Im Unterschied zu Erkältung und Schnupfen kann man sich gegen Grippe auch impfen lassen. Einen vollständigen Schutz gibt es jedoch nicht, da immer wieder neue Grippeviren hinzukommen, gegen die es noch keinen wirksamen Impfstoff gibt.

  Gleichwohl ist die Grippe eine Krankheit, die den Körper sehr stark belastet und schwächeren Menschen sehr gefährlich werden kann. Wer über 60 Jahre alt ist, sollte sich deshalb impfen lassen.

  Auch Patienten mit chronischem Asthma, chronischer Bronchitis, Herzmuskelschwäche, Diabetes, Immunschwäche und Blutmangel sollten einen Impfschutz in Erwägung ziehen.

  Wer allerdings eine Allergie gegen Hühnereiweiß hat, muß wohl auf den Schutz verzichten – denn Grippeimpfstoffe werden auf Hühnereiern gezüchtet.

Schonen Sie sich!
Eine echte Grippe wird unter ärztlicher Anleitung im Bett auskuriert. Wer sich während dieser Zeit übermäßig belastet, riskiert eine Zweitinfektion an Herz und/oder Lunge.

Tip
Überheizen Sie das Krankenzimmer nicht (18 bis 20°C genügen), und sorgen Sie für hohe Luftfeuchtigkeit – Ihre Schleimhäute werden es Ihnen danken. Auch eine häufige Lüftung des Zimmers schadet keineswegs.

Aromaöle beugen vor
Zur Vorbeugung gegen Erkältungen und Grippe in der naßkalten Jahreszeit bieten sich warme Vollbäder mit wohltuenden Ölen an: Fichtennadeln, Eukalyptus, Thymian oder die entspannende Melisse. Geben Sie 6 bis 8 Tropfen Aromaöl in die Badewanne.

Gürtelrose

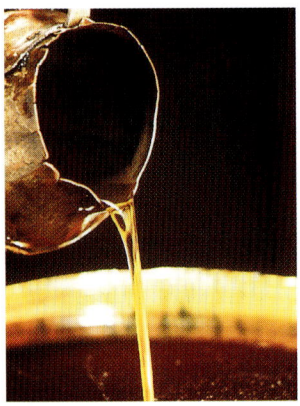

Leinöl lindert die Schmerzen.

Symptome

- Drei, vier Tage vor sichtbarem Ausbruch der Krankheit können Schüttelfrost, Fieber, Magen-Darm-Beschwerden sowie Hautspannungen mit und ohne Schmerzen in der später befallenen Gegend auftreten
- Am vierten oder fünften Tag stellen sich Bläschen auf geröteter Haut ein; der Befall verläuft oft wie ein Gürtel einseitig – meist auf dem Oberkörper von der Wirbelsäule ausgehend
- Etwa fünf Tage nach Auftreten der Bläschen trocknen diese ein und verkrusten
- Die Schmerzen sind zum Teil beträchtlich und können auch noch sehr lange nach Abklingen der Krankheit anhalten, vor allem bei älteren Personen

Ursachen

Die Gürtelrose (Herpes zoster) wird von Viren verursacht; Männer befällt sie häufiger als Frauen.

Organische Hintergründe

Die Gürtelrose kann in jedem Alter auftreten, meist erscheint sie allerdings erst nach dem 50. Lebensjahr. Der Gipfel liegt zwischen dem 60. und dem 70. Lebensjahr. Schon wegen der Schmerzen wird der Patient sofort den Arzt aufsuchen. Und das ist wichtig: Hinter dem anfänglichen Erscheinungsbild könnten sich auch andere Krankheiten verstecken, z. B. eine Rippenfellentzündung, bei Kindern Windpocken. Verläuft der entzündete Nerv im rechten Bauchabschnitt, entstehen oft Beschwerden wie bei einer Blinddarmentzündung oder einer Gallenkolik. Geht der Nerv in Richtung Nieren, kann eine Nierenkolik vorgetäuscht werden.

Dieselben Viren, die einen Nerv im Bereich des Rumpfes befallen, können auch im Kopfbereich auftreten. Hier können dann massive Komplikationen auftreten – bis hin zur Erblindung.

Psychische Hintergründe

Erfahrungsgemäß sind Herpeserkrankungen, wozu ja auch Bläschen auf den Lippen oder im Genitalbereich zählen können, ein Hinweis auf eine geschwächte Abwehrlage des Körpers. Diese kann auch durch großen Streß ausgelöst werden.

Altbewährt – so helfen Sie sich selbst!

Diät
Die Gürtelrose beginnt meist mit Schüttelfrost und Fieber. Dagegen sollten Sie sofort etwas unternehmen: Am besten sind einige Tage Fasten mit Obst oder Fruchtsäften. Schwitzen (legen Sie dazu Rumpfwickel an) hilft ebenfalls.

Bockshornklee
Für die äußerliche Anwendung sollten Sie Bockshornkleesamen keimen lassen und dann die frischen Keime entsaften. Diesen Saft träufeln Sie auf ein Tuch oder eine Mullbinde, die Sie auf die betroffenen Körperstellen legen.
Eine innere Anwendung, die schmerzlindernd wirkt, ist eine Teemischung.
Rezept: Mischen Sie je 10 g Bockshornklee und Melisse. 1 EL der Mischung mit 1/4 l kochendem Wasser übergießen, 15 Minuten ziehen lassen, dann abseihen. Trinken Sie den Tee 3mal täglich möglichst heiß.

Schöllkraut
Frische Pusteln kann man mit Schöllkraut relativ schnell zum Verschwinden bringen. Dazu verwenden Sie frischgepreßten Schöllkrautsaft und betupfen damit vorsichtig die Pusteln.

Heilerde
Puder mit Heilerde (gibt es in der Apotheke) beschleunigt ebenfalls das Austrocknen der Bläschen.

Aus Großmutters Rezeptbuch – unser Tip!

Leinöl
Einige Patienten empfinden die Behandlung mit Leinöl als besonders wohltuend. Tupfen Sie die betroffenen Stellen vorsichtig mit einem in Leinöl getränkten Tuch oder Lappen ab. Das bringt relativ schnell Erleichterung.

Vorbeugen – so bleiben Sie gesund
- Vermeiden Sie intensive UV-Bestrahlung. Ein zu langes Sonnenbad (selbst ohne Verbrennungen der Haut) ist Streß für den Körper.
- Auch eine Erkältung, eine Grippe, eine Lungenentzündung schwächen den Körper: Dann können die Viren besser angreifen. Stärken Sie Ihre Abwehrkräfte durch vernünftige sportliche Betätigung und gesunde Ernährung!

Vorsicht!
Die Bläschen können Narben hinterlassen. Seien Sie also beim Betupfen der Pusteln vorsichtig, damit Sie nicht eine eventuelle Narbenbildung durch zu starkes Reiben fördern.

Auflagen
Zur Linderung der Schmerzen können Sie verschiedene Auflagen testen. Empfehlenswert sind Lehmauflagen oder Auflagen mit Johanniskrautöl.

Aromaöle lindern Schmerzen
Mischen Sie je 2 Tropfen Bergamotte- und Eukalyptusöl mit 30 ml neutralem Pflanzenöl, und betupfen Sie die Bläschen vorsichtig. Vermeiden Sie Hautreizungen durch rauhe Kleidung, Zugluft und Kälte.

Enzyme
Nehmen Sie während der Erkrankung regelmäßig Enzympräparate (aus der Apotheke) ein, sie lassen die Entzündung rascher abklingen.

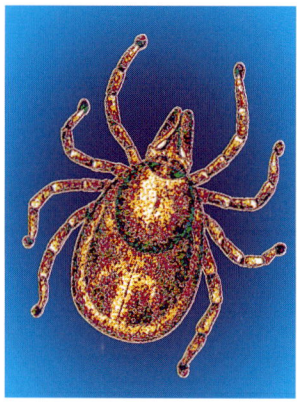

Ixodes ricinus, der Gemeine Holzbock, ist Überträger gefürchteter Krankheiten.

Zeckenbisse

Symptome

- Die Zecke hat sich in die Haut gebissen und saugt Blut
- Nach Entfernung der Zecke kommt es mitunter zu einer Entzündung, die mehrere Wochen schmerzen kann

Ursachen

Der Biß einer Schildzecke, vor allem von Ixodes ricinus, dem Gemeinen Holzbock, ruft eine Infektion und unterschiedlichste Krankheiten hervor.

Medizinische Hintergründe

Durch Zeckenbisse können zahlreiche Krankheiten mit dem Speichel der Zecke übertragen werden. Die schlimmsten:

- Die Frühsommermeningoenzephalitis (FSME), eine Virusinfektion mit einer zum Teil dramatischen Gehirnhautentzündung. Ihr Hauptverbreitungsgebiet liegt in Österreich und Süddeutschland, in Gegenden von über 800 Meter Höhe kommt das FSME-Virus allerdings nicht mehr vor. Wer sich hier beruflich oder privat länger im Freien aufhält, sollte eine Schutzimpfung in Erwägung ziehen.
- Die Lyme-Borreliose, eine bakteriell ausgelöste Infektion mit zum Teil schwerwiegenden Folgen für Herz, Nervensystem und Gelenke. Der Borrelienerreger überlebt nur in Höhen von bis zu 1500 Metern und kann mit Antibiotika relativ erfolgreich behandelt werden, eine Schutzimpfung gegen ihn existiert allerdings nicht.

Hochzeiten!
Zecken sind vor allem im Früh- und Spätsommer aktiv. Sie lieben warme und feuchte Witterung; zu ihren bevorzugten Pflanzen gehören Adlerfarn, Sauerklee, Buschwindröschen und Bingelkraut.

Erste Warnzeichen

Bei der Borreliose kommt es einige Tage nach dem Biß oder auch erst nach Wochen zu einer Rötung, die sich kreisförmig um den Biß ausbreitet, während das Zentrum wieder verblaßt. Das verläuft weitgehend beschwerdefrei – beobachten Sie daher nach einem Zeckenbiß die Entwicklung der Einstichstelle genau. Bei den ersten Zeichen einer Borreliose müssen Sie sofort zum Arzt!
Die FSME zeigt leider in ihrem Anfangsstadium keine deutlichen Warnsymptome. Haben Sie sich zum Zeitpunkt des Zeckenbisses in einem FSME-verseuchten Bezirk aufgehalten, sollten Sie sich impfen lassen.

Altbewährt – so helfen Sie sich selbst!

Ziehen Sie die Zecke schnell heraus!

Je früher sie aus der Haut entfernt wird, desto weniger Keime konnten den Besitzer wechseln. Am besten nehmen Sie zur Entfernung eine Zeckenzange; man erhält sie mittlerweile überall in Apotheken und im Heimtierfachhandel. Wichtig ist, daß Sie die Zecke am Kopf zu fassen bekommen und herausdrehen; keinesfalls dürfen Sie an ihr herumdrücken! Falls Sie nur den Unterleib entfernen konnten und sich der Zeckenkopf noch in der Haut befindet, müssen Sie einen Arzt aufsuchen, der den Kopf entfernt.

Teebaumöl

Teebaumöl hilft gegen Virus- und Bakterieninfektionen. Geben Sie einige Tropfen auf die Einstichstelle, wenn Sie den Parasiten entfernt haben.

Homöopathische Mittel

Lachesis D6 sollte zur Vorbeugung von Entzündungen direkt nach dem Biß angewandt werden.
Dosierung: 3mal täglich 1 bis 2 Tabletten.
Ledum D6 hilft bei tiefen Bißwunden, die sehr berührungsempfindlich sind.
Dosierung: 3mal täglich 1 bis 2 Tabletten.

Vorbeugen – so bleiben Sie gesund

- Gehen Sie nur auf breiten Wegen spazieren, meiden Sie den Kontakt zur Waldvegetation!

- Halten Sie sich niemals ohne Kleidung und festes Schuhwerk im Wald oder Garten auf! Tragen Sie bei Spaziergang und Gartenarbeit weite Kleidung in hellen Farben, auf der Sie die Zecken sofort entdecken können.

- Nach gemeinsamen Spaziergängen im Wald sollten Sie sich gegenseitig absuchen.

- Tasten Sie Ihre Haustiere regelmäßig nach Zecken ab! Lassen Sie Hunde und Katzen so wenig wie möglich frei herumstreunen!

- Zecken mögen kein Zitronen- und Lavendelöl. Reiben Sie daher Ihre unbekleideten Hände, den Nacken und das Gesicht mit diesen Ölen ein. Ein 100prozentiger Zeckenbißschutz ist dadurch freilich nicht gewährleistet.

- Im süddeutschen und österreichischen Raum sollten Sie möglicherweise eine Schutzimpfung in Erwägung ziehen.

Das alte Öldogma

Immer noch hält sich das Vorurteil, daß eine Zecke vor dem Entfernen mit Öl beträufelt werden sollte. Dabei ist das Öl beim Entfernen mit einer Zeckenzange vollkommen überflüssig und regt darüber hinaus die Zecke nur zur vermehrten Speichelsekretion an.

Zecken ersticken

Ein Tropfen Paraffin oder Nagellack läßt eine saugende Zecke rasch ersticken. Anschließend ist sie leicht zu entfernen, da sie sich nicht mehr in der Haut festsaugt. Mit einem Tropfen Benzin oder Alkohol können Sie die Zecke irritieren; sie kann sich dann nicht mehr festsaugen und fällt ab. Diese Methode dauert allerdings bis zu zehn Minuten.

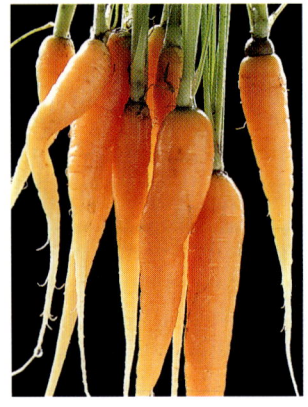

Karotten helfen, wenn das Baby Blähungen hat.

Bauchschmerzen

Symptome

- Schmerzen und Gurgelgeräusche im Bauch, oft in Begleitung von Blähungen und Druckgefühl
- Babys schreien häufiger als sonst, Kleinkinder werden quengelig und jähzornig

Ursachen

Bei Babys sind meistens Blähungen, bei Kleinkindern opulente Speisen mit viel Fett und psychische Belastungen die Auslöser der Bauch- und auch Magenschmerzen.

Biologische und psychologische Hintergründe

Verdauungsstörungen mit Blähungen sind bei Babys keine Seltenheit. Ihr Magen muß sich ja erst an die unterschiedlichen Formen der Nahrung gewöhnen. Allerdings sind solche Probleme seltener, wenn das Baby vorwiegend mit Muttermilch ernährt wird und sich ein gleichförmiger Rhythmus einpendeln kann.

Kinder besitzen psychisch noch nicht das »dicke Fell« der Erwachsenen. Bestimmte Streßbelastungen – Angst vor Strafe oder Ärger mit Spielkameraden – schlagen auf den Appetit und provozieren einen nervösen Magen. Auch häufiger Streit der Eltern oder Scheidungsstreß spielt möglicherweise eine Rolle.

Wichtig!
Rufen Sie sofort den Notarzt, wenn die Bauchschmerzen plötzlich und heftig gekommen sind und von Erbrechen, starkem Aufgeblähtsein, Fieber, keuchender Atmung oder rasendem Puls begleitet werden!

So helfen Sie Ihrem Baby!

Fencheltee

Fencheltee ist ein altbewährtes und babyfreundliches Heilmittel.
Rezept: Überbrühen Sie 1 TL zerriebener Fenchelfrüchte mit 1/4 l kochendem Wasser; 10 Minuten ziehen lassen, dann abseihen. Fencheltee eignet sich auch als Zusatz zur Flaschennahrung.

Wichtig!
Gehen Sie zu Ihrem Hausarzt, wenn die Magenprobleme bei Ihrem Kind trotz Ihrer Behandlung länger als 3 Tage anhalten oder immer wiederkehren.

Karottenbrei

Roher Karottenbrei enthält viel Vitamin A zur Kräftigung der Darm- und Magenschleimhäute. Geben Sie dem Baby 1 Schälchen davon über den Tag verteilt.

So helfen Sie Ihrem Kind (Alter 3 bis 8 Jahre)!

Buttermilch

Buttermilch erzielt mit ihren alkalischen Substanzen gerade bei unklaren Bauchbeschwerden oft ungeahnte Erfolge. Geben Sie Ihrem

Kind täglich 1/2 l Buttermilch in kleinen Portionen über den Tag verteilt zu trinken. Die Buttermilch sollte nicht zu kalt sein, d.h. Zimmertemperatur haben.

Aromatherapie

Die ätherischen Öle *Basilikum* und *Sandelholz* beseitigen die Spannungszustände im Bauch. Geben Sie ein paar Tropfen des jeweiligen Öls in Duftlampen, die Sie in Ihrer Wohnung – vor allem in Küche und Eßzimmer – verteilen sollten. Bei akuter Übelkeit tropfen Sie ein wenig Öl auf Brust, Ohrläppchen und Unterarminnenseiten des Kindes.

Homöopathische Mittel

Bryonia D6 wirkt bei »erkältetem« Magen infolge von kalten Getränken, großen Portionen Eiscreme oder einer plötzlichen Abkühlung der Umgebungstemperatur.
Dosierung: Stündlich 1 Tablette bis zum Abklingen der Beschwerden.
Carbo vegetabilis D6 hilft bei plötzlichen Magenkrämpfen, die von Aufstoßen oder Blähungen begleitet werden. Das Baby ist blaß und hat kalte Füße.
Dosierung: 5 Kügelchen (2 bis 3 Tropfen) vor jeder Mahlzeit.
Magnesium carbonicum D6 wirkt bei Blähungen, wenn das Kind unruhig ist, schwitzt und viel schreit.
Dosierung: 5 Kügelchen (2 bis 3 Tropfen) vor jeder Mahlzeit.
Magnesium phosphoricum D6 hilft bei Bauchkrämpfen mit starken Blähungen, wenn sich die Beschwerden durch Druck und Wärme bessern.
Dosierung: Vor jeder Mahlzeit 1 Tablette.

Fenchel, Kümmel und Kamille kombinieren
Bei Blähungen von Babys bewährt sich häufig die Kombination von Fenchel, Kümmel und Kamille. Sie bekommen die Tropfen in der Apotheke.

Gesunde Ernährung
Auch Kinder sollten schon ballaststoffreich essen und viel Gemüse und Vitamine zu sich nehmen. Schokolade und Weißbrot sind stopfend bzw. blähend. Am leichtesten überzeugen Sie Kinder von einer gesunden Ernährung, wenn diese liebevoll zubereitet und hübsch serviert ist. Und zwischendurch sollten Sie Kindern den Hamburger, den Schokoriegel etc. gönnen – als etwas Besonderes.

Vorbeugen – so bleibt Ihr Kind gesund

- Gewöhnen Sie das Baby an einen festen Rhythmus in der Nahrungsaufnahme. Regelmäßig alle vier Stunden sollte Brust oder Flasche gegeben werden.

- Um ein schreiendes Baby zu beruhigen, darf nicht immer nur aufs Stillen zurückgegriffen werden. Das Schreien kann auch andere Ursachen haben als Hunger. Häufig wirken auch ruhige Ansprachen und sanftes Wiegen beruhigend auf ein Baby.

- Achten Sie auf das Eßtempo der Kinder! Beim Essen sollte wenig gesprochen und viel gekaut werden.

- Bei Tisch sollte stets eine gute Stimmung herrschen. Für Tadel und Strafe gibt es auch andere Gelegenheiten.

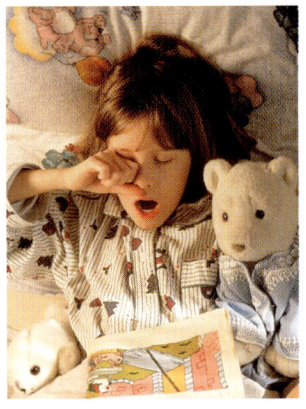

Kinder, die keine Angst haben, schlafen besser.

Einschlafstörungen

Symptome
● Das Kind ist unruhig
● Es liegt längere Zeit wach

Ursachen

● Ängste
● Langeweile
● Bewegungsmangel
● Ständige Unruhe tagsüber (Zappelphilippsyndrom)
● Opulente Speisen vor dem Schlafengehen

Psychische Hintergründe

Wer seine Kinder für bestimmte Vergehen zur Strafe ins Bett schickt, provoziert Einschlafstörungen. Denn zum Einschlafen braucht das Kind Entspannung, es muß einen abwechslungsreichen und angenehmen Tag hinter sich haben, so daß es in freudiger Gelassenheit dem nächsten Morgen entgegenschlummern kann. Strafe sorgt jedoch entweder für Angst oder aber für Trotz.

Beide Stimmungen mobilisieren das vegetative Nervensystem und halten das Gehirn in ständiger Bewegung. In solchen Fällen wird der Schlaf erst dann eintreten, wenn die Energiereserven des Kindes aufgebraucht sind. Es kommt zum Erschöpfungsschlaf, auf den am nächsten Morgen Müdigkeit und Zerschlagenheit folgen.

Altbewährt – so helfen Sie Ihrem Kind!

Schlummertrunk

Rezept: Übergießen Sie 2 gehäufte TL Kamillenblüten mit 1/4 l siedendem Wasser; zugedeckt 10 Minuten ziehen lassen und abseihen. Schließlich geben Sie 2 TL Honig hinzu und vermischen den Tee mit 0,1 l Milch.

Dieser süße Schlummertrunk sollte auch Ihrem Kind bei Einschlafstörungen schmecken.

Aromatherapie

Schaffen Sie im Kinderzimmer ein beruhigendes Raumklima – mit Duftölen wie *Geranium, Kamille, Melisse, Sandelholz* oder *Ylang-Ylang.* Sie können diese Düfte entweder im Raum versprühen (5 bis 8 Tropfen zusammen mit destilliertem Wasser) oder in eine Duftlampe bzw. auf einen Duftstein geben.

Die Scheinwelt hält wach
Passives Konsumieren von Fernsehen, Video, Videospielen u. ä. fördert die Schlaflosigkeit, da sie das Kind in eine Scheinwelt hineinversetzen, die für den wenig differenzierungsfähigen Kinderverstand eine reale Bedeutung besitzt. Das Kind gerät dadurch in eine nervöse und geistige Erregung, die nicht durch körperliche Aktivität abgebaut werden kann: Puls und Atmung sind beschleunigt, Gedanken und Sinne wandern unruhig umher – und das sind denkbar ungünstige Voraussetzungen für ein entspanntes Einschlafen.

Homöopathische Mittel

Zincum valerianicum D6 hilft bei unruhigen Zappelphilippen. Die Anwendung muß länger erfolgen, bis zu 3 oder 4 Monaten.
Dosierung: 3mal täglich 5 Tropfen vor dem Essen.
Pulsatilla D6 hilft sensiblen und unruhigen Kindern, die schnell weinen, aber auch wieder schnell lachen.
Dosierung: 3mal täglich 1 Tablette.

Gemeinsam drücken und massieren – unser Tip!

Akupressur

Die Akupressur eignet sich vorzüglich dazu, spielerisch gemeinsam mit dem Kind die Einschlafstörung zu beseitigen. Allein die Suche nach dem richtigen Punkt ist schon so etwas wie eine spannende Entdeckungsreise.
Das Kind sollte sich schließlich selbst massieren, um auf diese Weise zu erfahren, daß es bestimmte körperliche Probleme selbsttätig in den Griff bekommen kann.

● *»Göttliches Tor«:* Er liegt an der mittleren Handgelenksfalte unter dem Kleinfingerballen; das Kind kann ihn deutlich als Kuhle spüren. Der Punkt sollte mit Zeige- und Ringfinger pro Seite jeweils 1 Minute lang massiert werden.

● *»Treffpunkt der drei Yin«:* Er liegt 5 cm oberhalb des inneren Knöchels. Das Gewebe fühlt sich dort etwas anders an als in der Umgebung; Kinder haben aufgrund ihres noch nicht abgestumpften Tastsinns dafür oft ein sichereres Gespür als Erwachsene. Den Punkt pro Seite 1 Minute lang massieren.

● *Ein besonders spannender Akupressurtrick:* Das Kind legt den Daumen fest an die Hand. Dabei entsteht am Beginn des Zeigefingers eine Hautkuppe, die nun mit dem Daumen der anderen Hand 7 Sekunden lang mittelfest gedrückt wird. Danach für 7 Sekunden den Druck lösen, um schließlich wieder 7 Sekunden lang zu pressen. Erst kommt die rechte Seite dran, dann die linke.

Vorbeugen – so helfen Sie Ihrem Kind

● Beschließen Sie den Tag, indem Sie mit Ihrem Kind am Bett noch einmal die wichtigsten Ereignisse Revue passieren lassen. Betonen Sie vor allem die positiven Ereignisse.

● Loben Sie das Kind abends häufig – für den Tadel haben Sie auch am nächsten Tag noch Zeit genug!

● Sorgen Sie dafür, daß Ihr Kind sich häufig an der frischen Luft bewegt und zwei Stunden vor dem Zubettgehen nichts mehr zu essen bekommt.

Bewußt entspannen

Bringen Sie Ihrem Kind mit Hilfe des autogenen Trainings, Yoga oder Feldenkrais ein paar einfache Entspannungsübungen bei, die es leicht selbst abends im Bett durchführen kann.
Ein Beispiel:
Erst wird der rechte Arm schwer, dann wird er warm; nun kommt der linke Arm dran.
Jetzt die Beine.
Schließlich ist der ganze Körper schwer, warm und müde.

Homöopathie

Neben den aufgeführten Mitteln gegen Schlaflosigkeit gibt es auch noch andere homöopathische Möglichkeiten zur Behandlung von kindlichen Schlafstörungen, doch ihre Wirksamkeit hängt stark vom individuellen Charakter des Kindes ab.
Hier sollten Sie den Rat eines erfahrenen Homöopathen suchen.

Fieber

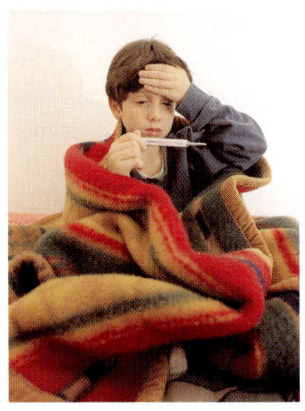

Kinder bekommen schnell hohes Fieber; das ist nicht unbedingt ein Grund zur Besorgnis.

Symptome
● **Erhöhte Körpertemperatur**
● **Fieber steigt auf über 38,5°C**

Ursachen

Fieber ist meistens eines von vielen Symptomen einer Infektion. Achten Sie daher aufmerksam auf weitere Symptome, um der eigentlichen Erkrankung auf die Spur zu kommen!

Biologische Hintergründe

Fieber ist ein wertvolles Diagnoseinstrument. So legen Temperaturen über 39,5°C, eine aschfahle Hautfarbe und Trinkschwäche bei Kleinkindern den Verdacht einer bakteriellen Infektion nahe, während bei Virusinfektionen die Körpertemperatur und der Allgemeinzustand weit auseinanderklaffen können. So kann es bei viralen Infektionen vorkommen, daß die Kinder trotz hoher Körpertemperaturen einen wachen und aktiven Eindruck machen. Letztliche Gewißheit über die Art der Infektion kann aber erst eine Blut- und Stuhluntersuchung beim Arzt geben.

Psychische Hintergründe

Fieber hat zahlreiche Wirkungen auf die Psyche eines Kindes. So drosselt es beispielsweise den Appetit, um den Körper vor Verdauungsbelastungen zu schützen. Zwingen Sie daher niemals ein fieberkrankes Kind zum Essen! Außerdem macht es müde und schwächt die Konzentration.

Altbewährt – so helfen Sie Ihrem Kind!

Viel trinken!

Bei Fieber ist der Wasserbedarf des Körpers deutlich erhöht. Das Kind muß viel trinken. Cola-Getränke belasten den Bauch und fördern die Wasserausscheidung; versuchen Sie daher, den kleinen Patienten zu Säften oder Limonaden und Kräutertees zu überreden.

Thymian, Linden- und Kamillenblüten

Ein Tee aus diesen Heilpflanzen unterstützt den Körper in seinem Abwehrkampf. Thymian tötet Bakterien, Kamille dämpft Entzündungen, Lindenblüten fördern das Schwitzen und unterstützen damit den Fieberprozeß.

Fieber messen

Messen Sie bei kleinen Kindern das Fieber mindestens 5 Minuten unter dem Arm, 2 bis 3 Minuten unter der Zunge – Vorsicht, manche Kleinkinder zerbeißen das Thermometer leicht! – oder 2 bis 3 Minuten im After; hier liegt die Temperatur etwa 1°C über der Außentemperatur, die Sie unter dem Arm messen. Elektronische Digitalmesser sind so zuverlässig wie Quecksilberthermometer, bergen aber keine Verletzungs- bzw. Vergiftungsgefahr.

Rezept: Kräuter zu gleichen Teilen in einer Kanne mischen. 1 TL dieser Mischung mit 1/4 l kochendem Wasser übergießen, 5 Minuten ziehen lassen und abseihen. Süßen Sie mit etwas Honig.

Kalte Wadenwickel

Sie sind ein bewährter Klassiker der Fiebertherapie. Legen Sie das Kind ins Bett. Dann nehmen Sie ein großes Handtuch und tauchen es in kaltes Wasser. Auswringen, straff um den kindlichen Unterschenkel legen (es darf nicht über das Knie reichen!) und mit einem weiteren Handtuch umwickeln, damit es keine Flecken im Bett gibt.

Homöopathische Mittel

Aconitum D6 hilft, wenn das Kind folgende Symptome zeigt: Unruhe, Furcht, die Haut ist blaß oder rot, aber immer trocken; hohes Fieber mit Schüttelfrost.
Dosierung: 50 Tropfen auf 1 Glas Wasser, davon alle 15 Minuten einen Schluck, bis der Wärmestau überwunden ist und das Kind kräftig schwitzt.
Belladonna D6 nehmen Sie, wenn das Fieber plötzlich aufgetreten ist, das Kind schwitzt und erregt bis aggressiv reagiert.
Dosierung: 50 Tropfen auf 1 Glas Wasser, davon alle 30 Minuten einen Schluck.
Eupatorium perfoliatum D6 heilt, wenn das Fieber morgens schlimmer ist als am Abend; das Kind erbricht häufiger und hat Durst auf kalte Getränke.
Dosierung: 50 Tropfen auf 1 Glas Wasser, davon alle 30 Minuten einen Schluck.
Gelsemium D6 ist das Mittel der Wahl, wenn das Fieber am Nachmittag am höchsten ist und das Kind keinen Durst verspürt.
Dosierung: 50 Tropfen auf 1 Glas Wasser, davon alle 2 Stunden einen Schluck.

Vorbeugen – so bleibt Ihr Kind gesund

- Stärken Sie die Abwehrkräfte Ihres Kindes. Gewöhnen Sie es rechtzeitig an frisches Obst und Gemüse. Man kann Kinder auch – ohne den Vitaminfresser Schokolade – mit Bananen, Ananas und anderen süßen Früchten verwöhnen!
- Gönnen Sie Ihrem Kind viel Bewegung an frischer Luft, wobei Sie seine Kleidung dem Temperament anpassen sollten: Aktive Kinder mit großem Bewegungsdrang brauchen Kleidung mit Knöpfen und Reißverschlüssen, die sie leicht ausziehen können. Ängstliche Kinder mit weniger Bewegungsdrang sind am besten in gut wärmenden Pullovern aufgehoben.

Bleiben Sie gelassen!
Hohes Fieber mit starker Schweißbildung ist bei Kindern ein gutes Zeichen, da es ihren Körper im Abwehrkampf gegen Eindringlinge unterstützt. Lediglich Temperaturen von über 40°C müssen gezielt behandelt werden, ansonsten gilt es zunächst einmal, die Ursachen für das Fieber herauszufinden.

Vorsicht bei fiebersenkenden Mitteln!
Fiebersenkende Mittel wie Aspirin oder Paracetamol belasten den kindlichen Kreislauf und setzen mit dem Fieber einen bewährten Abwehrkämpfer gegen Bakterien und Viren außer Kraft.
Sie sollten lediglich bei Temperaturen jenseits der 40°C eingesetzt werden.

Hyperaktivität

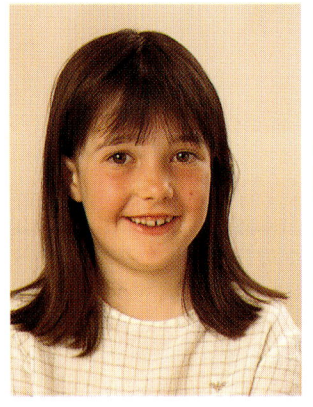

Kinder brauchen vor allem Geborgenheit.

Symptome
• Nur sehr kurzes Interesse für eine spezielle Sache
• Leichte Ablenkbarkeit
• Impulsives und unruhiges Verhalten
• Das Kind ist zappelig und stets auf Trab

Oberstes Gesetz

Auch ein unausstehliches Kind soll spüren, daß Sie es lieben, nur daß Ihnen sein augenblickliches Verhalten mißfällt. Auch wenn das Kind wegen seiner Schwächen eine Sonderschule besucht, hat es Anspruch auf den gleichen Respekt wie der große Klassenprimus in der Familie.

Ursachen

Die Symptome findet man bei hirngeschädigten Kindern, aber auch bei neurologisch völlig gesunden. Dann liegen psychische Ursachen vor, wie z.B. Reizüberflutung, Probleme in der Familie, in der Schule oder mit Freunden.

Bezugspersonen nennen solche Kinder einmal die liebsten und nettesten, aber dann auch wieder unausstehliche Auftreiber. Das Verhalten der Kinder schwankt sehr.

Geringfügige Hirnschädigungen, die lediglich Veränderungen im EEG (Gehirnstrommessung) bewirken, oder ungleichzeitige Entwicklungen der sogenannten Grundleistungen (Aufmerksamkeit, optische und akustische Differenzierung, Verknüpfung von Sinneswahrnehmungen, Erkennen von Reihenfolgen, Raumorientierung und Merkfähigkeit) können Auslöser der Hyperaktivität sein.

Organische Hintergründe

Tritt die Hyperaktivität periodisch auf, ist meistens ein Umwelteinfluß als Ursache zu ermitteln. Bei unregelmäßigen Anfällen ist eher an eine Hirnschädigung zu denken.

Sollte der Arzt eine Hirnschädigung diagnostizieren, so besteht noch kein Grund zu größerer Besorgnis; meist verliert die Schädigung mit den Jahren an Bedeutung.

Psychische Hintergründe

Widerstand gegen die Lehrer oder einen tyrannisierenden Klassenkameraden, Omis, Tanten und Onkel, die das Kind besuchen muß, obwohl sie ihm gänzlich gegen den Strich gehen, kann Auslöser dieser Krankheit sein. Auch Probleme und Spannungen in der eigenen Familie können hinter der Hyperaktivität des Kindes stecken, wenn z.B. die Mutter vor oder während ihrer Menstruation unausstehlich ist oder der Vater einige Male in der Woche seine Alkoholexzesse zu Hause austobt.

Altbewährt – so helfen Sie Ihrem Kind!

Verhalten bei Wutausbrüchen

Manche Kinder geraten in Wut, wenn sie ihren Willen nicht durchsetzen können. Sie schreien, werfen sich auf den Boden, stampfen mit den Füßen und trommeln mit den Fäusten, krallen sich fest oder kratzen und beißen.

Eltern sollten dann ruhig bleiben – ruhig, aber fest. Sie dürfen nicht nachgeben. Dann sieht das Kind, daß es mit solchen Ausbrüchen nichts erreicht, und gibt nach und nach auf. Geben Sie auf keinen Fall dem Kind Beruhigungsmittel, wenn es zu Wutanfällen neigt.

Geborgenheit vermitteln!

Wir können nur annehmen, daß es dem Kind ähnlich ergeht wie uns: Träume schrecken auf. Vielleicht haben die Kinder sogar von ihren bösen Eltern geträumt. Bleiben Sie beim schreienden Kind, trösten Sie es: Sie vermitteln ihm ein Gefühl der Geborgenheit. Nächtliches Aufschrecken wird natürlich gefördert, wenn der junge Erdenbürger nach einem aufregenden Krimi ins Bett geschickt wird oder wenn ihn Familienzwist und Kinderschelte bis ans Kopfkissen begleiten. Will das Kind seinen Alptraum erzählen, hören Sie selbstverständlich aufmerksam zu und versuchen dann, ihm zu erklären, daß es nichts als eine Geschichte ohne Bedeutung war.

Keine Kritik!

Der Arzt wird nach einem organischen Grund bestimmter unnötiger Bewegungen oder Angewohnheiten suchen und ihn beseitigen. Die Eltern hingegen können eventuelle seelische Probleme des Kindes klären und für Abhilfe sorgen. Ständiges Nörgeln wegen bestimmter, bei anderen Kindern nicht auftretender Verhaltensweisen verschlimmert eher den Zustand. Sie sollten davon absehen. Selbst der Kinderpsychiater wird nichts dagegen unternehmen, wohl aber die auslösenden Ursachen suchen und behandeln.

Psychotherapie zu Hause

Dem hyperaktiven Kind muß die Möglichkeit zur Aktivität gegeben werden. Dabei sollten Sie an Herausforderungen (»Wenn der Vater mit dem Sohne…«), z.B. anstrengende Ausflüge, Erforschung eines Waldes, Fahrradtouren mit Hindernissen, denken.

- Gehen Sie mit dem Kind schwimmen. Auch Ballspiele jeglicher Art können zur natürlichen Abreaktion eingesetzt werden, ebenso Gesellschaftsspiele. Nur sollte es dabei keine strahlenden Sieger und keine vernichteten Verlierer geben!
- Bereiten Sie mit dem hyperaktiven Kind gemeinsam dessen Lieblingsspeisen; beschäftigen Sie es.

Ruhe heilt

Vertreiben Sie jegliches psychische Reizklima aus dem Umfeld des Kindes: Stundenlange Bombardements durch Radio, Fernsehen sowie Nörgeln, Streit, endlose Diskussionen usw. steigern die Hyperaktivität eher, als daß sie sie senken. Kritisieren Sie Ihr Kind nicht, sondern versuchen Sie es mit Verständnis!

Selbsthilfe

Ein Arbeitskreis von Betroffenen zum Thema »Hyperaktivität« existiert in Deutschland:
- Arbeitskreis überaktives Kind
Dieterichstr. 9
30159 Hannover

Spielen Sie mit Ihrem Kind, und geben Sie auf seinen Bewegungsdrang ein. Man kann fast mit allen Gegenständen spielen oder sich witzige neue Spiele ausdenken. Fördern Sie auch das Musik- und Rhythmusempfinden des Kindes.

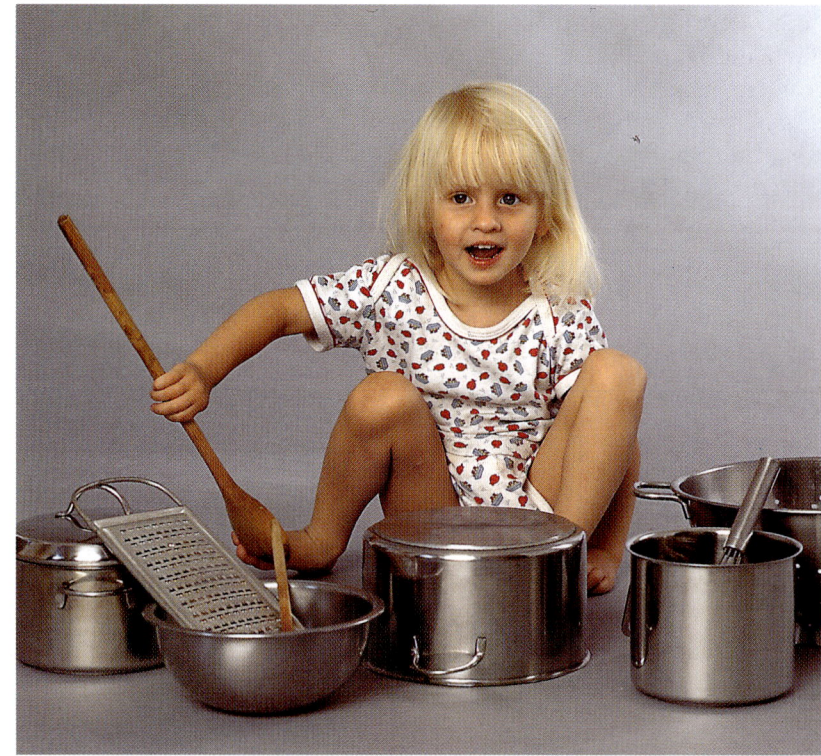

Heilpflanzen beruhigen
Bei einer Überaktivität können bestimmte Pflanzen als Tees zubereitet eine beruhigende Wirkung erzielen: Geben Sie Ihrem Kind über einen Zeitraum von mehreren Wochen einen Tee aus Johanniskraut, Malve und Melisse.

Konzentration
Fördern Sie die Konzentrationskraft Ihres Kindes mit Spielen und kleinen Aufgaben. Lassen Sie sich die Gedanken Ihres Kindes, seine täglichen Erlebnisse und seine Wünsche und Hoffnungen erzählen.

● Lassen Sie sich viel von Ihrem Kind erzählen, und fördern Sie den Redefluß mit Fragen nach mehr Details. Stellen Sie keine Fragen, die mit Ja oder Nein beantwortet werden können, sondern Fragen, die zum Weitersprechen animieren.
● Tanzen Sie zu Musik, marschieren Sie mit dem Kind, oder machen Sie zusammen rhythmische Gymnastik.

Spiele zur Beruhigung

● Benützen Sie die Anwesenheit mehrerer Kinder zu beruhigenden Spielen: Sie füllen ein Glas dreiviertelvoll mit Wasser. Nach und nach geht jedes Kind im Zimmer, Flur oder Garten herum und achtet darauf, nichts zu verschütten. Die anderen Kinder beobachten es. Das gleiche wird dann mit einem schon fast vollen Glas probiert. Am ruhigsten verläuft das Spiel, wenn die Zuschauer sitzen.
● Ein weiteres Spiel: Sie zünden eine Kerze an. Jedes Kind schreitet eine bestimmte Strecke ab und achtet darauf, daß die Flamme nicht flackert.
● Eine ähnlich beruhigende Wirkung erzielt das Gehen mit einem Buch auf dem Kopf. Wer kann gehen, ohne daß das Buch herunterfällt?

Die Beeinflussung des Unbewußten

Ihr Kind ist ins Bett gegangen, oder Sie haben es dorthin gebracht. Stellen Sie unauffällig einen Stuhl oder einen Hocker in die Nähe des Betts, und lassen Sie beim Herausgehen die Tür angelehnt. Also nicht schließen, es sei denn, Ihr Kind hat einen sehr tiefen Schlaf. Wenn Sie vermuten, daß es schläft, schleichen Sie ins Zimmer und setzen sich ans Bett. Sagen Sie mit sehr ruhiger Stimme einen Satz, der ins Unterbewußte Ihres Kindes eindringen soll, z.B.: »Mama und Papa haben dich genauso lieb wie die Evi« – wenn Sie eine Eifersucht auf Evi vermuten. Oder: »Kurt greift dich nicht an, das sieht nur so aus, du brauchst dich nicht zu verteidigen« – wenn das Kind Angst vor Kurt hat.

Diesen einen, möglichst einfachen Satz sagen Sie 20-, 30mal, bevor Sie das Zimmer verlassen. Sollte das Kind erwachen und fragen, warum Sie im Raum sind, sagen Sie: »Ich wollte nur schauen, ob du gut schläfst.« Nach einigen Minuten können Sie weitermachen.

Verlieren Sie nicht die Geduld, wenn sich keine schnelle Heilung einstellt. Sie können aber sicher sein: Mit dieser harmlosen Methode können Sie die Psyche Ihres Kindes auf jeden Fall günstig beeinflussen.

Rhythmische Bewegungsübungen

Bringen Sie einem hyperaktiven Kind bei, sich nach einfacher Musik (Kinderlieder, rhythmische Klänge) im Raum zu drehen, zu springen, die Bewegung mit der Musik zu verbinden.

Lebensmittelallergie?

In manchen Fällen wird die Hyperaktivität von einer Lebensmittelallergie ausgelöst. Ein spezialisierter Hautarzt kann die notwendigen Tests durchführen.

Düfte beruhigen

Pflanzendüfte können als Aromaöl beruhigend auf die Psyche Ihres Kindes wirken.

Stellen Sie – am besten eine halbe Stunde vor dem Schlafengehen – eine Aromalampe mit einigen Tropfen Orangen- oder Melissenöl in das Kinderzimmer.

Der angenehme Duft wird sich im ganzen Zimmer ausbreiten und wohltuend über Nacht auf Ihr Kind einwirken.

Diät?

Es gibt Ernährungsrichtlinien für hyperaktive Kinder. Besprechen Sie sich mit einem erfahrenen Kinderarzt, ob in Ihrem Fall eine bestimmte Ernährungsform zweckmäßig ist und ob sie die unkontrollierten Bewegungen Ihres Kindes zumindest zeitweilig stoppen kann.

Aber bedenken Sie die Folgen: Bei einer Diät erlauben und verbieten Sie dem Kind täglich aufs neue. Das kann negative Auswirkungen auf Ihr Vertrauensverhältnis haben.

Vorbeugen – so bleibt Ihr Kind gesund

- Sorgen Sie für Ruhe innerhalb der Familie. Vermeiden Sie Streitigkeiten und negative Kritik.
- Reizstoffe wie Cola-Getränke, Kaffee, schwarzer Tee sind verboten. Sie könnten das Kind zusätzlich aktivieren.
- Alle beruhigenden Maßnahmen sind ideal: leichter Sport, um müde zu werden, Bewegung an frischer Luft, Entspannungsübungen wie autogenes Training.
- Wecken Sie die Kreativität Ihres Kindes, und sorgen Sie für Möglichkeiten, die Aktivität auszuleben: Malen, Tanzen, Musizieren sind ideale Betätigungen.

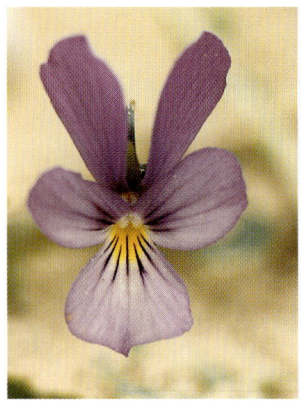

Tee aus Veilchenblüten ist ein bewährtes Hausmittel.

Keuchhusten

Symptome

- Erste Phase: Der Rachenraum ist entzündet, leicht erhöhte Temperatur, gelegentliches Hüsteln
  Dauer: ein bis zwei Wochen
- Zweite Phase: Heftige Hustenstöße, besonders in der Nacht, ihnen folgt ein juchzendes, ziehendes Einatmen; die Hustenanfälle bringen das Kind in Atemnot; es läuft rot, manchmal sogar blau an; am Ende kommt es zu heftigem Schleimauswurf, oft mit Erbrechen
  Dauer: drei bis sechs Wochen
- Dritte Phase: Der Husten läßt nach, der Atem ist jedoch immer noch von Ziehen und Keuchen begleitet
  Dauer: zwei bis sechs Wochen

Wichtig!
Bei Keuchhusten im Säuglingsalter kann es zu lebensbedrohlicher Atemnot kommen. Gehen Sie daher mit Ihrem hustenden Baby sofort zum Arzt.

Nicht übervorsichtig sein!
In der ersten Krankheitswoche sollte das Kind im Bett bleiben, doch nach Abklingen des Fiebers kann es ruhig hinaus ins Freie. Es sollte allerdings aufgrund der Ansteckungsgefahr nicht in Kontakt mit anderen Kindern kommen. Nach Abklingen des Hustens darf es wieder in die Schule gehen.

Ursachen

Der Keuchhusten gehört zu den klassischen Kinderkrankheiten und ist ansteckend. Ein Bakterium mit dem Namen Bordetella pertussis verursacht ihn.

Organische Hintergründe

Das Keuchhustenrisiko ist vom Alter abhängig. In zehn Prozent aller Fälle trifft es Säuglinge; Kinder im Vorschulalter trifft es zu 80 Prozent.
Keuchhusten ist für andere, gesunde Kinder sehr ansteckend. Die größte Ansteckungsgefahr besteht in der ersten Phase.

Psychische Hintergründe

Viele Eltern geraten wegen der dramatischen Hustenanfälle in Panik. Dadurch werden die Anfälle jedoch nur verstärkt. Also: Bleiben Sie ruhig, zeigen Sie Ihrem Kind, daß Sie die Kontrolle haben! Es besteht in der Regel kein Grund zur Sorge.

So helfen Sie Ihrem Kind!

Helfen Sie Ihrem Kind beim Abhusten!
Halten Sie das Kind während des Anfalls aufrecht, sein Kopf sollte leicht nach vorn gebeugt sein.

Tee aus Veilchenblüten und -blättern
Veilchen wirkt schleimlösend und lindert den Husten.

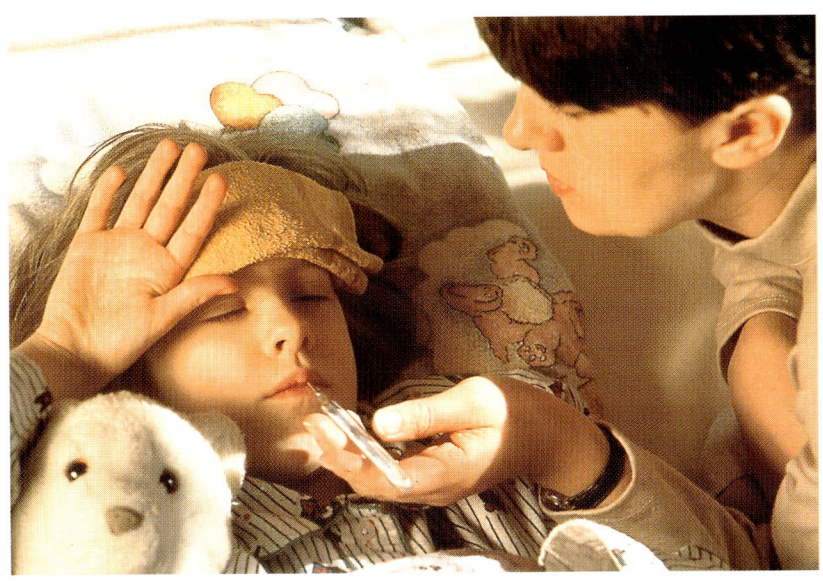

Am Anfang ähnelt der Keuchhusten einem grippalen Infekt mit Halsweh und Fieber. Erst in der zweiten Phase kommt es zu den charakteristischen Hustenanfällen. Sie treten vorwiegend in der Nacht auf und belasten das Kind (aber auch die Eltern) sehr stark.

Rezept: 1 TL der Blüten oder Blätter mit 1/4 l kochendem Wasser übergießen. Zugedeckt 5 Minuten ziehen lassen, abseihen und mit etwas Honig süßen. Geben Sie Ihrem Kind 3 Tassen pro Tag davon zu trinken.

Homöopathische Mittel

Sie sind beim Keuchhusten Mittel der ersten Wahl, da kleine Kinder sehr gut auf sie reagieren.

Drosera Pentarkan lindert den Hustenreiz.
Dosierung: 4mal täglich 10 Tropfen, bei extrem starken Anfällen 10 Tropfen pro Stunde.
Cuprum metallicum D6 hilft, wenn der Husten von starken Krämpfen begleitet wird.
Dosierung: 3mal täglich 1 bis 2 Tabletten.
Coccus cacti D4 sollte bei krampfartigem Husten mit zähem Schleim gegeben werden.
Dosierung: 3mal täglich 10 Tropfen.
Veratrum album D6 hilft, wenn die Hustenanfälle regelmäßig in Erbrechen münden und das Kind weint.
Dosierung: 3mal täglich 1 bis 2 Tabletten.

Keine Angst!
Erwachsene sind in der Regel immun, können also ruhig Kontakt mit Keuchhustenkindern haben. Im fortgeschrittenen Alter läßt die Immunität allerdings wieder nach.

Vorbeugen – so bleibt Ihr Kind gesund

- Das beste Mittel zur Vorbeugung ist die Impfung. Über ihre Durchführung kann jedoch erst nach eingehender Untersuchung des Kindes durch den Kinderarzt entschieden werden.

Masern

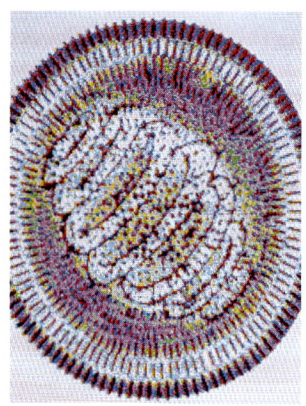

Das Masernvirus, computergrafisch dargestellt.

Symptome

- Erstes Stadium (drei bis fünf Tage): steiler Anstieg der Körpertemperatur, Entzündungen an den oberen Luftwegen; das Kind meidet das Licht, da meistens auch die Bindehäute der Augen entzündet sind; häufig bilden sich an der Wangenschleimhaut weißliche Flecken, die Koplik-Flecken

- Zweites Stadium (zwei bis drei Tage): Jetzt kommt es zum typischen Hautausschlag, ausgehend von den Ohren über Hals, Gesicht, Schultern, Arme bis zu den Beinen; die Flecken zeigen eine rosaviolette Farbe, können sehr klein bleiben oder in großen Fleckenfeldern zusammenfließen; die Körpertemperatur steigt noch einmal auf 39 bis 40°C

- Drittes Stadium: Das Kind erholt sich, es besteht aber weiterhin Anfälligkeit gegenüber anderen Erkrankungen; die Flecken heilen unter Schuppenbildung ab

Ursachen

Masern sind eine Viruserkrankung. Der Erreger ist ein Virus namens Briarcus morbillorum.

Organische Hintergründe

Masern sind hochgradig ansteckend. Betroffene Kinder sollten also bereits bei den ersten Krankheitsanzeichen nicht mehr zur Schule gehen und isoliert werden.

Psychische Hintergründe

Nach überstandenen Masern zeigen viele Kinder eine überraschende Vitalität und ein wacheres Bewußtsein als vor der Erkrankung. Der Grund: Die Krankheit führt zu einem intensiven Erleben der eigenen Körperlichkeit und Anfälligkeit, aber auch zu der Erkenntnis, daß der Körper über Kräfte verfügt, aus Krisen wieder heil und gestärkt hervorzugehen. Dies stärkt das Selbstbewußtsein.

Altbewährt – so helfen Sie Ihrem Kind!

Ziehen Sie Ihr Kind warm an!

Halten Sie Ihr Kind körperlich warm, aber sorgen Sie auch für seelische Wärme, denn masernkranke Kinder sind überdurchschnittlich weinerlich und schmusebedürftig.

Wichtig!
Masern sind eine klassische Kinderkrankheit, die bei normalem Verlauf keine ärztliche Unterstützung braucht. Sobald jedoch irgendwelche Komplikationen auftreten, müssen Sie sofort den Arzt holen.

Ganzkörperreibebad
Es regt nicht nur die körperlichen Abwehrkräfte des Kindes an, sondern kommt auch seinem erhöhten Zärtlichkeits- und Zuwendungsbedürfnis entgegen. Baden Sie den kleinen Patienten in einem 30 bis 33°C warmen Bad, und reiben Sie ihn mit bloßen Händen ab, ohne zu drücken oder zu massieren. Danach stecken Sie das Kind gleich wieder ins Bett.

Homöopathische Mittel
Pulsatilla D6 hilft dem erkrankten Kind körperlich und seelisch wieder auf die Beine; von Hahnemann, dem Vater der Homöopathie, wurde es sogar als spezifisches Masernmedikament bezeichnet. Dosierung: 3mal täglich 1 Tablette.

Neu und sanft – unser Tip!
Teebaumöl
Teebaumöl ist stark desinfizierend und wirkt auch bei Virusinfektionen. Sie können es in verschiedenen Formen anwenden. Zuvor sollten Sie bei Ihrem Kind allerdings einen Allergietest machen. Geben Sie ein paar wenige Tropfen auf die Haut des Kindes. Wenn Ihr Kind darauf nicht empfindlich reagiert, können Sie Teebaumöl verwenden.
Dampfbad: Ein paar Tropfen Teebaumöl in eine Schüssel mit heissem Wasser geben. Lassen Sie Ihr Kind (bei geschlossenen Augen!) 5 bis 10 Minuten inhalieren.
Waschungen: Reiben Sie den Körper des Kindes mit einem Waschlappen ab, den Sie in lauwarmes Wasser, dem einige Tropfen Teebaumöl zugesetzt sind, tauchen.
Spülung: 5 bis 10 Tropfen Teebaumöl auf 1 Glas Wasser geben. Lassen Sie Ihr Kind mit dieser Spülung mehrmals gurgeln. Achtung: Teebaumöl darf nicht geschluckt werden!
Aromatherapie: Geben Sie im Krankenzimmer ein paar Tropfen Teebaumöl in eine Duftlampe.

Vorbeugen – so bleibt Ihr Kind gesund
- Vorbeugend wirkt eine Impfung. Mittlerweile existiert ein wirksamer Impfstoff gegen Masern, der meistens in Kombination mit einer Röteln- und Mumpsimpfung verabreicht wird.
- Masern sind eigentlich selten geworden. Da sich aber mittlerweile eine gewisse Impfmüdigkeit eingestellt hat und immer mehr Kinder an einer Schwäche des Immunsystems leiden, kommen Masern wieder häufiger und zum Teil mit schwereren Verläufen vor.

Wichtig!
Verwenden Sie homöopathische Präparate nicht zusammen mit Teebaumöl. Die Wirkstoffe können sich gegenseitig aufheben. Entscheiden Sie sich für eine Therapieform.

Mehrmals im Leben?
Masern hat man nur einmal im Leben! Geschichten von zwei- oder dreimaligen Wiederholungen der Krankheit basieren meistens darauf, daß von den Eltern oder vom Arzt eine falsche Diagnose gestellt wurde und man die Masern mit anderen fiebrigen Krankheiten verwechselt hat. Wenn die Masern allerdings erst im Erwachsenenalter auftreten, können sie ungleich schwerer verlaufen.

Windpocken

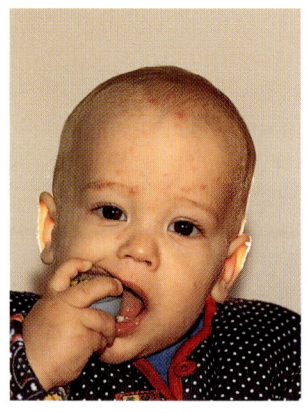

Bei Windpocken müssen Kinder nicht unbedingt das Bett hüten; sie sollten nur von anderen isoliert werden.

Symptome

- Juckender Hautausschlag
- Das Kind ist übersät mit umränderten Wasserbläschen
- In einigen Fällen kommt es zu Fieber

Ursachen

Das Varizellenvirus löst die Windpocken aus. Es wird durch Tröpfchen- oder Schmierinfektion übertragen.

Virologische Hintergründe

Windpocken sind hochgradig ansteckend und werden meistens durch Tröpfcheninfektion übertragen. Das Varizellenvirus ist überaus leicht und kann schon mit kleinen Luftzügen von einem Menschen auf den anderen übertragen werden – daher auch der Name.

Altbewährt – so helfen Sie Ihrem Kind!

Bläschen nicht aufkratzen!

Durch starkes Kratzen können die Bläschen geöffnet und mit anderen Keimen infiziert werden, wodurch bleibende Narben entstehen. Reden Sie daher Ihrem Kind gut zu, dem Juckreiz zu widerstehen; belohnen Sie es, wenn Sie sehen, daß es sich beim Kratzen zurückgehalten hat! Kleineren Kindern ziehen Sie am besten Handschuhe oder Fäustlinge über.

Viel trinken lassen!

Jeder infizierte Körper hat einen erhöhten Flüssigkeitsbedarf. Geben Sie daher Ihrem Kind viel zu trinken. Am besten eignen sich Mischungen aus Fruchtsaft und Mineralwasser oder zuckerfreie Limonaden. Cola-Getränke sind eher ungünstig, da das in ihnen enthaltene Koffein die Wasserausscheidung fördert.

Waschungen mit Kamillentee

Kamille lindert den Juckreiz. Füllen Sie das Waschbecken mit kaltem Wasser, und geben Sie dann 1 Tasse Kamillentee hinzu. Tauchen Sie ein Handtuch hinein. Nach dem Auswringen tupfen Sie damit den Körper des Kindes ab – von den Extremitäten ausgehend zur Körpermitte. Die Anwendung sollte nicht länger als 5 Minuten dauern, das Kind darf nicht frieren! Anschließend ziehen Sie es wieder an, ohne es zuvor abzutrocknen.

Puder

Beugen Sie möglichen Entzündungen aufgekratzter Bläschen vor, indem Sie das Kind täglich 2- bis 3mal pudern. Geeignet ist Wecesin oder Ingelan Puder (aus der Apotheke). Übrigens: Kurzgeschnittene Nägel können die Haut nicht aufkratzen – das wirkungsvollste und einfachste Mittel gegen mögliches Kratzen.

Beschäftigung und Ablenkung

Gerade für sehr lebhafte Kinder ist eine Krankheit wie eine Strafe. Seien Sie darum besonders nett zu Ihrem Kind, kochen Sie Lieblingsspeisen, wenn es wieder Appetit hat, und beschäftigen Sie es, wenn es nicht schlafen kann und sich langweilt. Geeignet sind einfache Spiele, die nicht anstrengen, Frage-und-Antwort-Spiele, die die Phantasie anfachen, aber auch entspannende Übungen aus dem Bereich des autogenen Trainings oder von Feldenkrais.

Homöopathische Mittel

Sulfur D3 hilft, wenn das Jucken bei der Austrocknung der Bläschen allzu stark sein sollte.
Dosierung: 3mal täglich 1 Tablette.
Belladonna D6 wirkt besonders gut, wenn die Krankheit von Fieber begleitet ist.
Dosierung: 50 Tropfen auf 1 Glas Wasser, stündlich einen Schluck davon trinken lassen.
Magnesia phosphorica D6 stärkt nach dem Abklingen des Fiebers.
Dosierung: 3mal täglich 1 Tablette bis zum Ende der Krankheit.

Neu und sanft – unser Tip!

Farbtherapie

Bestimmte Farben wirken über das Unbewußte des Kindes beruhigend, so daß das Jucken weniger empfunden wird. Das gilt vor allem für die Farbe Blau. Sorgen Sie deshalb dafür, daß sich Ihr Kind überwiegend in Blautönen kleidet; auch Bettwäsche, Handtücher und Waschlappen sollten ein dezentes Blau haben.

Vorbeugen – so schützen Sie andere vor Ansteckung

- Isolieren Sie Ihr Kind – vom Beginn der Krankheit an – für die Dauer von zehn Tagen von der Außenwelt.

- Sofern es kein oder nur wenig Fieber hat, braucht es nicht unbedingt im Bett zu liegen.

- Die Ansteckungsgefahr ist vorüber, wenn alle Bläschen verkrustet und ausgetrocknet sind.

Impfung?

Bislang gibt es noch keine Möglichkeit, Kinder per Impfstoff gegen die Windpocken zu schützen.
Die Krankheit ist allerdings auch zu harmlos, als daß sich größere wissenschaftliche Anstrengungen in dieser Richtung lohnen würden. Außerdem kann jeder Windpocken nur einmal bekommen. Nach der Erkrankung besteht lebenslange Immunität.

Medikamente
- **Deutschland**
Ingelan Puder, Wecesin
- **Österreich**
Ingelan Puder
- **Schweiz**
Eurax

Inkubationszeit

Vom Moment der Ansteckung bis zum Ausbruch der Windpocken vergehen etwa 2 bis 3 Wochen. Kranke Kinder stecken andere im Zeitraum von 2 Tagen vor dem Ausbruch der Bläschen bis 6 Tage danach an. In dieser Zeit sollten sie mit so wenig Menschen wie möglich Kontakt haben.

Zahnen

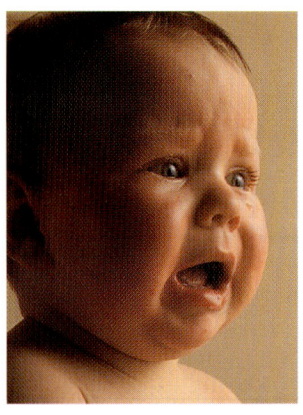

Bevor die ersten Zähne da sind, gibt es manchmal viele Tränen.

Symptome

- An den Durchbruchstellen der Zähne (vor allem der Eckzähne) kommt es zu Spannungen, Rötungen, Schwellungen und Schmerzen
- Erhöhter Speichelfluß
- Das Kind ist unruhig, nimmt fortwährend die Finger in den Mund und schreit häufig

Ursachen

Die Milchzähne durchstoßen das Zahnfleisch, dadurch kommt es zu Gewebezerreißungen, die je nach Schweregrad zu heftigen Schmerzen und Entzündungen führen können.

Biologische Hintergründe

Noch heute kennt der Volksmund Begriffe für das Zahnen, die nichts Gutes vermuten lassen: »Zahnfieber«, »Zahndurchfall«, »Zahnhusten«, »Zahnausschlag«, »Zahnkrämpfe«.
Tatsache ist jedoch, daß das Zahnen selbst weder zu Fieber, Durchfall, Krämpfen noch zu anderen schwerwiegenden Beschwerden führt, sondern seine Zeit (in den ersten zwei Lebensjahren) genau in jene Phase fällt, in der das Baby überdurchschnittlich häufig von anderen Krankheiten heimgesucht wird. Ein Zusammenhang mit diesen weiteren Beschwerden und den ersten Kinderkrankheiten besteht in der Regel jedoch nicht.

Psychische Hintergründe

Frühkindliche Erlebnisse entscheiden darüber, in welchen Bahnen das spätere Schmerzempfinden verlaufen wird, ob wir eher empfindlich oder eher robust gegenüber Schmerzen sein werden. Dies gilt auch für den Mund- und Kieferbereich. Je mehr Probleme das Baby mit dem Zahnen hatte, um so sensibler wird es als Erwachsener auf Zahnschmerzen reagieren.

Altbewährt – so helfen Sie Ihrem Kind!

Ein kühles Tuch

Zur Minderung der Entzündung am Zahnfleisch kühlen Sie die Kiefer des Babys mit einem in Leitungswasser gekühlten Leinentuch. Die Anwendung sollte mehrmals am Tag erfolgen und etwa 3 bis 5 Minuten dauern.

Schon gewußt?
Eigentlich beginnt das Zahnen schon, wenn das Kind noch gar nicht auf der Welt ist. Bereits zwischen der 5. und 6. Schwangerschaftswoche keimen die Zähne. Ein neugeborenes Baby hat bereits 20 Milchzähne im Kiefer, die begierig auf ihren Durchbruch warten. Der erste Zahn erscheint in der Regel zwischen dem 4. und 8. Lebensmonat.

Kalte Beißringe

Geben Sie dem zahnenden Baby einen kalten Beißring (am besten aus dem Kühlschrank) zum Kauen. Das Kauen erleichtert dem Milchzahn seinen Durchbruch, und zudem lindert die Kälte die Entzündung und die Schmerzen im Zahnfleisch.

Natürliche Beißhilfen

Meist kündigt sich der kommende Zahn durch einen geröteten, geschwollenen Kiefer oder verstärkten Speichelfluß an. Jetzt hilft es dem Kleinkind, wenn es auf etwas Hartem kauen kann. Eine Brotrinde ist geradezu ideal. Sie ist hart und elastisch zugleich, und das Kind kann sowohl daran lutschen als auch erste Kauversuche machen. Probiereren Sie es aus!

Bach-Blüten helfen!

Aspen hilft gegen vage Ängste, denn das Baby kann sich den schmerzhaften Vorgang des Zahnens noch nicht bewußt machen. Oak unterstützt es, gegen Schwierigkeiten anzukämpfen. Rescue-Remedy-Tropfen sind sinnvoll, denn Zahnen ist ein Notfall.

Homöopathische Mittel

Chamomilla D6 ist ein altbewährtes Mittel gegen die Beschwerden beim Zahnen.
Dosierung: 3mal täglich 5 Tropfen, zu Beginn des 2. Lebensjahres 8 Tropfen.

Neu und sanft – unser Tip!

Aromatherapie

Gegen die nervöse Stimmung des Babys beim Zahnen helfen die beruhigenden Düfte von *Lavendel* und *Kamille*; sie lindern darüber hinaus auch den Schmerz. Geben Sie einige Tropfen der Öle – die Sie auch miteinander mischen können – auf einen Duftstein, der im Kinderzimmer aufgestellt wird. Sie können die Öle auch auf einen kühlen Lappen träufeln, den Sie für 3 bis 5 Minuten um die Kiefer des Babys legen.

Homöopathische Mischung

Manche Kinderärzte empfehlen beim Zahnen auch ein Gemisch aus Chamomilla D20, Aconitum D10 und Magnesium phosphoricum D6. Die Wirkstoffe müssen zu gleichen Teilen gemischt werden; lassen Sie sich die Mischung am besten von einem Apotheker zubereiten.

Vorsicht vor Zahnungshilfen!

Es gibt spezielle Zahnungshilfen, die industriell hergestellt werden und in der Apotheke zu kaufen sind. Aber Vorsicht: Sie machen zwar die damit bestrichene Stelle im Mund für Zahnschmerzen unempfindlicher, aber sie enthalten leider auch Süßstoffe, die die Kleinen unnötig früh an Süßes gewöhnen und der Karies in den Milchzähnen Vorschub leisten.

Vorbeugen – so schützen Sie Ihr Baby

- Wenn der Zahn durch das Zahnfleisch bricht, gelangen leicht Bakterien ins Gewebeinnere. Das müssen Sie soweit wie möglich verhindern.
  Reinigen Sie daher vom vierten Lebensmonat an regelmäßig die Gaumenpartien des Babys mit einem weichen Waschlappen oder einem angefeuchteten Mulltuch.

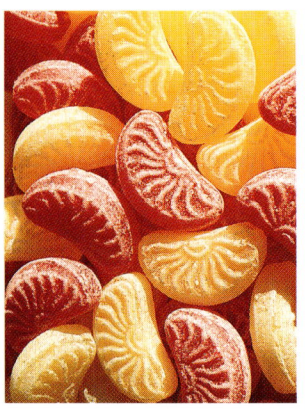

Zuviel Süßes kann bereits bei Kleinkindern zu Karies führen.

Karies

Ursachen

Ursache Nummer eins ist der Zucker in der Nahrung. Er wird nicht vollständig von den Zähnen entfernt und deshalb von an den Zähnen siedelnden Bakterien vergoren. Dabei entstehen Säuren, die den Zahnschmelz angreifen und schließlich aufbrechen: Es kommt zu den berüchtigten »Löchern«.

Biologische Hintergründe

Karies ist auch eine Sache des Alters: Junge Menschen bis zum Alter von etwa 30 Jahren werden überdurchschnittlich häufig heimgesucht. Danach nimmt das Kariesrisiko ab, dafür nimmt aber das Risiko für Zahnfleischentzündungen und Parodontose zu.

Psychische Hintergründe

Je weniger der Zahnschmelz mit Mineralien versorgt wird, um so mehr verliert er an Widerstandskraft. Die Mineralversorgung ist nicht nur von unserer – meist mineralarmen – Kost abhängig, sondern auch von der psychischen Verfassung. So konnte unlängst nachgewiesen werden, daß sich die Darmflora verändert, wenn der Mensch unter Streß steht. Vor allem die Zahl derjenigen Mikroorganismen, die an der Aufnahme von Kalium und Phosphaten beteiligt sind, wird deutlich reduziert. Die Folge: Der Mineralgehalt des Blutes sinkt, es kommt zum Einbruch der Zahnhartsubstanzen, in dessen Folge dann die typischen Karieslöcher entstehen.

Altbewährt – so helfen Sie sich selbst!

Akupressur

Diese sanfte Massage gehört bei Zahnschmerzen zu den Hausmitteln der ersten Wahl. Der Hauptdruckpunkt liegt jeweils auf dem Zeigefinger rechts außen neben dem Fingernagel. Drücken Sie ihn in winzigen Kreisbewegungen mit dem Daumennagel der anderen Hand. Möglich, daß sich dort ein Schmerz einstellen wird; dafür wird der Zahnschmerz zurückgehen.

Wichtig!
Karieslöcher sind ein Fall für den Zahnarzt. Die hier angegebenen Mittel dienen nur der Schmerzlinderung und zum Stoppen des »Zahnfraßes« – sie können selbstverständlich ein schon entstandenes Loch nicht rückgängig machen.

Nelkenöl

Das Öl ist ein bewährtes Hausmittel gegen den Zahnschmerz. Träufeln Sie ein paar Tropfen des Nelkenöls auf einen Wattebausch, und halten Sie diesen an den schmerzenden Zahn.

Homöopathische Mittel

Aesculus, Cortex D3 eignet sich zur schmerzlindernden und kalkaufbauenden Antikarieskur.
Dosierung: Nehmen Sie etwa 6 Wochen lang 3mal täglich 5 Tropfen. Danach wird die Einnahme für 3 Wochen unterbrochen, um sie schließlich wieder in gleichem Umfang aufzunehmen.
Hepar sulfuris D3 hilft gegen Zahnschmerzen, die bei kalten Speisen oder kalter Luft schlimmer werden.
Dosierung: 3mal täglich 1 bis 2 Tabletten.

Neu und sanft – unser Tip!

Teebaumöl

Geben Sie 3 bis 5 Tropfen Teebaumöl auf 1 Glas Wasser, und spülen Sie damit Ihren Mund.
Sie können auch einige Tropfen des Öls direkt auf den schmerzenden Zahn bzw. auf die Umgebung des Zahns geben.

Vorbeugen – so bleiben Sie gesund

- Pflegen Sie Ihre Zähne! Zweimal Zähneputzen pro Tag (nach den Mahlzeiten) ist ein absolutes Muß, besser ist dreimal. Zahnseide beseitigt die Essensreste zwischen den Zähnen.

- Essen Sie weniger zuckerreiche Speisen. Und wenn Sie es doch nicht lassen können, dann feiern Sie wenigstens echte Orgien: Eine Tafel Schokolade auf einmal setzt Ihre Zähne weniger unter Zuckerbeschuß, als wenn Sie kleine Schokosnacks über den ganzen Tag verteilen.

- Benutzen Sie fluoridhaltige Zahnpasten; sie kräftigen Ihren Zahnschmelz.

- Zuckerfreie Kaugummis regen Ihren Körper dazu an, desinfizierenden Speichel zu produzieren, der Essensreste entfernt.

- Für den Zahnaufbau Ihrer Kinder gibt es eine Kur aus Naturheilmitteln: morgens eine Messerspitze Apatit D6 comp.-Pulver und abends eine Messerspitze fünfprozentiges Conchae-Pulver (natürliches Kalziumkarbonat). Ihre Kinder sollten dies vier Wochen lang nehmen, dann drei Wochen Pause; schließlich beginnt die Einnahme in gleichem Umfang von neuem.

Vorboten

Zu Beginn der Karieserkrankung zeigen die Zähne weiße »Kreideflecken«; diese sind ein Zeichen dafür, daß ihrem Schmelz bereits etwas Kalk entzogen wurde. Sollten Sie diese Flecken bei sich entdecken, sind Sie gewarnt – doch es ist noch nicht zu spät. Intensivieren Sie nun Ihre Vorbeugungsmaßnahmen!

Kontrolle ist wichtig!

Lassen Sie Ihre Zähne regelmäßig vom Zahnarzt kontrollieren. Er kann am ehesten kleine Löcher entdecken und sie rechtzeitig füllen!

Bei kleinen Löchern dringend zum Zahnarzt

Zögern Sie die Zahnarztbehandlung nicht zu lange hinaus – sonst wird sie nur unangenehmer. Das Loch wird leider nicht kleiner oder bleibt gleich groß, sondern es wird relativ schnell größer. Lassen Sie es möglichst bald füllen.

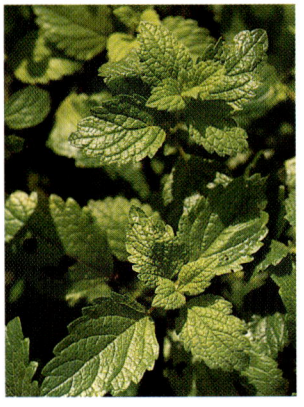

Lippenherpes

Eine Tinktur aus Melissenblättern hemmt die Vermehrung der Herpesviren.

Ursachen

Das Herpes-simplex-Virus, Typ 1, löst den Lippenherpes (Herpes labialis) aus. 90 Prozent der Bevölkerung haben dieses Virus! Meistens befindet es sich im passiven Wartestadium, doch bei einer Schwächung des Immunsystems »wittert« es seine Chance.

Organische Hintergründe

Körperliche Krisen im Umfeld von Regelblutung oder fiebrigen Erkrankungen fördern die Entwicklung der Pusteln (daher auch der Name Fieberbläschen). Neben mechanischen Reizungen, wie Küssen, Essen oder der Verwendung von Lippenstiften, spielt die Sonnenstrahlung eine große Rolle. In Regionen mit starker UV-Strahlung kommt es besonders häufig zur Bläschenbildung.

Psychische Hintergründe

Wichtig!
Herpesviren können für Menschen mit chronischen Erkrankungen, wie Diabetes, Krebs oder AIDS, überaus gefährlich sein. Hier ist dann unbedingt ärztliche Hilfe vonnöten.

In bezug auf die Lippenbläschen konnte festgestellt werden, daß vornehmlich das Gefühl des Ekels unser Immunsystem darin schwächt, die Herpesviren unter Kontrolle zu halten. Lippenbläschen im Gefolge von unangenehmen Geruchs-, Geschmacks- oder Hautempfindungen sind in der Regel unproblematisch, da sie bald wieder verschwinden. Schwieriger wird es jedoch bei länger anhaltender und weniger offen zutage tretender Abscheu, die gegenüber dem Partner, der Arbeit, den Kollegen empfunden wird. In solchen Fällen kann eine psychotherapeutische Behandlung oder eine radikale Umstellung der Lebensumstände in Betracht kommen.

Altbewährt – so helfen Sie sich selbst!

Teeauflagen

Tees aus Kamille, Thymian, Weidenrinde und Zinnkräutern besitzen entzündungs- und infektionshemmende Eigenschaften. Einen Lappen in den lauwarmen Tee tunken und auf die Bläschen legen. Sie können auch den abgebrühten Teebeutel auflegen.

Zinkwasserbehandlungen

Sie beschleunigen den Heilungsprozeß. Dazu werden 4 g Zinksulfat in 100 cm³ abgekochtem kalten Wasser aufgelöst. Einen Lappen oder Wattebausch eintunken, der dann am besten alle 30 bis 60 Minuten auf die erkrankten Lippen gelegt werden sollte.

Melissentinktur

Sie hemmt die Vermehrung der Herpesviren, ohne unsere Zellen zu schädigen.
Rezept: 10 g Melissenblätter werden in 100 g 70prozentigem Alkohol gelöst. Diese Tinktur kann mehrmals täglich auf die betroffenen Stellen getupft werden.

Ein altes Hausmittel – unser Tip!

Eistherapie

Wenn Sie an Rückfällen leiden und spüren, daß Sie Lippenbläschen bekommen: Legen Sie einen Eiswürfel in ein sauberes Taschentuch, und pressen Sie dieses auf die Stelle, die verdächtig kribbelt. Pressen Sie so lange wie möglich – machen Sie allerdings kurze Unterbrechungen (um eine Unterkühlung der Haut zu vermeiden).

Vorbeugen – so bleiben Sie gesund

- **Meiden Sie allzu starke UV-Bestrahlung!**
  Schützen Sie Ihre Lippen mit einer starken Sonnencreme oder einem Kleidungsstück (Tuch oder Schal). Auch allzu starker Wind macht Lippen rissig – und damit anfällig.

- **Kurieren Sie Ihre Krankheiten richtig aus!**
  Auch »Kleinigkeiten« wie eine Erkältung können das Herpesvirus hervorlocken.

- **Vermeiden Sie übermäßigen Streß!**
  Versuchen Sie es einmal mit einer Entspannungstechnik – etwa Yoga, autogenem Training oder Tai Chi Chuan.

- **Stärken Sie Ihre Immunabwehr!**
  Wechselduschen und sportliche Bewegung tragen ebenso dazu bei wie Fertigpräparate aus Sonnenhut (Echinacea) oder Lebensbaum (Thuja).

- **Achten Sie auf die Zahnpflege!**
  Die nasse Zahnbürste im feuchten Badezimmer bietet das ideale Milieu für Herpesviren.
  Bewahren Sie Ihre Zahnbürste möglichst trocken auf, kaufen Sie sich mindestens alle zwei Monate eine neue.

Achtung!

Es ist wichtig zu wissen, daß die Bläschen auch dann noch ansteckend sind, wenn sie bereits abheilen – und auch noch in der Schorfphase. Vermeiden Sie Zweitinfektionen, und vermeiden Sie es bitte, andere in dieser Phase anzustecken. Also: Keine Küsse – auch nicht auf die Wange! Ebenso sollten Sie bei Lippenherpes besonders auf Hygiene achten. Waschen Sie sich möglichst oft die Hände, und benutzen Sie andere Handtücher als der Rest der Familie.

So früh wie möglich

Alle Therapien gegen Herpes greifen am effektivsten, wenn sie so früh wie möglich – am besten, bevor die Bläschen sichtbar geworden sind – zum Einsatz kommen.

Mundspülung

Nehmen Sie morgens nüchtern 1 El Sesamöl in den Mund, und ziehen Sie es für 3 bis 4 Minuten durch die Zähne; dann ausspucken und den Mund mit 1 Glas Wasser (mit 1/2 TL Salz und 1/2 TL Sodasalz) gründlich ausspülen.

Lippen, rissige

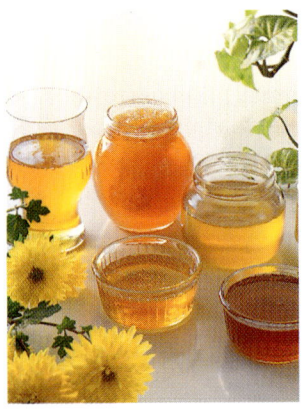

Honig macht rissige Lippen wieder sanft und glatt.

Symptome

- Die Lippen sind rissig, spröde und trocken
- Die Haut schält sich in mehr oder weniger großen Fetzen

Ursachen

Austrocknung der Lippenhaut durch trockene, kalte Umgebungstemperaturen ist eine Ursache. Lippenrisse werden außerdem durch feuchtigkeitsentziehende Klimaanlagen und Biotinmangel gefördert.

Körperliche Hintergründe

Die Lippen selbst besitzen keine Fettdrüsen, müssen also ihren Schutzfilm von den umliegenden Hautarealen beziehen.

Psychische Hintergründe

Lippenlecken fördert den Austrocknungsprozeß der Lippenhaut, da es den natürlichen Fettfilm beseitigt. Bekanntermaßen ist die Neigung zum Lippenlecken jedoch deutlich erhöht, wenn wir uns angespannt auf etwas konzentrieren. Versuchen Sie daher, auch in Anbetracht anstrengender Aufgaben mehr Gelassenheit zu üben! Gewöhnen Sie sich einen harmlosen Ersatztick an wie das Spielen mit einem Kugelschreiber oder Kaugummikauen.

Altbewährt – so helfen Sie sich selbst!

Sahne und Honig

Bestreichen Sie Ihre rissigen Lippen mit saurer Sahne, am besten jeden Morgen; die Sahne besitzt genau die richtige Fettzusammensetzung, um Ihre Lippen vor ungünstigen Witterungseinflüssen zu schützen. Am Abend tragen Sie dann Honig auf; er unterstützt die Hautregeneration in der Nacht und wirkt keimabtötend.

Massagen

Lippen reagieren sehr günstig auf sanfte Massagen. Am besten nehmen Sie dazu eine weiche Zahnbürste, die Sie zuvor in Salbeitee tauchen. Massieren Sie Ihre Lippen in langsamen Kreisbewegungen.

Zinkgele

Zinksulfat fördert die Hautregeneration – auch die der Lippen. Lipactin Gel und Virudermin Gel sind geeignete Zinkpräparate für die Lippen. Jeweils 3mal täglich auftragen.

Lippenpflegestifte?
Die Wirkung von Lippenpflegestiften ist umstritten. Nicht umstritten ist jedoch die Wirkung von lichtschützenden Stiften (mindestens Lichtschutzfaktor 10!), da sie zumindest die austrocknende Wirkung des Sonnenlichts mildern.

Medikamente
- **Deutschland**
Lipactin Gel,
Virudermin Gel
- **Österreich**
Virudermin Gel
- **Schweiz**
Virudermin Gel

Viel Biotin!

Rissige Lippen können auch durch Biotinmangel ausgelöst werden. Das B-Vitamin gehört zu den wichtigsten Vitaminen für die Haut, da es sie mit Schwefel versorgt. Sie finden Biotin vor allem in Leber, Sojamehl, Eigelb, Nüssen, Sardinen, Mandeln und Pilzen.

Hilfe aus der Küche

Trockene, spröde oder rissige Lippen pflegen Sie bestens mit etwas Sahne, ungesalzener Butter oder Honig. Nehmen Sie nicht zuviel, Sie sollen die Sahne oder den Honig nicht abschlecken, sondern in die ausgetrockneten Lippen einziehen lassen. Die ideale Zeit für diese Schönheitsbehandlung ist der Abend.

Neu und sanft – unser Tip!

Aromatherapie

Jeweils 3 Tropfen *Vetiver* (regeneriert das Unterhautgewebe), *Patschuli* (regt die Zellerneuerung in den Lippen an) und *Bitterorange*, 1 Tropfen *Neroli* (versiegelt die Lippenzellen gegen schädliche Umwelteinflüsse) mit 30 ml Mandelöl vermischen. Gründlich schütteln und 14 Tage an einem kühlen Ort ziehen lassen. Dieses Öl eignet sich vor allem zur Nachtpflege Ihrer Lippen. Tragen Sie es weiträumig um die Lippen herum auf.

Vorbeugen – so bleiben Ihre Lippen schön

- Stellen Sie die Heizung niedriger! Die richtige Raumtemperatur liegt bei 18 bis 20°C. Die ideale Luftfeuchtigkeit liegt bei 40 bis 50 Prozent.

- Nach dem Duschen bzw. Baden sollten Sie Haut und Lippen ausgiebig mit einer Feuchtigkeitscreme pflegen. Achten Sie darauf, daß Sie nur Präparate mit einem geringen Fettanteil verwenden! Sie können den Pflegecharakter der Creme auch erhöhen, indem Sie Ihre eigenen Zutaten beimischen, z.B. eine zerdrückte Aprikose (wirkt belebend und glättend) oder zerdrücktes Avocadofleisch (gibt der Haut neue Spannkraft).

- Probieren Sie einmal Kakaobutter bei einer Neigung zu trockenen, rissigen Lippen. Sie heilt nicht nur, sondern schmeckt auch noch gut.

- Trocknen Sie sich nach dem Baden bzw. Duschen nicht zu gründlich ab, denn Cremes und Lotionen wirken am besten auf noch feuchter Haut!

- Meiden Sie lange Sonnenbäder! Schützen Sie Ihre Lippen mit einem lichtschutzstarken Lippenstift!

Leber und Eigelb

Beide Lebensmittel werden von einigen Ärzten gern als gefährliche Cholesterinbomben gebrandmarkt. Tatsache ist jedoch, daß sie zu den wirkungsvollsten Vitamin-B-Spendern gezählt werden müssen und daß sie keine einwandfrei erwiesenen schädigenden Wirkungen auf die Blutgefäße besitzen. Im Gegenteil! In einigen Untersuchungen konnte der Nachweis erbracht werden, daß sie den HDL-Cholesterinspiegel im Blut steigern, und dieses Cholesterin gilt mittlerweile als Rohrputzer verkalkter Blutgefäße.

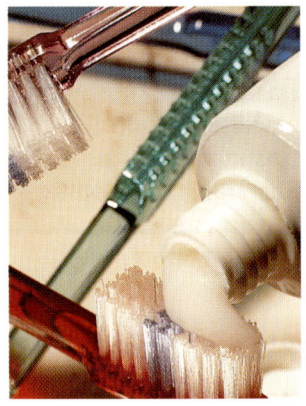

Auch mangelnde Mundhygiene kann eine Entzündung hervorrufen.

Mundschleimhaut- entzündung

Ursachen

Die Ursachen für eine Entzündung der Mundschleimhaut sind unterschiedlich, am häufigsten kommen vor:

- Mangelnde Mundhygiene oder Mundtrockenheit
- Bakterielle Infektionen oder Allergien
- Verletzungen (durch scharfkantige Zähne, Prothesen, Füllungen).

Biologische Hintergründe

Die Mundschleimhaut hat viel Kontakt zur Außenwelt und wird daher häufig mit Schmutz, Allergenen und Parasiten konfrontiert. Sie kann nur gesund bleiben, wenn unser Immunsystem sie wirksam beschützt. Umgekehrt sind Mundschleimhautentzündungen ein sicheres Zeichen für eine bestehende Abwehrschwäche.

Wichtig!
Eine Mundschleimhautentzündung kann auf schwerwiegende Störungen des Magen-Darm-Traktes hindeuten. Lassen Sie dies bitte vom Arzt untersuchen.

Psychische Hintergründe

Als erwiesen gilt, daß ständiger Streß, Ängste und Aggressionen die Mundschleimhaut trockener und dadurch anfälliger für Infektionen machen.

Altbewährt – so helfen Sie sich selbst!

Myrrhetinktur

Myrrhe wirkt desinfizierend und entzündungshemmend. Pinseln Sie die Tinktur (Präparat: Myrrhe-Tinktur Hetterich) 3mal täglich unverdünnt auf die betroffenen Stellen.

Medikamente
- **Deutschland**
Myrrhe-Tinktur Hetterich;
Recessan Salbe
- **Österreich**
Drovitol Mund- und Rachentropfen;
Recessan-Salbe
- **Schweiz**
Myrrhetinktur;
Decasept

Polidocanol

Polidocanol wirkt schmerz- und entzündungsstillend und führt nicht zu allergischen Reaktionen. Tragen Sie den Wirkstoff (Präparat: Recessan Salbe) 3mal täglich nach den Mahlzeiten auf die betroffenen Stellen auf.

Homöopathische Mittel

Hepar sulfuris D3 hilft leicht aufbrausenden Menschen, deren Mundschleimhautentzündungen besonders bei psychischem Streß auftreten. Das Mittel eignet sich auch zur Vorbeugung.
Dosierung: 3mal täglich 1 bis 2 Tabletten.

Arnica D6 wirkt bei Entzündungen, die von kantigen Zähnen, Prothesen oder Füllungen verursacht wurden. Es lindert die Schwellung und ist entzündungshemmend.
Dosierung: 2mal täglich 10 Tropfen im Mund zergehen lassen, am Abend geben Sie 10 Tropfen auf 1 Glas warmes Wasser zum Spülen des Mundes.

Acidum nitricum D12 hilft bei blutenden und schmerzhaften Ausschlägen am Gaumen und auf der Zunge sowie bei eingerissenen Mundwinkeln.
Dosierung: 1mal täglich 1 Tablette.

Wirkungsvolle Ernährung – unser Tip!

Cholin und Vitamin A

Cholin und Vitamin A spielen eine wichtige Rolle bei der Wundheilung und für den Gesundheitszustand der Mundschleimhaut.

● Der Biobaustein Cholin (die Vorstufe einer Aminosäure) wird in unserem Darm hergestellt, und zwar unter Verwendung der Stoffe Methionin, Serin, Folsäure und Vitamin B12. Sie finden diese Wirkstoffe vor allem in Fisch, Geflügel, Leber, grünem Blattgemüse und Bierhefe. Eine direkte Zufuhr von Cholin erreichen Sie durch die Einnahme von Lezithin, das allerdings längerfristig zu Vitamin-B6-Mangel führen kann.

● Vitamin A erhält die Struktur und Funktion der Epithelzellen der Schleimhäute (und auch der Haut). Das Vitamin findet man vor allem in Karotten, Spinat, Kürbis und Papayas. Nehmen Sie keine Vitamin-A-Präparate; sie bergen die Gefahr einer Überdosierung und sollten daher – wenn überhaupt – nicht ohne ärztliche Aufsicht eingenommen werden.

Vorbeugen – so bleiben Sie gesund

● Stärken Sie Ihre Immunabwehr durch Vitamin C (in Kiwis, Zitronen und Orangen) und die Einnahme von Sonnenhutpräparaten (Echinacea).

● Obst und Gemüse müssen vor dem Verzehr gründlich gewaschen werden.

● Ein wichtiger Bestandteil von Mundhygiene ist die regelmäßige Zahnpflege.

Homöopathie

Homöopathische Mittel mobilisieren und balancieren gezielt die Steuerungsmechanismen der Mundschleimhaut. Dabei sollten sie nicht gestört werden; es ist daher ratsam, während der homöopathischen Behandlung auf die Verwendung von geschmacksverstärkenden Zahnpasten und Mundwässern zu verzichten.

Andere Länder, andere Sitten

In Indien ist es noch weit verbreitet, bei Problemen mit der Mundschleimhaut den eigenen Urin zu trinken. Urin desinfiziert und wirkt bakterienabtötend. Auch bei uns ist die sogenannte Urintherapie wiederentdeckt worden.

Wichtig!

Wenn die Hausmittel nach 3 Tagen keine deutliche Besserung erzielen, sollten Sie den Zahnarzt aufsuchen, um die Ursachen abklären und eventuell kantige Zähne, Zahnfüllungen und Prothesen einschleifen zu lassen.

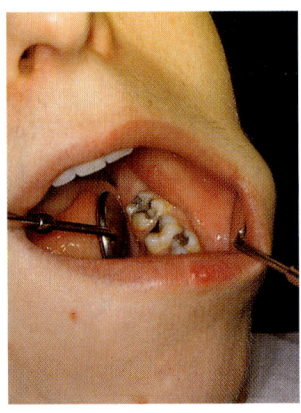

Die beste Prophylaxe: regelmäßige Entfernung des Zahnsteins und des Zahnbelags.

Parodontose

Symptome
● Rötungen, Entzündungen und Blutungen des Zahnfleisches mit üblem Mundgeruch
● Lockerung der Zähne, Kieferdeformierung

Ursachen

Bei Parodontose handelt es sich um den bereits chronischen Verlauf einer ursprünglichen Zahnfleischtaschenentzündung.

Organische Hintergründe

Ständige Zahnbelag- und Zahnsteinbildung, verbunden mit mangelnder Mundhygiene, führt, wenn die Beläge nicht entfernt werden, zu Zahnfleischentzündungen. Wird die Entzündung nicht behandelt, so hat sie die Bildung von Zahnfleischtaschen unterhalb des entzündeten Zahnfleischansatzes zur Folge. Diese Taschen sind ebenfalls mit sogenannten Konkrementen gefüllt, und Bakterien können sich hier ungehindert vermehren. Im Lauf der Zeit führt dies zu einer starken Beeinträchtigung des Kieferknochens, welcher schließlich zwei bis zehn Millimeter und mehr von seiner Knochensubstanz abbaut. Da der Kieferknochen schwindet, lockern sich die Zähne, und der Zahnausfall ist vorprogrammiert.

Wenn die Parodontoseerkrankung schon weit fortgeschritten ist, müssen oft einige Zähne entfernt werden. Oder es sind aus therapeutischen Gründen Brücken empfehlenswert, welche die Zähne stützen und zusammenhalten. Es kann auch sein, daß ein Teil vom Zahnfleischrand abgetragen werden muß, damit das Zahnfleisch wieder gesund nachwachsen kann.

Psychische Hintergründe

Streß senkt die Abwehrkraft unseres Körpers und erhöht die Gefahr von Entzündungen, auch von Zahnfleischentzündungen. Psychologen sehen bei Menschen, die für Parodontose anfällig sind, folgende Verhaltensweisen: Unfähigkeit, Entscheidungen zu treffen, und Unentschlossenheit.

Altbewährt – so helfen Sie sich selbst!

Geduld ist nötig!

Halten Sie unbedingt die – unter Umständen sehr langwierige – Parodontosebehandlung Ihres Zahnarztes durch.

Mundusche

Benutzen Sie regelmäßig Ihre Mundusche, um Speisereste sofort zu entfernen. Stellen Sie anschließend den Wasserdruck höher ein, und massieren Sie auf diese Weise Ihr Zahnfleisch. Es wird dadurch zu einer Kräftigung des Gewebes kommen, und auch der Lymphfluß wird angeregt. Dies führt längerfristig zu einem besseren Stoffwechsel im Gewebe. Sie können Ihr Zahnfleisch auch direkt mit den Fingern massieren; am besten sind hier kreisende Bewegungen mit sanftem Druck.

Mundspülungen mit Teebaumöl

Geben Sie 3 bis 4 Tropfen Teebaumöl in 1 Glas warmes Wasser, und spülen Sie mehrmals täglich Ihren Mund damit aus. Sie können diese Mischung auch in Ihre Mundusche geben.

Zusätzlich können Sie einige Tropfen reines Teebaumöl direkt auf die schmerzenden, blutenden Entzündungen auftragen.

Salbei

Die ätherischen Öle und Bitterstoffe des Salbeis mildern die Entzündung. Am besten eignet sich 2,5prozentiges Salbeiöl (aus der Apotheke). Lösen Sie einige Tropfen des Öls in warmem Wasser, und spülen Sie damit nach dem Zähneputzen mindestens 2 Minuten lang den Mund.

Vitamin C

Achten Sie bei Parodontose vor allem auf eine genügende Zufuhr von Vitamin C in Form von frischen Zitrusfrüchten wie Orangen, Mandarinen und Zitronen.

Homöopathische Mittel

Hier haben sich die Präparate *Myrrha Similiaplex* zur lokalen Therapie und *Kamillosan* für die Mundspülung bewährt.

Vorbeugen – so bleiben Sie gesund

- Die beste Vorbeugung sind regelmäßiges Zähneputzen (mindestens zweimal pro Tag und nach den Mahlzeiten) sowie regelmäßige Kontrolle und Entfernung des Zahnbelags bzw. Zahnsteins beim Zahnarzt.
- Benutzen Sie Zahnseide. Sie reinigt die Zahnzwischenräume von versteckten Speiseresten.
- Vitamin C erhöht die Abwehrkräfte des Zahnfleischs. Eine Ernährung, die viel frisches Gemüse und Obst enthält, ist für gesunde Zähne und festes Zahnfleisch von großer Wichtigkeit.

Streß und Zahnfleisch

Unsere Sprache hält einige Ausdrücke bereit (z. B. »auf dem Zahnfleisch daherkommen«), die einen Zusammenhang von Zahnfleischbeschwerden und psychischer Verfassung andeuten.

Menschen, die unter starkem Streß stehen, gehen das Risiko ein, daß sich diese Belastung (zusammen mit erhöhter Mangelernährung bei Streß) auch auf die Zähne und das Zahnfleisch auswirkt. In alten chinesischen Schriften zu Tai Chi Chuan wird der Entspannungseffekt dieser fernöstlichen Bewegungsmeditation auch für die Zähne beschrieben: »Das Zahnfleisch wird wieder rosig.«

Wichtig!

Nehmen Sie homöopathische Mittel nicht zusammen mit Teebaumöl ein. Die Wirkungen könnten sich sonst gegenseitig beeinträchtigen. Entscheiden Sie sich für eine der beiden Therapieformen.

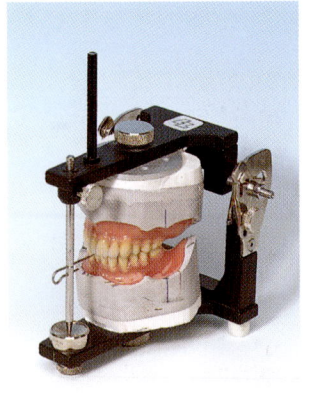

Beim Gebiß kommt es auf jeden Millimeter an.

Zahnprothesenprobleme

Symptome

- Probleme, Essen zu kauen, oder auch Schmerzen beim Kauen
- Entzündungen der Schleimhäute und des Zahnfleisches, mögliche Kieferverformungen

Ursachen

Falsch konstruierter und/oder schlecht sitzender Zahnersatz ist der hauptsächliche Grund für Probleme und Schmerzen. Übrigens: Unter Zahnersatz versteht man nicht nur Teil- und Ganzprothesen, sondern auch Inlays, Kronen, Brücken, Geschiebearbeiten, Teleskoparbeiten sowie Implantate.

Körperliche Hintergründe

Bei Zahnersatz spürt man jeden Millimeter Genauigkeit – oder eben auch Ungenauigkeit. Wenn der Abdruck schlecht gemacht wurde oder die Zahntechniker nicht äußerst präzise gearbeitet haben, kann dies zu einer minimalen Verschiebung des eigentlich paßgerechten Bisses mit maximalen Folgen führen.

Der Zahnersatz kann einerseits zu straff sitzen oder zu locker sein (z. B. bei Prothesen). Eine weitere Möglichkeit: Im Lauf der Zeit schwindet der Kieferknochen, und die Prothesen müssen korrigiert, sozusagen unterfüttert werden. Auch kann sich unter Kronen und Brücken an den beschliffenen Zähnen ein Eiterherd gebildet haben. Vielleicht war sogar noch eine kariöse Füllung in dem beschliffenen Zahn, die jetzt unter dem Zahnersatz rumort. Auch eine Nervenentzündung oder ein Absterben des Zahnnervs unter einer Krone kann massive Beschwerden verursachen. Manchmal jedoch stecken hinter den Schmerzen nur kleine Höhendifferenzen, die eingeschliffen werden können.

Psychische Hintergründe

Zahnersatz stellt für viele Menschen zunächst ein gewisses Trauma dar: plötzlich zahnlos zu sein, keinen Biß mehr zu haben, alt zu sein. Am Anfang wird der Zahnersatz als Fremdkörper wahrgenommen, an den sich sogar unsere Zunge erst nach einigen Wochen gewöhnt. Er kann – auch wenn er paßt – das Gefühl vermitteln, zu groß oder unpassend zu sein. Und unsere Psyche braucht oft noch länger, um sich mit dem Neuen anzufreunden. Zahnprothesenprobleme sind daher oft auch psychosomatischer Natur.

Rechtzeitig zum Zahnarzt
Bei längerfristigen Beschwerden sollten Sie unbedingt Ihren Zahnarzt aufsuchen. Schlecht sitzender Zahnersatz kann letztlich den Kiefer verformen und so noch größere Schäden anrichten. Warten Sie bei Prothesenproblemen nicht zu lange mit einer Reklamation, denn Sie haben nur eine bestimmte »Garantiezeit« für verpfuschten Zahnersatz.

Altbewährt – so helfen Sie sich selbst!

Akupressur

Es gibt verschiedene Akupressurpunkte, die bei Zahnschmerzen Linderung bringen. Massieren Sie die folgenden Punkte mit kreisenden Bewegungen im Uhrzeigersinn (Massagen im Uhrzeigersinn haben sedierende, d. h. beruhigende, dämpfende Wirkung) ein paar Minuten lang:

Hegu: Die »Talbegegnung« liegt auf dem Handrücken. Sie finden diesen Punkt am einfachsten, wenn Sie den Daumen auf den ausgestreckten Zeigefinger pressen. Es bildet sich dann auf dem Handrücken eine Erhöhung, in deren unmittelbarer Umgebung der Punkt in Form einer Vertiefung spürbar ist.

Sanyanglo: Der Punkt liegt auf dem sogenannten Drei-Erwärmer-Meridian und befindet sich eine Handbreit über dem Handgelenk, und zwar zwischen Elle und Speiche.

Jiache: Dieser Punkt eignet sich bei Beschwerden im Oberkiefer. Er liegt über dem Kaumuskel. Am besten machen Sie Kaubewegungen und tasten Ihre Wange in der Mitte ab. Sie finden dort eine kleine Vertiefung.

Xiaguan: Dieser Akupressurpunkt hilft bei Schmerzen, die vorwiegend im Unterkieferbereich liegen. Der Punkt liegt in der Vertiefung des Unterkiefergelenks. Wenn Sie mit dem Finger von Ihrem Kinn aus am Unterkiefer entlangfahren, stoßen Sie relativ weit hinten auf eine Vertiefung.

Beginnen Sie mit der Akupressur zunächst auf der rechten Seite, dann wechseln Sie zum entsprechenden Punkt auf der linken Seite und massieren ihn ebenfalls.

Nelken und Teebaumöl

Nelken sind ein altbewährtes Mittel gegen Zahnschmerzen. Zerkauen Sie eine Nelke im Mund, oder geben Sie ein paar Tropfen ätherisches Nelkenöl auf die entsprechende Stelle.

Teebaumöl hilft bei Entzündungen des Zahnfleisches – beispielsweise bei reibendem Zahnersatz. Geben Sie ein paar Tropfen des Öls pur auf die schmerzenden Stellen.

Sanfte Blüten – unser Tip!

Bach-Blütentherapie

Die Bach-Blütentherapie kann bei veränderten, ungewohnten Lebensumständen sehr gute Dienste leisten. Probieren Sie doch einmal folgende Mischung der Blütenessenzen aus, die der Angst vor Neuem, Ungewohntem entgegenwirkt: Gentian, Walnut und Mimulus.

Dosierung: Nehmen Sie von Ihrer Mischung 4mal täglich jeweils 4 Tropfen ein (am besten vor den Mahlzeiten), und lassen Sie diese einige Augenblicke auf oder unter der Zunge wirken.

Zähne und Psyche
Die Zähne sind ein Symbol von Vitalität, Kraft, Jugendlichkeit und sexueller Potenz. Plötzlich zahnlos zu sein ist quasi ein Verlust an Lebenskraft. Psychologen deuten Alpträume, in denen man die Zähne verliert, in diesem Sinne. Probleme mit Zahnprothesen haben sehr häufig eine psychische Komponente. Man wehrt sich unbewußt gegen diese »Krücken«, gegen die sichtbaren Zeichen des Alters – und das schmerzt.

Bach-Blüten
Den ganzen »Stock« der 38 Bach-Blüten-essenzen gibt es mittlerweile rezeptfrei in den Apotheken. Eine Erhöhung der Dosierung ist übrigens völlig unbedenklich. Bei akuten Beschwerden können Sie alle 20 Minuten 4 Tropfen zu sich nehmen.

Haarausfall

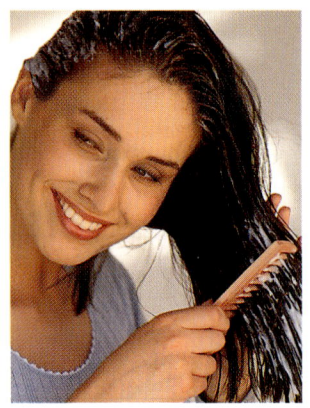

Auch ein gesundes Haar hat nur eine begrenzte Lebensdauer.

Symptome

- Ausdünnung des Haarschopfs, diffus oder an bestimmten Stellen
- An Kamm und Bürste bleiben nach dem Kämmen vermehrt Haare hängen

Ursachen

Haarausfall kann viele Ursachen haben. Bei Frauen hängt er oft mit Eisenmangel und dem An- oder Absetzen der Antibabypille zusammen. Auch während der Wechseljahre und nach Entbindungen müssen sie mitunter Haare lassen, weil die Produktion des Haarschutzhormons Östrogen gedrosselt wird. Bei Männern gehört Haarausfall in 95 Prozent aller Fälle zur androgenetischen Alopezie. Für deren Entwicklung sind drei Faktoren maßgebend: Lebensalter, erbliche Veranlagung und die männlichen Geschlechtshormone (Androgene). Alle drei Faktoren sind kaum zu beeinflussen.

Organische Hintergründe

Die häufig zu hörende These, wonach der Mensch im Frühjahr seinen »Winterpelz« und besonders viel Haare verliert, ist Aberglaube. Die höchste Quote liegt mit 60 bis 64 Haarausfällen pro Tag in den Monaten August und September.

Psychische Hintergründe

Erleben Sie öfter Dinge, die »zum Haare ausraufen« sind? Dann kann es sein, daß Ihr Haarausfall psychische Ursachen hat. Denn ein Leben voller aggressiver Gefühle, wie Wut, Neid, Eifersucht und Haß, führt über die Aktivierung der Hirnanhangsdrüse zur Ausschüttung von androgenen (männlichen) Hormonen, die den Haarausfall fördern.

Altbewährt – so helfen Sie sich selbst!

Zwiebeln lassen Haare wachsen

Die Zwiebel zählt zu den bewährten Haarwuchsmitteln, da sie viel Schwefel enthält, den der Körper zum Aufbau der Haarsubstanz benötigt. Abgestorbene Haarwurzeln kann sie natürlich nicht mehr zum Leben erwecken, aber sie vermag das noch bestehende Haar fülliger und kräftiger zu machen. Halbieren Sie eine Zwiebel (am besten eine Gemüsezwiebel), und massieren Sie mit dem Stumpf etwa 10 bis 15 Minuten lang Ihre Kopfhaut. Danach waschen Sie das Haar mit einem milden, pH-neutralen Shampoo.

Regelmäßige Bierwäsche

Sie dient der Kräftigung des noch verbliebenen Haars. Für die Bierwäsche brauchen Sie genau ein 0,2-l-Glas voll Bier. Spülen Sie Ihr Haar zunächst mit warmem Wasser, dann massieren Sie die erste Hälfte des Biers in Ihre Kopfhaut ein. Lassen Sie den Gerstensaft 15 Minuten wirken. Danach spülen Sie das Haar wiederum mit warmem Wasser aus. Jetzt kommt die zweite Hälfte des Biers auf Ihre Kopfhaut. Die Haare gut kämmen und das Bier trocknen lassen. Normalerweise sollte es so gut in die Kopfhaut einziehen, daß kein Geruch zurückbleibt.

Homöopathische Mittel

Thallium metallicum D6 ist ein homöopathisches Präparat, das die Durchblutung und Mineralversorgung in der Kopfhaut verbessert und so dem Haarausfall entgegenwirkt.
Dosierung: 3mal täglich 1 Tablette.

Neu und sanft – unser Tip!

Teebaumöl

Teebaumöl kräftigt das Haar ganz allgemein. Sie können es in unterschiedlicher Form anwenden.
Massage: Massieren Sie ein paar Tropfen reines Teebaumöl in die Kopfhaut ein. Das regt den Haarwuchs an.
Packung: Stellen Sie eine Mischung aus 50 ml Oliven- oder Avocadoöl und 25 Tropfen Teebaumöl her. Erwärmen Sie die Mischung etwas im Wasserbad, und massieren Sie diese angewärmte Lotion in die Kopfhaut ein. Wickeln Sie sich ein Handtuch um den Kopf, und lassen Sie die Packung 1 Stunde lang einwirken.
Spülung: Geben Sie in die letzte Spülung nach dem Haarewaschen ein paar Tropfen reines Teebaumöl.

Vorbeugen – so bleiben Sie gesund

- Massieren Sie Ihre Haare dreimal täglich jeweils fünf Minuten lang. Das verbessert die Durchblutung der Haarwurzeln.
- Vermeiden Sie mechanische Belastungen Ihres Haares! Tragen Sie Kopfbedeckungen nur, wenn sie wirklich (etwa als Kälte- oder Gefahrenschutz) notwendig sind.
- Reduzieren Sie den Gebrauch von Lockenwicklern.
- Auch Dauerwellen, Blondiermittel und Haarlacke sollten bei Ihrer Haarpflege eher zur Ausnahme als zur Regel zählen.
- Drahtbürsten und längeres Fönen setzen Ihren Haarwurzeln ebenfalls zu.

Ernährung und Haarqualität
Eisen, Jod und die Vitamine der B-Gruppe sind mitverantwortlich für die Festigkeit und Vitalität unseres Haars. Eine entsprechende Ernährung, die viel Gemüse, Obst und Vollkornprodukte enthält, wirkt vorbeugend gegen schütteres Haar.

Ein Zaubermittel?
Es gibt ein Mittel, das auch den hormonbedingten Haarausfall der Männer stoppen kann. Sein Name: Minoxidil. Es hat eine Erfolgsquote von 30 Prozent. Seine Haken: Es ist in Deutschland nicht zugelassen und kann nur auf Privatrezept erworben werden – und es ist nicht gerade billig (ca. 100 DM pro Monat). Außerdem beginnt der Haarausfall beim Absetzen von Minoxidil von neuem.

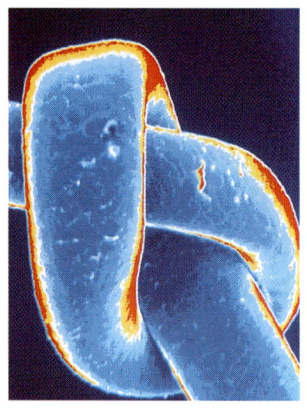

Benutzen Sie keine fettigen Cremes und Lotionen zur Pflege, wenn Sie zu fettigem Haar neigen.

Haare, fettige

Symptome

- Fettiges Kopfhaar
- Verklebungen der Haare

Ursachen

Fettiges Haar ist eher eine physiologische Besonderheit als eine Erkrankung. Es sind vor allem Menschen mit feinem Haar, die darunter leiden.

Die Begründung ist einfach: Am Schaft jedes einzelnen Haares befinden sich fettproduzierende Talgdrüsen, und da feinhaarige Menschen besonders viele Einzelhaare besitzen, haben sie auch überdurchschnittlich viele Talgdrüsen, ungefähr 140 000 bis 160 000 Stück! Eine Armada von nimmermüden Fettproduzenten, die fast jeden Frisurwunsch zur Utopie werden lassen! Darüber hinaus hat feines Haar den Nachteil, daß sich das Fett auf den dünnen Strähnchen problemlos ausbreiten kann. Bei dicken Locken hingegen gelangt es nur schwer an die sichtbare Frisuroberfläche.

Hormonelle Hintergründe

Extreme Hitze, hohe Luftfeuchtigkeit und männliche Hormone (Androgene) beschleunigen die Fettbildung im Haar, da sie die Talgdrüsen zu erhöhter Produktion anregen. Einigen Menschen ist die Überproduktion ihrer Talgdrüsen leider auch per Erbgut in die Wiege gelegt. Sie leiden in der Regel nicht nur unter fettigem Haar, sondern auch unter fettiger Haut, Mitessern und Akne. Aufgrund der hormonellen Veränderungen während der Pubertät trifft das Problem der fettigen Haare hauptsächlich Jugendliche – und darunter wiederum besonders männliche Jugendliche – im Alter von 14 bis 18 Jahren, die in der Regel sehr stark unter diesem kosmetischen Makel leiden. Sie fühlen sich häßlich und geraten unter Streß, der wiederum für talg- und fettfördernde Hormonveränderungen sorgt. Der Anteil der männlichen Hormone, die in geringen Mengen auch im weiblichen Körper zirkulieren, entscheidet auch über den Haarwuchs: Er beeinflußt sowohl den Haarausfall als auch die Entstehung eines Damenbarts.

Psychische Hintergründe

Generell gilt: Streß läßt die Haare schneller fettig werden. Außerdem werden sie dann auch leicht stumpf und verlieren ihren Glanz.

Pille und Haare
Hormone haben einen starken Einfluß auf die Talgproduktion. Es ist möglich, daß Sie Ihre Haarprobleme Ihrer Antibabypille zu verdanken haben. Sprechen Sie mit Ihrem Frauenarzt darüber!

Entgiftungsstörung
Hinter fettigen Haaren kann auch eine Entgiftungsstörung des Körpers stecken. Eine Darmreinigung mit anschließender mikrobiologischer Therapie kann Abhilfe schaffen.

Altbewährt – so helfen Sie sich selbst!

Häufiges Haarewaschen

3- bis 4mal pro Woche kann man die Haare ruhig waschen – wenn nötig auch täglich.

Früher glaubte man, daß durch wiederholtes Haarewaschen die Talgdrüsen nur dazu anregt würden, noch mehr Fett zu produzieren. Diese Gefahr besteht bei heutigen Shampoos nicht mehr. Achten Sie aber darauf, daß Ihr Shampoo dermatologisch unbedenklich und pH-neutral ist.

Brennesselspülungen

Brennesseln kräftigen das Haar.

Rezept: Jeweils 1 TL Rosmarin, Kamille und Brennessel mischen und mit 100 ml kochendem Wasser übergießen. Dann etwas Obstessig hinzufügen. Diese Spültinktur geben Sie nach dem Haarewaschen auf Ihr Haar. Danach nicht mehr auswaschen.

Thymian-Zinn-Spülungen

Sie hemmen die Fettproduktion der Talgdrüsen.

Rezept: Jeweils 1 TL Thymian, Zinnkraut und Rosmarin mischen und mit 100 ml kochendem Wasser übergießen. Dann etwas Obstessig hinzufügen. Diese Spültinktur nach dem Haarewaschen auftragen, einmassieren und nicht mehr auswaschen.

Hamamelishaarwasser

Dieses Haarwasser hilft gegen fettige Haare und auch gegen Schuppen.

Rezept: 3 Tropfen ätherisches Melissenöl, 20 ml Birkenblättertinktur, 80 ml Hamameliswasser (Hamamelis = Zaubernuß) gut durchmischen und in eine Flasche füllen. Massieren Sie dieses Haarwasser 2mal täglich in Ihre Kopfhaut ein.

Vielseitig und sanft – unser Tip!

Teebaumöl

Teebaumöl hilft sowohl gegen fettige als auch gegen trockene Haare, da es die Tätigkeit der Talgdrüsen reguliert.

Rezept: Geben Sie etwa 20 bis 50 Tropfen (je nach Haarlänge) auf 100 ml mildes, pH-neutrales Shampoo.

Vorbeugen – so bleiben Sie gesund

- Finger weg von allen fettenden Haarprodukten! Cremes oder Lotionen sind für das zur Fettbildung neigende Haar genau das Falsche.
- Geben Sie klaren Shampoos den Vorzug gegenüber cremigen!

Gegen den Strich

Dünne, fettige Haare (Schnittlauchlocken) liegen in platten Strähnen auf der Kopfhaut. Manchmal kann ein Friseur mehr Fülle hineinzaubern, indem er die Haare von unten herauf schneidet. Sie selbst können Ihrem Haar mehr Pfiff geben, indem Sie es beim Fönen gegen den Strich, also von den Haarwurzeln nach oben, bürsten. Bürsten Sie aber nicht zuviel, denn das kann wieder Ihre Talgdrüsen mobilisieren!

Sich selbst akzeptieren

Dünnes und fettiges Haar werden Sie durch kein Haarprodukt der Welt in eine üppige Haarmähne verwandeln. Dennoch können Sie hübsch und gepflegt aussehen, wenn Sie sich um eine Ihrem Haartyp entsprechende Frisur bemühen und für eine passende Pflege sorgen.

Vergiftung?

Lassen Sie sich bei Haarausfall auf Lösungsmittel- bzw. Schwermetallvergiftungen untersuchen.

Haare, trockene

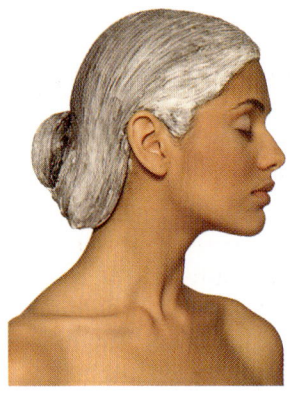

Packungen, Spülungen, Massagen – trockene Haare kann man in den Griff bekommen.

- Sprödes, glanzloses, widerspenstiges und vor allem brüchiges Haar
- Beim Kämmen entwickeln sich elektrostatische Ladungen

Ursachen

Es gibt unterschiedliche Ursachen für trockene Haare. Die häufigsten sind folgende:

- Mechanische Strapazen (z.B. das häufige Tragen von Helmen und Hüten sowie das Arbeiten in trockener, überklimatisierter Luft)
- Erbliche Veranlagung
- Ernährungsfehler.

Physiologische Hintergründe

Für die Instandhaltung der Blutgefäße an unseren Haarwurzeln sind vor allem Vitamin C, Zink und Bioflavonoide erforderlich, die entsprechend in unserer Ernährung berücksichtigt werden müssen. Ein weiterer wichtiger Biostoff ist Schwefel, er sorgt für den Glanz in unserem Haar. Wir finden Schwefel vor allem in tierischem Eiweiß – in Eiern, Fisch, Geflügel, Milch und Milchprodukten.

Altbewährt – so helfen Sie sich selbst!

Tägliches Bürsten

Bürsten Sie morgens und abends Ihr Haar mindestens 3 Minuten lang, um die Durchblutung und Talgproduktion der Kopfhaut anzuregen. Dabei sollten Sie die Haare nicht nur von oben nach unten bürsten, sondern auch umgekehrt – gegen den Strich.

Mayonnaisewäsche

Regelmäßig 1 Mayonnaisewäsche pro Woche verleiht Ihrem Haar einen wirksamen Schutzfilm, außerdem versorgt sie die Haarsubstanz mit wichtigem Schwefel.

Rezept: 2 EL Olivenöl tropfenweise in 1 Eigelb einrühren, so daß eine glatte Mayonnaise entsteht.

Geben Sie diese Mayonnaise in das trockene Haar. Gut einmassieren, anschließend ein Frottierhandtuch zum Wärmen darüberlegen und 20 bis 30 Minuten einwirken lassen. Danach das Haar gut ausspülen.

Gute Chancen

Bei trockenem Haar besitzen Sie in der Regel bessere Chancen als bei fettigem, daß Sie (wieder) volles und glänzendes Haar erlangen. Denn es ist leichter, träge Talgdrüsen zum Arbeiten anzuregen, als übereifrige Talgdrüsen vom Arbeiten abzuhalten. Schlechte Chancen besitzen Sie jedoch, wenn Ihre Kopfhaut einfach zu wenige Talgdrüsen besitzt. Doch das ist glücklicherweise nur selten der Fall.

Ölmassagen

Ein altes Hausmittel gegen trockene Haare sind Ölmassagen.
Rezept: Mischen Sie jeweils 50 g Oliven-, Mandel- und Rizinusöl mit 5 g Rosmarinöl. Massieren Sie dieses Ölgemisch vor dem Schlafengehen in Ihre Kopfhaut ein. Dann binden Sie ein Handtuch darüber, damit das Bettzeug nicht verschmutzt wird. Am nächsten Morgen muß das Haar natürlich gewaschen werden, am besten mit Kamillentee und einem alkalifreien Shampoo. Die Ölmassage wirkt am besten in Form von 3-Tage-Kuren, jeweils im Abstand von 2 Wochen.

Eiershampoo

Eiershampoos werden auch von der kosmetischen Industrie zur Pflege von trockenem Haar angeboten. Eigene Mischungen besitzen jedoch mehr Frische und dadurch mehr Wirksamkeit.
Rezept: 2 Eigelb, 1 Eiweiß, 1 TL Honig, den Saft von 1 Zitrone sowie 10 ml Olivenöl gut vermischen und in Haar und Kopfhaut einmassieren. Danach lange ausspülen. Sie können die Eiershampoowäsche 3mal pro Woche anwenden.

Neu und sanft – unser Tip!

Teebaumöl

Teebaumöl reguliert die Tätigkeit der Talgdrüsen und ist daher sowohl für fettiges als auch für trockenes Haar geeignet.
Ein paar wenige Tropfen in ein neutrales Shampoo oder ins Spülwasser genügen. Sie können mit Teebaumöl auch Haarpackungen (25 Tropfen auf 50 ml Olivenöl) machen.

Vorbeugen – so bleiben Sie gesund

- Achten Sie auf die richtige Ernährung! Kiwis, Zitronen, Grapefruit und Orangen enthalten viel wichtiges Vitamin C für die Blutgefäße an den Haarwurzeln. Zink und Vitamin B6 finden Sie in Vollkornprodukten und Naturreis.
- Schützen Sie Ihr Haar vor Trockenheit und mechanischen Belastungen. Hüte und Mützen sind bei kaltem Winterwetter und starker Sonnenstrahlung ein wirksamer Schutz, in geschlossenen Räumen behindern sie nur die Luftversorgung der Kopfhaut.
- Nach dem Haarewaschen sollten Sie weder Fön noch Trockenhaube benutzen.
- Hören Sie auf zu rauchen! Nikotin raubt Ihrem Körper das wichtige Vitamin C.
- Reduzieren Sie Ihren Konsum an Aspirin, denn auch Aspirin entzieht Ihrem Organismus Vitamin C!

Spülungen

Spülungen sollen das Haar von Kalkrückständen des Wassers bzw. von Shampoorückständen befreien. Das Grundrezept für alle Kräuterspülungen ist ganz einfach: 1 EL getrocknete Kräuter (bei trockenem Haar z. B. Brennesselblätter) mit 100 ml Wasser überbrühen, 10 Minuten ziehen lassen, durchfiltern und mit 60 ml Zitronensaft mischen. Nach der Haarwäsche anwenden und nicht mehr auswaschen.

Der Schrecken nach der Feier

Immer dasselbe nach der Party: Am nächsten Morgen ist das Haar widerborstig, spröde und ragt wirr in die Luft. Der Grund für dieses Tohuwabohu auf dem Kopf: Alkohol und Nikotin in größeren Mengen setzen die Blutgefäße an den Haarwurzeln unter akuten Vitamin-C-Entzug, der sich sofort an der Haarsubstanz bemerkbar macht. Daher: Finger weg von Zigaretten, trinken Sie weniger – oder mischen Sie wenigstens etwas Zitronensaft in Ihre Drinks!

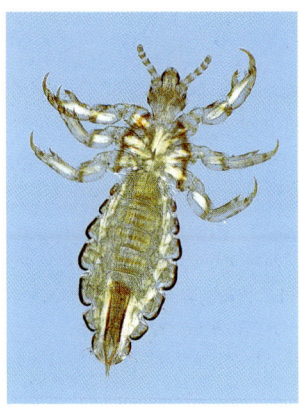

Mikroaufnahme einer Kopflaus (Pediculus capitis).

Läuse

Ursachen

Hauptursache für alle Läusearten sind mangelnde hygienische Verhältnisse. Viele der Betroffenen haben die Läuse aus ihrem Urlaub mitgebracht.

Organische und psychische Hintergründe

Bei empfindlichen Menschen kommt es in der Umgebung des Läusebisses zu einer dicken weißen Quaddel, die stark juckt.

Dem Juckreiz beim Läusebefall kann niemand widerstehen: Es wird fortwährend gekratzt und gerieben, in der Folge kommt es meistens zu schmerzhaften Wunden und Entzündungen.

Altbewährt – so helfen Sie sich selbst!

Bei Kopf- und Filzläusen

Kürzen Sie das Haar, und kämmen Sie es mit einer Bürste, in die Sie *Anisöl* geträufelt haben. Es gibt in der Apotheke auch spezielle Läusekämme.

Ebenfalls sinnvoll bei Läusebefall: Waschen Sie sich die Haare mit *Salzwasser.*

Wirkungsvoll sind auch Einreibungen mit einer Abkochung von *mexikanischen Läusesamen* (Sabadillsamen); nehmen Sie dazu etwa 6 g Samen auf 0,2 l Wasser.

Bei Kleiderläusen

Waschen Sie, was Ihnen unter die Bürsten und Seifen kommt: Körper, Bettwäsche, Nachtzeug, Hosen, Socken, Oberbekleidung, Unterwäsche und Handtücher – kurzum: alles! Die Waschlauge sollte kochend heiß sein. Kleidungsstücke, die eine solche Behandlung nicht vertragen, lassen Sie von einer Wäscherei reinigen und desinfizieren.

Wichtig!

In den Tropen können Kleiderläuse mit ihrem Biß Flecktyphus und Rückfallfieber übertragen! Sollten also nach dem Kleiderlausbefall körperliche Beschwerden, wie Fieber, Zittern und Gliederschmerzen, auftreten, muß unbedingt der Arzt hinzugezogen werden – Flecktyphus ist lebensgefährlich! Es besteht die Möglichkeit, sich vorsorglich gegen die Krankheit impfen zu lassen.

Bedenken Sie, daß Sie nicht nur die Läuse ausrotten müssen, sondern auch deren Eier!

Homöopathische Mittel

Graphites D6 hilft gegen den unwiderstehlichen Juckreiz.
Dosierung: 3mal täglich 2 Tabletten.
Ledum D6 hat sich bei Juckreiz ebenfalls bewährt.
Dosierung: 3mal täglich 2 Tabletten.

Neu und wirksam – unser Tip!

Teebaumöl

Das australische Teebaumöl bekämpft Läuse ausgesprochen gut – allerdings nicht die Läuseeier. Am besten wenden Sie alle Varianten einer Behandlung mit Teebaumöl an, denn Sie müssen die Läuse sozusagen bis zum letzten Ei ausrotten.
Shampoo: Geben Sie 10 Tropfen Teebaumöl auf die übliche Menge Shampoo, die Sie sonst verwenden (pH-neutrales Shampoo). Lassen Sie das Shampoo 10 Minuten auf dem Haar einwirken.
Haarwasser: Mischen Sie 5 ml Öl mit 25 ml Alkohol (50 Prozent) und 25 ml destilliertem Wasser. Massieren Sie diese Mischung auf der Kopfhaut ein, und lassen Sie sie am besten über Nacht einwirken. Dann das Haar sorgfältig auswaschen und gut durchbürsten bzw. -kämmen.
Achten Sie bei Haaranwendungen darauf, daß das Teebaumöl nicht mit Ihren Augen in Berührung kommt!
Waschmittelzusatz: Geben Sie 50 Tropfen Teebaumöl für die Handwäsche (oder für eine Waschmaschinentrommel voll Wäsche) zur Desinfektion zu.

Vorbeugen – so bleiben Sie gesund

- **Hygiene: Mindestens dreimal pro Woche duschen, zweimal pro Woche Haare waschen. Unterwäsche sollte – was eigentlich selbstverständlich ist – täglich gewechselt werden.**

- **Falls Sie im Urlaub in »läuseverdächtigen« Unterkünften absteigen sollten: Behandeln Sie keinesfalls die Bettwäsche und die Decken mit Insektenpulvern. Sie werden damit sowieso nicht alle Parasiten erwischen, außerdem haben die üblichen Pulver eine Reihe von schwerwiegenden Nebenwirkungen und dürfen keinesfalls mit Ihrer Haut in Berührung kommen.**

- **Versprühen Sie Teebaumöl, oder geben Sie ein paar Tropfen des Öls in eine Duftlampe. Der Duft von Teebaumöl wirkt auf Ungeziefer in den meisten Fällen abschreckend.**

Wichtig!

Wenden Sie Teebaumöl nicht zusammen mit homöopathischen Mitteln an. Entscheiden Sie sich für eine der beiden Therapieformen.

Fleißige Tierchen

Kopfläuse sind außerordentlich fleißig bei ihrer Vermehrung. Ein einziges Weibchen kann innerhalb von acht Wochen sage und schreibe 5000 Abkömmlinge produzieren!

Es stinkt zum Himmel!

Wenn Kopfläuse nicht rechtzeitig beseitigt werden, treten überall am Kopf nässende Hautstellen auf, so daß die Haare verfilzen. In der Folge kommt es zu einem muffigen, außerordentlich widerlichen Geruch. Also: Gehen Sie rechtzeitig gegen die Läuse vor!

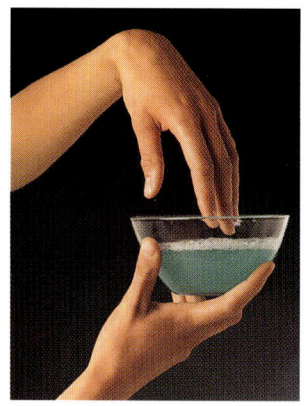

Ein Fingerbad in Eichenrindentee läßt die Entzündung abklingen.

Nagelbettentzündung

Symptome
● Rote, verdickte, angespannte Haut um das Nagelbett, Druck- und Schmerzempfindlichkeit
● Eiterbildung in schwereren Fällen möglich

Ursachen

Nagelbettentzündungen entstehen durch Bakterien, die durch kleine Verletzungen ins Nagelbett vordringen konnten.

Organische Hintergründe

Normalerweise ist das Nagelbett recht gut versiegelt und vor Bakterien geschützt. Pilzbefall, starke Beanspruchung (z.B. durch Geschirrspülen) und falsche bzw. übertriebene Nagelpflege sorgen jedoch für Verletzungen, die den Keimen den Zugang erleichtern.

Psychische Hintergründe

Nervöse Nägelkauer und Nägelknibbler schädigen leicht ihr Nagelbett und sind daher überdurchschnittlich häufig von Nagelbettentzündungen betroffen.

Erst Bad, dann Salbe
Baden Sie den entzündeten Finger zuerst in einem Eichenrindenbad, anschließend tragen Sie dann eine Lotion oder Salbe mit Ichthyol auf.

Altbewährt – so helfen Sie sich selbst!

Fingerbad in Eichenrindentee

Ein solches Fingerbad lindert die akute Entzündung.
Rezept: 2 gehäufte TL Eichenrinde mit 1/4 l siedendem Wasser übergießen, 10 Minuten ziehen lassen, danach abseihen, in eine Schale gießen und einige Minuten abkühlen lassen. Tauchen Sie dann Ihre Fingerspitzen für 10 Minuten in den Eichenrindentee. Wiederholen Sie diese Anwendung 2mal pro Tag.

Ichthyole

Ichthyole haben Anteile aus Schieferöl, die gut in die Haut eindringen, das Wachstum von Bakterien behindern und die Durchblutung fördern (z.B. Aknichthol N Lotio).

Honig und Zwiebelsaft

Diese Kombination wirkt desinfizierend und mobilisiert die körpereigenen Abwehrkräfte. Mischen Sie beide Substanzen zu gleichen Teilen, und machen Sie daraus vor dem Schlafengehen Auflagen, die mit einem Mullverband bedeckt werden.

Medikamente
● **Deutschland**
Aknichthol N Lotio, Ichtholan
● **Österreich**
Ichtholan, Thiosopt-Salbe
● **Schweiz**
Furodermal, Ichtholan

Fingerbad in Teebaumöl

Teebaumöl tötet nicht nur Bakterien, sondern auch die Pilze, die einer Nagelbettentzündung den Weg bereiten.

Rezept: Geben Sie 6 bis 8 Tropfen des Öls in eine Schale mit warmem Wasser, tauchen Sie dann 10 Minuten lang Ihre Fingerspitzen hinein. Machen Sie diese Anwendung 2mal pro Tag.

Achtung: Manche Menschen reagieren auf Teebaumöl allergisch. Machen Sie zunächst mit ein paar Tropfen einen Hauttest.

Homöopathische Mittel

Hepar sulfuris D3 ist ein Präparat gegen Nagelbettentzündungen, die mit Eiterbildung einhergehen.

Dosierung: 3mal täglich 1 bis 2 Tabletten.

Großmutters Rezept zur Vorbeugung – unser Tip!

Ringelblumencreme

Ringelblumencreme ist die ideale Pflege für strapazierte Hände und Fingernägel.

Rezept: Nehmen Sie 1 Handvoll getrocknete Ringelblumen, und vermischen Sie diese mit 100 ml Olivenöl. Das Ganze 20 Minuten kochen lassen und dann die Blüten herausfiltern. Danach geben Sie 20 g Bienenwachs und 3 Tropfen Melissenöl hinzu und rühren die Masse gut durch. Schließlich füllen Sie die Creme zum Abkühlen in ein Marmeladenglas. Ringelblumencreme hält sich bei kühler Lagerung etwa 6 Monate lang.

Vorbeugen – so bleiben Sie gesund

- Schieben Sie Ihre Nagelhaut nach dem Duschen oder Baden behutsam mit einem Holzstäbchen oder einem Taschentuch zurück. Beschneiden Sie die Nagelhaut bitte nie mit der Schere!

- Trocknen Sie die Hände nach dem Spülen, Duschen oder Baden immer gut ab. Cremen Sie die Hände nach jedem Waschen ein. Es sollte Ihnen zur Gewohnheit werden!

- Hände werden leicht vernachlässigt, dabei werden sie oft strapaziert und müssen deshalb besonders gepflegt werden. Cremen Sie also Ihre Hände einfach öfter mal ein – z. B. mit der oben beschriebenen Ringelblumencreme.

- Wenn Sie generell an rauhen Händen und rissiger Nagelhaut leiden, sollten Sie ab und zu Ihre Hände mit einem Mandelöl- oder Olivenölbad verwöhnen.
Nach diesem Fingerbad das Öl in die Hände und in das Nagelbett einmassieren.

Wichtig!
Gehen Sie unbedingt zum Arzt, wenn die Entzündung am Nagelbett äußerst schmerzhaft ist und sich abszeßartig verdickt!

Wichtig!
Verwenden Sie Teebaumöl nicht in Kombination mit homöopathischen Präparaten, da sich die Wirkungen gegenseitig aufheben können. Entscheiden Sie sich für eine der beiden Therapieformen!

Ältere Menschen
Gerade älteren Menschen fällt mitunter die Nagelpflege schwer. Hier können Hand- und Fußpflegedienste Abhilfe schaffen, manche von ihnen kommen auch ins Haus.

Schuppen

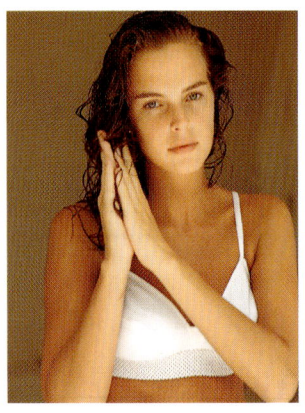

Sie können verschiedene Haarwässer und -shampoos zur Schuppenbekämpfung selbst herstellen.

Symptome

- Das Haar ist unmittelbar nach der Haarwäsche gut frisierbar, doch schon nach ein bis zwei Tagen stumpf und strähnig
- Beim Kämmen oder Bürsten fallen fettige Hautschuppen heraus, bei dunklem Haar sind sie auch auf der Frisuroberfläche zu erkennen

Ursachen

Die Ursachen von Schuppen liegen in erblicher Veranlagung und in einem Durchblutungsmangel der Kopfhaut. Auch fettendes Haar trägt zur Schuppenbildung bei.

Biologische Hintergründe

Extreme Hitze, hohe Luftfeuchtigkeit und männliche Hormone beschleunigen die Fett- und Schuppenbildung im Haar, da sie die Talgdrüsen zu erhöhter Produktion anregen. Zum Teil ist auch ein Pilz die Ursache.

Psychische Hintergründe

Die Durchblutung der Kopfhaut samt ihrer Fettproduktion besitzt einen starken Zusammenhang mit der Psyche. Menschen mit ständiger Abwehrhaltung, die sich im zwischenmenschlichen Kontakt am liebsten verschanzen oder verkrümeln würden, neigen zu verstärkter Schuppenbildung.

Haarwäsche
Die neuen Haarshampoos sind in der Regel so mild, daß man sich mit ihnen jeden Tag die Haare waschen kann. Die tägliche Haarwäsche hilft am besten gegen Schuppen, wenn Sie sie gleichzeitig mit einer ausgiebigen Haarmassage verbinden. Danach setzen Sie eine Badekappe auf und lassen das Shampoo etwa 1 Stunde lang einwirken. Anschließend gut ausspülen.

Altbewährt – so helfen Sie sich selbst!

Obstessighaarwasser
Rezept: Mischen Sie 1/2 Tasse Obstessig mit 1/2 Tasse destilliertem Wasser. Dieses Haarwasser sollten Sie zwischen den Haarwäschen gut in die Kopfhaut einmassieren; das fördert die Durchblutung.

Hamamelishaarwasser
Dieses Haarwasser auf Hamamelisgrundlage ist ein uraltes Hausmittel gegen die übermäßige Fett- und Schuppenbildung der Kopfhaut. *Rezept:* Lösen Sie 3 Tropfen ätherisches Melissenöl in 20 ml Birkenblättertinktur. Dann fügen Sie 80 ml Hamameliswasser hinzu, mischen alles gut durch und füllen es in eine Flasche (am besten mit Spritzverschluß). Massieren Sie dieses Haarwasser 2 Wochen lang morgens und abends für 5 Minuten in die Kopfhaut ein.

Antischuppenshampoo

Rezept: 50 g Lupinensamen, 30 g Frauenhaar (ein altbewährtes Laubmoos) und 30 g Weidenrinde werden 10 Minuten lang in 1 l Wasser gekocht und danach abgeseiht. Waschen Sie sich mit dieser Tinktur 2 Wochen lang jeden Abend die Haare!

Kopfhautmassageöl

Rezept: Mischen Sie 100 g Brennesselsaft mit 200 g Wasser. Lassen Sie den Sud 10 Minuten lang kochen, danach geben Sie 50 g Seifenkrautwurzeln hinzu. Das Ganze wiederum 10 Minuten kochen lassen, schließlich abseihen und 200 g Rizinusöl hinzugeben. Tragen Sie das Massageöl jeden Abend auf die Kopfhaut auf, und massieren Sie es gut ein.

Thymian-Zinn-Spülungen

Sie hemmen die Fettproduktion der Talgdrüsen und wirken außerdem noch entzündungshemmend.
Rezept: Jeweils 1 TL Thymian, Zinnkraut und Rosmarin mit 100 ml kochendem Wasser übergießen, dann etwas Obstessig hinzufügen. Diese Spültinktur nach dem Haarewaschen auftragen, einmassieren und nicht mehr auswaschen!

Teershampoos

Diese Shampoos helfen in besonders hartnäckigen Fällen. Man erhält sie im Handel – mittlerweile weitgehend geruchsneutral.

Kräftigung für Haare und Kopfhaut – unser Tip!

Teebaumölshampoo

Teebaumöl reguliert den Fetthaushalt der Haare und wirkt auch gegen Schuppen.
Rezept: 60 Tropfen Teebaumöl werden mit 100 ml pH-neutralem Shampoo vermischt.

Vorbeugen – so bleiben Sie gesund

- Hände weg von Bierspülungen oder Biershampoos. Sie fördern mitunter die Schuppenbildung, da sie die Kopfhaut austrocknen.
- Die richtige Lichtdiät hilft. 30 bis 60 Minuten Sonne pro Tag fördern die Kopfhautdurchblutung; längere Sonnenbäder in der heißen Sonne beschleunigen dagegen die Austrocknung und damit die Schuppenbildung.
- Benutzen Sie keine fettenden Haarprodukte!
- Geben Sie klaren Shampoos gegenüber cremigen den Vorzug!

Wichtig!
Schuppen sind ein Fall für den Arzt, wenn Sie folgende Begleitsymptome an sich feststellen:
- Juckende und gereizte Kopfhaut
- In größeren Fetzen herausfallende Schuppen
- Gelbe Verkrustungen
- Rote Flecken und Entzündungen.

Jedes Haar ist anders
Jedes Haar reagiert unterschiedlich auf Substanzen. Dies sollten Sie bei den angegebenen Rezepten immer bedenken. Probieren geht hier über studieren.

Blasenentzündung

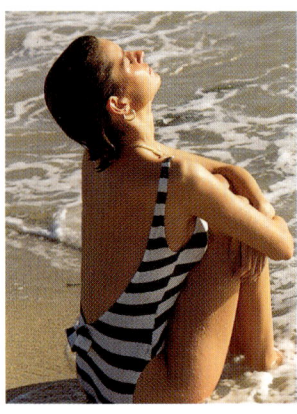

Wer nach dem Schwimmen keinen trockenen Badeanzug anzieht, braucht sich über eine Blasenentzündung nicht zu wundern.

Ursachen

Hauptursache sind Bakterien, die aufgrund kalter Füße und eines unterkühlten Unterleibs die idealen Bedingungen vorfinden, um sich in der Blase festzusetzen.

Organische Hintergründe

Frauen sind wesentlich häufiger betroffen als Männer, da ihre Harnleiter kürzer sind. Bakterien haben es dadurch leichter, bis in die Blase vorzudringen.

Psychische Hintergründe

Die Harnblase ist ausgesprochen muskulös und im Innern von einer Schleimhaut bedeckt. Muskelspannungen und die Ausbildung der desinfizierenden Schleimhaut werden jedoch auch stark von der Psyche beeinflußt. Innere Konflikte, Streß, Angst und unterdrückte Aggressionen beispielsweise führen zu dauerhaft verspannten Blasenwänden und geringer Schleimproduktion; Bakterien haben dann eine größere Chance, sich im Blasenmilieu durchzusetzen.

Wichtig!
In der Regel wird die Blasenentzündung nicht von Fieber begleitet. Sollte es bei den beschriebenen Symptomen allerdings auch zu deutlichen Temperaturerhöhungen kommen, kann es sich um eine Entzündung des Harnleiters oder der Nieren handeln. In diesem Fall sollten Sie sofort zum Arzt gehen, am besten gleich zu einem Urologen!

Altbewährt – so helfen Sie sich selbst!

Säfte aus Preisel- und Johannisbeeren

Sie senken den pH-Wert (steigern also den Säuregehalt) im Urin. Krankheitserreger haben es dann um einiges schwerer, sich zu vermehren.

Viel trinken!

Die Blase muß durchgespült werden, um die Krankheitserreger abzutransportieren. Hierzu eignen sich kohlensäurearmes Mineral- oder auch Heilwasser und Tees. Bei Tees sollten Sie allerdings auf Schwarztee verzichten und auf Früchtetee oder spezielle, in der Apotheke zu kaufende Blasentees (Fertigprodukte) zurückgreifen. Und: Bitte vermeiden Sie unbedingt Kaffee; er reizt nur.

Bohnenschalen-Maggikraut-Tee

Diese Kombination wirkt harntreibend und beschleunigt damit den Abtransport der eingedrungenen Bakterien.
Rezept: Mischen Sie Bohnenschalen und Maggikraut zu gleichen Teilen. Dann übergießen Sie 2 EL des Pulvers mit 1/2 l kochendem Wasser. 15 Minuten ziehen lassen, danach abseihen. Trinken Sie den Tee in kleinen Schlucken, am besten über den ganzen Tag verteilt.

Homöopathische Mittel

Sie attackieren Blasenentzündungen von verschiedenen Seiten.
Belladonna D4 wirkt entzündungshemmend und antibiotisch.
Dosierung: 3mal täglich 5 Tropfen.
Cantharis-Kügelchen D6 helfen gegen die Schmerzen beim Harnlassen und unmittelbar danach.
Dosierung: 3mal täglich 10 bis 20 Kügelchen.

Wiederentdeckt und hilfreich – unser Tip!

Brunnenkresse

Brunnenkresse wirkt harntreibend und blutreinigend. Am besten wird sie als Salat gegessen. Allerdings ist sie kein Mittel zum Dauergebrauch, sonst kann die Wirkung ins Gegenteil umschlagen: in Blasen- und Nierenreizung. Mittlerweile gibt es auch Antibiotika auf der Basis von Brunnenkresse, die beispielsweise bei Nierenbeckenentzündungen eingesetzt werden.

Vorbeugen – so bleiben Sie gesund

- Meiden Sie kalte Plätze! Setzen Sie sich vor allem nicht auf kalte Bänke oder Stühle!
- Achten Sie auf trockene Kleidung! Wechseln Sie nach dem Schwimmen den Badeanzug bzw. die Badehose.
- Nehmen Sie ausreichend Flüssigkeit zu sich! Mindestens zwei Liter pro Tag, im Sommer kann es auch – je nach körperlicher Betätigung – erheblich mehr werden! Trinken Sie auch dann, wenn Sie kein Durstgefühl verspüren.
- Nach dem Geschlechtsverkehr auf die Toilette gehen, um möglicherweise eingedrungene Keime auszuspülen!
- Frauen sollten nach dem Stuhlgang immer von vorn nach hinten abwischen (in Richtung After), damit die Keime nicht zum Blaseneingang transportiert werden.
- Härten Sie Ihren Körper ab! Wechselduschen, Trockenbürsten, viel Bewegung an der frischen Luft. Aber achten Sie immer auf warme Unterleibsbekleidung und warme Füße!

Wärme hilft

Legen Sie sich Omas Wärmflasche zwischen die Beine. Wärme lindert die Schmerzen – vor allem nach dem Wasserlassen.

Vorsicht bei Diaphragma und Tampons!

Das Diaphragma ist meistens dicht von Bakterien besiedelt. Da es tief in den Körper eingeführt wird, gelangen auf diese Weise relativ leicht Fremdkörper in den Blasenkanal. Außerdem beeinträchtigt es die Blasenentleerung und damit das Fortspülen derjenigen Bakterien, die sich bereits in der Blase festgesetzt haben. Auch Tampons stehen im Verdacht, zumindest bei empfindlichen Frauen eine Blasenentzündung zu unterstützen. Diese sollten während der Regel sicherheitshalber auf Binden zurückgreifen.

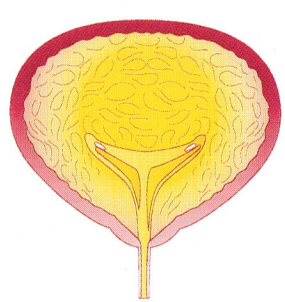

Die Blase ist ein Hohlorgan mit einer muskulösen Wand und einem Schließmuskel.

Blasenschwäche

Symptome

- Unwillkürlicher Harnabgang
- Spontanabgang bei Husten, Lachen, Niesen oder bestimmten Geräuschen (z. B. tröpfelnder Wasserhahn)

Ursachen

Prinzipiell müssen bei der Blasenschwäche (Inkontinenz) zwei Typen unterschieden werden:

- Typ 1 hat keine Kontrolle mehr über seinen Blasenschließmuskel, er verliert Urin, ohne daß sich dies durch einen spürbaren Harndrang angekündigt hätte. Ursache ist hier oft eine Schwäche des Schließmuskels; doch auch bestimmte Außenreize oder Streßfaktoren können dies auslösen: z. B. warmes Duschen, Lachen, Weinen, Niesen, Freude, körperliche Belastungen.
- Typ 2 verspürt vor dem Wasserlassen einen starken Drang. Sein Schließmuskel ist an sich intakt, doch die Muskeln seiner Blasenwand bauen einen zu starken Druck auf.

Beide Typen von Blasenschwäche müssen unterschiedlich behandelt werden. Nicht wenige Menschen mit chronischer Blasenschwäche wählen die soziale Isolation, bleiben lieber allein zu Hause, als sich peinlichen Situationen auszusetzen. Das muß nicht sein!

Organische Hintergründe

Typ 1 trifft vor allem Jugendliche, da bei ihnen Außenreize noch intensiver wirken als beim erfahrenen Erwachsenen.
Typ 2 kann die Folge von Blasenentzündungen oder Veränderungen an der Harnröhre sein. Oft gibt es aber auch einen psychosomatischen Background.

Psychische Hintergründe

Der gesamte Blasentrakt wird stark von der Psyche beeinflußt. Die Zusammenhänge bei Typ 1 sind relativ leicht zu durchschauen – Mediziner und Psychologen sprechen hier auch von sogenannter Belastungs- oder Streßinkontinenz. Das Prinzip: Der betroffene Mensch ist einem Schwall von Gefühlen ausgesetzt, die sein vegetatives Nervensystem in unkontrollierbare Erregung versetzen. Dies kann wiederum dazu führen, daß der Blasenschließmuskel außer

Unendlich peinlich!
Blasenschwäche ist für die Betroffenen ein ernsthaftes psychisches Problem. Sie wissen, daß der Urin in ihren Kleidern früher oder später zu stinken anfängt. Darüber hinaus kommen sie sich einfach erbärmlich und unzivilisiert vor, weil es ihnen nicht gelingt, etwas unter Kontrolle zu halten, was normalerweise schon kleine Kinder beherrschen.

Kontrolle gerät. Solche Spontanharnlässe passieren besonders bei starker Freude, vor allem bei der Vorfreude auf ein bevorstehendes Ereignis, aber auch einfach beim Hören einer Dusche oder eines tröpfelnden Wasserhahnes. Dies kann bei vegetativ empfindlichen Menschen dazu führen, dem Geräusch rauschender oder tropfender Flüssigkeiten auch Taten folgen zu lassen.

Typ 2 (Dranginkontinenz) zeigt hingegen meistens sehr komplexe psychische Hintergründe. Dranginkontinenz tritt häufig in Kombination mit ihrem Gegenteil auf, der Harnverhaltung. Der Philosoph J.-J. Rousseau berichtete, daß er in Gesellschaft ständig urinieren mußte, während er sich allein nur mit einem Katheter Erleichterung verschaffen konnte. Andere verspüren einen unbeherrschbaren Harndrang, wenn sie ihre Mutter wiedersehen oder wenn sie einen fremden Raum betreten – als ob sie ihn wie ein Hund markieren müßten.

Tatsache ist, daß Urin und Urinieren mitunter für den Menschen eine tiefe symbolische Bedeutung besitzen. Sie können für Reviermarkierung und Haß (»Ich piss' dich an«!) stehen, aber auch für das Gefühl wohliger Wärme, von Selbstbesudelung und Sich-gehen-Lassen u.ä. Letztendlichen Aufschluß kann – wenn überhaupt – wohl nur eine Psychoanalyse ergeben.

Altbewährt – so helfen Sie sich selbst!

Für **Typ 1** (Streßinkontinenz) sind folgende Mittel empfehlenswert:

Heublumenbad
Dieses Bad wirkt beruhigend und fördert die Durchblutung der Blasenmuskulatur.
Rezept: Holen Sie sich 500 g Heublumen aus der Apotheke, und übergießen Sie den duftenden Haufen mit 5 l Wasser. Erhitzen Sie das Gemisch bis zum Sieden, danach 20 Minuten ziehen lassen und abseihen. Jetzt haben Sie eine Heublumentinktur, die Sie problemlos ins heiße Badewasser gießen können. Ihr Bad sollte allerdings nicht länger als 15 Minuten dauern. Sie können es täglich wiederholen.
Tip: Sie müssen nicht immer ein Vollbad nehmen, ein Sitzbad reicht auch aus.

Homöopathische Mittel
Kalium carbonicum D12 ist ein homöopathisches Mittel, das sich besonders bei Schließmuskelschwäche, die im Alter auftritt, bewährt hat.
Dosierung: 1mal täglich 5 Tropfen. Bitte nicht öfter einnehmen, denn D12 ist bereits ein Mittel mit relativ hoher Potenz, das tiefgreifende Wirkungen zeitigt.

Notfallpäckchen
Wenn Sie um Ihre Schwäche wissen, sollten Sie für den Fall der Fälle ausgerüstet sein. Ihr Notfallpäckchen (es paßt in jede Tasche) sollte bestehen aus:
● Unterhose
● Slipeinlagen
● Erfrischungstüchern
● Plastiktüte,
in der Sie Ihre Utensilien vor und nach Gebrauch verstauen können. Manchmal erledigt dieses Notfallpäckchen sogar Ihr Blasenproblem, weil nämlich das Wissen, peinliche Situationen verhindern zu können, beruhigend auf die Blasenmuskeln wirkt.

Wärme
Ein ideales Mittel bei Blasenschwäche ist Wärme! Machen Sie warme Sitz- oder Vollbäder, Fußbäder, und achten Sie stets darauf, daß die Füße nicht kalt werden. Auch ein warmer Umschlag oder eine Rotlichtbestrahlung des Unterleibs hilft.

In der homöopathischen Hausapotheke findet sich ein Mittel, das sich bei Nervosität sowie bei starkem Harndrang bewährt hat: Belladonna.

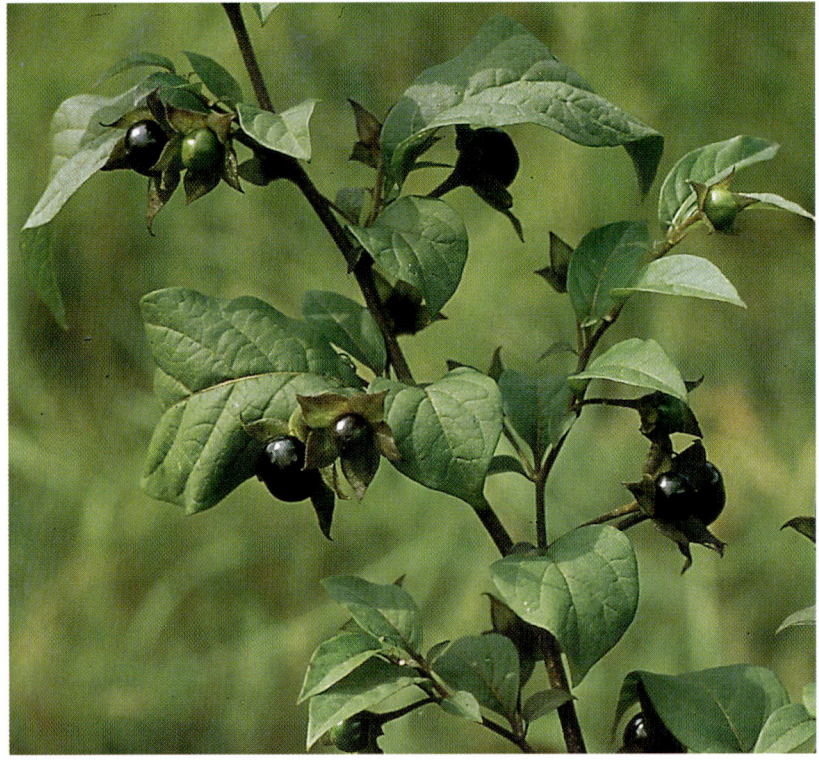

Frauen sind öfter betroffen
Frauen leiden ungefähr dreimal so häufig an Blasenschwäche wie Männer. Ihr Blasenschließmuskel verliert besonders während der Wechseljahre an Kraft. Bisweilen helfen dann Östrogenpräparate oder -salben gegen die Inkontinenz.

Für **Typ 2** (Dranginkontinenz) lassen sich folgende Empfehlungen aussprechen, vor allem wenn die Blasenschwäche stark psychisch bedingt ist:

Harntreibende Getränke vermeiden!

Keinen Alkohol, keinen Kaffee oder andere koffeinhaltige Getränke trinken, denn Koffein und Alkohol sind starke Harntreiber. Übrigens: Auch Grapefruits und Grapefruitsaft haben diesen Effekt. Steigen Sie um auf stilles Mineralwasser und Früchtetees.

Homöopathische Mittel

Homöopathische Produkte wirken vor allem auf die nervösen Verspannungen der Blasenmuskulatur und den starken Harndrang.
Cantharis-Kügelchen D6 helfen gegen die Krämpfe in der Blasenmuskulatur.
Dosierung: 3mal täglich 10 bis 20 Kügelchen.
Belladonna-Kügelchen D6 helfen gegen Nervosität und den starken Harndrang.
Dosierung: 3mal täglich 10 bis 20 Kügelchen.
Petroselinum D6 lindert den plötzlich auftretenden Harndrang.
Dosierung: 3mal täglich 5 Tropfen.

Ein wirksames Trainingsprogramm – unser Tip!

Übungen für die Beckenbodenmuskulatur

Ein Training der Beckenbodenmuskulatur – bei Familienberatungsstellen und bei Krankengymnastinnen gibt es spezielle Kurse – bringt Ihnen das Gespür für vernachlässigte oder vergessene Muskeln des Harntrakts zurück. Die erste der drei folgenden Übungen machen Sie während des Wasserlassens, die beiden anderen können Sie jederzeit und überall trocken ausführen.

- Seien Sie diszipliniert, gehen Sie alle 2 Stunden zum Urinieren auf die Toilette. Versuchen Sie dort, den Harnstrahl 2- bis 3mal durch Zusammenziehen der Beckenbodenmuskeln zu unterbrechen.
- Wedeln Sie mit den Muskeln, indem Sie diese so schnell wie möglich an- und entspannen.
- »Fahrstuhl«: Ziehen Sie den Beckenboden stufenweise hoch, und lassen Sie ihn langsam wieder hinab.

Übrigens: Mit diesen Übungen können Sie nicht nur den Schließmuskel trainieren und den Beckenbereich entspannen, sondern auch zusätzlich Ihre sexuelle Empfindsamkeit steigern.

Vorbeugen – so bleiben Sie gesund

- Meiden Sie kalte und zugige Plätze, vor allem das Sitzen auf kalten Flächen!
- Finger weg von Koffein und Alkohol! Auch das Nikotin der Zigaretten kann sich auf die Muskeln unseres Harntrakts auswirken.
- Gehen Sie auf die Toilette, wenn Sie Harndrang verspüren! Verzögern Sie nicht das Wasserlassen, denn das erhöht nur den Blasendruck und irritiert Ihren Schließmuskel.
- Während und auch noch nach einer Schwangerschaft ist der Beckenboden bei Frauen sehr weich. Schonen Sie sich, indem Sie nicht zu schwere Dinge tragen.
- Haben Sie vielleicht zuviel Körpergewicht? Dann ist Abnehmen womöglich die Lösung Ihres Blasenproblems, denn je mehr Ballast Sie mit sich herumtragen, desto stärker setzen Sie Ihre Blase unter Druck.
- Essen Sie ballaststoffreiche Kost! Viel Vollkornprodukte, ungeschälten Reis und Gemüse! Das sorgt für einen regelmäßigen Wasserzulauf in Ihre Blase.

Autogenes Training

Es kann bei (nicht organisch bedingter) Blasenschwäche sehr hilfreich sein, da es sich vorzüglich dazu eignet, vergessene Muskeln, wie unsere Blasen- und Schließmuskeln, in unseren willkürlichen Einflußbereich zurückzuholen. Sollten Sie allerdings unter Blasenschwäche vom Typ 2 leiden, empfiehlt sich vorher der Gang zu einem Psychiater oder Psychoanalytiker.

Sitz-Reibebad

Dieses Bad ist zur Stärkung der Durchblutung und der Muskulatur geeignet. Setzen Sie sich dazu quer in die Badewanne, und bürsten Sie Bauch- und Kreuzbeinbereich mit einer weichen Bürste. Lassen Sie dabei ständig kaltes Wasser zulaufen. Das Sitz-Reibebad sollte nur 5 Minuten dauern.

Harnsteinleiden

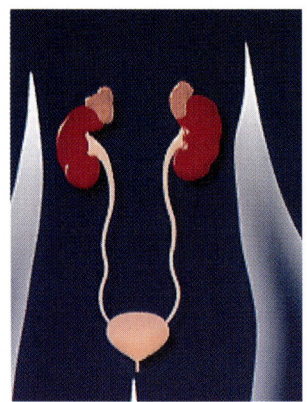

*In den Nieren,
in den Harnleitern
und in der Blase können
sich Steine bilden.*

Symptome

- Harnsteine können sich in den Nieren und den ableitenden Harnwegen ansammeln, ohne daß Beschwerden auftreten
- Mitunter kommt es zu ziehenden Rückenschmerzen; die Betroffenen gehen zum Orthopäden, weil sie glauben, es an der Bandscheibe zu haben
- Das bekannteste Symptom ist die Nierenkolik; sie wird von entsetzlichen, wellenartig auftretenden Schmerzen begleitet, die so ausstrahlen können, daß ein Herzinfarkt vermutet wird

Ursachen

Die folgenden Ursachen kommen hauptsächlich für Harnsteinleiden in Frage:

- Purinreiche Ernährung (zuviel Fleisch)
- Erbliche Veranlagung
- Chronischer Vitamin- oder Flüssigkeitsmangel
- Niereninfektionen
- Erkrankung der Nebenschilddrüsen
- Hartes Leitungswasser.

Physiologische Hintergründe

In ungefähr 90 Prozent aller Fälle ist Kalzium an der Bildung der Steine beteiligt.

Psychische Hintergründe

Wichtig!
Kolikartige Schmerzen können auch andere Ursachen haben als einen Harnstein. Bei einer Kolik – vor allem wenn sie die erste ist – sollte daher der Arzt hinzugezogen werden.

Wer jemals einen Harnstein oder sogar eine Kolik hatte, lebt mit dem Risiko, wieder einen Harnstein zu bekommen. Viele Patienten reagieren auf diese Situation mit übertriebener Schonung, sie warten fast auf ihren nächsten Anfall – wie das Kaninchen vor der Schlange: starr und voller Angst. Dabei wären gerade Bewegung und Sport genau das richtige für sie. Denn regelmäßige Bewegung sorgt dafür, daß sich das Kalzium nicht mehr im Urin anreichert, sondern dorthin geht, wo es hingehört: nämlich in die Knochen.

Altbewährt – so helfen Sie sich selbst!

Senfbreiauflagen

Sie helfen gegen die Symptome einer akuten Kolik. Der Betroffene wird sie kaum noch zubereiten können, dafür aber sein Partner.

Rezept: Nehmen Sie 250 bis 300 g gemahlenes Senfpulver (man erhält es in der Apotheke), und lösen Sie es in warmem Wasser zu einem streichbaren Brei. Den tragen Sie dann auf ein Mull- oder Leinentuch (etwa 60 mal 30 cm) auf. Das Tuch legen Sie – mit der senffreien Seite! – auf die Nierengegend, bis der Schmerz nachläßt.

Kamillentee

Gut durchgezogener Kamillentee beruhigt und unterstützt während einer Kolik den Körper bei seinem Bemühen, den Harnstein abzutransportieren.
Rezept: 2 TL Kamillenblüten mit 1/4 l kochendem Wasser übergießen. 15 Minuten ziehen lassen, dann abseihen.

Homöopathische Mittel

Sie zeitigen bei krampfartigen Kolikschmerzen gute Heilungserfolge.
Calcium carbonicum hilft gegen den akuten Schmerz, darüber hinaus verbessert es die Kalziumverwertung des Körpers und kann daher auch weitere Koliken verhindern helfen.
Dosierung: Bei akutem Schmerz in der Potenz D12 stündlich 1 Tablette; zur Kur bei chronischem Harnsteinleiden in der Potenz D6 3mal täglich 1 Tablette.
Magnesium phosphoricum D6 hilft bei akuten Kolikschmerzen.
Dosierung: 10 Kügelchen in 1 Glas heißem Wasser auflösen, in kleinen Schlucken trinken. Gegebenenfalls 1 Stunde später die Einnahme wiederholen!

Ein unverwüstliches Unkraut – unser Tip!

Hauhecheltee

Hauhechel ist seit dem Altertum als harntreibendes und steinlösendes Mittel bekannt.
Rezept: 2 TL der zerkleinerten Wurzel mit 1 Tasse kaltem Wasser übergießen, 8 Stunden lang ziehen lassen, kurz aufkochen und abseihen.

Vorbeugen – so helfen Sie sich selbst

- Viel trinken, auch dann, wenn Sie keinen Durst haben!
- Kontrollieren Sie Ihre Kalziumzufuhr! Essen Sie zuviel Milchprodukte? Viele Medikamente zur Magenentsäuerung enthalten ebenfalls Kalzium; lesen Sie die Packungsbeilage!
- Erhöhen Sie Ihre Magnesiumzufuhr! Das verhindert mit großer Wahrscheinlichkeit die Neubildung von Harnsteinen. Sie finden Magnesium vor allem in Obst und Gemüse. Auch manche Mineralwässer enthalten viel Magnesium. Achten Sie auf die Mineralienangaben!

Stoßwellenlithotripsie – ja oder nein?
Bei der Stoßwellenlithotripsie handelt es sich um ein Ultraschallverfahren zur Harnsteinzertrümmerung.
Ihr Vorteil: Sie hat eine Erfolgsquote von 90 Prozent.
Ihr Nachteil: Bei einem Fünftel der Fälle kommt es zu schweren Koliken, weil die Trümmer beim Abtransport durch die Harnleiter Probleme bereiten. Sprechen Sie mit Ihrem Arzt über das Für und Wider einer solchen Behandlungsmöglichkeit.

Gymnastik leitet Steine weiter
Um Harnsteine aus dem Nierenbecken, ihrer Hauptsammelstelle, zu beseitigen, empfiehlt sich leichte Gymnastik im Stehen: Atmen Sie aufrecht tief ein, und beugen Sie den Oberkörper beim Ausatmen nach vorn. Dabei spannen Sie die Bauchmuskeln an.

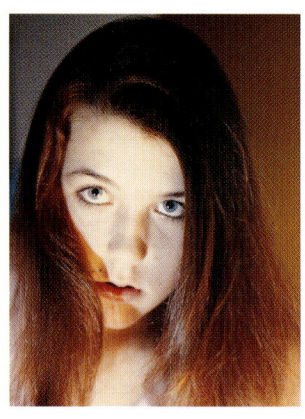

Angstzustände beginnen oft mit regelrechten Panikattacken.

Angstzustände

Ursachen

Zunächst einmal gilt, daß die Angst an sich vollkommen natürlich ist und unserem Überleben dient. Ohne Angst würden wir ständig unübersehbare Risiken eingehen und unser Leben gefährden.

Erst wenn unsere Leistungsfähigkeit entscheidend eingeschränkt ist, unsere Angst in keinem Verhältnis mehr zu ihrem Auslöser steht oder sogar gar kein Auslöser objektiv zu erkennen ist, spricht man von einer Angststörung.

Jeder Angststörung liegt eine Wahrnehmungstäuschung zugrunde: Wir fürchten uns vor etwas, obwohl uns dieses Etwas eigentlich gar keine Angst machen sollte. Typisch hierfür ist die Katzenphobie: Objektiv gesehen besteht keinerlei Veranlassung für einen Menschen, Angst vor einer Katze zu haben, und dennoch können Katzenphobiker ihre Furcht trotz guten Zuredens nicht unter Kontrolle halten.

Körperliche Hintergründe

Die körperlichen Symptome der Angst tragen selbst zur Angst bei. Beispiel Klaustrophobie (Angst vor engen Räumen; in der Umgangssprache als Platzangst bezeichnet): Ein Mensch befindet sich in einem vollbesetzten Aufzug. Auf einmal kommen die ersten Angstsymptome in ihm hoch, der Puls steigt, der Atem beschleunigt sich, und die Hände werden feucht. Gerade die Pulssteigerung wird von ängstlichen Menschen häufig als Warnsignal interpretiert im Sinne von »Hilfe, mein Herzschlag jagt. Ich habe Angst, bin in Gefahr!«.

Wichtig!
Schwere, chronische Ängste, sogenannte Phobien oder Angststörungen, bei denen die Ursache vom Betroffenen selbst nicht ermittelt werden kann, gehören in therapeutische Behandlung. Zuständig sind Psychiater, Psychoanalytiker und Verhaltenstherapeuten.

Die Konsequenz: Die Panikgefühle verstärken sich, treiben noch einmal den Pulsschlag hoch, was wiederum die Erregung steigert usw. Wer also seine Ängste in den Griff bekommen will, muß auch an den körperlichen Symptomen und an seinen Gefühlen diesen Symptomen gegenüber arbeiten.

Psychische Hintergründe

Ängstliche Menschen kommen häufig aus ängstlichen Familien oder aber aus Familien, in denen ein starker Druck ausgeübt wurde. Einer ihrer typischen Charakterzüge ist ihr Perfektionismus. Sie wollen alles zur vollen Zufriedenheit erledigen, Fehler empfinden sie als persönlichen Angriff gegen sich selbst. Klar, daß sie sich dann vor allem in Prüfungen unter großen Druck setzen und eine starke Versagensangst empfinden.

Altbewährt – so helfen Sie sich selbst!

Machen Sie sich selbst stark!

Wer angsterregende Situationen vermeidet, wird seine Angst nicht überwinden können, da er nicht lernt, sein Verhalten zu ändern. Ebenso falsch ist es jedoch, die Angst unter allen Umständen zu suchen, wenn man sie nicht bewältigen kann.

Wer beispielsweise Angst vor engen Räumen hat, sollte nicht absichtlich überfüllte Kneipen aufsuchen – nur um sie dann doch wieder schweißgebadet und dem Zusammenbruch nahe zu verlassen. Vermeiden Sie angsterzeugende Situationen.

Wichtig ist es, die angsterregenden Situationen als Selbstverständlichkeit des Alltags hinzunehmen und sie im Vorfeld bereits gedanklich zu bewältigen. Sprechen Sie leise oder unhörbar mit sich selbst, machen Sie sich Mut, indem Sie sich Formeln der eigenen Stärke vorsagen: »Ich werde in diese Kneipe gehen und mit meinen Freunden Spaß haben.« – »Ich bin ruhig und gelassen, meine Muskeln sind entspannt.« – »Dort, in der Kneipe, sind freundliche Menschen, die mich mögen.«

Vermeiden Sie negative Trotzformeln wie: »Ich werde in diese Kneipe gehen und keine Angst haben.« – »Die Menschen dort werden mir nichts anhaben können.« Denn solche Sätze lenken Ihre Aufmerksamkeit nur noch stärker auf das Angstproblem.

Atmen Sie die Ängste ab!

Kaum ein anderes Gefühl bringt unseren Körper derart in Aufruhr wie die Angst. Auf der anderen Seite läßt sie sich sehr gut durch körperliche Entspannungen beeinflussen. Eine Schlüsselstellung hat hierbei vor allem die Atmung, da sie – im Unterschied etwa zu anderen Körperfunktionen wie Herzschlag und Schweißabsonderung – relativ leicht durch den Willen beeinflußt werden kann.

Angst aus dem Ohr

Es gibt Mediziner, die einen Großteil der Ängste auf einen Defekt im Innenohr zurückführen. Zumindest bei solchen Phobien wie Höhen-, Fall- und Platzangst erscheint diese These gar nicht so abwegig, da im Innenohr unser Gleichgewichtssinn geregelt wird.
Hier empfiehlt sich also durchaus ein Gang zum Ohrenarzt oder Neurologen.

Wie Goethe seine Angst bezwang

Der große Dichter litt unter starker Höhenangst.
Er bewältigte sie, indem er immer wieder die Turmspitze des Straßburger Münsters bestieg und sich dabei immer wieder vorsagte, daß ihm nichts passieren könne.

Psychische Störungen und Beschwerden

Gespräche helfen: Scheuen Sie sich nicht, den Rat von Fachleuten anzunehmen, wenn Sie unter Angstzuständen leiden. Mittlerweile gibt es sogenannte Angsttherapien, die ebenfalls sehr gute Erfolgsaussichten haben.

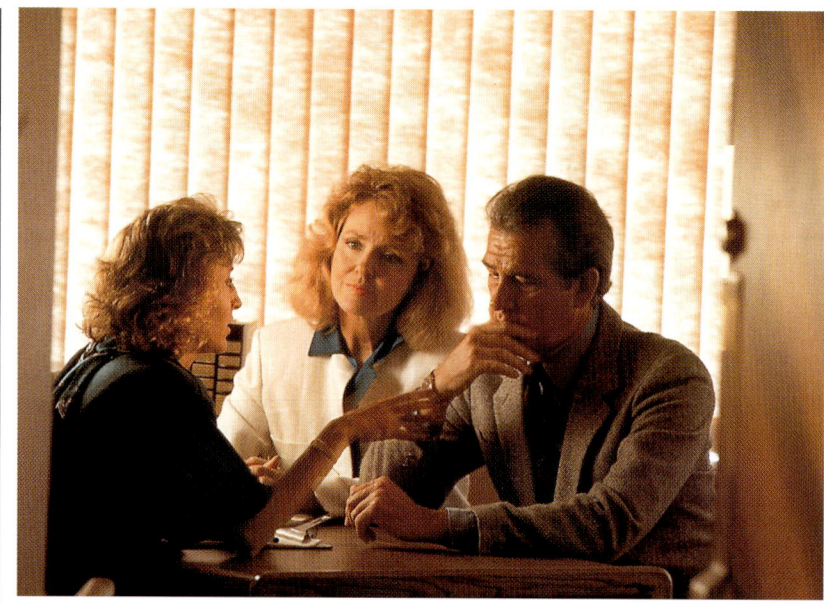

Über Angst sprechen
Begegnen Sie offen Ihrer Angst, statt sie zu unterdrücken! Sprechen Sie über angsterregende Situationen und die auftretenden Symptome mit einer Person Ihres Vertrauens. Im Gespräch wird das Problem deutlicher, und Sie können eine Lösung finden.

Akupressur
Akupressieren Sie Ihren Streßpunkt«: Massieren Sie dazu die Mitte Ihres Brustbeins mit dem Zeigefinger: die Stelle tut dabei meistens etwas weh.

Achten Sie in furchterregenden Situationen auf die Bewegung Ihrer Atemmuskeln. Legen Sie die Hand auf den Bauch (kein Mensch wird sich bei dieser Bewegung etwas denken, es braucht Ihnen also nicht peinlich zu sein), und fühlen Sie, wie er sich bewegt. Kurze, stoßartige Bewegungen mit wenig Bauchausschlag zeigen Ihnen, daß Ihr Zwerchfell nicht recht zum Einsatz kommt. Konzentrieren Sie sich darauf, den Bauch beim Ausatmen bewußt einzuziehen und beim Einatmen bewußt nach vorn zu beulen. Stellen Sie sich vor, wie die Luft Ihren gesamten Brust- und Bauchraum ausfüllt. Atmen Sie ruhig, lassen Sie sich vor allem Zeit fürs Ausatmen. Denn es ist für Ihr Leben mindestens genauso wichtig wie das Einatmen.

Homöopathische Mittel
Sie haben bei der Therapie von Angstzuständen schon eine gewisse Tradition, da sie vor allem das vegetative Nervensystem günstig beeinflussen können.
Stramonium Pentarkan beispielsweise ist ein Kombinationspräparat, daß von Sporthomöopathen gern bei Wettkampf- und Versagensängsten eingesetzt wird.
Dosierung: 3mal täglich 10 bis 15 Tropfen.
Silicea D6 wird ebenfalls gerne zur Therapie von Wettkampf- und Versagensängsten genommen.
Dosierung: 3mal täglich 1 bis 2 Tabletten.
Plantival-Dragees helfen gegen die typischen Begleitsymptome der Angst, wie etwa Durchfall, Nervosität und Schlafstörungen.
Dosierung: 4mal täglich 1 Dragee.

Mittlerweile bewährt – unser Tip!

Angsttherapie

Wenn Sie unter sehr starken Angstzuständen leiden, empfiehlt sich eine Angsttherapie in einer anerkannten Klinik oder in einer entsprechenden Institution. In 80 Prozent aller Fälle können dauerhafte Heilerfolge erzielt werden. Patienten sind oft noch fünf Jahre nach der Behandlung beschwerdefrei.

Das erfolgreichste Angstbewältigungstraining beruht auf dem Prinzip der Konfrontation; der Patient wird an den Panikauslöser – egal, ob es sich um Tiere oder um eine bestimmte Situation handelt – herangeführt, zunächst in Begleitung des Therapeuten, dann ganz allein. Die Patienten müssen lernen, die Angst auszuhalten. Dabei machen sie die Erfahrung, daß es keineswegs zu einer Katastrophe kommt.

Übrigens: Wenn Sie sich für eine anerkannte Therapie entscheiden, übernimmt die Krankenkasse die Kosten. Fragen Sie Ihre Krankenkasse nach Adressen von geeigneten Therapeuten und nach der Kostenübernahme.

Bach-Blüten

Die Blütenessenzen nach Dr. Bach helfen bei krankhafter Angst: Vagen Ängsten begegnen Sie mit Aspen; bei Angst, den Verstand zu verlieren, nehmen Sie Cherry Plum; bestimmte Ängste heilt Mimulus; bei Angst um andere hilft Red Chestnut; akute Angst beruhigt Rock Rose.

Vorbeugen – so bleiben Sie gesund

- Trinken Sie nicht zuviel Kaffee, denn Koffein beschleunigt die Pulsfrequenz. Hierdurch können bei sensiblen Menschen Angstgefühle ausgelöst werden.
- Akzeptieren Sie Mißerfolge als notwendige Begleiter auf dem Weg zum Erfolg. Setzen Sie sich und Ihre Mitmenschen nicht unter Perfektionsdruck.
- Betreiben Sie regelmäßig Sport, bestreiten Sie auch ruhig einmal den ein oder anderen Wettkampf. Denn sportliche Bewegung wirkt sich beruhigend auf das vegetative Nervensystem aus, und durch Wettkämpfe lernt man, mit Niederlagen umzugehen.
- Machen Sie nicht den Fehler, alle Ihre Ängste krampfhaft verstecken zu wollen! Wer sie verbirgt, verdrängt sie ins Unbewußte, und dort sind sie nur noch schwer zu bekämpfen. Seien Sie vor allem sich selbst gegenüber ehrlich, was Ihre Schwächen und Ängste angeht!
- Think positive! Wissenschaftler haben festgestellt, daß unsere Mimik oder auch unsere Körperhaltung unser Unterbewußtsein beeinflußt. Lächeln wirkt positiv und macht optimistisch, ebenso der erhobene Blick. Der gesenkte Blick dagegen intensiviert negative Gefühle. Auch die Körperhaltung ist wichtig: Wer die Schultern eingezogen hat, verhält sich ängstlicher und unsicherer. Also: Üben Sie den aufrechten Gang!

Wichtige Adressen

Institutionen, die bei Angststörungen Hilfe anbieten, sind u. a.:
- Angst-Ambulanz der Psychiatrischen Universitätsklinik Nußbaumstr. 7 80336 München
- Angst-Ambulanz der TU Mommsenstr. 13 01069 Dresden
- MASH, Münchner Angst-Selbsthilfe Bayerstr. 77a 80335 München

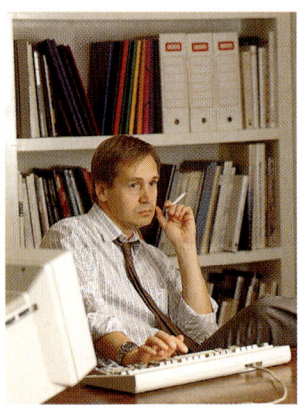

Ärger gehört zum Leben. Bisweilen sollten Sie ihm einfach freien Lauf lassen. Fressen Sie ihn nicht in sich hinein!

Ärger und Wut

Symptome

- »Weiße Wut«: Der »Weißwütige« wirkt starr, ballt die Fäuste und mahlt mit den Kiefern; sein Gesicht ist kreidebleich, die Lippen sind zu dünnen, blutleeren Strichen zusammengezogen
- »Rote Wut«: Der »Rotwütige« macht seinem Ärger Luft; er tobt, schreit oder heult, seine Bewegungen sind ungestüm und aggressiv; das Gesicht läuft puterrot an, mitunter erscheinen auch hektische Flecken auf den Wangen

Ursachen

Alles, was uns frustriert, kann auch zum Grund unseres Ärgers werden. Die Schwelle jedoch, ab wann etwas als Frust empfunden wird und ab wann dieser Frust in einen Wutausbruch mündet, ist von Mensch zu Mensch unterschiedlich. Sie hängt von zahlreichen Faktoren ab, die von unserer jeweiligen Tageslaune bis zu unseren Erbanlagen reichen.

Organische Hintergründe

Der »Rotwütige« reagiert seinen Ärger von allein ab. Nach dem Wutanfall fühlt er sich in der Regel erleichtert, auch sein Körper kehrt wieder in den Normalzustand zurück.

Der »Weißwütige« frißt seinen Ärger jedoch in sich hinein. Sein Körper verharrt längere Zeit im Zustand der Wuterregung: Muskelspannung und Blutdruck bleiben erhöht, und auch der Spiegel an Streßhormonen (z.B. Noradrenalin und Kortisol) bleibt auf hohem Niveau, während der Magen in mehr oder weniger passivem Wartezustand verharrt. Längerfristig können sich alle diese Veränderungen in Migräne, Herz-Kreislauf-Krankheiten, Magenschleimhautentzündungen und Gliederschmerzen niederschlagen.

Der »Weißwütige« hat auch einiges mit dem Herzinfarkttyp gemein. Unterdrückte Wut scheint einer der Auslösefaktoren für Herzattacken bzw. Herzinfarkt zu sein.

Psychische Hintergründe

Die Erlebnisse in der frühen Kindheit entscheiden, ob wir auf Frustrationen eher »weißwütig« oder »rotwütig« reagieren. An diesen Mechanismen kann später nicht mehr viel geändert werden. Bestrafen Sie Ihr Kind nicht jedesmal, wenn es gerade wieder einen seiner sinnlosen Tobsuchtsanfälle hat.

Gleichheitsprinzip?
Die »rote Wut« stellt für berufstätige Frauen ein Problem dar. Soziologen haben herausgefunden, daß Frauen mit regelmäßigen Wutausbrüchen bei Männern schlechte Karten haben und auf der Karriereleiter nicht recht nach oben kommen.

Zinktropfen
Zink-valerianicum-Tropfen wirken ausgleichend bei Ärger und Wut.

Altbewährt – so helfen Sie sich selbst!

Beruhigungstee

Tee aus Baldrian, Melisse und Schafgarbe beruhigt Ihre Nerven.
Rezept: 20 g Schafgarbenkraut und jeweils 10 g Melissenblätter und Baldrianwurzeln. 2 TL dieser Mischung mit 1/4 l siedendem Wasser übergießen und 10 Minuten ziehen lassen; danach abseihen. Trinken Sie davon 2 Tassen pro Tag.

Homöopathische Mittel

Veratrum album D6 dämpft die typischen Wutsymptome wie Herzjagen, Gesichtsblässe und schweißnasse Hände.
Dosierung: Dreimal täglich 1 bis 2 Tabletten.

Neu und sanft – unser Tip!

Aromatherapie

Schaffen Sie sich ein beruhigendes Raumklima – mit Duftölen wie *Geranium, Melisse, Rose* oder *Zeder.* Sie können diese Düfte entweder im Raum versprühen oder in eine Duftlampe bzw. auf einen Duftstein geben.
Sie können Duftöle auch als Inhalationszugabe, als Badezusatz, als Körperöl oder als Körpercreme verwenden.
Als Faustregel gilt: Für die Duftlampe geben Sie etwa 5 bis 8 Tropfen hinzu, für Inhalationen genügen ebenso ein paar Tropfen als Zusatz. Für ein Vollbad nehmen Sie 15 bis 20 Tropfen in etwa 2 EL Sahne oder Milch verrührt. Wie auch immer Sie die Aromatherapie verwenden – Duftöle entspannen. Sie vertreiben Kopfschmerzen, Wut, Ärger, Ängste und Nervosität wie im Flug.

Vorbeugen – so bleiben Sie gesund

- Ändern Sie Ihr Konfliktverhalten! Nicht im spontanen Affekt den Ärger zur Sprache bringen, aber auch nicht zu lange damit warten. Es empfiehlt sich eine Zeitspanne, in der man die Situation noch einmal überdenken kann.

- Den Menschen, über den man sich geärgert hat, nicht vor Zeugen attackieren! Das erniedrigt ihn.

- Auf die Wahl der richtigen Worte achten! Der Gesprächspartner muß wissen, worüber wir uns geärgert haben, sonst wird er sich nämlich bloß über uns ärgern.

- Immer über den konkreten Sachverhalt reden; keine Pauschalisierungen wie: »Du hörst mir einfach nie zu!« Und bitte keine vernichtenden Attacken wie: »Was glaubst du eigentlich, wer du bist?«

Dr. Bachs Notfalltropfen

Um nach Auseinandersetzungen die überschäumenden Gefühle zu beruhigen und seine Nerven wieder in den Griff zu bekommen, sind die Rescue-Remedy-Tropfen von Dr. Bach eine geeignete Hilfe. Die Notfalltropfen werden aus den Bach-Blüten Cherry Plum, Clematis, Impatiens, Rock Rose und Star of Bethlehem hergestellt.

Vorsicht!

Homöopathische Mittel vertragen sich nicht mit Aromaölen!

Entspannen Sie sich!

Autogenes Training ist eine sehr wirksame Maßnahme gegen den chronischen Ärger, weil es nicht nur entspannt, sondern auch die Frustrationsschwelle anhebt. Es sollte allerdings bei einem Experten erlernt und dann regelmäßig angewendet werden.

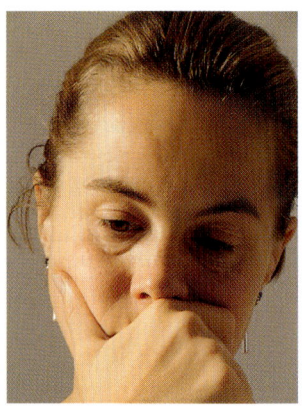

An eine depressive Lebensphase schließt sich oft eine sehr kreative, positive Zeit an.

Vorsicht, echte Depression!
Im Unterschied zu depressiven Verstimmungen gehören echte Depressionen in fachärztliche Behandlung. Hier einige Kennzeichen der echten Depression:
● Die Stimmungstiefs dauern länger und entstehen oft ohne Grund.
● Das Zeitgefühl verändert sich. Mal scheint die Zeit stillzustehen, dann rast sie wieder im Eiltempo vorbei.
● Wahrnehmungsstörungen treten auf. Der Depressive kommt zu ganz anderen Urteilen als die Menschen in seiner Umgebung.
● Der Depressive erscheint unansprechbar, lebt in seiner eigenen Welt.

Depressive Verstimmung

Symptome

- Gefühl von Kraft- und Machtlosigkeit
- Müdigkeit, mitunter Schlafstörungen
- Verzweiflung, schon bei geringen Anlässen, und Ängste
- Hypochondrische Ausreden (»Ich kann an dem Gespräch nicht teilnehmen, hab' wieder meine Migräne« – »Ich hab' schon Lust auf einen Spaziergang, aber mir tut der Rücken weh«), um die eigene Lustlosigkeit zu kaschieren

Ursachen

Der Hang zur Depression ist zum Teil angeboren, wird aber durch negative Ereignisse (berufliche Mißerfolge, Scheidungen, Tod eines Angehörigen) verstärkt. Auch Lichtmangel (in den Wintermonaten) und falsche Ernährung können zu depressiven Stimmungen beitragen.

Biochemische Hintergründe

Glück und Zufriedenheit beruhen zu einem Teil auf der richtigen Ernährung, denn bei ihrem Zustandekommen wirken Hormone und andere chemische Verbindungen mit, die von außen sehr gut beeinflußt werden können. Eine Schlüsselrolle für gute Laune spielen die Aminosäuren Phenylalanin, Tyrosin und Methionin. Neurobiochemiker fanden heraus, daß eine Unterversorgung mit diesen Stoffen uns in schwarze Löcher stürzt. Man findet Phenylalanin, Tyrosin und Methionin vor allem in magerem Fleisch und Käse. Allerdings muß auch auf ausreichend Vitamin B12 (in Bierhefe, Vollkornprodukten und frischem Gemüse) geachtet werden, da unser Körper die Aminosäuren sonst nur unzureichend aus der Nahrung herausziehen kann.

Psychische Hintergründe

In der Psychologie setzt sich zunehmend die Erkenntnis durch, daß depressive Verstimmungen und Kreativität einen eigentümlichen Zusammenhang besitzen. So konnte festgestellt werden, daß bedeutende Künstler und Philosophen ihre größten Werke schufen, wenn sie zuvor eine depressive Phase durchlaufen hatten. Denn gerade künstlerische Werke zeichnen sich ja dadurch aus, daß der betreffende Künstler interesse- und begierdelos arbeiten kann, daß er die Objekte seiner Kunst auf sich wirken lassen kann, ohne irgend etwas von ihnen zu wollen. Und genau das ist der Zustand, der für ein depressives Stimmungsloch typisch ist.

Wer kreative Arbeit leisten will, sollte seine gelegentlichen depressiven Verstimmungen also einfach an sich vorüberziehen lassen.

Altbewährt – so helfen Sie sich selbst!

Johanniskraut

Dieses Heilkraut gilt mittlerweile als unbestrittener Star in der pflanzlichen Therapie von Depressionen. Es greift harmonisierend in unseren Hormonhaushalt ein; einige seiner Wirkstoffe vermögen sogar bestimmte Stimmungstiefrezeptoren im Gehirn zu blockieren und helfen so auf natürliche Weise.

Johanniskraut gibt es in Pillenform in Apotheken. Man kann sich aber auch seinen eigenen Johanniskrauttee zubereiten.

Rezept: 20 g getrocknetes Johanniskraut und 20 g Schafgarbenkraut mischen. 2 EL davon mit 1/4 l siedendem Wasser übergießen, 10 Minuten ziehen lassen, danach abseihen. Trinken Sie den Johanniskrauttee 2mal täglich über einen Zeitraum von 1 bis 2 Wochen.

Akupressur

Die sanfte Massage hat prinzipiell das Ziel, die Energieströme von Körper und Geist auf ein ausgeglichenes Niveau zu bringen. Bei der durch Willens- und Entschlußschwäche gekennzeichneten depressiven Verstimmung besitzt sie daher gute Chancen.

Der zu massierende Punkt befindet sich an der Ellbogeninnenseite. Im Chinesischen hat er den Namen Shao Hai, »das geringe Meer«. Beugen Sie den Arm, und Sie können mit Ihren Fingern an der Ellbogeninnenseite deutlich eine Kuhle spüren; genau dort sitzt Shao Hai. Massieren Sie ihn etwa 1 Minute lang mit den Fingerkuppen von Zeige- und Mittelfinger, in langsamen, kreisförmigen Bewegungen, wechseln Sie dann auf den anderen Arm. Wiederholen Sie diese Übung mehrmals am Tag, massieren Sie besonders dann, wenn Sie sich gerade wieder in einem tiefen Stimmungsloch befinden.

Angenehme Gedanken und Vorstellungen helfen!

Holen Sie aus Ihrem Gedächtnis jene Begebenheiten zurück, die bei Ihnen nur mit positiven Empfindungen verbunden sind!

Betrachten Sie Situationen, die Sie als negativ abgehakt haben, mit neuen Augen! Denken Sie an das berühmte Beispiel mit dem halbgefüllten Glas, das für den Pessimisten halb leer, für den Optimisten jedoch halb voll ist.

Such is life!

Akzeptieren Sie Ihre gelegentlichen Melancholien als normale Zyklen des Lebens! Freuen Sie sich auf die Zeit, wenn die depressive Stimmung vorüber ist und neue Kräfte und möglicherweise kreative Energien in Ihnen erwachsen.

Selbsterkenntnis ist selten!

Unter depressiven Tiefs leidet wohl fast jeder einmal. Echte Depressionen sind hingegen selten und müssen unbedingt psychotherapeutisch behandelt werden. Oft sind es die Mitmenschen (vor allem der Partner und die Freunde), die als erste die Anzeichen einer echten Depression spüren, während der Depressive wehrlos im Strudel seiner düsteren Empfindungen untergeht. Wer von seiner Umgebung zunehmend gemieden wird und Äußerungen hören muß wie:

»Du hast dich verändert«,
»Ich versteh' dich einfach nicht mehr« ,
»Wir können dir nicht mehr helfen«,
der sollte den Besuch bei einem Spezialisten für psychische Erkrankungen in Erwägung ziehen.

Farbtherapie

Die Farbe orange wirkt stimmungsaufhellend. Kleiden Sie sich daher in warme Orangetöne, und verzehren Sie Lebensmittel wie Orangen, Mandarinen oder Karotten.

Wenn Sie unter einer depressiven Verstimmung leiden, dann gönnen Sie sich doch ein Bad mit den ätherischen Ölen Lavendel, Jasmin und Ylang-Ylang. Zusätzlich sollten Sie sich noch mit einer entspannenden Gesichtsmaske verwöhnen. Die intensive Beschäftigung mit sich selbst und die körperliche und seelische Entspannung werden Sie aus Ihrem Stimmungstief herausholen.

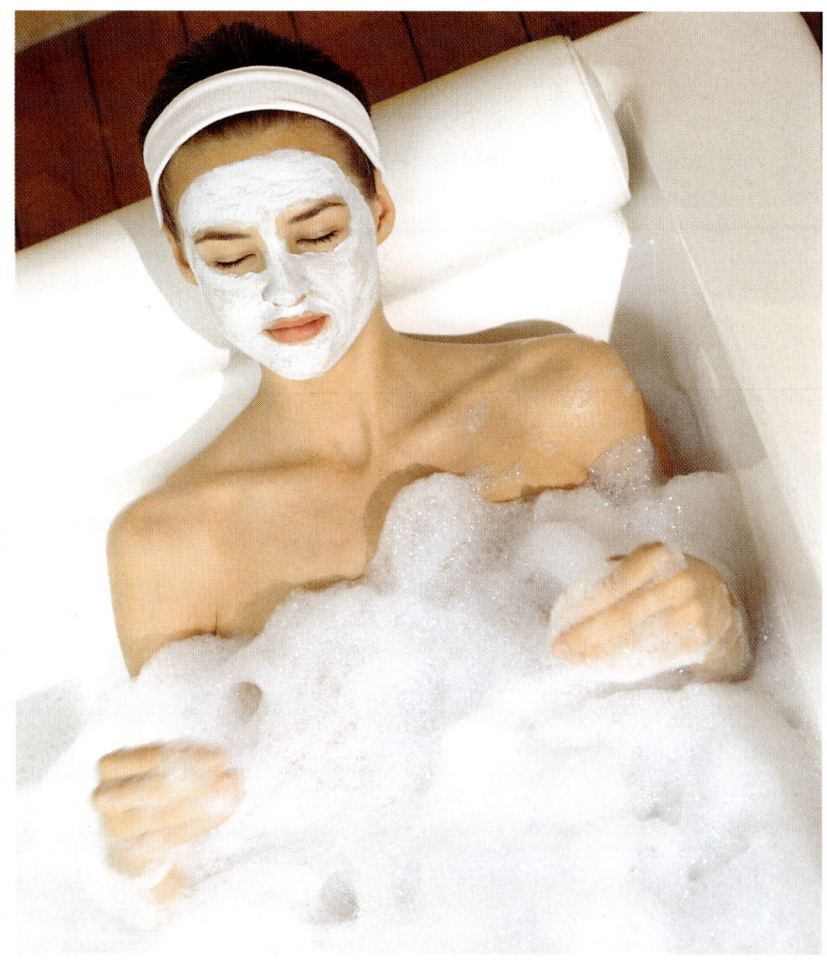

Frustesser, Vorsicht!

Erliegen Sie nicht der Versuchung, aus Frust Ihren Kühlschrank leer zu essen. Fettreiche Speisen schlagen nicht nur auf den Magen, sondern auch auf die Stimmung. Schokolade enthält zwar depressionshemmende Substanzen, doch ihre Wirkung ist schon nach einigen Minuten vorbei – dafür halten die Kalorien der Schokolade um so länger vor.

Treiben Sie Sport!

Regelmäßiger Sport lenkt Ihre Gedanken auf das Körperliche hin und erzeugt – wenn er richtig dosiert wird – angenehme Empfindungen. Darüber hinaus fördert er die Ausschüttung von glücksfördernden Hormonen.

Schließlich sorgt hobbymäßig betriebener Ausgleichssport für Erfolgserlebnisse – und die gelten als natürlicher Feind der Depression.

Gehen Sie spät ins Bett!

In der Psychiatrie wird schon länger Schlafentzug angewandt, um Depressionen zu behandeln. Man spricht hier von der sogenannten Wachtherapie. Sie unterbindet bestimmte Teile des normalen Schlafes, die als depressionsfördernd gelten.

Wichtig ist dabei, daß Sie den Schlaf in der ersten Hälfte der Nacht reduzieren!

Neu und sanft – unser Tip!

Die Aromatherapie vertreibt dunkle Gedanken

Ätherische Öle helfen beim Prozeß der Befreiung von Minderwertigkeitsgefühlen, von Kraft- und Machtlosigkeit und Verzweiflung. Als besonders wirksam gegen depressive Verstimmungen hat sich Neroli erwiesen – der kostbare Duft der Orangenblüten, der für die Duftlampe eigentlich zu schade ist. Am besten, Sie schaffen sich Ihr persönliches Riechfläschchen an.

Riechfläschchen: Mischen Sie Neroli mit Jojobaöl (gibt es in der Apotheke), und tragen Sie diese Mischung immer in einem Riechfläschchen bei sich.

Auch Bergamotte, Jasmin, Rose, Sandelholz und Ylang-Ylang verbessern Stimmungstiefs. Tip: Nehmen Sie ein antidepressives Bad vor dem Schlafengehen

Bad: Mischen Sie dazu 8 Tropfen Lavendel, 3 Tropfen Jasmin und 4 Tropfen Ylang-Ylang mit 2 EL Sahne. Lösen Sie diese Mischung im Badewasser auf.

Wählen Sie den Ihnen gemäßen Raumduft aus. Entscheiden Sie sich für ein Öl, bei dem Sie positive Gedanken und schöne Bilder assoziieren können. Gute »Aufhellerdüfte« sind – außer den oben genannten – auch Geranium, Wacholder, Zirbelkiefer und Lorbeer. Geben Sie ein paar Tropfen des Öls in eine Duftlampe; es wird Ihre Stimmung verbessern.

Vorbeugen – so bleiben Sie gesund

- Setzen Sie sich realistische Ziele! Schätzen Sie Ihre Fähigkeiten richtig ein, und verabschieden Sie sich von Plänen, zu deren Realisierung Ihre Möglichkeiten nicht ausreichen.

- Treiben Sie regelmäßig Sport! Sorgen Sie dafür, daß er Ihnen ebenso regelmäßig kleinere Erfolgserlebnisse beschert – und wenn es nur das Erlebnis ist, endlich mal die sechs Etagen zum Büro treppaufwärts zu gehen, ohne in akute Atemnot zu geraten.

- Trinken Sie so wenig Alkohol wie möglich! Denn Alkohol versetzt uns in kurzfristige Euphorien, um uns dann beim Nüchternwerden sogleich wieder in tiefe Stimmungslöcher zu schicken.

- Bekommen Sie auch genug Licht? Im Winter ist es durchaus möglich, daß man morgens in der Dunkelheit ins mäßig ausgeleuchtete Büro geht und am dunklen Abend ins kuschelig-dämmrige Wohnzimmer zurückkehrt. Hier lauert dann die Winterdepression. Sie wird vor allem durch Lichtmangel ausgelöst. Wirksame Gegenmaßnahmen: Gehen Sie in der Mittagspause an die frische Luft, installieren Sie eine Tageslichtlampe in Ihrem Büro!

Frustkäufer, Vorsicht!

Viele Menschen trösten sich in ihrem Stimmungstief, indem sie sich etwas Schönes kaufen. Dieser Frustkauf hat jedoch zwei Haken. Der erste: Er kostet viel Geld. Der zweite: Depressive Stimmungen verzerren die Wahrnehmung. Im Stimmungstief wirkt so manche Sache attraktiv, die dann später ihren Reiz verliert, so daß sich der Kauf im nachhinein als vollkommen überflüssig herausstellt – und das führt natürlich nur zu neuem Frust.

SAD heißt traurig

In den USA ist die Winterdepression unter dem Namen SAD (seasonal affective disorder) offiziell als Krankheit anerkannt. Um den Mangel an Sonnenlicht zu beheben, werden die Patienten 30 Minuten lang starkem UV-Lampenlicht ausgesetzt.

Schlafstörungen

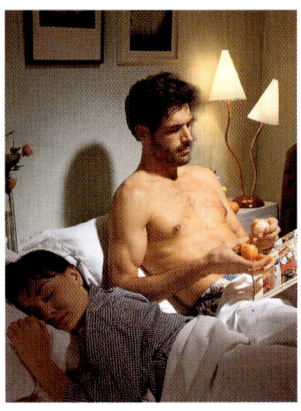

Statt zu lesen oder zu essen, sollten Sie es bei Schlafstörungen einmal mit Akupressur versuchen.

Symptome

- Einschlaf-, Durchschlaf- und Ausschlafstörungen
- Alle drei Typen können auch in Kombinationen auftreten, doch daß jemand in der Nacht »kein Auge zukriegt« – wie oft behauptet wird – ist überaus selten

Ursachen

Die Schlaflosen selbst neigen dazu, den Streß für ihr Problem verantwortlich zu machen, doch dies muß keineswegs der Fall sein. Es gibt Krankheiten und Beschwerden, die besonders häufig Schlafstörungen im Gefolge haben: Herzerkrankungen, Bluthochdruck, Asthma, Rheuma, Schnarchen und Gliederzucken.

Bestimmte Medikamente, wie Beta-Blocker, Antibiotika, Aufputschmittel und Hormonpräparate (also auch die Antibabypille), können ebenfalls Schlafprobleme fördern. Leider ist heute oft auch der gutgemeinte Rat unserer Großeltern, nicht mit vollem Magen ins Bett zu gehen, in Vergessenheit geraten. Zu Unrecht, denn ein opulentes Mahl vor dem Zubettgehen beansprucht Magen und Kreislauf auf Kosten der Tiefschlafphasen.

Psychische Hintergründe

Oft sind es nicht die bekannten Ursachen wie Prüfungsangst, Streß oder Liebeskummer, die den Schlaf verhindern, sondern bestimmte Kindheitserlebnisse. Wenn beispielsweise die Eltern ihr Kind regelmäßig ins Bett schicken, weil es ihnen lästig wird, kann dies zu einem verhängnisvollen Mechanismus von Schlaflosigkeit führen. Denn Befehle führen nicht selten zu Trotzreaktionen, und so kann es vorkommen, daß das Kind wohl ins Bett geht, dort aber mit allen Kräften wach zu bleiben versucht. Und dieser Mechanismus kann sich bis ins Erwachsenenalter fortsetzen, und zwar in der Weise, daß man sich regelmäßig mit Schlaflosigkeit bestraft, wenn man meint, lästig geworden zu sein oder etwas Falsches getan zu haben.

Altbewährt – so helfen Sie sich selbst!

Akupressur
Massieren Sie die folgenden Punkte jeweils 1 Minute pro Seite mit Zeige- und Mittelfinger:
Das »göttliche Tor«: Es liegt an der mittleren Handgelenksfalte unter dem Kleinfingerballen – deutlich als Kuhle spürbar.

Kurzschlafkünstler

Der Erfinder Thomas A. Edison und Napoleon Bonaparte kamen mit drei Stunden Schlaf pro Nacht aus. Das sind sicherlich Ausnahmen, doch unser Schlafbedürfnis ist individuell sehr unterschiedlich. Mit steigendem Alter sinkt es kontinuierlich; es gibt allerdings auch jüngere Menschen, die sich nach vier Stunden Schlaf vollständig erholt fühlen. Im Normalfall aber gilt: Wer dauerhaft weniger als sechs Stunden schläft, gefährdet seine Gesundheit.

Punkt der drei Yin: Er liegt 5 cm oberhalb des inneren Knöchels. Massieren Sie ihn nur leicht, da die Knochenhaut dort sehr sensibel sein kann.
Schlaflosigkeit: Dieser Punkt liegt in der Fersenmitte, etwa 1 cm vom hinteren Fersenrand entfernt.

Schlummertrunk

Dieser Trunk ist eine bewährte Mischung gegen Schlaflosigkeit.
Rezept: Übergießen Sie 2 gehäufte TL Kamillenblüten mit 1/4 l siedendem Wasser; 10 Minuten ziehen lassen, dann abseihen. Anschließend rühren Sie 2 TL Honig in den Tee und mischen ihn mit 0,1 l Milch. Trinken Sie diese Mixtur kurz vor dem Schlafengehen.

Beruhigender Wohlgeruch – unser Tip!

Aromatherapie

Schaffen Sie ein beruhigendes, angenehmes Raumklima in Ihrem Schlafzimmer – mit Duftölen wie *Geranium, Kamille, Melisse, Sandelholz* oder *Ylang-Ylang*. Sie können diese Düfte einzeln oder in Mischungen, die Ihnen zusagen, entweder im Raum versprühen (5 bis 8 Tropfen zusammen mit destilliertem Wasser) oder in eine Duftlampe bzw. auf einen Duftstein geben.
Wenn Sie die ätherischen Öle in Schälchen mit Wasser geben, haben Sie gleichzeitig einen Luftbefeuchter für Ihr Schlafzimmer.

Vorbeugen – so schlafen Sie gesund

- Immer zur gleichen Zeit aufstehen und zu Bett gehen. Auch die Sonntagmorgenausreißer sollten soweit wie möglich abgestellt werden.

- Schaffen Sie sich günstige Schlafbedingungen: dunkler und ruhiger Raum, genügend großes Bett mit einer guten (!) und eher harten Matratze. Benützen Sie Bettwäsche aus Naturfasern: Baumwolle, Leinen oder Seide.

- Schaffen Sie sich das richtige Schlafzimmerklima: nicht zu warm und vor allem gut gelüftet und befeuchtet.

- Halten Sie keinen Mittagsschlaf, und machen Sie auch kein Nickerchen zwischendurch!

- Machen Sie bitte unmittelbar vor dem Schlafengehen keine geistigen oder körperlichen Kraftakte mehr.
  Das »Abschalten« ist die beste Gewähr für die Nachtruhe.

- Nur wenig Alkohol und keine Zigaretten und Aufputschmittel wie Kaffee und schwarzer Tee vor dem Zubettgehen!

Keine Seltenheit

Schlaflosigkeit ist zur Volkskrankheit geworden. Mittlerweile leiden etwa 30 Prozent der deutschen Bevölkerung an Schlaflosigkeit, und die Schlafforschung geht davon aus, daß die Hälfte von ihnen behandlungsbedürftig ist.

Entspannung läßt gut schlafen

Eine wirksame Technik gegen Schlaflosigkeit ist das autogene Training. Sie können Kurzformen dieses Trainings im Bett ausführen und sich dann gleich in die Schlafposition drehen. Kurse für autogenes Training werden teilweise schon von den Krankenkassen angeboten. Erkundigen Sie sich!

Elektrosmog?

Vermeiden Sie in Ihrem Schlafzimmer – besonders am Kopfende Ihres Bettes – Elektrogeräte, die die ganze Nacht angeschaltet sind. Elektrosmog kann zu Schlafstörungen führen.

Übergewicht

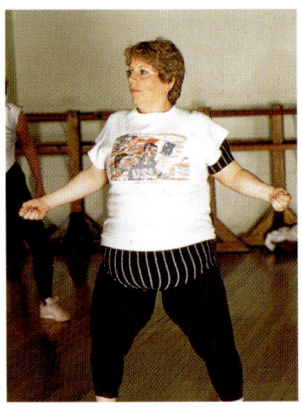

Viel Bewegung und vor allem eine dauerhafte Ernährungsumstellung helfen bei Übergewicht.

Symptome

- Gewicht, das deutlich über dem Normalgewicht liegt
- Das Normalgewicht errechnet sich wie folgt:
  Körpergröße in Zentimetern minus 100, wobei zehn Prozent mehr Gewicht durchaus noch als normal gelten
  (Beispiel: 160 Zentimeter Körpergröße minus 100 ergibt die Zahl 60; das Normalgewicht liegt also im Bereich von 60 bis 66 Kilogramm)

Ursachen

Ein zu hohes Gewicht hat in den meisten Fällen seine Ursache in einer falschen psychischen Einstellung zum Essen. Wichtig ist zunächst, daß Sie sich über die Gründe klarwerden, die Sie zu übermäßiger Nahrungsaufnahme veranlassen. In selteneren Fällen liegen krankhafte Stoffwechselstörungen zugrunde.

Organische Hintergründe

Ausgewogene Ernährung, viel Bewegung und frische Luft sind dazu geeignet, den Organismus zu erhöhten Verbrennungsleistungen zu motivieren und Sie über ein besseres Körpergefühl auch psychisch zu stabilisieren.

Psychische Hintergründe

Wer sich in seinem Körper wohl fühlt, wird selten zu Übergewicht neigen. Organsprachlich weist Übergewicht, sofern keine Erkrankungen bestehen, darauf hin, daß man sich vor etwas schützen möchte. Aus Angst vor bestimmten Situationen essen wir uns einen Schutzpanzer an. Denken Sie einmal über diesen Aspekt nach, und versuchen Sie, sich selbst besser anzunehmen.

Übrigens: Kinder von übergewichtigen Eltern neigen zu 80 Prozent ebenfalls zu Übergewicht.

Altbewährt – so helfen Sie sich selbst!

Darmpflege

Entschlacken Sie doch einmal richtig. Nehmen Sie sich ein freies Wochenende, bereiten Sie sich einen Einlauf, und legen Sie zur Entschlackung und Entgiftung 3 Reistage ein.

Auf dieser Basis kann der Körper sich eher wieder auf das Normalgewicht einstellen.

Idealgewicht?

Das sogenannte Idealgewicht ist mittlerweile heftig ins Kreuzfeuer der Kritik geraten. Immer mehr setzt sich die Erkenntnis durch, daß es für manche Menschen (vor allem auch für Frauen, die einen bestimmten Anteil an Körperfett einfach brauchen) gar nicht so ideal ist. Eine gewisse Molligkeit ist auch keineswegs gesundheitsschädlich. Bei deutlichem Übergewicht sind allerdings Herz-Kreislauf-Probleme, Stoffwechselstörungen, Gelenkschäden und andere Krankheiten vorprogrammiert.

Nahrungstagebuch

Hilfreich ist es, wenn Sie sich einmal aufschreiben, was Sie essen – vor allem, was Sie so nebenher bzw. zwischendurch essen. Besonders die Pausennascherei läßt schnell die Pfunde anwachsen.

Wenn Sie sich darüber klargeworden sind, sollten Sie zunächst alle zusätzlichen Naschereien abstellen bzw. durch gesunde und kalorienarme Produkte ersetzen. Also: Ersetzen Sie den Schokoriegel durch ein Stück Obst, die Limonade durch Mineralwasser etc. Bevor Sie mit einer harten Diät beginnen, sollten Sie ausprobieren, ob Sie nicht schon allein durch diese Umstellung der Eßgewohnheiten mittelfristig Pfunde verlieren. Auf diese Weise werden Sie zwar langsamer schlank, aber mit Sicherheit auf gesündere Art als mit einer Crashdiät. Außerdem können Sie Ihr Gewicht wesentlich besser halten, wenn Sie Ihre Ernährung dauerhaft ändern.

Akupressur

Die Stimulation bestimmter Akupressurpunkte kann bei Übergewicht hilfreich sein. Massieren Sie die folgenden Punkte mit den Kuppen von Zeige- und Mittelfinger tonisierend (anregend) – entgegen dem Uhrzeigersinn von außen nach innen.

Zhongzu: Der Punkt liegt auf dem Handrücken. Wenn Sie eine Faust bilden, spüren Sie ihn als Vertiefung zwischen dem Ansatz des kleinen und des Ringfingers. Massieren Sie ihn zunächst auf dem rechten Handrücken, dann auf dem linken.

Zhongwan: Diesen Punkt kann man etwa 4 Fingerbreit über dem Bauchnabel ertasten.

Zusanli: Dieser Akupressurpunkt befindet sich außen auf dem Schienbein, etwas unterhalb des Knies. Massieren Sie ihn zunächst am rechten, dann am linken Bein.

Biostoffe

Essen Sie möglichst naturbelassene Nahrungsmittel. Sie enthalten wichtige Biostoffe, die für die Gesundheit von Bedeutung sind und den erfreulichen Nebeneffekt haben, daß Sie damit langsam, aber sicher auf ein Normalgewicht kommen. Sogenannte denaturierte Nahrungsmittel (z. B. Zucker oder Weißmehlprodukte) sollten Sie meiden.

Entspannung hilft

Wenn Sie unter Streß zuviel oder zu hastig essen, helfen neben Akupressur Entspannungsübungen wie autogenes Training, Yoga oder Meditation.

Vorbeugen – so bleiben Sie gesund

- **Essen Sie regelmäßig, und essen Sie kleinere Mengen in fünf bis sechs Mahlzeiten über den Tag verteilt.**
- **Bevorzugen Sie ballaststoffreiche Ernährung mit viel Gemüse und frischem Obst.**
- **Sorgen Sie für eine regelmäßige Verdauung.**
- **Treiben Sie Ausdauersport: Jogging, Schwimmen, Wandern, Radfahren.**
- **Wenn Sie zuviel geschlemmt haben, sollten Sie einen Fastentag einlegen. Einmal jährlich ein Heilfasten durchzuführen hilft nicht nur beim Abnehmen, sondern kräftigt Ihre gesamte Konstitution.**

Zähneknirschen

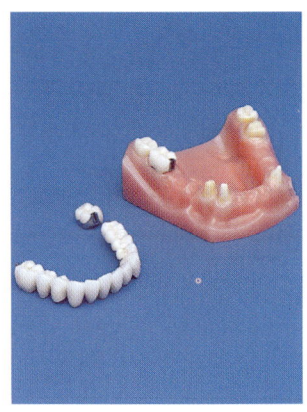

Nicht passender Zahnersatz kann ein Grund für Zähneknirschen sein.

Symptome

- Nächtliches Knirschen mit den Zähnen
- Abgeriebene Zahnflächen, vor allem an den Eck- und Schneidezähnen; bei starken Zähneknirschern können die Zähne zu Stümpfen abgeschliffen werden
- Mögliche Folgesymptome: Zahnfleischentzündungen, Ohrenschmerzen, Knacken im Kiefergelenk, Kopfschmerzen, Nackenverspannungen

Ursachen

Hauptauslöser für nächtliches Zähneknirschen sind Ärger, Alltagsprobleme und Streß. Die Betroffenen fühlen sich überfordert, können ihren Ärger aber nicht verarbeiten. Deshalb beißen sie sich regelrecht die Zähne daran aus.

Biologische Hintergründe

Beim Mahlen und Schmirgeln mit den Zähnen kann ein Druck von etwa 80 Kilogramm auf die Kiefergelenke ausgeübt werden. Einer solchen Belastung sind weder die Zähne noch die Kiefergelenke und die Kaumuskulatur auf Dauer gewachsen.
Die Folge: Zahnabrieb, Gelenkentzündungen und Verspannungen in der Kiefermuskulatur, die bis zu Ohren und Stirn und in die Nackenregion ausstrahlen können.

Psychische Hintergründe

Daß wir große Probleme mit unseren Zähnen »bearbeiten«, ist ein Relikt aus den Zeiten der frühen Menschheitsentwicklung, als Zähne und Kiefer noch als Waffen eingesetzt wurden. Vor allem Aggressionen und Wut auf einen anderen Menschen führen noch heute dazu, daß sich unsere Kiefermuskeln verspannen – wir würden eben immer noch am liebsten unsere Gegner zwischen den Kiefern zermalmen.

So helfen Sie sich selbst!

Möhren

Beschäftigen Sie Ihre Kaumuskulatur ausgiebig: Essen Sie vor dem Schlafengehen eine Möhre. Das entspannt und ermüdet Ihre Kiefermuskulatur, so daß sie in der Nacht weniger Neigung besitzt, sich malmend zu betätigen.

Kieferschutz

Die gängigen Kieferschutzschienen des Boxsports eignen sich auch für das nächtliche Zähneknirschen. Bedenken Sie allerdings, daß dadurch nur die Folgen des Knirschens, nicht aber die Zahnreibeaktionen selbst beseitigt werden.

Akupressur

Akupressur eignet sich ebenfalls, um das Zähneknirschen einzuschränken.

Sonnental«: Dieser Akupunkturpunkt liegt an der Kleinfingerseite des Handgelenks in einer Vertiefung, und zwar im 70-Grad-Winkel ober- und innerhalb des Handgelenkknochens. Massieren Sie diese Stelle mit dem Zeigefinger jeweils 1 Minute pro Seite, 3mal hintereinander. Die Kreisbewegungen sollten beruhigend im Uhrzeigersinn von innen nach außen verlaufen. Wiederholen Sie die Anwendung mehrmals am Tag, vor allem natürlich kurz vor dem Schlafengehen.

Homöopathische Mittel

Coffea D3 ist für Menschen, die überaktiv sind und unter ständig kreisenden Gedanken leiden, sich also gerne an Problemen »festbeißen«, geeignet.

Dosierung: 1 bis 2 Tabletten pro Tag.

Nux vomica wirkt bei reizbaren Menschen, die schnell wütend werden, sich über alles ärgern und sehr ehrgeizig sind.

Dosierung: 3mal täglich 1 bis 2 Tabletten.

Vorbeugen – so helfen Sie sich selbst

Gehören Sie zu den Menschen, die bei Ärger sofort die Kiefermuskeln anspannen? In diesem Fall sollten Sie lernen, auf eine andere Art mit der Streßreaktion umzugehen. Es gibt zwei grundsätzliche Möglichkeiten:

- Lippenkompensation: Wenn Sie merken, wie sich die Kiefermuskeln verspannen, sollten Sie bewußt die Lippen zusammenpressen. Sie ersetzen also das Zähnemalmen durch Lippenmalmen.
- Entspannung: Am besten ist natürlich, wenn Sie die Streßanspannung Ihrer Kiefermuskeln direkt mit einer Entspannungsformel beantworten wie: »Die Wangen sind weich und warm.« Wiederholen Sie diese Formel innerlich, sechsmal hintereinander im Atemrhythmus. Der Satzteil »Die Wangen ...« erfolgt beim Einatmen, der Satzteil »... sind weich und warm« beim Ausatmen. Die Kiefermuskulatur reagiert ziemlich schnell auf suggestive Formeln. Sie werden schon bald eine deutliche Erwärmung und Entspannung spüren.

Gehen Sie zum Zahnarzt!

Gehen Sie bei den ersten Anzeichen von Zähneknirschen zum Zahnarzt. Denn möglicherweise ist Ihr Zähneknirschen nicht das Resultat von psychischen Belastungen, sondern von Zahnfehlstellungen, erhöhten Füllungen oder falsch eingesetzten Kronen und Prothesen. Erst wenn diese Faktoren ausgeschlossen sind, sollten Sie zu den angegebenen Hausmitteln greifen.

Gesichtsentspannung

Schließen Sie die Augen, und konzentrieren Sie sich auf Ihr »drittes Auge«, einen Punkt auf der Stirn zwischen den Augenbrauen. Versuchen Sie damit, bei geschlossenen Augen etwas zu sehen. Diese chinesische Entspannungsübung lockert alle Muskeln im Gesichtsbereich und vertreibt auch Kopfschmerzen.

Bluterguß

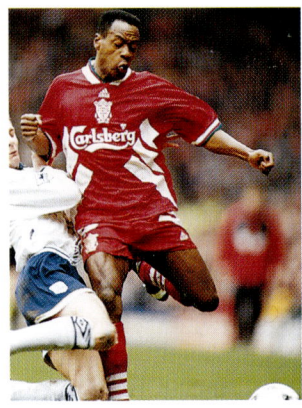

Ein Profifußballspieler geht selten ohne einen Bluterguß vom Spielfeld.

Symptome

- Bläuliche Verfärbung der Haut (blauer Fleck), meistens verbunden mit einer Schwellung
- Große Schmerzempfindlichkeit bei Druckeinwirkung

Ursachen

Ein Bluterguß ist Zeichen für eine Blutung unterhalb des Hautgewebes. Diese wiederum ist das Resultat einer Verletzung an Bändern, Sehnen, Muskeln oder Knochen, meistens verursacht durch Gewalteinwirkungen von außen (Prellungen).

Besonders schmerzhaft sind Prellungen, bei denen es zu Quetschungen des Muskelgewebes kommt, beispielsweise durch einen Tritt auf den Oberschenkel oder einen Fausthieb auf den Oberarm (»Pferdekuß«).

Organische Hintergründe

Bei Verletzungen, die tief unten im Gewebe stattgefunden haben, kann der Bluterguß erst einige Stunden oder sogar einige Tage später an die Oberfläche kommen. Für eine sinnvolle Erste Hilfe ist es dann jedoch zu spät. Also: Nach schmerzhaften Stößen, Schlägen, Stürzen u.ä. sollten Sie die betroffene Stelle grundsätzlich kühlen.

Schmerzende Blutungen im Gewebe beeinträchtigen den Bewegungsablauf, da vom Gehirn Maßnahmen ergriffen werden, den Körper in eine Schonhaltung zu zwingen. Wenn also jemand beim Fußballspielen einen »Pferdekuß« abbekommen hat, sollte er sich auswechseln lassen, um weitere Verletzungen zu verhindern.

Kompressionsverbände

Gemeinhin werden auch Preßverbände empfohlen, wenn es um die Bekämpfung von Schwellungen geht. Allerdings ist das Anlegen eines Kompressionsverbandes eine Kunst. Laien sollten sich daher bei der Behandlung von kleineren Blutergüssen auf die Kühlung beschränken.

Enzyme fördern den Heilungsprozeß

Enzympräparate (aus der Apotheke) lindern die Schwellung und helfen, den Bluterguß schneller abzubauen.

Erste Hilfe

Lang andauerndes Kühlen lindert die Schmerzen und schließt die verletzten Blutgefäße. Zur Kühlung verwendet man Eiswürfel, die in ein dickes Handtuch eingerollt werden.

Dauer der Kühlung:

- **Prellungen an Knochen oder Gelenken: 30 Minuten**
- **Verletzungen im Muskelbereich: 45 Minuten**

Ist kein Eis vorhanden, sollten Sie den betroffenen Körperteil 15 Minuten unter kaltes Wasser halten.

Altbewährt – so helfen Sie sich selbst!

Homöopathische Mittel

Verschiedene Präparate unterstützen die natürlichen Heilvorgänge im Körper.

Arnica D6 begrenzt die Schwellung und den Umfang von Blutergüssen, weil es den Abtransport von Gewebeflüssigkeit und ausgetretenem Blut unterstützt.

Dosierung: 3mal täglich 1 bis 2 Tabletten, in akuten Fällen stündlich 1 Tablette.

Hypericum D6 ist schmerzlindernd und eignet sich vor allem beim blauen Auge.

Dosierung: 3mal täglich 1 bis 2 Tabletten.

Neu und sanft – unser Tip!

Teebaumöl

Der Teebaum wächst in Australien und gehört zur Familie der Myrtengewächse. Das aus ihm gewonnene Teebaumöl ist ein uraltes Heilmittel der australischen Aborigines, das diese gegen alle Arten von Infektionen und Verletzungen anwandten.

Nach der Kühlung des Blutergusses können Sie einige Tropfen reines Teebaumöl auf die betroffenen Stellen auftupfen. Teebaumöl unterstützt den Heilungsprozeß bei Entzündungen und baut das Zellgewebe wieder auf.

Vorbeugen – so bleiben Sie gesund

- Grundsätzlich gilt für Blutergüsse dasselbe wie für alle Sportverletzungen: Das Verletzungsrisiko sinkt, je besser der Sportler aufgewärmt ist.

- Achten Sie beim Sport auf die richtige Bekleidung (Helm, Schienbeinschoner, Schulterpolster etc.). Und ziehen Sie diese nicht nur beim Wettkampf, sondern auch beim Training an!

- Bei Kindern gehören die blauen Flecken sozusagen mit dazu. Um nicht mißverstanden zu werden: Beim Fahrradfahren sollten Kinder selbstverständlich einen Helm tragen. Ansonsten ist es jedoch falsch, sie von riskanten Orten, wie Abenteuerspielplätzen, Treppen, Bolzplätzen etc., fernzuhalten. Denn durch kleine schmerzhafte Mißgeschicke lernen sie, sich im Alltag richtig zu bewegen.

- Wer sich etwa beim ungestümen Treppensteigen einmal einen blauen Fleck geholt hat, wird sich das nächste Mal vermutlich genau überlegen, ob er unbedingt vier Stufen auf einmal nehmen muß.

Dicke Beulen

Prellungen am Schädel können mitunter von erstaunlichen Beulen begleitet sein, da die Schwellung ja aufgrund des darunterliegenden Schädelknochens nur nach außen, in Richtung Haut, abgeleitet werden kann. Sie sind noch kein Hinweis auf schwere Verletzungen, etwa eine Gehirnerschütterung. Kommt es jedoch im Anschluß an Prellungen im Kopfbereich zu Schwindelanfällen, Übelkeit oder Erbrechen, muß der Verletzte umgehend ins Krankenhaus gebracht werden.

Essigsaure Tonerde

Schon unsere Großmütter kannten die Wirkung der essigsauren Tonerde. 1 EL in 1 Glas Wasser verrühren, 1 Mullverband damit tränken, über die verletzte Stelle legen und luftdurchlässig umwickeln.

Gehirnerschütterung

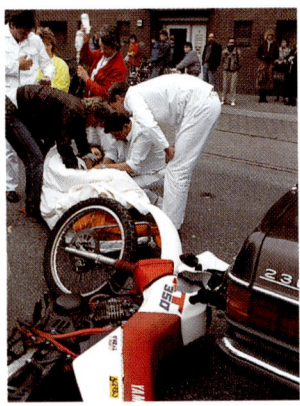

Mit einem Helm kann man schlimmen Unfallverletzungen vorbeugen.

Symptome

Leichtere Fälle:
- Konzentrationsstörungen und Kopfschmerzen
- Übelkeit ohne Erbrechen
- Unruhe
- Gesichtsblässe

Schwerere Fälle:
- Übelkeit mit Erbrechen
- Zusätzliche Bewußtlosigkeit
- Pupillenstörungen

Ursachen

Äußere Gewalteinwirkungen: Stürze, Schläge u. ä., die den Kopfbereich treffen, z. B. beim Sport oder im Haushalt.

Organische Hintergründe

Eine gute Nachricht: Eine Gehirnerschütterung hinterläßt – sofern sie richtig auskuriert worden ist – keine bleibenden Schäden.

Psychische Hintergründe

Bewußtlosigkeit geht im allgemeinen mit Gedächtnisverlust einher. Die Verletzten wissen nicht mehr, was in den letzten Minuten passiert ist; sie haben manchmal sogar ihren Namen vergessen.

Wenn Sie einem Verletzten beistehen, sollten Sie auf jeden Fall sehr ruhig bleiben und ihm den Eindruck vermitteln, alles im Griff zu haben. Dadurch werden seine Streßreaktionen gedämpft, und sein Gedächtnis kehrt bald wieder.

Wichtig!
Eine Gehirnerschütterung gehört grundsätzlich in ärztliche Behandlung. Bewußtlose müssen ins Krankenhaus eingeliefert werden.

Erste Hilfe

- Den Patienten, falls er bei Bewußtsein ist, flach lagern und warm zudecken.
- Einen Bewußtlosen in die stabile Seitenlage bringen: ihn auf den Rücken legen, seine rechte Hand unters Gesäß schieben, rechtes Bein aufstellen; auf die rechte Seite drehen, unteren Arm nach hinten anwinkeln, obere Hand unters Gesicht zur Stabilisierung legen und den Kopf leicht nach hinten überstrecken.

So helfen Sie sich selbst!

Entspannung

Für die Nachbehandlung zu Hause empfehlen sich vor allem Ruhe und Entspannung: viel flach und ungestört liegen, dabei weder lesen noch fernsehen. Wenn Ihre Augen noch empfindlich sind, sollten Sie die Vorhänge zuziehen bzw. die Jalousien herunterlassen.

Homöopathische Mittel

Natrium sulfuricum D6 lindert die Übelkeit und hilft gegen die gedrückte Stimmung, unter der Schädelverletzte oft zu leiden haben. Dosierung: 3mal täglich 1 Tablette.

Vorbeugen – so bleiben Sie gesund

- Die richtige Sportbekleidung ist wichtig! Zum Radfahren gehört grundsätzlich ein Helm, auch wenn es sich lediglich um eine Trainings- oder Spazierfahrt handelt.

- Passen Sie die Intensität Ihrer sportlichen Aktivitäten Ihrem Fitneßzustand an! Die meisten Sportunfälle passieren keineswegs Leistungssportlern, sondern Wiedereinsteigern, also Leuten, die nach einer mehrjährigen Unterbrechung sofort wieder sportliche Leistungen erbringen wollen, als hätten sie nie pausiert.

- Muten Sie sich bei der Hausarbeit nicht zuviel zu! Arbeiten in höheren Regionen sollten auf einer sicheren Leiter erledigt werden, nicht auf einem wackligen Hocker und auch nicht in Pantoffeln.

- Sicherheit geht vor Bequemlichkeit! Typisch für Unfälle, die eine Gehirnerschütterung nach sich ziehen, ist die folgende Situation: Man klettert zum Deckenanstrich oder Gardinenabhängen auf die Leiter und stellt dann fest, daß sie nicht ganz richtig steht.
Viele vollführen jetzt regelrechte Akrobatenkunststücke, um doch noch mit dem Pinsel an die schwer zugängliche Stelle zu kommen oder die Gardine aus dem hintersten Eck zu holen, anstatt einfach hinabzusteigen und die Leiter ein paar Zentimeter zu verrücken. Eine Faulheit, die oft mit schweren Unfällen bezahlt wird.

- Wenn Sie schon etwas älter sind, sollte Ihnen Vorsicht vor Eitelkeit gehen. Ein Spazierstock ist ideal für nicht mehr ganz trittsichere Leute.

Auf die Uhr schauen!

Falls Sie Zeuge eines Unfalls geworden sind, der zur Gehirnerschütterung geführt hat, sollten Sie sich die einzelnen Fakten des Unfallgeschehens genau einprägen. Achten Sie außerdem auf die Zeit: Wie lange war der Verletzte ohnmächtig? Beides kann Ärzten wichtige Hinweise für die Diagnose und Behandlung geben.

Bach-Blütentherapie

Für akute Notfälle hat Dr. Bach die sogenannten Rescue-Remedy-Notfalltropfen entwickelt. Sie können bei Unfällen mit leichter Gehirnerschütterung (Ohnmacht bzw. Bewußtlosigkeit) gute Dienste leisten.

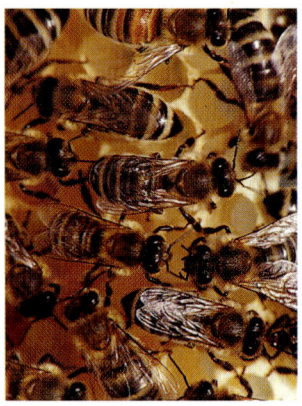

Insektenstich

Symptome

- Mückenstiche sind in der Regel kein Grund zur Aufregung, da die rötlichen Schwellungen schnell wieder abklingen
- Schlimmer sind die Stiche von Bienen und Wespen: Sie führen zu einer deutlichen Schwellung mit Spannungs- und Schmerzgefühl in der Haut

Für Allergiker können Stiche (der eigentlich friedlichen) Bienen sehr gefährlich werden.

Ursachen

Beim Stich in die Haut sondern Bienen und Wespen eine Reihe von Substanzen ab, die an der betroffenen Körperstelle eine starke Entzündung hervorrufen und Wasser ins Gewebe drücken.

Biologische Hintergründe

Bienen hinterlassen beim Stich den Unterleib mitsamt Stachel. Kratzen Sie ihn sofort mit dem Fingernagel heraus, damit der Giftfluß in den Körper unterbrochen wird!

Psychische Hintergründe

Brechen Sie nicht gleich in Panik aus, wenn sich ein schwarzgelber Flieger auf Ihnen niederläßt. Diese spezielle Warnfarbe wird auch gern von anderen, ganz harmlosen Insekten getragen, die damit ihre Feinde täuschen wollen.

Warnung!
Bei Stichen in Mund oder Hals oder bei deutlichen Zeichen einer allergischen Reaktion (Atemnot, Schwindel) bzw. bei bekannter Allergie gegen Insektengift muß sofort der Notarzt gerufen werden. Er kann ein Gegenmittel spritzen, um einen allergischen Schock zu verhindern.

Altbewährt – so helfen Sie sich selbst!

Reinigung des Stiches

Reinigen Sie den Stich mit fließendem kalten Wasser, damit sich dort keine Keime einnisten und die Schwellung gebremst wird.

Kältekompresse

Am besten wickeln Sie dazu Eiswürfel in Leinen- oder Handtücher. Die Kältekompresse muß möglichst schnell nach dem Stich zum Einsatz kommen, dann kann sie das Schlimmste verhindern. Anwendungsdauer: Mindestens 30 Minuten.

Keine Panik!
Bienen und Wespen befinden sich gegenüber ihren Nachahmern in der Minderheit.

Alkohol

Er entzieht dem Gewebe die Schwellung! Machen Sie sich einen Wickel, indem Sie verdünnten Alkohol aus der Apotheke oder klaren Schnaps auf einen Waschlappen gießen und ihn für 30 Minuten auf die betroffene Stelle legen.

Homöopathische Mittel

Arnica D6 wirkt am besten, wenn es unmittelbar nach dem Stich zum Einsatz kommt. Es lindert das Spannungsgefühl in der Haut. Dosierung: 3mal 2 Tabletten im Abstand von 1 Stunde.

Ledum D6 hilft gegen starke Schwellungen und heftigen, brennenden Juckreiz. Dosierung: Bei einem Insektenstich im Halsbereich alle 5 Minuten 1 Tablette; ansonsten 3mal täglich 1 bis 2 Tabletten.

Neu und sanft – unser Tip!

Teebaumöl

Das entzündungshemmende Teebaumöl wird in Australien, wo es besonders viele Stechinsekten gibt, schon lange benutzt, um das Jucken und die Schwellung zu mildern. Darüber hinaus wirkt es desinfizierend. Träufeln Sie einfach ein paar Tropfen des Öls auf die betroffene Körperstelle. Bei Ausflügen oder zum Baden im Sommer können Sie auch ein kleines Fläschchen als Erste-Hilfe-Mittel mitnehmen.

Teebaumöl eignet sich auch hervorragend für die Abwehr von Insekten; Insekten mögen diesen Duft gar nicht. Geben Sie ein paar Tropfen in eine Duftlampe, dann werden Sie von den Quälgeistern zumindest in Ihrer Wohnung verschont bleiben. Sie können einige Tropfen des Öls auch in ein Schälchen mit kochendheißem Wasser geben und beispielsweise in Ihrem Schlafzimmer aufstellen.

Vorbeugen – so bleiben Sie gesund

- Behalten Sie die Nerven! Schlagen Sie nicht nach Wespen oder Bienen, die Ihnen lästig sind oder auf Ihrem Essen sitzen.

- Trinken Sie keine Getränke direkt aus der Dose! Gießen Sie alles in ein durchsichtiges Glas, damit Sie ungebetene Gäste sofort erkennen.

- Meiden Sie im Sommer die Nähe von Abfallkörben und Mülleimern!

- Laufen Sie nicht barfuß, auch wenn die satte Kleewiese noch so sehr dazu einlädt!

- Halten Sie sich modisch und kosmetisch zurück! Keine helle, farbige Kleidung und keine duftenden Parfüms oder Cremes – das alles zieht Insekten magisch an!

- Wenn Sie ins Schwitzen gekommen sind, sollten Sie Ihre Kleidung wechseln. Denn schweißnasser Stoff riecht für Insekten sehr attraktiv.

Achtung!
Verwenden Sie Teebaumöl zur Linderung von Stichwunden nicht zusammen mit homöopathischen Mitteln. Sie können sich in ihrer Wirkung gegenseitig beeinträchtigen.

Homöopathische Soforthilfe
Lutschen Sie nach einem Insektenstich alle 30 Minuten 5 Kügelchen Apis D6.

Wichtig!
Jeder Insektenstachel enthält Keime, die bei empfindlichen Menschen zu großen Problemen führen können. Gehen Sie zum Arzt, wenn der Stich nach zwei Tagen noch nicht deutlich abgeschwollen ist oder wenn sich rote Streifen in der Nähe zeigen (Gefahr einer Blutvergiftung!).

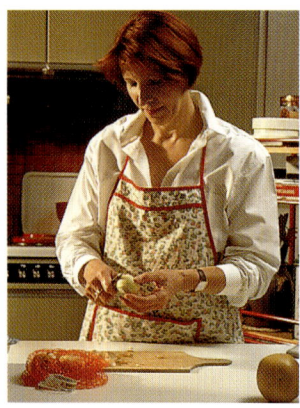

Lassen Sie sich beim Kochen nicht ablenken. Verletzungen drohen.

Tetanusschutz
Falls Sie noch nicht über einen Tetanusimpfschutz verfügen, sollten Sie das bei einer Schnitt-verletzung unbedingt nachholen!

Medikamente
● **Deutschland**
Betaisodona,
Braunol 2000,
Braunovidon, Freka-cid,
PVP-Jod-ratiopharm-Salbe,
Traumasept
● **Österreich**
Betaisodona, Braunoderm,
Braunovidon-Salbe
● **Schweiz**
Betadine, Braunoderm,
Braunol 2000

Schnittwunden

Symptome

● Tiefer, klaffender Spalt in der Haut
● Die Stärke der Blutung hängt von der Menge der Blutgefäße des verletzten Gewebes ab

Ursachen

Schnittverletzungen passieren bei Freizeitaktivitäten, vor allem beim Sport (z. B. beim Schlittschuhlaufen), und im Haushalt. Eine häufige Verletzungsquelle im Büro sind scharfkantige Arbeitsgeräte (z. B. Kopierer, Drucker) oder Papier.

Biologische Hintergründe

Schnittwunden reinigen sich von selbst, wenn sie »ausbluten« können, denn mit dem ausströmenden Blut werden auch infektiöse Erreger fortgespült. Eine einfache Reinigung unter fließendem Wasser mit anschließender Desinfizierung sollte bei Schnittwunden trotzdem durchgeführt werden.

Erste Hilfe

● **Reinigung:** Die Wundränder, die normalerweise ziemlich glatt sind, sollten gereinigt werden, um Infektionen vorzubeugen. Nehmen Sie dazu am besten ein Desinfektionsmittel. Folgende Präparate eignen sich zur Desinfizierung: Betaisodona (als Salbe und Lösung), Braunovidon (Salbengaze), Braunol 2000 (Lösung), Freka-cid (Salbe), PVP-Jod-ratiopharm-Salbe, Traumasept (als Salbe und Lösung). Achtung: Alle Mittel, die PVP-Jod enthalten, dürfen nicht bei Schwangeren, Neugeborenen und Schilddrüsenpatienten angewandt werden.

● **Pflaster:** Schnittwunden besitzen meistens eine kleine Oberfläche und lassen sich dadurch wirksam mit einem Pflaster schützen – sofern die Blutung nicht zu stark ist. Achten Sie darauf, daß das Pflaster quer zur Schnittrichtung liegt und der Klebestreifen nicht die Wunde berührt.
Bei auseinanderklaffenden Wundrändern empfiehlt sich ein sogenanntes Klammerpflaster, das Sie in der Apotheke erhalten können.

Psychische Hintergründe

Schnittwunden bereiten am Anfang nur wenig Schmerzen; dennoch haben sie eine gewisse Schockwirkung, da der geschnittene Mensch instinktiv davon ausgeht, daß er tief und innerlich getroffen ist. Nicht wenige Verletzte fallen daher in Ohnmacht. Falls Sie zu diesen Menschen gehören, sollten Sie sich bei jeder Schnittverletzung sofort hinsetzen oder aufs Sofa legen.

Altbewährt – so unterstützen Sie den Heilungsprozeß!

Dexpanthenol

Salben mit Dexpanthenol dürfen erst 24 bis 48 Stunden nach Verletzungseintritt aufgetragen werden, wenn der Blutgerinnungsprozeß bereits abgeschlossen ist. Preiswerte Präparate sind: Marolderm, Panthenol Lichtenstein, Panthenol von ct, Panthenol-ratiopharm, Panthogenat.

Heilkräuterauflagen

Ackerschachtelhalm und Ehrenpreis enthalten Substanzen, die den Heilungsprozeß fördern. Bereiten Sie sich die betreffenden Auflagen nach folgenden Rezepten:

Ackerschachtelhalm: 50 g getrockneten Ackerschachtelhalm in 1 l Wasser etwa 10 Minuten lang köcheln. Danach abseihen, etwas abgekühlt auf einen Lappen träufeln und auf die Wunde legen.

Ehrenpreis: 2 TL Ehrenpreiskraut mit 1 Tasse kochendem Wasser übergießen, 5 Minuten ziehen lassen, abseihen und etwas abkühlen lassen. Auf einen Lappen träufeln und auf die Wunde legen.

Homöopathische Mittel

Symphytum D6 beschleunigt den Heilungsprozeß in der Haut. Dosierung: 3mal täglich 1 bis 2 Tabletten.

Vorbeugen – so schützen Sie sich vor Schnittwunden

- Achten Sie beim Sport auf die richtige Bekleidung (Helm, Schienbeinschoner, Schulterpolster etc.). Außerdem sollten Sie keine scharfkantigen Gegenstände (Schmuck, Uhren) tragen.

- Die meisten Schnittwunden passieren bei der Hausarbeit. In jüngerer Zeit tritt vor allem der »Dosenwaschschnitt« in den Vordergrund, da pflichtbewußte Hausmänner und -frauen die Blechdosen vor dem Abtransport zum Recycling erst einmal auswaschen und sich dabei häufig böse Schnittverletzungen am Dosenrand zuziehen. Sie können das Risiko minimieren, wenn Sie die Dosen mit einer langstieligen Bürste reinigen.

Medikamente
● **Deutschland**
Marolderm,
Panthenol Lichtenstein,
Panthenol von ct,
Panthenol-ratiopharm,
Panthogenat
● **Österreich**
Bepanthen,
Hansamed-Creme,
Hermalind-Creme
● **Schweiz**
Bepanthen,
Turexan Lotion,
Wulnasin

Wichtig!

Schnittwunden gehen mehr in die Gewebetiefe als Schürfwunden. Dabei kann es auch zu Verletzungen von größeren Blutgefäßen kommen. Sollte die Wunde stärker bluten, müssen Sie die Stelle umgehend mit einem Mulltupfer abdecken und verbinden. Bei pulsierendem Blutausstoß ist die Schlagader getroffen. In diesem Fall muß das betreffende Gefäß oberhalb der Verletzung abgedrückt werden. Rufen Sie dann sofort den Notarzt!

Schürfwunden

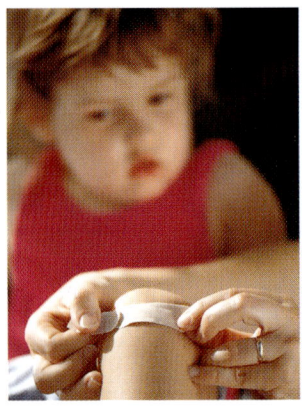

Nach Säuberung der Wunde sollte ein luftdurchlässiges Pflaster aufgeklebt werden.

Wasserstoffperoxid!
Die Wasserstoffperoxid-lösung erhalten Sie in jeder Apotheke. Die Lösung ist allerdings nur begrenzt haltbar und muß alle sechs Monate erneuert werden.

Medikamente
● **Deutschland**
Betaisodona, Braunol 2000, Braunovidon, Freka-cid, PVP-Jod-ratiopharm-Salbe, Traumasept; Dermatol
● **Österreich**
Betaisodona, Braunoderm, Braunovidon-Salbe; kein Wismutpuder
● **Schweiz**
Betadine, Braunoderm, Braunol 2000; Fissan

Symptome
● Oberflächliche Hautabschürfungen
● Meistens verursacht durch starke Reibungskräfte

Ursachen

Die häufigsten Ursachen für Schürfwunden sind Stürze auf rauhen und harten Unterlagen, etwa beim Fußballspielen auf Aschenplätzen oder beim Radfahren.

Dermatologische Hintergründe

Da offene Wunden eine ideale Eintrittspforte für Parasiten darstellen, versucht der Körper möglichst schnell, die Hautverletzungen zu verschließen. Zunächst sorgt die Blutgerinnung dafür, daß die Wundränder verkleben und ein schorfiger Belag die Blutung stillt. Als nächstes kommt es zu einer Entzündung: Die Durchblutung der betroffenen Stelle wird gesteigert, um Zelltrümmer und Fremdkörper abzutransportieren. Danach wird die Wunde mit einem provisorischen Gewebe versiegelt, das sich nach und nach in ein dauerhaftes Narbengewebe verwandelt.

Altbewährt – so helfen Sie sich selbst!

Reinigung

Die Wunde muß gereinigt werden, um Infektionen vorzubeugen. Waschen Sie die Stelle mit klarem Wasser; hartnäckige Verschmutzungen entfernen Sie mit einer weichen Nagelbürste. Achten Sie darauf, daß Sie möglichst alle Schmutzpartikel erwischen. Zur Reinigung eignet sich auch eine Wasserstoffperoxidlösung (3 Prozent) oder eine Mischung aus destilliertem Wasser und einigen Tropfen Teebaumöl. Einen dieser beiden Wundreiniger sollten Sie unbedingt in einem kleinen Fläschchen im Erste-Hilfe-Koffer mitführen.

Desinfektion

Folgende Lösungen eignen sich zur Desinfektion kleinflächiger, frischer Schürfwunden: Betaisodona (Salbe, Lösung), Braunovidon (Salbengaze), Braunol 2000 (Lösung), Freka-cid (Salbe), PVP-Jod-ratiopharm-Salbe, Traumasept (Salbe, Lösung). Sie enthalten PVP-Jod, dürfen daher nicht bei Schwangeren, Neugeborenen und Schilddrüsenpatienten angewandt werden. Wismutpuder eignet sich besonders bei nässenden Schürfwunden (z. B. Dermatol).

Unterstützung des Heilungsprozesses

Hierzu eignen sich vor allem Salben mit dem Wirkstoff Dexpanthenol. Sie dürfen erst 24 bis 48 Stunden nach Verletzungseintritt aufgetragen werden, wenn der Blutgerinnungsprozeß bereits abgeschlossen ist. Preiswerte Präparate sind: Marolderm, Panthenol Lichtenstein, Panthenol von ct, Panthenol-ratiopharm, Panthogenat.

Heilkräuterauflagen

Auch Heilkräuter aus der Apotheke können den Heilungsprozeß beschleunigen.

Ackerschachtelhalm: 50 g getrockneten Ackerschachtelhalm in 1 l Wasser etwa 10 Minuten lang köcheln. Danach abseihen, etwas abkühlen lassen und auf einen Lappen träufeln, der auf die Wunde gelegt wird.

Ehrenpreis: 2 TL Ehrenpreiskraut mit 1 Tasse kochendem Wasser übergießen, 5 Minuten ziehen lassen, abseihen und etwas abkühlen lassen. Danach auf einen Lappen träufeln und auf die Wunde legen.

Luft

Schürfwunden heilen am besten und schnellsten, wenn Luft an sie herankommen kann. An Stellen, die normalerweise von Textilien bedeckt sind, sollten sie allerdings mit einem Pflaster geschützt werden, um ein erneutes Aufreiben zu verhindern.

Tetanusschutz

Falls Sie noch nicht über einen Tetanusimpfschutz verfügen, sollten Sie das jetzt unbedingt nachholen!

Homöopathische Mittel

Calendula Salbe DHU ist ein homöopathisches Mittel zur Erstbehandlung der Wunde. Es wirkt antiseptisch.
Dosierung: Mehrmals täglich die Wunde eincremen.
Symphytum D6 beschleunigt den Heilungsprozeß der Haut.
Dosierung: 3mal täglich 1 bis 2 Tabletten

Vorbeugen – so bleiben Sie gesund

- Grundsätzlich gilt für Schürfwunden dasselbe wie für alle Sportverletzungen: Das Verletzungsrisiko sinkt, je besser der Sportler aufgewärmt ist.
- Achten Sie beim Sport auf die richtige Bekleidung (Helm, Schienbeinschoner, Schulterpolster etc.). Und ziehen Sie diese nicht nur beim Wettkampf, sondern auch beim Training an!

Medikamente
● **Deutschland**
Marolderm, Panthenol Lichtenstein, Panthenol von ct, Panthenol-ratiopharm, Panthogenat
● **Österreich**
Bepanthen, Hansamed-Creme, Hermalind-Creme
● **Schweiz**
Bepanthen, Turexan Lotion, Wulnasin

Vorsicht bei Blutungen!
Schürfwunden zeigen in der Regel nur eine geringe Blutung. Sollte es jedoch zu stärkeren Blutungen kommen, müssen Sie die Stelle umgehend mit einem Mulltupfer abdecken und verbinden. Danach möglichst rasch den Arzt aufsuchen!

311

Verbrennungen

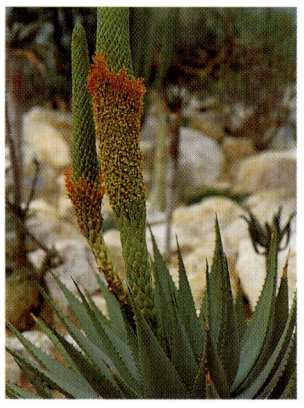

Die Frucht der Aloe ist ein hervorragendes Wundheilmittel.

Wichtig!
Verbrennungen ersten Grades kann der Betroffene selbst behandeln. Verbrennungen zweiten Grades gehören in ärztliche Behandlung, sofern die Hautpartien großflächig (mehr als eine Handfläche, bei Kindern mehr als ein Fünfmarkstück) geschädigt sind. Verbrennungen dritten Grades zählen zu den ärztlichen Notfällen.

Verbrennungsblasen
Die bei Verbrennungen zweiten Grades entstehenden Blasen sind so etwas wie ein Löschkissen für die geschädigte Haut. Sie sollten nicht geöffnet werden.

Ursachen

Heiße Gegenstände, zu langes Liegen in der Sonne, Verbrühungen durch heißes Fett oder Kochwasser und heiße Dämpfe (z. B. aus dem Bügeleisen) können Verbrennungen hervorrufen.

Medizinische Hintergründe

Medizinisch gesehen sind Verbrennungen nichts anderes als Entzündungen, die durch große Hitze bzw. Gewebeschäden nach starker Hitzeeinwirkung hervorgerufen werden.
Verbrennungen zweiten und dritten Grades stellen darüber hinaus ein großes Infektionsrisiko dar und sollten daher keinesfalls selbständig mit Mehl, Puder, Salben oder alkoholischen Tinkturen behandelt werden.

Altbewährt – so helfen Sie sich selbst!

Kälte

Am besten ist es, den verbrannten oder verbrühten Körperteil umgehend unter fließendes Wasser zu halten, da so neben der Kühlung auch mögliche Keime ausgespült werden. Nach etwa 8 bis 10 Minuten umwickeln Sie die betroffenen Stellen mit einem kalten Lappen, mindestens 15, besser 30 Minuten lang, um die Blutgefäße zu verengen und die spontanen Schmerzen zu lindern. Ist die Verbrennung oder Verbrühung durch die Kleidung erfolgt, sollte sie – sofern sie nicht mit der Brandwunde verklebt ist – entfernt werden.

Azetylsalizylsäure (ASS)

ASS (in Aspirin) ist ein wirksamer Entzündungshemmer und lindert die Verbrennungsschmerzen. Nehmen Sie 1 Tablette mit 500 mg ASS alle 4 Stunden bei einer Verbrennung zweiten Grades!

Teebaumöl

Das australische und bei uns erst seit kurzem bekannte Teebaumöl eignet sich vor allem zur Behandlung von verschmutzten und eiternden Wunden, es wirkt desinfizierend und fördert den Heilungsprozeß. Bedecken Sie die Wunde nach der Kühlung mit einem Mullverband, auf den Sie 5 bis 8 Tropfen Teebaumöl gegeben haben. Wechseln Sie den Verband alle 24 Stunden.

Viel Vitamin E und C!

Diese beiden Vitamine wirken entzündungshemmend und fördern den Wiederaufbau beschädigter Hautzellen, indem sie die bei Verbrennungen freiwerdenden schädlichen Radikale einfangen. Bleiben sie im Körper, könnten sie Krebs erzeugen. Verzehren Sie also viel frisches Obst, natürliche Öle und Gemüse. Eine Alternative sind Vitaminpräparate, die preiswertesten: Eunova, Multibionta, Hermes Multi Brause, Multivitamin Woelm Brausetabletten.

Homöopathische Mittel

Cantharis D6 bei Verbrennungen mit Bläschenbildung.
Dosierung: 3mal täglich 10 bis 20 Kügelchen.

Wiederentdeckt und sanft – unser Tip!

Die Kraft der Aloe

Etwa 2 Tage nach der Verbrennung beginnt der Körper mit der Wundheilung. Die Säfte der Aloe können ihn wirkungsvoll dabei unterstützen.

So wird's gemacht: Träufeln Sie behutsam einige Tropfen der frischen Frucht des Liliengewächses auf die verbrannten Stellen. Als Alternative können Sie auch entsprechende Lotionen oder Cremes (aus Drogerie oder Apotheke) auftragen.

Vorbeugen – so schützen Sie sich

- Sichern Sie Ihren Haushalt! Kleinkinder wissen noch nicht, wo sich überall Hitze entwickeln kann, sie dürfen deshalb nie unbeaufsichtigt in der Nähe von Kochstellen, Bügeleisen, Kerzen, heißem Badewasser oder heißem Essen gelassen werden.
- Tragen Sie bei der Zubereitung heißer Speisen stets Küchenhandschuhe!
- Meiden Sie Sonnenbäder in der Mittagssonne; nach den Wintermonaten sollten Sie Ihren Körper vor einem längeren Bräunungsbad erst einmal wieder an die warme Sommersonne gewöhnen.

Verbrennungen bei Kindern

Sind acht bis zehn Prozent der Haut verbrannt, ist die Situation für Kinder bereits lebensgefährlich – bei Erwachsenen besteht Lebensgefahr erst bei 15 Prozent verbrannter Haut. Prüfen Sie bei Verbrennungen im Gesicht, ob das Kind noch normal atmen kann; die Atemorgane könnten geschädigt sein!

Viel trinken!

Bei Verbrennungen müssen Sie auf eine große Flüssigkeitszufuhr achten. Trinken Sie viel Wasser und Saft!

Medikamente

● **Deutschland**
Eunova,
Hermes Multi Brause,
Multibionta,
Multivitamin Woelm Brausetabletten

● **Österreich**
Irocombivit,
Multibionta,
Vit. E+C Agepha

● **Schweiz**
Halibut Multivit,
Multibionta,
Multivitamin Kapseln Phytomed

Vergiftungen

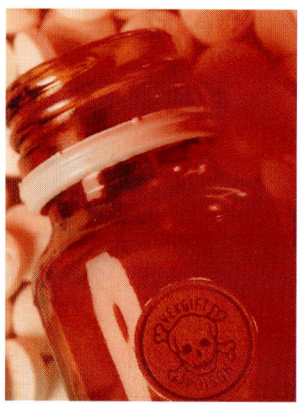

Bewahren Sie gefährliche Mittel in einem abschließbaren Schrank auf.

Ursachen

Fast jeder Stoff kann zu Vergiftungen führen, sofern er nur in entsprechenden Dosierungen in den Körper gelangt: Pilze, Waschpulver, Quecksilber, Alkohol, Putzmittel, Säuren, Maschinenöl, Farben, Insektizide, Pflanzen und natürlich verseuchte Lebensmittel.

Psychische Hintergründe

Kleinkinder wissen mit den Begriffen »Gift« und »giftig« nicht viel anzufangen, es nützt daher auch nichts, problematische Substanzen mit diesen Wörtern zu bezeichnen. Ebenso sinnlos sind die Warnungen »Vorsicht« oder »gefährlich« – beide Begriffe machen nur neugierig. Es gibt letztlich nur eine sichere Methode, um Kinder vor Giften zu schützen: Schließen Sie die gefährlichen Substanzen in einem sicheren Schrank ein.

Erste Hilfe

Notruf!

Telefonieren Sie sofort mit der Vergiftungsinformationszentrale in Ihrer Gegend! Die Nummer steht vorn im Telefonbuch! Zuvor sollten Sie sich alle Einzelheiten (Art und Dosierung des Giftes, Symptome beim Vergifteten) notiert haben.

Bei Arzneimittelvergiftungen erbrechen lassen!

Bei einer Überdosis von Medikamenten oder Drogen bringen Sie den Betroffenen zum Erbrechen. Aber nur, wenn er bei Bewußtsein ist, sonst besteht Erstickungsgefahr! Die beste Methode: Stecken Sie ihm den Mittelfinger in den Hals (die Zunge muß dabei immer unter dem Finger liegen!). Lassen Sie ihn mehrmals erbrechen!

Wichtig!
Vergiftungen sind immer ein Fall für Notarzt, Vergiftungsinformationszentrale oder Krankenhaus. Die angegebenen Erste-Hilfe-Tips dienen nur zur Überbrückung der Wartezeit.

Telefonnummern
Wenn Sie Kinder haben, sollten Sie die wichtigsten Telefonnummern von Notarzt, Kinderarzt und Vergiftungsinformationszentrale gut sichtbar beim Telefon anbringen, damit Sie im Notfall nicht erst lange nach der Nummer blättern müssen.

Viel trinken!

Geben Sie dem Vergifteten, wenn er ätzende Substanzen geschluckt hat, viel zu trinken, damit das Gift in seinem Verdauungstrakt verdünnt wird! Am besten eignen sich dazu Tee oder Milch.

Mund-zu-Mund-Beatmung

Alkohol und die meisten Schlafmittel rufen eine Atemlähmung und Bewußtlosigkeit hervor. In diesem Fall muß per Mund beatmet werden. Überstrecken Sie den Kopf des liegenden Patienten in den Nacken, halten Sie ihm die Nase zu, pressen Sie Ihre Lippen auf seine, und blasen Sie dann die Luft in kräftigen, aber langsamen Stößen in seine Luftröhre hinein. Die Technik erlernen Sie am besten in einem Erste-Hilfe-Kurs.

Homöopathische Mittel

Bei einer Fischvergiftung, die sich durch Erbrechen und Durchfall, manchmal auch mit Nesselsucht bemerkbar macht, hilft *Arsenicum album C30.*
Dosierung: Stündlich 3 Kügelchen.

Vorbeugen – so schützen Sie sich

- Achten Sie bei Ihrer Gartenplanung darauf, daß Sie keine Pflanzen mit giftigen Blättern, Rinden, Früchten oder Blüten anlegen: Dazu gehören Besenginster, Bocksdorn, Efeu, Eibe, Eisenhut, Goldregen, Heckenkirsche, Herbstzeitlose, Herkulesstaude, Kirschlorbeer, Korallenbeere, Kreuzdorn, Lebensbaum, Ligusterhecke, Maiglöckchen, Oleander, Pfaffenhütchen, Rubinie, Seidelbast, Stechpalme, Tollkirsche, Wistarie, Wolliger Schneeball. Besonders der Goldregen gehört zu den Pflanzen, deren giftige Blüten immer wieder zu schweren Vergiftungen bei Kindern führen.

- Füllen Sie keine gefährlichen Flüssigkeiten in Getränkeflaschen oder Marmeladegläser!

- Trennen Sie sich rechtzeitig von gefährlichen Medikamenten, die nicht mehr gebraucht werden!

- Vorsicht beim Arbeiten mit Sprühfarben; Insektenbekämpfungsmittel (Insektizide) sollten schon aus Naturschutzmotiven keinen Gebrauch in Ihrem Haushalt mehr finden!

- Bewahren Sie alle Putz- und Waschmittel sowie Alkohol und Zigaretten in einem abschließbaren Schrank auf!

- Basteln Sie nur mit Kleb- und Farbstoffen ohne Lösungsmittel!

Kein Erbrechen bei bestimmten Substanzen!
Bei Benzin, Öl, Kerosin, schaumbildenden Flüssigkeiten (Spülmittel etc.) oder stark ätzenden Substanzen darf kein Brechreiz ausgelöst werden, um Verätzungen der Speiseröhre und andere Komplikationen zu vermeiden! Ansonsten ist es wichtig, bei ungeklärter Vergiftungsursache das Erbrochene zur Analyse aufzubewahren!

Notfalltropfen
Da Vergiftungen zu den Notfällen gehören, die die Betroffenen leicht verunsichern und ängstigen, können Dr. Bachs Notfalltropfen hier sinnvoll zur Beruhigung eingesetzt werden. Die sogenannten Rescue-Remedy-Tropfen erhalten Sie preiswert in Apotheken.

Verstauchungen

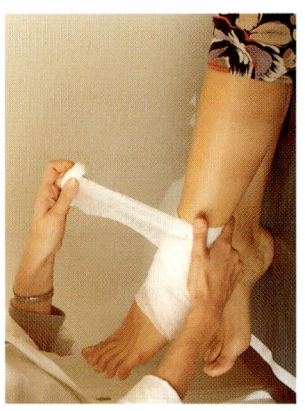

Verbände lindern die Schwellungen.

Symptome

- Schmerzen im betroffenen Gelenk
- Oft kommt es explosionsartig zu einer starken Schwellung, die sich später verfärbt
- Die Bewegung ist stark eingeschränkt

Ursachen

Bei einer Verstauchung handelt es sich um eine Überdehnung oder einen Riß in der Gelenkkapsel oder deren Bändern, hervorgerufen durch Umknicken, abrupte Bewegungen, schwache Muskulatur oder äußere Gewalteinwirkungen.

Die Verstauchung ist eine der häufigsten Sportverletzungen und wird durch einseitige Muskelentwicklungen in den jeweiligen Sportarten gefördert.

Körperliche Hintergründe

Die Größe der Schwellung sagt nicht unbedingt etwas über die Schwere der Verletzung aus. Es gibt kleinere Bänderdehnungen, bei denen aber zahlreiche Blutgefäße verletzt werden und gewaltige Schwellungen entstehen; genauso gibt es komplette Bänderrisse, die kaum Schaden an den Blutgefäßen anrichten und daher fast ohne Schwellung ablaufen können.

Psychische Hintergründe

Schmerzende Blutungen im Gewebe beeinträchtigen den Bewegungsablauf, da vom Gehirn Maßnahmen ergriffen werden, um den Körper in eine Schonhaltung zu zwingen. Wenn also jemand beim Fußballspielen eine Verstauchung erlitten hat, sollte er sich auswechseln lassen, um weitere Verletzungen zu verhindern.

Altbewährt – so helfen Sie sich selbst!

Kühlen!

Lang andauerndes Kühlen als Erste-Hilfe-Maßnahme lindert Schmerzen und schließt die verletzten Blutgefäße. Verstauchungen sollten mindestens 30 Minuten gekühlt werden.

Zur Kühlung verwendet man am einfachsten Eiswürfel, die in ein dickes Handtuch eingerollt werden. Ist kein Eis vorhanden, sollte der betroffene Körperteil wenigstens für 15 Minuten unter kaltes Wasser gehalten werden.

Immer kühlen!
Verstauchungen finden tief unten im Gewebe statt, die von ihnen ausgehende Hautverfärbung kann dadurch erst einige Stunden oder sogar einige Tage später an die Oberfläche kommen. Für eine sinnvolle Erste Hilfe ist es dann jedoch zu spät. Also: Nach schmerzhaftem Umknicken grundsätzlich kühlen, auch wenn es noch nicht zu einer Verfärbung gekommen ist.

Enzymtherapie
Enzympräparate (aus der Apotheke) helfen, die Schwellungen abzubauen.

Roßkastaniensamen
Die Verstauchung ist ein klassischer Fall für die Samen der Roßkastanie. Denn sie enthalten Aescin, ein Wirkstoffgemisch, das Flüssigkeitsstauungen und damit auch große Schwellungen im Gewebe entfernen kann.
Präparate sind z. B.: Essaven ultra, Lindigoa S, Venoplant retard, Venopyronum N triplex, Venostasin N forte, Venostasin retard, Venostasin S. Dosierung laut Packungsbeilage, die Wirkung erhöht sich mit gleichzeitiger Einnahme des Enzympräparates Wobenzym.

Homöopathische Mittel
Sie unterstützen die natürlichen Heilvorgänge im Körper.
Arnica D6 begrenzt den Umfang der Schwellung und Verfärbung, weil es den Abtransport von Gewebeflüssigkeit und ausgetretenem Blut unterstützt.
Dosierung: 3mal täglich 1 bis 2 Tabletten, in akuten Fällen stündlich 1 Tablette.
Hypericum D6 wirkt schmerzlindernd.
Dosierung: 3mal täglich 1 bis 2 Tabletten.
Calcium carbonicum Hahnemanni D6 eignet sich zur Nachbehandlung, wenn nach dem Abklingen der akuten Symptome noch ein Schwächegefühl im Gelenk besteht.
Dosierung: 3mal täglich 1 bis 2 Tabletten.

Sanfte Übungen – unser Tip!
Nach einer Verstauchung sind Ruhe und Schonung, dann aber langsame Übungen zur Belastung angebracht. Spannen Sie die betroffenen Muskeln 2 Sekunden an, 3 Sekunden Pause, wieder anspannen.

Vorbeugen – so bleiben Sie gesund
- Grundsätzlich gilt für Verstauchungen dasselbe wie für alle Sportverletzungen: Das Verletzungsrisiko sinkt, je besser der Sportler aufgewärmt ist.
- Achten Sie beim Sport auf die richtige Bekleidung (Helm, Schienbeinschoner, hochschaftige Schuhe etc.). Und ziehen Sie diese nicht nur beim Wettkampf, sondern auch beim Training an!
- Kräftigen Sie die Muskulatur der seitlichen Unterschenkelpartien, indem Sie am Strand, in der Weitsprunggrube oder im Sandkasten Ihrer Kleinsten öfter einmal barfuß laufen! Auch barfüßige Sprungübungen in der Hochsprungmatte kräftigen Ihre Unterschenkelmuskeln.

Schuhe an oder aus?
Immer wieder kann man beobachten, daß gutmeinende Helfer ihrem am Sprunggelenk verletzten Sportkollegen aus den Schuhen helfen. Ein Fehler! Denn der Schuh wirkt als schwellungslindernde Kompresse!

Medikamente
● **Deutschland**
Essaven ultra, Lindigoa S, Venoplant retard, Venopyronum N triplex, Venostasin retard/ -N forte /-S; Wobenzym
● **Österreich**
Venostasin-retard; Wobenzym
● **Schweiz**
Aesculaforce N, Venostasin spezial; Traumanase

Kompressionsverband
Nach der Kühlung sollte ein verletztes Gelenk gut bandagiert und vor allem hoch gelagert werden, damit die Schwellung abnimmt bzw. erst einmal nicht größer wird.

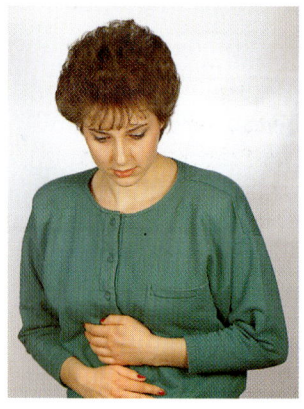

War nur das Mittagessen zu üppig? Bauchschmerzen können viele Ursachen haben.

Bauchschmerzen

Symptome

- Schmerzen im Bauch, oft in Verbindung mit Blähungen und Druckgefühl
- Teilweise begleitet von Aufstoßen, Sodbrennen, Erbrechen und Völlegefühl

Ursachen

Grundsätzlich kann jede Erkrankung im Bauchbereich zu Schmerzen führen, vom Reizmagen über Eierstockentzündung und Blinddarmentzündung bis hin zum akuten Darmverschluß. Die häufigste Ursache ist jedoch einfach ein überforderter Magen infolge von Völlerei und des Verzehrs fetter oder verdorbener Speisen.

Physiologische Hintergründe

»Der Nachtisch geht immer noch rein«, heißt es im Volksmund. Und tatsächlich: Selbst nach den opulentesten Speisen paßt er noch rein, und wir haben sogar noch – trotz proppevollen Magens – Appetit darauf (was wir freilich später oftmals mit Bauchschmerzen büßen müssen). Wie ist das möglich?

Unser Appetit ist nicht nur von der Füllung des Magens abhängig, sondern auch von vielen anderen Faktoren, beispielsweise von Blutzuckerspiegel, der Ermüdung der Kaumuskulatur und von unserer Körpertemperatur. Aus diesem Grund können wir auch dann noch Hunger haben, wenn der Magen bereits prall gefüllt ist.

Psychische Hintergründe

Immer wieder stellt man sich die Frage, was Menschen dazu bringen kann, sich den Magen über alle Maßen hinaus mit süßen und fetten Speisen vollzuschlagen. Psychoanalytiker vermuten in diesen Anfällen von Freßgier eine Ersatzbefriedigung für unterdrückte sexuelle Bedürfnisse und für den verlorengegangenen Lebenssinn. Mit anderen Worten: Der Hunger nach süßer Liebe wird umgeleitet auf den Hunger nach süßen Speisen, und die innere psychische Leerc wird aufgefüllt durch fettes und opulentes Essen, das lange im Magen bleibt und dadurch wenigstens körperlich Gefühle von Erfüllung und »voller Zufriedenheit« verschafft.

Generell neigen frustrierte Menschen, die ihre Gefühle nicht mitteilen können, dazu, alles in sich hineinzustopfen. Dies kann letztlich zu Magen-Darm-Geschwüren führen.

Wichtig!

Sofort den Notarzt rufen, wenn die Bauchschmerzen plötzlich und heftig gekommen sind und von Erbrechen, starkem Aufgeblähtsein, Fieber, keuchender Atmung oder rasendem Puls begleitet werden! Und: Gehen Sie zu Ihrem Hausarzt, wenn Ihre Bauchprobleme trotz Selbstbehandlung länger als 2 Wochen anhalten oder immer wiederkehren.

So helfen Sie sich selbst!

Buttermilch

Buttermilch erzielt mit ihren alkalischen Substanzen gerade bei unklaren Bauchbeschwerden oft enorme Erfolge. Trinken Sie täglich 1 l Buttermilch in kleinen Schlucken über den ganzen Tag verteilt. Die Buttermilch sollte Zimmertemperatur haben.

Lebertrankur

Karotin und Vitamin A sind wichtige Substanzen für die Regeneration der Schleimhäute in Magen und Darm. Machen Sie dazu eine 3wöchige Lebertrankur (gibt es in der Apotheke zu kaufen). Spinat, Kürbis, Grünkohl und natürlich die Karotte enthalten überdurchschnittlich viel Karotin und Vitamin A.

Heilerde

Heilerde (Lös und Lehm) besänftigt den Reizmagen und begünstigt den Aufbau einer gesunden Darmflora, eignet sich also zur längerfristigen Anwendung gegen Verdauungsbeschwerden.
Dosierung: Nehmen Sie 2mal pro Tag 1 TL Heilerde, jweils nach dem Mittag- und Abendessen. Schwemmen Sie die Heilerde in stillem Mineralwasser oder Kräutertee (am besten Enziantee) auf, und trinken Sie diese Mischung in kleinen Schlucken. Achten Sie darauf, daß man Ihnen in der Apotheke wirklich nur diejenige Heilerde gibt, die zur innerlichen Anwendung geeignet ist.

Aromatherapie

Die ätherischen Öle *Basilikum* und *Sandelholz* beruhigen die Magenwände und beseitigen die Spannungszustände im Bauch. Geben Sie ein paar Tropfen des jeweiligen Öls (oder eine Mischung aus beiden) in Duftlampen, die Sie in Ihrer Wohnung – vor allem in Küche und Eßzimmer – verteilen. Bei akuter Übelkeit riechen Sie einfach direkt am Ölfläschchen.

Heilkräuter

Kamille, Minze und Melisse können angegriffenen Magenschleimhäuten eine sofortige Linderung verschaffen.
Kamille wirkt entzündungshemmend, und ihr Inhaltsstoff Bisabolol schützt und stärkt die Schleimhäute.
Minze setzt die Empfindlichkeit der Magenschleimhaut gegen Übelkeit auslösende Reize herab; außerdem hat sie stark desinfizierende Eigenschaften.
Bei *Melisse* schließlich steht die beruhigende und krampflösende Wirkung auf die Magenwände im Vordergrund.
Rezept: Mischen Sie je 1 TL Kamillenblüten, Pfefferminzblätter und Melissenblätter. Übergießen Sie diese Kräutermischung mit 1/4 l

Vorsicht vor Vitamin A!
Hüten Sie sich vor Präparaten, die Vitamin A enthalten. Denn hierbei kann es zu Vergiftungen kommen. Vitamin-A-Präparate sollten längerfristig nur unter Aufsicht eines Arztes eingenommen werden. Greifen Sie also lieber auf das Angebot der Natur zurück.

Vorsicht, Eierstockentzündung!
Auch die Eierstockentzündung zeigt sich in Bauchschmerzen mit Übelkeit und Brechdrang. Typisch für Eierstockentzündungen ist weiterhin, daß sich die Schmerzen beim Gehen verschlimmern und die Bauchmuskulatur unter Schutzspannung gehalten wird. Außerdem kommt es zu leichtem Fieber. Die Eierstockentzündung ist ein Fall für eine antibiotische Behandlung durch den Frauenarzt.

kochendem Wasser. 10 Minuten ziehen lassen, dann abseihen und in kleinen Schlucken trinken. Am besten wirkt dieser Tee, wenn er im Rahmen einer 1- oder 2tägigen Fastenkur getrunken wird. Nach Abklingen der akuten Bauchbeschwerden sollte der Tee noch für 2 Wochen regelmäßig zu den Mahlzeiten getrunken werden.

Kümmeltee

Kümmel ist ein altbewährtes Hausmittel, das für eine gesunde Verdauung sorgt; besonders hilfreich ist er bei Blähungen. Kümmel regt den Darm zur Tätigkeit an und wird deswegen auch als Gewürz bei schwerverdaulichen und blähenden Gerichten eingesetzt.
Rezept: 2 TL Kümmel mit 1/4 l Wasser übergießen, ziehen lassen, dann abseihen. Trinken Sie täglich 2 bis 3 Tassen.

Homöopathische Mittel

Homöopathische Präparate setzen gerade bei einem diffusen Beschwerdebild wie den Bauchschmerzen eine genaue Beobachtung der Begleitsymptome voraus.
Nux vomica D6 ist das Mittel der Wahl für reizbare und ehrgeizige Menschen, die gern viel und würzig essen und häufig von Sodbrennen, Völlegefühl und Schmerzen im Oberbauch heimgesucht werden.
Dosierung: 3mal täglich 1 bis 2 Tabletten vor den Mahlzeiten.
Bryonia D6 hilft bei »erkältetem« Magen aufgrund von kalten Getränken, Empfindlichkeitsreaktionen auf Eiscreme oder einer plötzlichen Abkühlung der Umgebungstemperatur.
Dosierung: 1 Tablette stündlich bis zum Abklingen der akuten Beschwerden.
Magnesium phosphoricum D6 wirkt bei Krämpfen im Bauch und bei starken Blähungen. Die Beschwerden bessern sich durch Druck und Wärme.
Dosierung: 1 Tablette stündlich bis zum Abklingen der akuten Beschwerden.
Ignatia D6 ist angezeigt bei Beschwerden infolge von seelischen Rückschlägen wie Trauer und Kummer, die auf den Magen geschlagen sind.
Dosierung: 3mal täglich 1 bis 2 Tabletten.
Carbo vegetabilis Pentarkan hilft bei plötzlichen Magenkrämpfen, die zusätzlich von Aufstoßen oder Blähungen begleitet werden.
Dosierung: 1 Tablette stündlich bis zum völligen Abklingen der Beschwerden.
Staphisagria D6 ist das Mittel für introvertierte Menschen, die an angestautem Ärger und inneren Konflikten laborieren und diese Streßfaktoren im Magen »verarbeiten«.
Dosierung: 3mal täglich 1 bis 2 Tabletten.

Wiederentdeckt und sanft – unser Tip!

Kalmus

Der Kalmus ist ein altbewährtes Heilmittel, das schon in frühesten Zeiten als magisches Kraut und Heilpflanze galt. Die alten Ägypter und Araber schrieben ihm eine Erhöhung der Liebeskraft zu. Im alten Indien wurde er als Medikament bei Blähungen, Erkrankungen der Galle und Magenentzündungen angewandt, was ihm schließlich auch hierzulande den Namen Magenwurzel einbrachte. Daß der Kalmus überhaupt hier wächst, verdanken wir übrigens den Mongolen; auf ihren Streifzügen durch Europa pflanzten sie ihn an den Pferdetränken an, da sie glaubten, er habe eine wasserreinigende Kraft. Die moderne Wissenschaft konnte mittlerweile bestätigen, daß der Kalmus seinen Zweitnamen völlig zu Recht trägt. Die Wurzel enthält den Bitterstoff Akorin, das Alkaloid Kalamin und den Biobaustein Cholin.

Rezept: 3 TL der feingeschnittenen, geschälten Wurzel werden am Abend mit 1/2 l Wasser kalt angesetzt und am nächsten Morgen abgeseiht. Trinken Sie den Tee über den Tag verteilt, am besten zu den Mahlzeiten.

Achtung: Kalmus eignet sich nicht zum Dauergebrauch, und er sollte auch nicht bei Durchfällen genommen werden.

Vorbeugen – so bleiben Sie gesund

- Meiden Sie Alkohol, Schokolade und Zigaretten! Auch Ihren Kaffeekonsum sollten Sie auf zwei bis drei Tassen pro Tag einschränken. Versuchen Sie, den Kaffee durch Früchtetees oder durch grünen Tee zu ersetzen.

- Reduzieren Sie Ihr Eßtempo! Kauen Sie viel, sprechen Sie wenig bei den Mahlzeiten. Nehmen Sie nicht drei große Mahlzeiten ein, verteilen Sie das Essen auf fünf kleinere Mahlzeiten pro Tag.

- Machen Sie Ihren Aggressionen richtig Luft, anstatt sie in sich hineinzufressen. Man unterscheidet zwei Arten von Ärger: »weiße« und »rote Wut«. Der »Weißwütige« frißt seinen Ärger in sich hinein. Sein Körper verharrt längere Zeit im Zustand der Wuterregung: Muskelspannung und Blutdruck bleiben erhöht, und auch der Spiegel an Streßhormonen (z.B. Noradrenalin und Kortisol) bleibt auf hohem Niveau. Das führt auf Dauer zu Magen- und Herzproblemen. Falls Sie zu diesem Typus gehören, sollten Sie versuchen, Ihr Konfliktverhalten zu ändern.

- Achten Sie auf eine magenfreundliche Ernährung. Trinken Sie viel (mindestens zwei Liter Flüssigkeit pro Tag), essen Sie weniger fetthaltige Speisen und dafür mehr Ballaststoffe.

Kalmus
Wenn Sie den Kalmus selbst sammeln wollen: Gesammelt wird der Wurzelstock der Pflanze im Frühjahr (noch vor dem Treiben der Blätter) und im Spätherbst.
Sie erkennen den Kalmus an seinem Aufenthaltsort (er liebt weiche, sumpfige Böden) und an seinem zweizeilig beblätterten und am Bodenansatz rötlich gefärbten Stengel.
Als Blüte hat er einen Kolben; Kalmus wird bis zu 150 cm groß.

Ballaststoffe
Sie sind die Grundlage einer gesunden und verdauungsfördernden Ernährung.
Wenn Sie längerfristig Bauchbeschwerden haben, sollten Sie wahrscheinlich Ihre Ernährungsgewohnheiten ändern. Ballaststoffe sind enthalten in Vollkornreis, Vollkornprodukten (Vollkornbrot, Knäckebrot, Müsli), Gemüse und Kartoffeln.

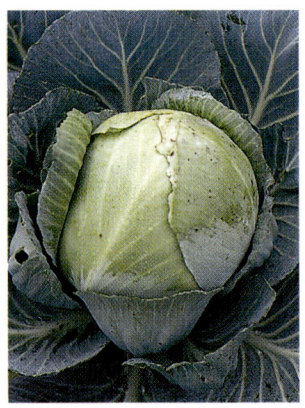

Kohlgemüse ist für seine blähende Wirkung bekannt.

Blähungen

Ursachen

Die Lufteinschlüsse entstehen im Darm und sind typisch für unvollständige Verdauungsprozesse. Und für die kann es prinzipiell nur zwei Ursachen geben:

- Schwerverdauliche Speisen (Hülsenfrüchte, Kohl, Bananen, Rettich, Brot) oder Speisen, gegen die eine Unverträglichkeit besteht. Alkohol in großen Mengen ist ebenfalls ein schwieriges Verdauungsproblem für den Darm.
- Der Darm ist aufgrund von Krankheiten (Magenschleimhautentzündung, Darmausbuchtungen, Entzündungen der Bauchspeicheldrüse, Reizdarm) oder vorübergehenden Störungen (Nervosität, Verstopfung, Durchfall) nicht imstande, die Speisen hinreichend zu verdauen.

In der Regel greifen beide Ursachenlinien – Ernährungsfehler und organische Störungen – ineinander.

Organische Hintergründe

Oft sind Blähungen auch ein Anzeichen für eine eingeschränkte Verträglichkeit gegenüber bestimmten Nahrungsmitteln. Milchprodukte beispielsweise können von vielen Menschen nicht komplett verdaut werden, weil in ihrem Darm ein Mangel an Laktase besteht – einem Enzym, das notwendig ist, um Milchzucker zu zerlegen. Achten Sie also darauf, ob Ihre Blähungen nach dem Genuß von Quark-, Joghurt- oder Milchspeisen besonders heftig sind. Wenn ja, dann sollten Sie diese Lebensmittel etwas reduzieren.

Psychische Hintergründe

Die Vorgänge im Darm werden stark von der Psyche beeinflußt. Depressive Stimmungen, Ängste und unterdrückte Aggressionen beeinträchtigen die Darmtätigkeit und setzen erwiesenermaßen auch der dort ansässigen Bakterienflora zu. Streß und Ärger schlagen also nicht nur auf den Magen, sondern auch auf den Darm.

Böhnchen ohne Tönchen
Wer ungestraft Bohnen und anderes Gemüse essen will, kann sich mit folgendem Trick behelfen: Je länger Sie das Gemüse garen, desto leichter kann es Ihr Darm verdauen. Bohnen verlieren ihre gärungsfördernden Eigenschaften, wenn man sie zwölf Stunden in Wasser einweicht und danach unter Dampf gart.

Darüber hinaus gibt es vor allem bei Männern ziemlich häufig eine Art »Lust am Furz«, d.h. ein fast sadistisches Vergnügen, die Umwelt mit den eigenen Darmgerüchen zu beglücken. Die Psychoanalyse versteht ein solches Verhalten als Ausdruck von Analerotik, d.h. einer Erotik, die auf den After als erogene Zone zielt und einen Lustgewinn daraus zieht, die Aftermuskeln zu entspannen und die Blähungen streichen zu lassen. Psychoanalytiker meinen, daß dieses Verhalten seine Ursachen in Erlebnissen der frühen Kindheit hat, und zwar in verdrängten, unausgelebten Aggressionen innerhalb der sogenannten Analphase (zwischen dem zweiten und vierten Lebensjahr).

Altbewährt – so helfen Sie sich selbst!

Kamillentee mit Lakritze

Kamille wirkt beruhigend und krampflösend. Lakritze enthält Süßholz, eine Heilpflanze, die traditionell bei allen möglichen Verdauungsproblemen – von Blähungen bis Sodbrennen – angezeigt ist. *Rezept:* Den Tee bereiten Sie am besten mit vorgefertigtem Kamillenpulver (z.B. Kneipp Kamillenblüten-Tee Stomakneipp); mindestens 10 Minuten ziehen lassen! Danach nehmen Sie 20 g Lakritze und lösen sie in dem noch heißen Tee auf. Schmeckt interessant und hilft! Diesen Tee sollten Sie allerdings nur 1mal pro Tag trinken.

Melissentee

Melisse enthält zahlreiche Bitterstoffe, die den Stoffwechsel und die Verdauung anregen. *Rezept:* 1 bis 3 EL Melissenblätter in 1 Tasse geben, mit heißem Wasser (ca. 150 ml) übergießen und abdecken. 10 bis 15 Minuten ziehen lassen, danach das Kraut abseihen. Von diesem Tee können Sie getrost 3mal pro Tag trinken. Er läßt sich übrigens auch mit Kamille kombinieren. Fügen Sie dann zur Hälfte Kamillenblüten hinzu.

Anistee

Er hilft schnell bei akuten Blähungen. *Rezept:* 1 gehäuften TL zerdrückte Anisfrüchte mit 1/4 l kochendem Wasser übergießen, 10 Minuten ziehen lassen. Trinken Sie den Tee lauwarm und in kleinen Schlucken.

Schafgarbentee

Die Gemeine Schafgarbe, wie sie auf allen Wiesen wächst, ist eine der ältesten Heilpflanzen. Aufgrund ihres hohen Gehalts an Bitterstoffen ist sie gut gegen Blähungen geeignet. *Rezept:* 1 bis 2 TL mit 1 Tasse kochendem Wasser übergießen, 15 Minuten ziehen lassen, dann abseihen. Trinken Sie davon 2 bis 3

Einfach rauslassen?

Die entfleuchenden Winde waren schon immer Gegenstand heißblütiger Diskussionen um Sitte und Anstand. Medizinisch ist es sicherlich sinnvoll, die Blähungen nach hinten entweichen zu lassen; das erleichtert und mindert den Druckschmerz im Bauch. Aber meistens bleibt noch genügend Zeit, sich an ein stilles und gut durchlüftetes Örtchen zu verziehen.

Blähungen bei Kleinkindern

Leiden Säuglinge oder kleine Kinder an den lästigen Blähungen, dann hilft Fencheltee: 1/2 TL Fenchelfrüchte mit 1/4 l kochendem Wasser übergießen, 10 Minuten ziehen lassen. Am besten geben Sie den Tee vor den Mahlzeiten.

Wichtig!

Zu grob geschrotete Vollkornprodukte können bei empfindlichen Personen zu Blähungen führen. Achten Sie daher auf feine Schrotung.

Verdauungsorgane

Essen Sie langsam, und kauen Sie gut! Denn wer sein Essen hastig und unter Zeitdruck verschlingt, schluckt dabei meist viel Luft mit hinunter, was zu Blähungen führt. Verzichten Sie auch möglichst auf Fast food, denn diese Speisen sind häufig sehr fett und schwer verdaulich, d. h., sie fördern zusätzlich übermäßige Luftbildung im Darm.

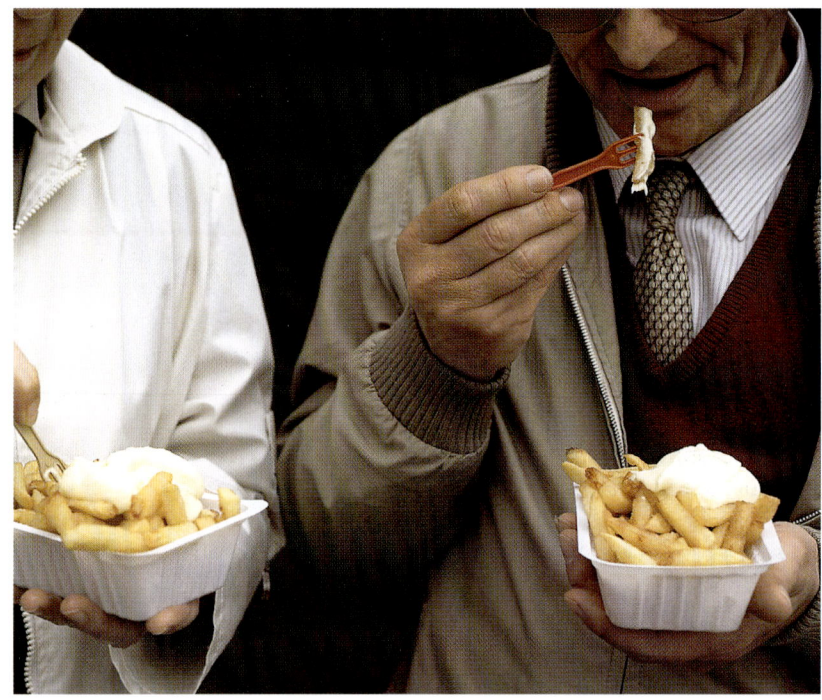

Tassen pro Tag. Dieser Tee ist zwar sehr wirksam, allerdings ist er kein Dauergetränk. Auch Allergiker müssen aufpassen: Sie können unter Umständen mit Hautausschlägen reagieren.

Kümmel
Er ist ein klassischer »Blähungskiller«, den es in zahlreichen Darreichungsformen gibt.
Als Schnaps: Nehmen Sie 50 g zerstoßenen Kümmel, und übergießen Sie ihn mit 3/4 l Alkohol (Alkoholgehalt mindestens 35 Prozent). Lassen Sie ihn 10 Tage ziehen, und seihen Sie ihn dann sorgfältig ab. Der Vorteil dieses »Drinks«: Man kann ihn ziemlich lange lagern und jederzeit anwenden, wenn es gerade im Darm »brennt«.
Als Tee: Übergießen Sie 1 EL Kümmel mit 1 Tasse kochendem Wasser. Den Aufguß 20 Minuten ziehen lassen und abseihen.
Andere Darreichungsformen: Kümmel gibt es auch als Pulver, Tabletten und Pillen, die überall in Apotheken, Drogerien oder Feinkostläden zu erhalten sind.

Homöopathische Mittel
Sie vermögen die Blähungen aus verschiedenen Richtungen und vor allem langfristig zu attackieren:
Chamomilla D6 hilft bei aufgeblähtem Oberbauch.
Dosierung: 3mal täglich 1 bis 2 Tabletten.

Nebenwirkungen!
Homöopathische Mittel neigen dazu, die Symptome einer Krankheit zunächst einmal zu verstärken, bevor sie ihre Heilkräfte entfalten. Als Mittel für seltene und spontane Blähungen sind sie daher nur bedingt geeignet. Wer jedoch häufiger unter ihnen leidet, dem kann mit homöopathischen Mitteln längerfristig geholfen werden.

Carbo vegetabilis Pentarkan hilft gegen Durchfall und bei Problemen nach kalten und schweren Speisen.
Dosierung: 3mal täglich 1 bis 2 Tabletten.
Mormordica-Tropfen entspannen die Darmwände und mobilisieren die Verdauung.
Dosierung: 3mal täglich 15 bis 20 Tropfen.

Neu und sanft – unser Tip!
Bauchbehandlung nach Rosendorff
Sie durchblutet die Verdauungsorgane und entspannt. So machen Sie's richtig: Legen Sie sich auf den Rücken, und streichen Sie in langsamen Kreisbewegungen mit der flachen Hand im Uhrzeigersinn weich über den ganzen Bauch; zunächst von außen nach innen, wie eine Spirale, wobei der Nabel das Zentrum bildet. Danach wieder von innen zurück nach außen. Schließlich führen Sie die Hand vom Brustbein aus gerade nach unten über den Bauch. Machen Sie diese Bewegung sehr langsam, und stellen Sie sich vor, wie die Wärme aus der Hand in Ihren Bauchraum vordringt. Die beiden Übungen dürfen ruhig 5 bis 10 Minuten dauern.

Vorbeugen – so bleiben Sie gesund

- Lassen Sie sich beim Essen Zeit. Schlingen Sie es nicht hinunter. Finger weg von Fast food!
- Kümmel ist nicht nur ein bewährtes Heilmittel, sondern auch ein leckeres Gewürz. Klassische Blähtreiber wie etwa Sauerkraut, Rosen- und Wirsingkohl schmecken pikant, wenn man sie mit Kümmel würzt.
- Manche Gemüsesorten verlieren ihren aufblähenden Charakter, wenn sie nicht frisch zubereitet, sondern vor dem Verzehr erst einmal eingefroren werden. Dazu gehört beispielsweise der Rosenkohl.
- Keine Zigaretten! Das Nikotin mobilisiert Hormone, die die Durchblutung der Darmwände verringern.
- Treiben Sie mehr Sport! Denn Sport fördert Stoffwechsel und Verdauung.
- Trainieren Sie Ihre Bauchmuskulatur, denn diese unterstützt die Bewegungen des Darmes.
- Achten Sie auf regelmäßige Nahrungsaufnahme. Keine Völlereien! Lieber vier bis fünf kleinere Mahlzeiten am Tag als zwei bis drei größere. Vermeiden Sie vor allem warmes und fettreiches Essen am Abend – das belastet Magen und Darm nur unnötig.

Wichtig!
Gehen Sie zum Arzt, wenn sich die Blähungen trotz eingeleiteter Maßnahmen nicht bessern. Es können möglicherweise ernsthafte Krankheiten des Verdauungstraktes vorliegen.

Aromatherapie
Das aromatische Pfefferminz- und Basilikumöl hilft bei Blähungen:
3 Tropfen des Aromaöls mit 30 ml Mandelöl (aus dem Reformhaus) mischen und damit regelmäßig den Bauch massieren.
Vorsicht:
Neben einer homöopathischen Therapie sind Aromaöle verboten!

Mikrobiologische Therapie
Bei häufigen Blähungen kann eine Verbesserung der Darmflora durch eine mikrobiologische Behandlung mit Verdauungsenzymen Abhilfe schaffen.

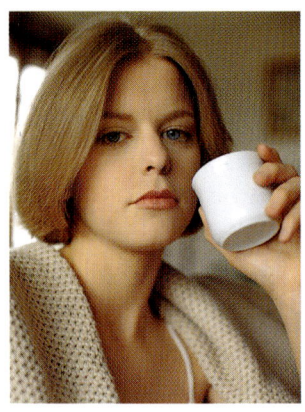

Der Flüssigkeitsverlust bei Durchfall muß unbedingt wieder ausgeglichen werden.

Durchfall

Symptome
• Dünnflüssiger Stuhl
• Häufiger Stuhlgang, mehr als fünfmal pro Tag

Ursachen

Für Durchfall kann es zahlreiche Ursachen geben:

● Schwerwiegende Erkrankungen wie Ruhr, Kolitis (Darmentzündung), Darmgrippe, Cholera, Typhus etc.
● Streß, Angst und unterdrückte kindliche Bedürfnisse
● Übermäßiger Konsum von Zigaretten und Alkohol sowie Abführmittelmißbrauch
● Lebensmittelvergiftungen und Allergien.

Organische Hintergründe

Akuter Durchfall ist ein Abwehrmechanismus des Körpers, um schnell belastende Stoffe auszuschwemmen. Aus diesem Grund sollten gelegentliche Durchfallattacken – vor allem wenn sie nach Trink- und Eßgelagen auftreten – gar nicht unbedingt bekämpft werden.

Psychische Hintergründe

Der Darm reagiert sehr sensibel auf psychische Reize und unterdrückte Wünsche. In manchen Streßsituationen würden wir uns beispielsweise am liebsten in unserem Bett verkriechen und die Decke über die Ohren ziehen, doch im Alltag haben wir natürlich fast nie die Chance dazu. Die Folge: In unserem Körper entsteht ein unbewußter und stetig steigender Drang nach Ruhe. Unser vegetatives Nervensystem – Hauptsteuerzentrale der Verdauungsorgane – gerät aus dem Gleichgewicht und setzt den Darm unter Wasser.

Altbewährt – so helfen Sie sich selbst!

Bei Durchfall kann es zu erheblichen Flüssigkeitsverlusten kommen, die unbedingt ausgeglichen werden müssen. Sie sollten also sehr viel trinken. Am besten eignen sich stille Mineralwässer und verschiedene Teesorten (schwarzer, Kräuter- oder Früchtetee).

Wärme tut gut
Beruhigen Sie Ihren überreizten Darm mit einer Wärmflasche auf dem Bauch.

Wichtig!
Der Stuhl muß in folgenden Fällen vom Arzt untersucht werden:
● Wenn der Durchfall länger als zwei Tage dauert
● Wenn er von anderen Symptomen, wie Fieber und Gliederschmerzen, begleitet ist
● Wenn der Stuhl Blut enthält
● Wenn der Durchfall kurz nach einem Aufenthalt in südlichen Ländern aufgetreten ist
● Wenn es auch während des Schlafens zu Darmentleerungen kommt.

Schonkost ist angesagt

Balsam für die angegriffenen Darmschleimhäute ist die sogenannte Basensuppe.

Rezept: 2 Kartoffeln und 1 Mohrrübe kleingeschnitten in 1/4 l kaltes Wasser geben, 20 Minuten kochen lassen. Das Gemüse anschließend zerstoßen und eine Prise Salz (bloß keinen Pfeffer!) hinzufügen.

Homöopathische Mittel

Sie helfen nicht gegen den Durchfall an sich, sondern müssen im Zusammenhang mit seiner Entstehung und seinen Begleitsymptomen angewandt werden.

Nux vomica D6 hilft, wenn man nervös ist oder viel durcheinander gegessen hat.

Dosierung: 3mal täglich 1 bis 2 Tabletten.

Arsenicum album D6 lindert die Beschwerden nach dem Genuß kalter Getränke.

Dosierung: 3mal täglich 1 bis 2 Tabletten.

Veratrum album D6 hilft bei stark wäßrigen Durchfällen, die den Körper auszehren.

Dosierung: 3mal täglich 1 bis 2 Tabletten.

Darmpflegend und sanft – unser Tip!

Tormentilltee

Tormentill wirkt aufgrund seines hohen Gehalts an Gerbsäure zusammenziehend und pflegt den Darm.

Rezept: 1 TL Tormentill mit 1 Tasse kochendem Wasser übergießen, kurz ziehen lassen, abseihen. 2mal täglich 1 Tasse.

Vorbeugen – so bleiben Sie gesund

- Weniger Alkohol, am besten gar keine Zigaretten. Alkohol und Nikotin wirken negativ auf das vegetative Nervensystem, die Steuerzentrale unserer Verdauungsorgane.

- Lassen Sie Ihren Schwächen einfach mal freien Lauf. Es ist nicht immer nötig, den harten Mann oder die coole Frau zu spielen. Manchmal kann man sich auch einfach zurückziehen und die Beine hochlegen – auch wenn es draußen vor der Tür noch so »brennt«.

- Meiden Sie schwere Speisen vor der Nachtruhe. Drei Stunden vor dem Schlafengehen sollten Sie gar nichts mehr essen.

- Koffein drückt Wasser in den Darm. Reduzieren Sie also Ihren Kaffeekonsum, oder steigen Sie auf Tee um. Der Darm liebt beispielsweise gut gezogenen Melissen- oder Hagebuttentee.

Warum unbedingt stopfen?

Natürlich gibt es zahlreiche Mittel, die den Durchfall andicken und stopfend auf unseren Verdauungskanal wirken. Dazu gehören Kohletabletten, Gerstengrütze, Bananen, Schokolade und Cola-Getränke. Doch muß das wirklich sein? Denn der Sinn des Durchfalls besteht ja darin, den schnellen Abtransport von Schadstoffen zu ermöglichen – und daran sollte er nicht mit allen Mitteln gehindert werden.

Lebende Trockenhefe hilft!

Mit einem Präparat aus lebender Trockenhefe (Perenterol) läßt sich Durchfall ohne Nebenwirkungen behandeln. Es ist auch für die Nachbehandlung geeignet.

Medikamente
- Deutschland
Perenterol,
Perenterol forte
- Österreich
Kein Präparat
- Schweiz
Perenterol 250

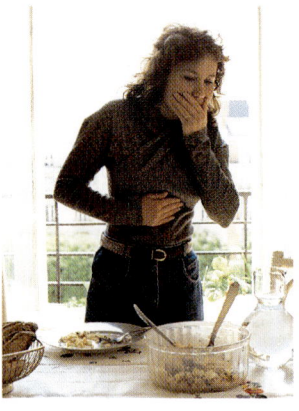

Häufig sind verdorbene Lebensmittel die Ursache von Erbrechen.

Erbrechen

Symptome

- Unwillkürliches Zusammenziehen der Muskeln in Magenwänden, Zwerchfell und Bauch
- Der Mageninhalt wird kräftig nach oben gedrückt und durch den Mund abgegeben

Ursachen

Für das Erbrechen kann es zahlreiche Ursachen geben, von der Migräne bis zur Menstruation, vom Darmverschluß bis zu akutem Streß. Bei Kindern entsteht es häufig infolge von Reizungen des Gleichgewichtsorgans (durch Autofahren, Bergsteigen, Fliegen, Schiffahrten), bei Erwachsenen infolge von übermäßigen Eß- oder Alkoholgelagen.

Organische Hintergründe

Nicht den Brechreiz unterdrücken! Denn er hat letztendlich den Sinn, unseren Körper von Schadstoffen zu befreien. Außerdem wird das Erbrechen von Teilen des Nervensystems gesteuert, die sich in der Regel dem Zugriff unseres Willens entziehen.

Psychische Hintergründe

Wichtig!
Erbrechen kann Symptom einer schwerwiegenden Krankheit sein. Wer etwas Verdorbenes oder schwer Bekömmliches gegessen hat, dessen Brechreiz erledigt sich in der Regel, wenn er die betreffende Speise losgeworden ist. Wenn Sie jedoch oft und viel erbrechen müssen, ohne daß der Brechreiz nachläßt, wenn das Erbrochene rot oder braunschwarz gefärbt ist oder der Brechreiz mehr als einen Tag anhält, muß unbedingt der Arzt hinzugezogen werden.

Psychologisch gesehen wird das Erbrechen oft dazu benutzt, Abscheu und Ekel gegenüber sexuellen Bedürfnissen zu artikulieren. Man findet dieses Phänomen besonders bei Mädchen im Alter von 13 bis 16 Jahren, die aus streng moralischem Elternhaus stammen und ihre Sinnlichkeit unter einer dicken Schicht von pauschalem Sex- und Männerhaß (»Ich finde Jungen einfach zum Kotzen!«) zu begraben versuchen. Die Psychiatrie spricht hier von einer Brechneurose. Sie muß psychotherapeutisch behandelt werden.

Die Eß- und Brechsucht (Bulimia nervosa) ist auf dem Vormarsch. Betroffen sind vor allem Mädchen und junge Frauen – aber auch zunehmend junge Männer. Die Betroffenen haben regelmäßige Heißhungerattacken (bis zu 30 000 Kalorien werden pro Anfall konsumiert); kurz darauf wird das Gegessene wieder erbrochen. Die körperlichen Folgen dieser Eßstörungen sind gravierend, unter Umständen lebensgefährlich. Bulimiekranke haben oft Probleme, ihre Gefühle wahrzunehmen oder zu äußern. Hinzu kommt, daß sie sich als häßlich empfinden und einem extremen Schönheitsideal (hyperschlank) nacheifern. Mittlerweile gibt es verschiedene Therapieeinrichtungen für Bulimiekranke.

Altbewährt – so helfen Sie sich selbst!

Mineralien- und Flüssigkeitsverlust ausgleichen!
Nippen Sie reichlich an Teegetränken oder Mineralwasser-Fruchtsaft-Gemischen (im Verhältnis 4:1). Die Getränke sollten Zimmertemperatur haben.

Pfefferminztee
Er ist ein altbewährtes Beruhigungsmittel für angeschlagene Magenwände.
Rezept: 1 gehäuften TL Pfefferminzblätter mit 1 Tasse kochendem Wasser übergießen, zugedeckt 10 Minuten ziehen lassen, dann abseihen. Trinken Sie ihn in kleinen Schlucken!

Spargelpulver
Es mildert den Brechreiz und dämpft die Magenübersäuerung. Sie holen es sich am besten aus der Apotheke. Lösen Sie 1 g Pulver in 1 Tasse lauwarmem Wasser auf.

Homöopathische Mittel
Der Einsatz von homöopathischen Mitteln setzt voraus, daß man die Begleitsymptome und Ursachen des Erbrechens richtig beobachtet hat.
Veratrum album D6 hilft bei Erbrechen mit kaltem Schweiß.
Dosierung: 3mal täglich 1 bis 2 Tabletten.
Nux vomica D6 hilft bei Erbrechen infolge von Wut oder Ärger.
Dosierung: 3mal täglich 1 bis 2 Tabletten.
Gelsemium-Plantaplex hilft bei Erbrechen infolge von unruhigen Flug-, Schiff- oder Autoreisen.
Dosierung: Im akuten Stadium halbstündlich 1 Tablette, ansonsten 3mal täglich 1 bis 2 Tabletten.

Bei nervösem Magen – unser Tip!

Haferschleimsuppe
Haferbrei und Haferschleim wirken beruhigend auf den Magen.
Rezept: Kochen Sie 20 g in 1/4 l Wasser auf.

Vorbeugen – so bleiben Sie gesund

- **Wenig Alkohol! Und nicht über die Sättigungsgrenze hinaus essen. Der berüchtigte Nachtisch, der immer noch reingeht, ist aufgrund seines hohen Fettgehalts für strapazierte Magenwände genau das Falsche.**
- **Wer für Reisebrechanfälle anfällig ist, sollte schon zwei Tage vor Reiseantritt mit dem homöopathischen Mittel Gelsemium-Plantaplex (3mal täglich 1 Tablette) seine Magenwände besänftigen.**

Metoclopramid – ein umstrittener Klassiker
Ärzte verschreiben gern den Wirkstoff Metoclopramid. Er kann allerdings zahlreiche Nebenwirkungen haben (von Müdigkeit über Kopfschmerzen bis hin zu Angstzuständen) und darf keinesfalls während der Schwangerschaft eingenommen werden.

Medikamente
● **Deutschland**
Gastronerton, Gastrosil, Paspertin, Metoclopramid-ratiopharm (alle rezeptpflichtig)
● **Österreich**
Gastronerton, Gastrosil, Metogastron, Paspertin (alle rezeptpflichtig)
● **Schweiz**
Gastrosil, Gastro-Timelets, Paspertin (alle rezeptpflichtig)

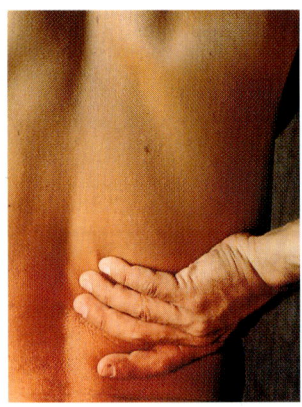

Bei Gallenstörungen können die Schmerzen bis zur rechten Schulter ausstrahlen.

Gallenblasenbeschwerden

Symptome

- Fettunverträglichkeit, Blähungen, Völlegefühl im Oberbauch, Unverträglichkeit gegenüber fetten Speisen
- Kolikartige Bauchkrämpfe unterschiedlicher Ausprägung
- Wechsel zwischen Durchfall und Verstopfung
- Druck unter dem rechten Rippenbogen, Schmerzen im Rücken bis unter das rechte Schulterblatt ausstrahlend, Verspannungen auf der rechten Schulterhöhe

Jeder vierte

Jeder vierte Mensch hat Gallensteine, Frauen etwa 5mal häufiger als Männer. Manche Gallensteine werden, wenn sie keine Beschwerden verursachen, eher zufällig entdeckt.

Bad Wörishofener Gallenreinigungskur

Diese Kur, die Sie in der Apotheke bekommen können, hat sich bei Gallengrieß bewährt. Sie ist eine ziemliche »Roßkur«, die aber die Gallenblase stark anregt, den Grieß auszuschwemmen. Die Kur sollte daher am besten unter ärztlicher Aufsicht durchgeführt werden.

Ursachen

Wenn der Gallenblasenausgang mit Verkrampfungen reagiert, die einen Gallenfluß erschweren, kommt es leicht zu Verschlackungen und Verschlammungen der Gallenflüssigkeit. Aus ihnen bilden sich schließlich Grieß und Steine. Die Steine behindern den Gallenfluß und können schmerzhafte Gallenkoliken auslösen. Bei einer starken Behinderung kommt es außerdem zu gelblicher Haut und gelben Augen. Das muß auf jeden Fall vom Arzt bzw. in der Klinik behandelt werden.

Organische Hintergründe

Die Gallenblase fängt die von der Leber produzierte Gallenflüssigkeit auf und gibt sie je nach Bedarf an den Zwölffingerdarm zur Verdauung weiter. Die Gallenblase selbst besteht aus glatter Muskulatur, die hauptsächlich vom vegetativen, bewußt nicht steuerbaren Nervensystem kontrolliert wird.

Aus diesem Grund kann die Gallenblase in ihrer Arbeit auch stark von psychischen (besonders durch übermäßigen Streß ausgelösten) Schwankungen beeinträchtigt werden.

Psychische Hintergründe

Der Gallenfluß wirkt sich auf das psychische Wohlbefinden aus. Schon im Mittelalter wurde das Stocken der Gallenflüssigkeit mit Melancholie gleichgesetzt. In der chinesischen Akupunkturlehre stehen Leber und Galle für Dynamik. Die Gallenblasenstörungen haben deshalb oft einen psychosomatischen Hintergrund. Dazu gehören bei gestörtem Gallenfluß die leicht depressiven Phasen und die Schwermut. Wenn die Galle hingegen zu dünnflüssig ist, finden wir Menschen, die eher hyperaktiv, ruhelos und überdynamisch sind.

Altbewährt – so helfen Sie sich selbst!

Heiße Wickel
Bei einer akuten Gallenkolik können Sie zu Hause lediglich heiße Wickel machen, um den Schmerz zu lindern. Sie dürfen dann nichts essen. Legen Sie ein in heißes Wasser getränktes Tuch auf den rechten Rippenbogen und über den Oberbauch, und umwickeln Sie es dann nochmals mit einem Badetuch. Dann legen Sie sich ins Bett und versuchen, möglichst ruhig und flach zu atmen. Dadurch können Sie die intervallartig kommenden Schmerzperioden am ehesten aushalten, bis der Arzt kommt.

Atemtechnik
Da Gallenkoliken sehr häufig bei Frauen vorkommen, sollten Sie sich, falls Sie Kinder haben, an die Atemtechniken der Schwangerschaftsgymnastik erinnern. Auch durch Hechelatmung können Sie die starken Beschwerden etwas mildern. Alles andere ist dann Sache des Arztes, der Ihnen Spritzen geben muß, um die Gallenwege zu öffnen.

Veratrum Homaccort
Bei einem Anfall läßt sich Veratrum Homaccort einsetzen, da es wie bei allen anderen Krampfzuständen der Muskulatur im Bauchraum sehr gut wirkt.
Dosierung: Bei einem starken Anfall alle 10 Minuten 5 Tropfen; ansonsten stündlich 10 Tropfen.

Verdauungsenzyme
Bei ständigem Druck im Oberbauch oder Völlegefühl sollten regelmäßig Enzyme eingenommen werden, um die Verdauungsschwäche zu lindern. Enzympräparate erhalten Sie in der Apotheke.

Sanft aus der depressiven Stimmung – unser Tip!

Farbtherapie
Wenn Sie durch Gallenbeschwerden in eine leicht depressive Stimmung gerutscht sind, ist es günstig, sich orangefarbenem Licht auszusetzen. Nehmen Sie ein warmes Bad unter orangefarbenem Licht, und hören Sie Musik, die Sie entspannt.

Kontrolle über die Muskulatur
In unserem Kulturkreis haben sich das autogene Training und die progressive Muskelentspannung nach Jacobson bewährt, um den Gallenfluß zu regulieren. Auch Yogaübungen können hilfreich sein. Psychisch gesehen ist es wichtig, möglichst positiv und fröhlich zu sein.

Löwenzahn
Löwenzahn hat einen hohen Gehalt an Bitter- und Schleimstoffen, die ihn besonders gallenfreundlich machen. Machen Sie eine Löwenzahnkur mit dem Pflanzenpreßsaft (mehrmals täglich 1 EL), oder trinken Sie den Tee (1 TL Löwenzahnblätter mit kaltem Wasser ansetzen, kurz aufkochen, abseihen; mehrere Tassen täglich).

Vorbeugen – so bleiben Sie gesund
- Keine fetten Speisen und möglichst wenig tierisches Eiweiß!
- Meiden Sie Alkohol und Koffein, da diese die Leber belasten und sich dann auf den Gallenfluß auswirken.
- Zur Förderung des Gallenflusses stehen viele Leber- und Gallentees zur Verfügung. Fragen Sie den Apotheker.

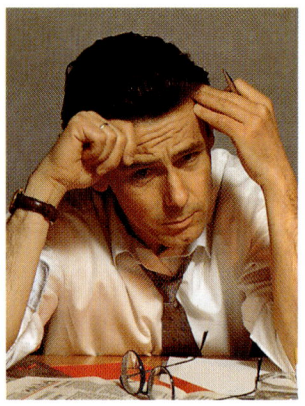

Kater? –
Das muß nicht sein!

Kater

Ursachen

Jede »gelungene« Fete bringt oft außer Alkoholexzessen noch Schlafentzug, Zigarettenqualm, Lärm und sozialen Streß mit sich – lauter Faktoren, die bereits für sich genommen zu Kopfschmerzen führen können. Außerdem scheint der Kater auch in den Erbanlagen zu stecken, denn es gibt »Partytiere«, die nach einer durchzechten Nacht keinerlei Probleme haben.

Organische Hintergründe

Bekannt ist, daß Alkohol die Zellmembranen angreift und auch in unsere Schmerzregulierung eingreift. Das ist aber wahrscheinlich nur eine von vielen Komponenten, die zum Kater führen. Rotwein kann den Kater schon in geringen Dosierungen hervorrufen, da er Substanzen enthält, die den Hormonspiegel in Aufruhr bringen.

Psychische Hintergründe

Die Heftigkeit von Schmerzen hängt stark von der psychischen Grundeinstellung ab. Wer sie als eine Art von Strafe empfindet, leidet in der Regel stärker als andere. Aus diesem Grunde werden vor allem vernunft- und kopfgesteuerte Menschen nach Zechgelagen von besonders heftigen Katerattacken heimgesucht. Denn innerlich sind sie davon überzeugt, einen unverzeihlichen Fehltritt begangen zu haben, der mit dem Katerschmerz ganz zu Recht gestraft wird.

Altbewährt – so helfen Sie sich selbst!

Kühlung

Ein kalter Lappen auf die Stirn gelegt – dies kann bei leichterem Kater eine wirksame Schmerzlinderung bieten.

Magnesium

Magnesium neutralisiert das durch den Alkohol außer Kontrolle geratene Kalzium. Magnesiumpräparate nimmt man am besten als Brausetabletten, da sie in reichlich Wasser gelöst werden müssen. Dadurch wird auch der Wasserhaushalt des vom Alkohol ausgedörrten Körpers wieder aufgefrischt.

Wichtiger Tip für Gelegenheitszecher
Die alten Sätze »Wein auf Bier, das rat' ich dir« und »Bier auf Wein, das laß sein« sind wissenschaftlich nicht haltbar. Wer seinen alkoholischen Getränkeplan fleißig mischt, wird sehr wahrscheinlich am nächsten Morgen leiden müssen – unabhängig von der Reihenfolge.

Nux vomica
Lutschen Sie vor dem Schlafengehen 1 Tablette Nux vomica D12.

Vitamin E

Dieses Vitamin möbelt die alkoholgeschädigten Zellmembranen wieder auf. Man findet es in Obst, Obstsäften und grünem Gemüse (Salat, Spinat, Brokkoli). Das Präparat Magnesium Tonil z.B. enthält Vitamin E in Kombination mit Magnesium.

Wasser, Wasser und nochmals Wasser

Das ist das A und O beim verkaterten Kopf. Denn Alkohol dörrt den Körper aus. Also: Möglichst viel (2 bis 3 l Flüssigkeit) trinken, am besten Mineralwasser mit einem Schuß Obstsaft.

Melissentee

Ein altes Rezept bei Kopfschmerzen, die durch Alkohol- oder Tabakmißbrauch hervorgerufen werden – ebenso hilfreich bei Übelkeit und Schlaflosigkeit.
Rezept: 1 TL Melisse wird mit 1 Tasse kochendem Wasser übergossen; 5 Minuten ziehen lassen, dann abseihen.

Fruktosereiche Speisen

Diese Nahrungsmittel, wie Honig (der übrigens auch viel Vitamin E enthält), Kuchen und Kräcker, beschleunigen den Alkoholabbau.

Schmerzmittel

Die klassischen ASS-Schmerzmittel wie *Aspirin, Alka-Seltzer* oder *ASS-ratiopharm* sind gegen den Katerkopfschmerz wirksam, sofern der Körper nicht bereits durch allzu häufigen Schmerzmittelgebrauch abgestumpft ist. Nicht vergessen: Der Wirkstoff ASS setzt unter Umständen die Magenwände unter Streß. Wer sich also bereits aufgrund seines Katers übergeben hat, sollte vorerst keine Schmerzmittel mehr anrühren.

Vorbeugen – so bleiben Sie gesund

- Immer bei einem Getränk bleiben. Zwischen Schnäpsen kein Bier, sondern Wasser trinken.
- Vor dem Schlafengehen eine ASS-Schmerztablette, und der Kater schlägt am Morgen nur halb so schlimm zu. Lassen Sie es allerdings nicht zur Gewohnheit werden!
- Auch Vitamin C wirkt prophylaktisch, da es den Alkoholabbau beschleunigt. Nicht umsonst lutschen die Mexikaner zu ihrem Tequila immer eine Zitronenscheibe.
- Die beste Prophylaxe ist jedoch: Weniger trinken, keine Zigaretten und zeitig ins Bett!

Medikamente
- **Deutschland**
Alka-Seltzer, Aspirin, ASS-ratiopharm; Biogenis, Magnesium Tonil
- **Österreich**
Alka-Seltzer, Aspirin, Aspro; Apozema, Magnesiumtabletten mit Vitamin E
- **Schweiz**
Alka-Seltzer, Aspirin, Aspro; Magvital, OptoVit-E forte

Wichtiger Tip für Autofahrer
Wenn der Katerschmerz verschwunden ist, kann trotzdem noch Alkohol im Blut sein. Schon so mancher Autofahrer hat beachtliche Werte auf dem polizeilichen Blasgerät erzielt, obwohl seine Party bereits 36 Stunden zurücklag.

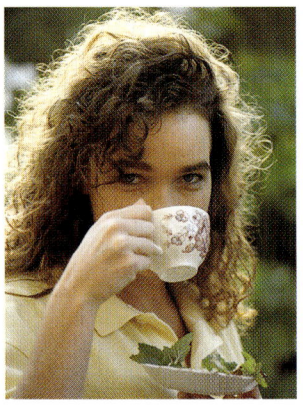

Diverse Tees lindern Magenbeschwerden.

Magenschleimhautentzündung

Symptome

- In leichteren Fällen:
  Sodbrennen, Völlegefühl (obwohl nichts gegessen wurde), Aufstoßen, Appetitlosigkeit
- In schweren Fällen:
  Schmerzen im Oberbauch, Magenkrämpfe, Durchfall, Blähungen und Verstopfungen
- Nach stärkerem Alkoholgenuß: Neigung zum Erbrechen

Ursachen

Magenschleimhautentzündungen zeigen einen starken Zusammenhang mit der psychischen Befindlichkeit. Der allgemein übliche Satz »Das kommt vom Streß« ist jedoch zu oberflächlich.

Jetzt konnten Wissenschaftler einem Bakterium mit dem Namen Helicobacter pylori nachweisen, daß es die Magenwände angreift. Nicht zu vergessen sind schließlich chemische Einwirkungen, etwa durch Medikamente, Nikotin und zuviel Alkohol.

Biologische Hintergründe

Unterschied Reizmagen/Gastritis
Die Symptome der Gastritis ähneln stark denen des sogenannten Reizmagens. Sie sind daher für den Betroffenen, aber auch für viele Ärzte nicht leicht unterscheidbar. Die aufgeführten Hausmittel vermögen jedoch bei beiden Erkrankungen Linderung zu bewirken.

Bisher wurde in der Medizin die Lehre vertreten, daß Magenschleimhautentzündung (Gastritis) und Magengeschwür (Ulkus) durch eine Überproduktion von Magensäure ermöglicht werden und daß diese Überproduktion wiederum die Folge von psychischen Belastungen oder falscher Ernährung sei. Ärzte verschreiben daher gern Medikamente, die den Säuregehalt im Magen zu puffern versuchen. Doch laut jüngsten Untersuchungen versprechen diese Mittel nur wenig Aussicht auf Erfolg: 95 Prozent der Patienten, die mit den medikamentösen »Hemmern« behandelt worden sind, hatten zwei Jahre später wiederum eine Entzündung oder sogar ein Geschwür in ihren Magenwänden.

Ähnlich ernüchternde Zahlen gibt es in punkto Ernährung. Die bisher übliche Schonkost für Gastritiskranke ist mehr oder weniger zwecklos, denn bis heute gibt es keine Diät, die den Heilungsprozeß eines Magengeschwürs oder einer Magenschleimhautentzündung beschleunigt.

Viele Diäten richten sogar mehr Schaden als Nutzen an. So ist beispielsweise die übliche Magenschonkost aus Eiern und Milchprodukten genau das Falsche. Milch vermag zwar unmittelbar nach ihrem Genuß die Magensäuren zu neutralisieren, doch bereits

20 Minuten später gibt sie Kalziumionen an die Magenwände ab, was wiederum zu einer Steigerung der Säureproduktion führt.

Psychische Hintergründe

Zu den typischen psychischen Belastungssituationen, die auf den Magen schlagen, gehören:

- Situationen, die einen Geborgenheitsverlust beinhalten. Gastritis und Magengeschwür sind daher bei Gastarbeitern, Flüchtlingen, Auswanderern, aber auch bei »gehörnten« Ehepartnern und Scheidungskindern überdurchschnittlich häufig.
- Einen Zuwachs an Verantwortung beantwortet der Magen gern mit einer Überproduktion an Magensäure – als wollte er dem Körper die notwendigen Mittel zur Verfügung stellen, mit den nahenden Problemen fertig zu werden. Das erklärt, warum so viele Beförderungen in akuten Magenproblemen enden.
- Unterdrückte bzw. frustrierte Rachegelüste und Aggressionen, die gewissermaßen im Magen »geparkt« werden, um später zum Zuge zu kommen, sind ebenfalls für Magenprobleme aller Art verantwortlich. Typisch für Gastritiker und Ulkuskranke sind Sprüche wie: »Ich hätte es ihm gerne heimgezahlt« – »Wer zuletzt lacht, lacht am besten« – »Ihr werdet alle noch sehen«.

Altbewährt – so helfen Sie sich selbst!

Schonkost

Die einzig wirksame Schonkost für den Gastritiskranken richtet sich nach dem Motto: »Erlaubt ist, was bekommt!« Der Patient darf ruhig alles essen, solange er danach keine Beschwerden verspürt. Günstig wäre allerdings, das Essen auf fünf bis sechs kleine Mahlzeiten pro Tag zu verteilen, um den Magen gleichmäßig zu belasten. Selbst bei einem Glas Bier oder Wein gibt es keinen Grund für den mahnenden Zeigefinger, denn es gibt wissenschaftlich keine Hinweise darauf, daß Alkohol – eingebunden in Mahlzeiten – Magenschleimhauterkrankungen fördert.

Tee aus Kamille, Minze und Melisse

Diese Kräuter können angegriffenen Magenschleimhäuten Linderung verschaffen. Kamille wirkt entzündungshemmend, und ihr Inhaltsstoff Bisabolol schützt und stärkt die Schleimhäute. Minze setzt die Empfindlichkeit der Magenschleimhaut gegen Übelkeit auslösende Reize herab. Außerdem hat sie desinfizierende Eigenschaften. Bei Melisse steht schließlich die beruhigende und krampflösende Wirkung auf die Magenwände im Vordergrund.
Rezept: Nehmen Sie jeweils 1 TL Kamillenblüten, Pfefferminzblätter und Melissenblätter. Übergießen Sie die Pflanzenmischung mit 1/4 l

Entspannung tut gut
Entspannungsübungen, etwa autogenes Training oder Yoga, helfen sowohl bei chronischen Magenleiden als auch zur Vorbeugung.

Der Dünndarm leidet mit
Viele Magenschleimhautentzündungen gehen Hand in Hand mit einer Entzündung des Dünndarms. In diesem Falle spricht die Medizin von einer sogenannten Gastroenteritis.

Wichtig!
Sollten Sie mit den vorgeschlagenen Heilmitteln binnen vier Tagen keine deutliche Besserung spüren, muß der Arzt aufgesucht werden.

Links: das Verdauungssy-
stem des Menschen mit
Magen, Zwölffingerdarm,
Dünn- und Dickdarm, in
einer Computergrafik
dargestellt.
Rechts: Querschnitt durch
eine gesunde Magen-
schleimhaut, in einer
farbcodierten Mikroauf-
nahme mit 100facher
Vergrößerung.

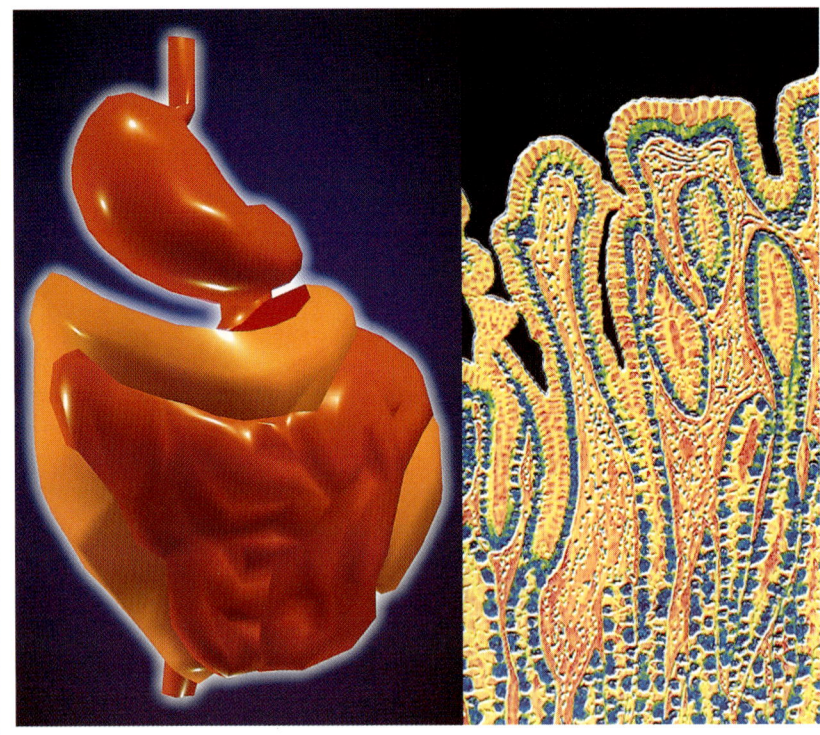

kochendem Wasser; 10 Minuten ziehen lassen, dann abseihen. Trinken Sie den Tee am besten zu den Mahlzeiten in kleinen Schlucken.

Karotin und Vitamin A

**Vorsicht bei
Vitamin-A-Präparaten!**
Hüten Sie sich vor
Präparaten, die
Vitamin A enthalten.
Denn bei Überdosierung
kann es zu Vergiftungen
kommen.

Sie bauen zerstörte Schleimhautbereiche in den Magenwänden wieder auf, so daß ihnen die Salzsäure nichts mehr anhaben kann. Machen Sie dazu eine 3wöchige Lebertrankur (aus der Apotheke, Dosierung laut Packungsbeilage). Auch Spinat, Kürbis, Grünkohl und
natürlich die Karotte enthalten überdurchschnittlich viel Karotin
und Vitamin A.

Streßminderung

Akute Beschwerden
Bei akuten
Magenbeschwerden
nehmen Sie alle
30 Minuten 5 Tropfen
Nux vomica Homaccord.

Inwieweit Streß eine Magenschleimhautentzündung oder ein Magengeschwür auszulösen vermag, ist umstritten – doch: Wenn Sie
schon daran leiden, sollten Sie Streß möglichst vermeiden.
Atem: Es genügt bereits, ein paarmal tief durchzuatmen; das hat
eine sofortige Beruhigungswirkung.
Sport: Eine gemäßigte sportliche Betätigung wirkt ebenfalls entspannend und sollte unbedingt regelmäßig ausgeübt werden.
Visualisierung: Positive Gedanken und Gefühle entspannen uns.
Betreiben Sie »Gedankenkino«! Stellen Sie sich angenehme Situationen (z.B. Urlaubssituationen) bildlich vor.

Homöopathische Mittel

Sie haben bei der Gastritis eine gute Chance, da sie auch die psychischen Merkmale des Kranken berücksichtigen.

Nux vomica D6 hilft gereizten Menschen, die schnell »sauer« reagieren und dazu neigen, unter Streß zuviel Alkohol, Kaffee und Zigaretten zu konsumieren.
Dosierung: 3mal täglich 1 bis 2 Tabletten.

Ignatia D6 ist angezeigt bei Beschwerden infolge von seelischen Rückschlägen wie Trauer und Kummer, die auf den Magen geschlagen sind.
Dosierung: 3mal täglich 1 bis 2 Tabletten.

Carbo vegetabilis Pentarkan hilft bei plötzlichen Magenkrämpfen, die von Aufstoßen oder Blähungen begleitet werden.
Dosierung: 3mal täglich 1 bis 2 Tabletten.

Staphisagria D6 eignet sich für introvertierte Menschen mit angestautem Ärger und inneren Konflikten, die im Magen »verarbeitet« werden.
Dosierung: 3mal täglich 1 bis 2 Tabletten.

Ein schmackhaftes Gemüse als Tee – unser Tip!

Fencheltee

Fencheltee ist bei allen Magenleiden sehr wirksam; gleichzeitig ist er sehr mild (er kann auch Kindern und sogar Säuglingen gegeben werden). Fenchel enthält Alkaloide und ätherische Öle, darunter das Öl Fenchon, das die Magenwände beruhigt.
Rezept: 1 TL Fenchelsamen mit 1/4 l kochendem Wasser übergießen, 5 Minuten ziehen lassen, dann abseihen. Trinken Sie den Tee am besten nach den Mahlzeiten.
Übrigens: Fencheltee kann unbedenklich über einen längeren Zeitraum getrunken werden.

Vorbeugen – so bleiben Sie gesund

- Machen Sie Ihren Aggressionen richtig Luft, anstatt sie in sich hineinzufressen.
- Vermeiden Sie ein Zuviel an Alkohol, Koffein und Nikotin .
- Trinken Sie viel (mindestens zwei Liter Flüssigkeit pro Tag), essen Sie weniger fetthaltige Speisen und dafür mehr Ballaststoffe (in Vollkornreis, Getreideprodukten, Gemüse sowie Schwarz- und Knäckebrot enthalten).
- Nehmen Sie nicht große Mengen an Nahrung auf einmal zu sich; verteilen Sie Ihr Essen auf mehrere kleinere (fünf bis sechs) Mahlzeiten am Tag.

»Weißer« Ärger ist gefährlicher

»Weißwütige« Menschen fressen ihren Ärger in sich hinein, »rotwütige« Menschen reagieren ihn dagegen nach außen ab. Die »Weißwütigen« haben eine wesentlich höhere Disposition für Magenschleimhautentzündungen. Näheres erfahren Sie unter dem Stichwort »Ärger und Wut«.

Magenbrei

Wenn der Magen besonders schmerzt, können Sie auch einmal einen Magenbrei versuchen. Dazu kochen Sie 2 bis 3 EL geschrotete Leinsamen mit etwas Wasser zu einem dünnflüssigen Brei. Unbedingt viel Flüssigkeit – am besten Tee – dazu trinken.

Reisekrankheit

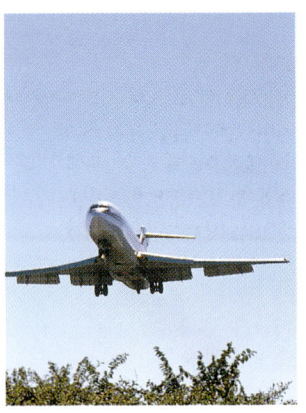

Unser Gehirn reagiert auf manche Fortbewegungsarten mit der Ausschüttung von Streßhormonen.

Die »chinesische« Krankheit

Menschen, die zu Seekrankheit neigen, teilen ihr Schicksal nicht nur mit historischen Persönlichkeiten wie Alexander dem Großen, sondern auch mit dem erfahrenen Seefahrervolk der Chinesen. Diese haben nämlich laut Untersuchungen eine fast 100prozentige Anfälligkeitsrate, während bei Menschen von weißer oder schwarzer Hautfarbe lediglich jeder zweite damit rechnen muß, seekrank zu werden. Die Gründe hierfür werden in einer sensibleren neurologischen Struktur der Chinesen vermutet.

Ursachen und neurologische Hintergründe

Unser Gehirn erhält im Flugzeug oder auf See widersprüchliche Reize von unseren Sinnesorganen. Beim Fliegen beispielsweise bewegt sich die ganze Kabine – und mit ihr der Passagier, der in ihr sitzt. Die Augen jedoch registrieren hier allenfalls durch einen Blick aus dem Fenster, daß man sich bewegt, und aus 10000 Meter Höhe wirkt die Geschwindigkeit, mit der sich das Flugzeug über der Erde bewegt, eher langsam und beschaulich. Doch unser im Innenohr befindliches Gleichgewichtsorgan wird von Reizen geradezu überschwemmt. Jede Schräglage, jede Beschleunigung und jedes Luftloch wird von ihm aufmerksam registriert.

Das Gehirn erhält also von den Augen die Nachricht relativer Ruhe, vom Gleichgewichtsorgan hingegen die Nachricht hektischer Turbulenz. Auf diese widersprüchlichen Botschaften reagiert es mit einer verstärkten Ausschüttung von Streßhormonen: mit Adrenalin, Noradrenalin und vor allem mit dem Blutdruckregulierungshormon Vasopressin. Diese verursachen Schwindel und Übelkeit; außerdem wird die Zahl der Magenwellen dramatisch erhöht – ein Mechanismus, der offenbar dazu dienen soll, den gestreßten Körper von unnötigem Ballast zu befreien.

Altbewährt – so helfen Sie sich selbst!

Gymnastik

Die Fluggesellschaften empfehlen leichtere gymnastische Übungen, die man auf dem Flugsitz praktizieren kann, ohne den Nachbarn zu stören. Eine große Fluggesellschaft hat hierzu in Zusammenarbeit mit dem Deutschen Sportbund ein sogenanntes Fitness-in-the-air-Programm entwickelt.

Diese Gymnastik während der Flugreise verringert nicht nur die Ausschüttung der Streßhormone, sondern sorgt auch gleichzeitig dafür, daß die typischen Belastungen, die durch das lange Sitzen im Flugzeug entstehen, gemildert werden können. Sie erhalten diese Fitneßbroschüre an allen deutschen Flughäfen.

Aromatherapie

Wenn Ihr Magen zu viele Wellen schlägt, können Sie ihn auch durch bestimmte ätherische Öle beruhigen. Besonders geeignet sind hierfür die mit den Speisegewürzen verwandten Aromaöle *Basilikum, Kamille, Melisse, Neroli, Pfefferminze* und *Sandelholz*. Am besten nehmen Sie sich ein Riechfläschchen mit auf die Reise, an dem Sie immer mal wieder riechen. Zur Verbesserung der Luft in Zug- oder Flugzeugabteilen ist *Lavendel* sehr gut geeignet.

Homöopathische Mittel

Veratrum album wirkt bei Erbrechen mit kaltem Schweiß auf der Stirn und an den Händen.
Dosierung: 10 Kügelchen stündlich, bis die Beschwerden abgeklungen sind.
Tabacum D6 hilft, wenn Sie auf Veratrum nicht ansprechen.
Dosierung: 10 Kügelchen stündlich, bis die Beschwerden abgeklungen sind.

Der Druck auf den richtigen Punkt – unser Tip!

Akupressur

Ein Therapievorschlag, der ganz auf Chemie verzichtet, kommt aus China, dessen Einwohner ja besonders routiniert im Umgang mit der Reisekrankheit sind. Als probates Heilmittel wird hier die Akupressur empfohlen.
Neiguan: Dieser Akupressurpunkt ist leicht zu finden. Beugen Sie das Handgelenk, so daß man deutlich die zwei scharfkantigen Sehnen sehen kann, die vom Unterarm in die Hand führen. Auf diesen beiden Sehnen wandern Sie nun 2 Daumen breit in Richtung Ellenbeuge. Dort ist der Neiguan-Punkt. Massieren Sie ihn mittelfest mit Mittel- und Zeigefinger, etwa 1 Minute pro Seite. Massieren Sie beruhigend, d.h. im Uhrzeigersinn von innen nach außen. Wiederholen Sie die Anwendung am besten vor und während der Reise im Halbstundentakt.

Vorbeugen – so reisen Sie fit und gesund

- Vor und während der Reise keinen Alkohol trinken und möglichst wenig essen!
- Setzen Sie sich auf die mittleren Sitze von Flugzeug, Bus oder Schiff! Dort machen sich Turbulenzen oder Erschütterungen weniger bemerkbar.
- Präparate gegen die Reisekrankheit sind z. B. Vomacur (nehmen Sie 30 Minuten vor Reiseantritt ein bis zwei Tabletten) und Superpep Reise-Kaugummi-Dragees.

Wichtig!
Verwenden Sie Aromaöle und homöopathische Mittel nicht gleichzeitig. Die Wirkung könnte sonst beeinträchtigt werden.

Allergiker fliegen besser
Heuschnupfenkranke haben vielleicht schon einmal die Erfahrung gemacht, daß ihre Reiseübelkeit verschwindet, wenn sie ein Medikament gegen ihre Allergie genommen haben. Dies erklärt sich daraus, daß viele der gängigen Antiallergika die gleichen Wirkstoffe enthalten wie die üblichen Reisetabletten.

Medikamente
- **Deutschland**
Superpep Reise-Kaugummi-Dragees, Vomacur
- **Österreich**
Nausex, Travel-Gum-Kaugummi-Dragees
- **Schweiz**
Reise Superpep-K, Trawell

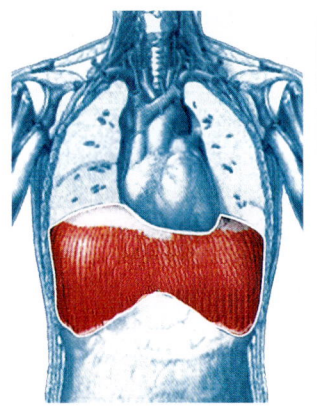

Schluckauf ist die Reaktion auf einen Zwerchfellkrampf.

Schluckauf

Symptome

- Zwerchfellkrampf, ein meist harmloser Reflex
- Bei älteren Menschen häufiger auftretend, oft auch nach Krankheiten und Operationen

Ursachen

Hervorgerufen wird der Singultus – so sein wissenschaftlicher Name – durch eine Reizung der Nerven, die zum Zwerchfell führen. Das Zwerchfell erhält dadurch so etwas wie ein »Eigenleben«, indem es aus dem synchronen Verbund der Atemmuskeln ausschert und bereits das Ausatmen veranlaßt, obwohl die Inhalation noch gar nicht abgeschlossen ist. Darüber hinaus werfen die irritierten Nerven auch das Öffnen und Schließen der Luftröhre aus der Bahn. Der Kehldeckel schließt die Luftröhre bereits, obwohl der Atemvorgang noch nicht abgeschlossen ist. Die Folge: Es kommt zum typischen Hickserton, der nicht nur lästig, sondern auch ungemein peinlich sein kann. Der Schluckauf ist jedoch in den meisten Fällen eine harmlose Zwerchfellreaktion, die auch keineswegs auf eine Magenerkrankung hindeutet.

Organische und psychische Hintergründe

Die Neigung zum Schluckauf ist teilweise auch eine Sache der Veranlagung. Doch meistens ist sie das Produkt fahrlässigen Fehlverhaltens. Wer beispielsweise zuviel oder zu Kaltes ißt oder trinkt, treibt durch die Überfüllung des Magens bzw. durch den Kältereiz das Zwerchfell regelrecht in die Enge. Auch eine falsche Sprech- und Atemtechnik kann den Hickser provozieren. Manche Menschen setzen mit schnellen, hektischen und nicht enden wollenden Worttiraden ihre Atemmuskeln derart unter Druck, daß diese sich das Ausatmen durch den Hickser gewissermaßen »erzwingen« müssen.

Altbewährt – so helfen Sie sich selbst!

Halten Sie die Luft an!

Das irritierte Zwerchfell wird so in der Einatmungsposition stabilisiert und hat Zeit, sich zu beruhigen.

Trinken Sie Eiswasser, Zitronensaft oder Apfelessig!

Es ist die darauffolgende langgezogene »Igitt«-Reaktion, die den aufmüpfigen Kehldeckel wieder in den Rhythmus zwingt.

Wichtig!

Bei tage- oder wochenlangem Schluckauf kann die Reizung der Zwerchfellnerven auch durch Erkrankungen hervorgerufen worden sein. Chronischer Schluckauf kann schwerwiegende Ursachen haben: Magenschleimhautentzündung, Magengeschwüre, Struma (Vergrößerung der Schilddrüse), Stoffwechselstörungen, aber auch Tumore oder Infarkte im Hirnstamm.

Schlucken Sie einen Löffel Kristallzucker!

Das zwingt Ihr Atemsystem dazu, dem Schlucken mehr Raum zu lassen.

Genehmigen Sie sich eine Prise!

Gönnen Sie Ihrer Nase eine Prise Pfeffer oder Gewürztabak. Der deftige Niesreiz ist eine Schockatmung, die den Zwerchfellmuskel dazu »überreden« soll, sich wieder synchron zu den Atmungsorganen zu verhalten.

Gewürznelken

Die Gewürznelke auf nüchternen Magen hilft nach Ansicht der Naturheilkundler vor allem älteren Menschen, die von öfter wiederkehrendem Singultus geplagt sind.

Neu und sanft – unser Tip!
Ein sanfter Fingerdruck auf beide Augäpfel

Diese Methode – selbstverständlich bei geschlossenen Augenlidern – hat einen konkreten neurologischen Hintergrund. Ihre Erfolgsquote liegt bei 50 Prozent, da sie den sogenannten okulokardialen Reflex ausnutzt, der u.a. in einer Verlangsamung von Pulsschlag und Atmung besteht. Er kann jedoch bei empfindlichen Menschen auch zu Brechreiz und Kollaps führen.

Hören Sie also sofort auf, wenn Sie die ersten Anzeichen einer Übelkeit verspüren. Und drücken Sie wirklich nur sanft und nicht länger als 15 Sekunden.

Vorbeugen – so schützen Sie sich vor dem »Hick-up«

- Versuchen Sie nicht, gleichzeitig zu sprechen und zu essen!
- Sprechen Sie langsam, ohne Hektik!
- Nehmen Sie sich zum Essen Zeit. Wer hastig große Mengen an Essen hinunterschlingt, beschwört verschiedene Irritationen sowohl seines Magens als auch seines Zwerchfells sowie der Speise- und Luftröhre herauf. Betreiben Sie Essenskultur!
- Trinken Sie nie aus der Flasche, sondern aus dem Glas! Und trinken Sie die Flüssigkeit langsam, in kräftigen, aber nicht gierigen Schlucken.
- Bei opulenten Mahlzeiten sorgen kohlendioxidhaltige Biere und Limonaden für eine zusätzliche Irritation der Zwerchfellnerven. Trinken Sie lieber stille Getränke!
- Keinen Alkohol oder Tabak auf nüchternen Magen!

Atmung
Alles, was Sie zu einem anderen Atemrhythmus veranlaßt, kann auch gegen Schluckauf helfen – beispielsweise ein Drücken an der Nasenwurzel oder die Visualisierung einer angenehmen Situation.

Peinlich, peinlich!
Viele Menschen empfinden den Schluckauf als unendlich peinlich, da sie Angst haben, für unreif oder sogar für betrunken gehalten zu werden. Eine für das Verschwinden des lästigen Hicksers denkbar ungünstige Empfindung, denn peinliche Gefühle ähneln der Angst und bringen das irritierte Atemsystem noch mehr in Aufruhr. Also: Nehmen Sie den Schluckauf als das, was er ist – eine vollkommen natürliche und menschliche Reaktion!

Sodbrennen

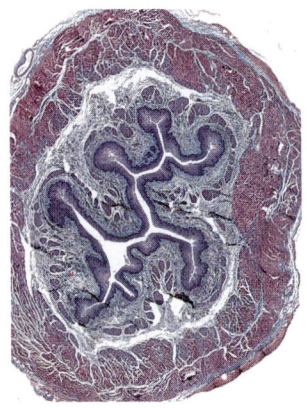

Querschnitt durch eine menschliche Speiseröhre.

Ursachen

Für Mediziner ist das Sodbrennen eine sogenannte Refluxkrankheit der Speiseröhre, mit anderen Worten: Die sauren Magensäfte bleiben nicht im Magen, sondern fließen nach oben (Reflux), in Richtung Mund- und Rachenraum. In der Folge kommt es zu den typischen Symptomen wie Aufstoßen, Brennen im Rachen, zum unangenehmen Gefühl, daß da irgend etwas im Hals ist. Ursache ist meistens eine allzu opulente Mahlzeit, die für den Magen nur noch durch die Ausschüttung enormer Säuremengen zu bewältigen ist. Aber auch chronischer Streß oder eine angeborene Überfunktion der Drüsen in den Magenwänden kann das Sodbrennen auslösen.

Organische Hintergründe

Bei einem Drittel der Patienten mündet das Sodbrennen, wenn nicht frühzeitig eingegriffen wird, in ein Stadium, bei dem die Schleimhäute der Speiseröhre irreparabel geschädigt werden. Darüber hinaus kann chronisches Sodbrennen auch andere Organe in Mitleidenschaft ziehen, da jeder Rückfluß vom Magen in die Speiseröhre gleichzeitig die Funktion von Nachbarorganen – Luftröhre, Bronchien und Herz – beeinträchtigt. Asthmapatienten leiden ungefähr doppelt so häufig an Sodbrennen wie andere Menschen. Auch Herzkrankheiten wie Angina pectoris können einen Zusammenhang mit dem vermeintlich so harmlosen Bäuerchen haben.

Altbewährt – so helfen Sie sich selbst!

Basenpulver gegen Magensäure

Die folgende Mischung ist eine Art basisches Pulver zur Pufferung der Magensäure.

Rezept: 10 g Natrium phosphoricum, 10 g Kalium bicarbonicum, 100 g Calcium carbonicum und 80 g Natrium bicarbonicum in einer Schale mischen und in einem dunklen Gefäß aufbewahren. Lösen Sie dann bei Bedarf 1 TL des Pulvers in 1 Glas (200 ml) mit warmem Wasser auf, und trinken Sie das Gebräu in kleinen Schlucken. Sie erhalten die einzelnen Bestandteile für das Basenpulver in der Apotheke.

Ein Volksleiden
18 Prozent der Deutschen leiden unter Sodbrennen, ein Prozent ist sogar täglich davon betroffen. Allerdings gehen nur die wenigsten zum Arzt. Etwa zwei Drittel der Betroffenen versuchen, sich selbst zu behandeln, um das lästige Säuregefühl im Hals- und Rachenraum wegzubekommen – meistens mit irgendwelchen alkalischen Substanzen aus der Apotheke.

Enziantee

Enzian – vor allem die Wurzel des gelben Enzians – mäßigt die Säureproduktion der Magenwände.

Rezept: Übergießen Sie 1 TL des Heilkrauts mit 1/4 l siedendem Wasser; 3 Minuten ziehen lassen, dann abseihen und in kleinen Schlucken trinken.

Achtung: Enzian ist für schwangere Frauen und Personen mit hohem Blutdruck (oder auch Menschen, die zu Nasenbluten neigen) weniger geeignet.

Heilerde

Heilerde (Lös und Lehm) besänftigt den Reizmagen und begünstigt den Aufbau einer gesunden Darmflora, eignet sich also gut zur längerfristigen Behandlung von schwerem Sodbrennen. Nehmen Sie 1 TL Heilerde nach dem Mittag- und Abendessen ein. Schwemmen Sie dafür die Erde in stillem Mineralwasser oder Kräutertee auf, und trinken Sie diese Mischung in kleinen Schlucken. Achten Sie darauf, daß man Ihnen in der Apotheke wirklich nur diejenige Heilerde gibt, die zur innerlichen Anwendung geeignet ist.

Asiatisch sanft – unser Tip!

Ky-Ka-Lei-Wa-Gemüsesuppe

Diese Gemüsesuppe geht auf ein altes asiatisches Rezept zurück, das schon vielen Menschen mit empfindlichem Magen geholfen hat, da die Suppe die traditionellen verdauungsfördernden Mittel Kartoffelstärke, Leinsamen und Kümmel sinnvoll miteinander verbindet.

Rezept: Kochen Sie 2 bis 3 ungeschälte, kleingeschnittene Kartoffeln, 2 TL Leinsamen und 2 TL Kümmelfrüchte in 2 l Wasser. Trinken Sie die lauwarme Suppe über den Tag verteilt in kleinen Schlucken. Den allerersten Schluck nehmen Sie am besten schon morgens vor dem Frühstück zu sich.

Enzianschnaps für leichtere Fälle
Bei Sodbrennen aufgrund von zu reichlichem, schwerem Essen können Sie es einfach mal mit einem Enzianschnaps im Anschluß versuchen.

Mit Medikamenten gegen schwere Fälle
In hartnäckigen Fällen muß der Arzt zu medikamentöser Hilfe greifen. Hier haben sich besonders die sogenannten H2-Blocker und Protonenpumpenhemmer bewährt, die gezielt in das chemische Milieu des Magens eingreifen und dort dafür sorgen, daß der Säuregehalt längerfristig auf einem niedrigen Niveau gehalten wird.

Vorbeugen – so bleiben Sie gesund

- Meiden Sie Alkohol, Schokolade und Zigaretten!
- Auch den Kaffeekonsum sollten Sie auf etwa zwei bis drei Tassen pro Tag beschränken.
- Verlangsamen Sie Ihr Eßtempo!
- Kauen Sie bei den Mahlzeiten viel, und sprechen Sie wenig.
- Lagern Sie beim Schlafen den Oberkörper etwas höher, beispielsweise indem Sie ein paar Steine unter die Stützen am Kopfende Ihres Bettes legen.

Verstopfung

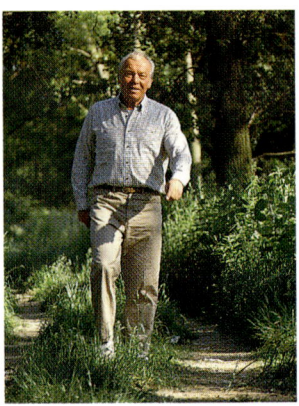

Regelmäßige Bewegung – besonders im Alter – beugt Verdauungsproblemen vor.

Symptome

- Der Darm wird weniger als einmal in fünf Tagen entleert
- Ständiges Völlegefühl im Unterleib
- Der Stuhl ist hart und trocken
- Die Darmentleerung verläuft schwierig, unter relativ großer Kraftanstrengung

Ursachen

Die häufigsten Ursachen für akute Verstopfungen: Orts- oder Ernährungswechsel (z.B. durch eine Urlaubsreise), Streß; auch Bananen, Schokolade und bestimmte Medikamente (z.B. Husten- und Schmerzmittel) verstopfen den Darm.

Die häufigsten Ursachen für chronische Verstopfungen: Bewegungsmangel, Übergewicht, ballaststoffarme Ernährung, mangelnde Flüssigkeitszufuhr, ungelöste psychische Konflikte, sexuelle Probleme.

Organische Hintergründe

Unser Darm ist ein harter Arbeiter und ständig in Bewegung. Für seine Arbeit ist er auf die Unterstützung der Bauchmuskeln angewiesen, doch die sind bei vielen Menschen aufgrund mangelnder Bewegung und flacher Atmung zu schwach ausgebildet. So manches Verstopfungsproblem ließe sich daher schon mit Atem- und Kraftübungen lösen.

Psychische Hintergründe

Verstopfung tritt oft genau dann ein, wenn ein Mensch entschlossen ist, hart zu arbeiten und durchzuhalten, obwohl er mit einem Problem konfrontiert wurde, das er nicht lösen kann. Typische Äußerungen: »Ich hasse meinen Beruf, aber von irgend etwas muß ich ja leben« – »Unsere Ehe ist kaputt, aber irgendwie wird es schon werden«.

Menschen mit solchen Durchhalteparolen zwingen sich ständig zur Ordnung und empfinden jedes Sichgehenlassen – also auch die Darmentleerung und den Geschlechtsverkehr – als unmoralisches Abweichen vom Pfad der Mühsal. Wie eng Verstopfung und sexuelle Blockaden zusammenhängen, zeigt die Tatsache, daß viele Frauen ihre Verdauungsprobleme verlieren, wenn sie beim Sex endlich wieder einen Orgasmus erleben.

Altbewährt – so helfen Sie sich selbst!

Rizinusöl

Das gute alte Rizinusöl ist immer noch ein wirksames Heilmittel bei vorübergehenden Verstopfungen und sollte daher in keiner Reiseapotheke fehlen. Schlucken Sie 1 bis 2 EL, nach etwa 2 Stunden wird die Wirkung eintreten.

Verdauungsanregende Obstsorten

Pflaumen, Feigen, Aprikosen, Datteln (frisch oder getrocknet) können die Verstopfung auf natürliche Weise beheben. Verdauungsfördernde Säfte sind Pflaumen-, Holunder- und Sauerkrautsaft.

Manna

Die Wirksubstanz der Mannaesche ist das d-Mannit. Es pumpt Wasser in den Darm und verbessert dadurch den Kotabtransport. Verstopfung ist ja auch ein Problem von Flüssigkeitsmangel.
Rezept: Nehmen Sie 2mal 1 EL Mannasirup (aus Drogerie oder Apotheke) pro Tag, trinken Sie mindestens 1/2 l stilles Mineralwasser dazu! Aber nicht über längere Zeit einnehmen!

Homöopathische Mittel

Alumina D6 hilft, wenn der Stuhlgang lange dauert und nur unter Schmerzen abläuft.
Dosierung: 3mal täglich 1 bis 2 Tabletten.
Nux vomica D4 eignet sich für reizbare Menschen, die schnell wütend werden und alles richtig machen wollen. Ihre Darmverstopfung ist mit Krämpfen und ständigem Völlegefühl verbunden.
Dosierung: 3mal täglich 1 bis 2 Tabletten.
Magnesium phosphoricum D12 hilft bei akuten Bauchkrämpfen mit Blähungen.
Dosierung: Jeweils beim akuten Anfall 10 Kügelchen in 1 Glas warmem Wasser auflösen und in kleinen Schlucken trinken.

Vorbeugen – so bleiben Sie gesund

- Erhöhen Sie den Ballaststoffanteil in Ihrer Nahrung! Mehr Vollkornprodukte, Müsli und Gemüse!
- Trinken Sie mindestens zwei Liter Flüssigkeit pro Tag!
- Weniger Kaffee, Schokolade, Bier und Wein!
- Nehmen Sie sich beim Essen Zeit! Kauen Sie viel, und schlucken Sie häufig. Je besser das Essen bereits in Mund und Magen verarbeitet wurde, um so leichter wird die Arbeit für Ihre Gedärme.

Finger weg von Abführmitteln!

Alle Abführmittel schädigen längerfristig den Darm und entziehen dem Körper wichtige Mineralien – ein Teufelskreis, denn der Mineralienmangel macht den Darm noch träger als er bereits vorher war.

Kinder

Bei kleinen Kindern hat die Verstopfung häufig psychische Ursachen. Sie protestieren so gegen ihre Eltern und wollen nichts von sich hergeben. Lassen Sie sich nicht auf einen Machtkampf mit den Kleinen ein! Sorgen Sie für ballaststoffreiche Kost und viel Zeit auf der Toilette. Auch ein Glas Fruchtsaft vor dem Frühstück wirkt.

Einlauf

Lassen Sie 1/2 l Wasser in den Darm einlaufen, um die Verstopfung zu lösen und durch die Dehnung des Mastdarms den Stuhlgang anzuregen.

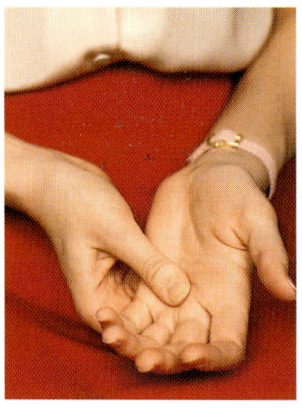

Die Anregung der Druckpunkte wirkt heilend auf die inneren Organe.

Akupressur und Akupunktur

Kurzinformation

- Akupressur und Akupunktur sind ursprünglich chinesische Heilmethoden
- Mittels Fingerdruck bei der Akupressur bzw. mittels Nadeln bei der Akupunktur werden bestimmte Körperpunkte angeregt (tonisiert) oder beruhigt (sediert)
- Die einzelnen Punkte sind bestimmten Organen zugeordnet; nach chinesischer Vorstellung liegen die Punkte auf bestimmten Energieleitbahnen des Körpers; durch die Stimulierung der Punkte wird der jeweilige Organbereich bzw. das jeweilige Organ angesprochen, und die Selbstheilungskräfte werden aktiviert

Sanftheit aus dem Reich der Mitte

Automatische Akupressur
Unbewußt handeln viele Menschen bei Schmerzen letztlich nach Akupressurtechniken, auch wenn sie nichts darüber wissen. Denken Sie einmal daran, was Sie tun, wenn Sie starke Kopfschmerzen haben. Wahrscheinlich drücken Sie automatisch die entsprechende Stelle an der Schläfe oder an den Augenbrauen mit den Fingern.

Anhand von archäologischen Funden wurde nachgewiesen, daß in China Akupressur und Akupunktur bereits vor über 6000 Jahren angewandt wurden. Keine zweite Heilmethode kann auf eine ähnlich lange Geschichte und auf vergleichbare dokumentierte Erfolge zurückblicken.

In Europa wurden diese Heilungsarten lange mit Skepsis betrachtet und somit auch den Patienten vorenthalten. Heute noch sind viele Patienten beim ersten Behandlungstermin stark verunsichert und fragen nach, ob denn Akupunktur überhaupt wirken würde oder lediglich den Effekt eines Plazebos habe, d.h., ob allein durch den Glauben an die Akupunktur bzw. Akupressur auch eine Wirkung einsetzen würde.

In Asien hingegen ist es eine Selbstverständlichkeit, daß man sogar bei operativen Eingriffen Akupunktur als Anästhesiemittel heranzieht. Die große Popularität von Akupressur und Akupunktur hängt hier sehr stark von einem ganzheitlichen Verständnis des Menschen und seiner Gesundheit sowie von seiner Einbindung in die ihn umgebende Natur ab.

Mittlerweile haben sich mehrere Spielarten von Akupressur und Akupunktur entwickelt. Auch in der sogenannten Neuraltherapie, die hierzulande zur Schmerzbekämpfung eingesetzt wird, werden Techniken angewandt, die auf Akupunktur zurückgehen.

Entstehung der Akupressur und Akupunktur

Überlieferungen zufolge behandelten die asiatischen Heilkundigen zuerst einen auftretenden Schmerz an der jeweiligen Stelle mit den Fingerkuppen. Damit war die Akupressur geboren. Die Akupressurtechnik wurde im Lauf der Zeit weiterentwickelt, wie 2000 Jahre alte Schriften belegen, die beschreiben, wie erkrankte Menschen mit Bambus- oder Knochenstäbchen behandelt wurden.

Später wurden die noch heute verwendeten Akupunkturnadeln entwickelt, die an ganz speziellen Punkten des Körpers in die Haut gestochen werden und dort eine gewisse Zeit verbleiben. Die Technik verlangt viel Erfahrung, daher ist die Akupunktur im Gegensatz zur Akupressur nicht zur Selbstbehandlung geeignet.

Akupunktur

- Nach chinesischer Auffassung durchströmt die Lebensenergie Chi den menschlichen Körper in einem System von Kanälen, den Meridianen. An diesen Meridianen entlang befinden sich die Akupunkturpunkte; sie sind mit verschiedenen Organbereichen verbunden.

- Der Mensch gerät aus dem Gleichgewicht, wenn seine Kanäle blockiert sind und die Lebensenergie nicht mehr zirkulieren kann; er wird dann krank. Der gesunde Mensch ist hingegen im Fließgleichgewicht der polaren Kräfte Yin und Yang; die Lebensenergie kann ungehindert fließen; sie wird in einem immerwährenden Kreislauf aufgenommen (Yin) und wieder abgegeben (Yang).

- Um entstandene Blockaden zu lösen – also um den krank gewordenen Menschen wieder zu heilen –, werden die Akupunkturpunkte mit Nadeln angeregt; dadurch werden die Selbstheilungskräfte des Körpers aktiviert, und das energetische Gleichgewicht kann schmerzlos wieder in Harmonie kommen.

Akupressur

- Darunter versteht man die schonende Behandlung der Akupunkturpunkte ohne Nadeln.
  Die Punkte werden nur mit den Fingern gedrückt bzw. mit den Fingerkuppen kreisend massiert.

- Akupressur ist wahrscheinlich die geschichtlich frühere Heilmethode. Sie ist sanfter und noch nicht so spezialisiert wie die Akupunktur.

Akupressurpunkte

Insgesamt gibt es 360 Akupressurpunkte auf den verschiedenen Meridianen. Sie sind die Tore zur Übertragung und Übermittlung von Chi. Sind sie geöffnet, dann kann die Lebensenergie ungehindert fließen. Sind sie blockiert, wird der Mensch krank. Werden sie willentlich verschlossen, verfällt der Mensch in Ohnmacht. Werden sie attackiert, dann kann der Mensch sterben – diese Vorstellung war Teil chinesischer Kampftechniken. Demnach gibt es 36 Punkte (die geheimgehalten wurden), deren Verletzung dem Gegner den sofortigen Tod bringt.

Wichtig!

Wird Akupunktur unsachgemäß angewandt, kann sie unter Umständen ins Gegenteil umschlagen; d. h., sie kann krank machen. Überlassen Sie eine Akupunkturbehandlung wirklich einem Fachmann, der für seine Ausbildung einem jahrelangen Training unterworfen war.

Der Chi-Kreislauf
Nach chinesischer
Vorstellung durchläuft
das Chi innerhalb von
12 Stunden den
Körper über die
Meridiane links und
rechts jeweils 3mal. Aus
diesem Grund ist
bei einer traditionellen
Akupunkturbehandlung
die Tageszeit der
Behandlung von großer
Wichtigkeit.

Die 5 Elemente
Für die chinesische
Philosophie beruht der
natürliche Kreislauf
auf 5 Elementen
(Holz, Feuer, Erde,
Metall und Wasser).
Sie erzeugen und
vernichten sich gegen-
seitig und bilden so
einen ewigen Zyklus;
ihnen sind verschiedene
Organe zugeordnet, die
Jahreszeiten, Farben und
Geschmacksrichtungen.
Die Lebensenergie
kann nur fließen,
wenn diese Elemente im
Gleichgewicht bleiben.

»Löcher« nach außen

Bis heute ist noch nicht vollständig geklärt, wie Akupressur und Akupunktur tatsächlich wirken. Fest steht, daß die Akupunkturpunkte entlang der Meridiane einen niedrigeren Hautwiderstand aufweisen, der gemessen werden kann. Auch anhand von Aufzeichnungen der Herzreaktionen wurde die Wirksamkeit von Akupressur- und Akupunkturanwendungen bewiesen.

Es gibt auch Erkenntnisse, die auf eine Beziehung zu unserem hochsensiblen Nervensystem hinweisen. Ferner gibt es Beweise dafür, daß Akupressur und Akupunktur die Bildung von körpereigenen Schmerzmitteln, den sogenannten Endorphinen, anregen, die ebenso stark wie Morphium wirken können. Nach chinesischer Vorstellung stellen die Akupunkturpunkte die beste Verbindung zwischen körpereigenem Chi und kosmischem Chi dar; sie sind sozusagen die »Löcher« von innen nach außen bzw. umgekehrt – worauf auch der wissenschaftlich nachgewiesene niedrigere Hautwiderstand hindeuten würde.

Fest steht zumindest, daß sowohl Akupunktur als auch Akupressur wirken: Durch die Reizung der Nervenfasern werden Schmerzen gelindert und die Selbstheilungskräfte des Körpers angeregt. Und: Der Patient bestimmt letztlich selbst, gesund und schmerzfrei zu werden; er hat auch gleichzeitig Einfluß auf seine Körperenergien. Man kann verlorengegangene Energie wiederaufbauen bzw. einen Überschuß an Energie regulieren.

Jeder Akupressurpunkt hat eine nachgewiesene Wechselbeziehung zu den ihm zugeordneten Organen. Durch die Massage dieser Punkte entstehen Reflexe, die elektrische Impulse physikalischer und physiologischer Art aussenden.

Durch Akupressur und Akupunktur kann das sogenannte vegetative, vom Bewußtsein nicht steuerbare Nervensystem entweder beruhigt oder angeregt werden.

Die Meridiane

Die Meridiane sind Kanäle durch den Körper; auf diesen Leitbahnen fließt die Lebensenergie Chi. Es gibt zwölf Meridiane, die jeweils paarig angelegt sind, einer in der rechten Körperhälfte, der andere in der linken. Die verschiedenen Meridiane sind entweder nach Yin- oder nach Yang-Organen geordnet.

Außerdem gibt es noch zwei Meridiane, die nur einmal existieren: das Konzeptionsgefäß (Jennmo) und das Lenkergefäß (Toumo). Das Lenkergefäß beginnt am Mund, verläuft über den Kopf, zieht den Rücken hinab und endet an der Steißbeinspitze. Ihm sind alle Yang-Organe zugeordnet. Das Konzeptionsgefäß beginnt zwischen den Genitalien, verläuft über den Bauch nach oben und endet am Kinn. Ihm sind die Yin-Organe zugeordnet.

Die wichtigsten Meridiane

Die folgende Auflistung gibt die wichtigsten Meridiane wieder. Zum besseren Verständnis für die Wirkungsweise der einzelnen Akupressurpunkte, die dann bei bestimmten Beschwerden massiert werden (dies ist unter den einzelnen Stichwörtern dieses Buches jeweils genauer beschrieben), sollte man zumindest im Überblick wissen, welche Leitbahnen sie stimulieren, d. h., welche Organe und Organsysteme günstig beeinflußt werden:

- *Der Herz-Meridian (Yin):* Er wirkt auf die Psyche und das vegetative Nervensystem.
  Anwendung von Akupressur bei: Nervosität, Angst, Depressionen, Kreislaufstörungen, Herzklopfen u. ä.
- *Der Dünndarm-Meridian (Yang):* Er wirkt direkt auf die Schleimhäute und krampflösend.
  Anwendung von Akupressur bei: Schulter- und Armbeschwerden, Darmproblemen und Nervosität.
- *Der Blasen-Meridian (Yang):* Er wirkt direkt auf alle Ausscheidungsorgane.
  Anwendung von Akupressur bei: Blasen- und Nierenbeschwerden, hormonellen Problemen, Genitalerkrankungen, Fuß-, Knie- und Rückenschmerzen.
- *Der Nieren-Meridian (Yin):* Er wirkt auf den Stoffwechsel.
  Anwendung von Akupressur bei: Menstruationsbeschwerden, urogenitalen Problemen, Ohrenerkrankungen.
- *Der Dickdarm-Meridian (Yang):* Er wirkt auf die Schleimhäute.
  Anwendung von Akupressur bei: Darmkrankheiten, Asthma, Atembeschwerden und Lungenproblemen.
- *Der Magen-Meridian (Yang):* Er wirkt auf die Verdauungsorgane und den Kreislauf.
  Anwendung von Akupressur bei: Magen-Darm-Erkrankungen und Nervosität.

Eigenbehandlung

Wichtig für die Anwendung von Akupressur sind: eine streßfreie Situation, eine entspannte Sitz- oder Liegehaltung, wenn möglich Bauchatmung, warme Hände. Sie können ein paar Minuten akupressieren – oder auch bis zu 25 Minuten. Bei Schmerzen sollten Sie die Selbstbehandlung sofort abbrechen.

Wichtig!

Akupressur hat ihre Grenzen. Sie ersetzt keinesfalls eine medizinisch notwendige Therapie. Auch bei schweren Herz- und Kreislaufkrankheiten sowie bei entzündlichen Erkrankungen sollte darauf verzichtet werden. Während der Schwangerschaft ist ebenfalls von Akupressur abzuraten.

Wirkungsweise von Akupressur

- Sie wirkt nachweislich stimulierend auf das Blutgefäßsystem.
- Sie regt die Funktion der Hormondrüsen an.
- Sie sorgt für den Abtransport von gestauter Lymphflüssigkeit und Stoffwechselschlacken.
- Sie lindert Schmerzen durch Bildung von körpereigenen Schmerzmitteln, den sogenannten Endorphinen.
- Sie wirkt beruhigend und entspannend.
- Sie aktiviert die Selbstheilungskräfte des Körpers.

Aromatherapie

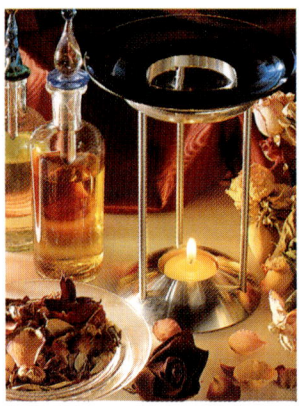

Aromaöle genießt man am besten in einer Duftlampe.

»O wunderbarer Duft …«

Ohne unser sensibles Sinnesorgan Nase würden wir oftmals gar nicht wissen, was wir gerade essen, wir könnten den wunderbaren Duft der Rosen nicht einatmen, wir würden keine Gänsehaut bekommen, wenn wir im Lift noch das Rasierwasser unseres »Mr. Wonderful« riechen.

Eigentlich müßte man es anders formulieren: Wir riechen nicht mit unserer Nase, sondern mit unserem Gehirn. Wir nehmen ständig Gerüche auf und geben selbst Gerüche ab. Wenn wir riechen, dann reagieren wir vollkommen automatisch, also aus unserem Unterbewußtsein heraus. Jedesmal wenn wir einatmen, normalerweise etwa 16mal pro Minute, werden zusammen mit dem Atem Geruchsmoleküle aufgenommen, welche sofort über bestimmte Nervenzellen zum Geruchszentrum weitergeleitet werden und dann entsprechende Reaktionen auslösen.

Wer kann wen riechen?

Sie kennen sicherlich die Formulierung »sich nicht riechen können«. Dies stimmt in der Praxis tatsächlich. Studien haben ergeben, daß wir bei der Wahl unseres Partners stark von unserem Geruchssinn beeinflußt werden.

Unser Geruch ist so individuell wie ein Fingerabdruck, und wir sind ständig unbewußt auf der Suche nach dem »Exemplar«, welches zu uns paßt. Menschen, die einander nicht »riechen« können, bei denen »die Chemie nicht stimmt«, sind nicht in der Lage, eine Beziehung aufzubauen – auf welcher Ebene auch immer. Diese Bewertung eines anderen Menschen läuft sekundenschnell ab, nachdem man ihm begegnet ist, und wird von unserem Unterbewußtsein gesteuert.

Rosenduft?
Nicht alle ätherischen Öle duften genau wie die Pflanze oder Blüte, aus der sie gewonnen wurden. Auch die Intensität des Duftes kann unterschiedlich sein. Das liegt an der hohen Konzentration. Lassen Sie sich davon nicht irritieren!

Allergien sind möglich
Wenn ätherische Öle pur oder stark konzentriert auf die Haut und Schleimhaut aufgetragen werden, kann es zu allergischen Reaktionen kommen. Sie sollten deshalb vor einer Anwendung einen Hauttest auf dem Handrücken machen (ein Tropfen genügt).

Die Wirkungsweise der Aromatherapie

Naturreine ätherische Öle besitzen pharmakologische und kosmetische Wirkungen, sie wirken über das Unbewußte und beeinflussen das vegetative Nervensystem. Sie dringen über die Haut bis in die inneren Organe vor und entfalten dort eine heilende Wirkung. Die Aromatherapie macht sich diese Erkenntnisse zunutze. Wissenschaftlich nachgewiesen wurden folgende Eigenschaften von ätherischen Ölen:

- Sie stimulieren alle absondernden Drüsen.
- Sie regen die peristaltische Muskulatur an.
- Sie wirken stark desinfizierend.
- Sie wirken bakterizid (bakterienabtötend).
- Sie sind beruhigend und entspannend.
- Sie sind anregend und belebend.
- Sie beeinflussen das seelische Befinden.

Was genau sind ätherische Öle?

Unter einem ätherischen Öl versteht man einen pflanzlichen Stoff mit spezifischen chemischen und physikalischen Eigenschaften. Die Essenzen werden durch verschiedene Methoden (Destillation, Pressen, Extraktion u.ä.) aus ganzen Pflanzen, Blüten, Blättern, Wurzeln, Harzen etc. gewonnen. Ätherische Öle sind von unterschiedlicher Konsistenz, Duftintensität und Farbe, doch sie sind alle hoch konzentriert.

Damit Sie die zu Ihnen passenden Öle leichter finden, sehen Sie auf den nächsten Seiten eine Übersicht über die *wichtigsten ätherischen Öle* und deren Charakteristik.

Anwendung

Sie können Aromaöle einzeln verwenden oder sich auch Ihre persönliche Mischung aus verschiedenen Ölen herstellen. Es genügen jeweils:

Für die Duftlampe: 5 bis 8 Tropfen Öl, die Sie im Wasser gut verrühren sollten.

Für Inhalationen: Ein paar wenige Tropfen für eine große Schale mit heißem Wasser.

Für ein Massageöl: 15 bis 20 Tropfen für 50 ml neutrales pflanzliches Öl wie Weizenkeimöl, Mandelöl, Avocadoöl, Olivenöl oder Sesamöl.

Für ein Vollbad: 15 bis 20 Tropfen, verrührt in 1 bis 2 EL Sahne, Milch, flüssigem Honig oder Neutralseife.

Für ein Shampoo: 10 bis 15 Tropfen für 100 ml pH-neutrales Haarwaschmittel.

Für eine Hautcreme: 15 bis 20 Tropfen für 50 ml Neutralcreme.

Vorsicht!

Es gibt unterschiedliche Qualitäten von ätherischen Ölen. Ein kleiner Test: Geben Sie 1 Tropfen des Öls auf ein Blatt Papier. Obwohl die Essenz Öl heißt, sollte nach dem Verdunsten des Tropfens keine ölige Spur zurückbleiben. Falls das der Fall ist, haben Sie es mit gestreckter Ware zu tun. Wenn Ihr Öl auf dem Badewasser schwimmt, ist das allerdings normal.

Wichtig!

Ätherische Öle sollten – bis auf wenige Ausnahmen – nicht direkt auf die Haut aufgetragen werden und keinesfalls eingenommen oder geschluckt werden.

Wirkungsweise der ätherischen Öle

Wirkung/Öl	Körperlich	Geistig-seelisch	Auf der Haut
Bergamotte *Citrus aurantium* *bergamia*	antiseptisch fiebersenkend entkrampfend appetitanregend verdauungs- anregend	antidepressiv ausgleichend aufmunternd	reinigend antiseptisch desodorierend adstringierend
Eukalyptus *Eucalyptus globulus*	antiseptisch schleimlösend krampflösend fiebersenkend blutreinigend	stärkend konzentrations- fördernd anregend	antiseptisch regenerierend desodorierend
Fenchel *Foeniculum vulgare* *dulce*	verdauungs- fördernd schleimlösend krampflösend	entspannend beruhigend	durchblutungs- fördernd straffend
Geranium *Pelargonium* *odorantissimum*	antibakteriell wundreinigend schmerzlindernd adstringierend	antidepressiv beruhigend harmonisierend phantasieanregend	gegen entzündete, gereizte Haut gegen Akne
Gewürznelke *Eugenia* *caryophyllata*	antibakteriell schmerzstillend adstringierend wundheilend magenwirksam	stärkend aphrodisierend	antibakteriell wundheilend
Kamille, Römische *Anthemis nobilis*	fiebersenkend schmerzstillend krampfstillend	beruhigend entkrampfend	antibakteriell hemmend
Lavendel *Lavendula vera*	antiseptisch krampflösend schmerzlindernd blutdrucksenkend schlaffördernd herzstärkend	beruhigend ausgleichend aufbauend anregend erfrischend reinigend	insektenabweisend stark antibakteriell heilend entstauend
Orange, süß *Citrus aurantium*	fiebersenkend desinfizierend herzstärkend Galle/Niere/Blase anregend	erheiternd ausgleichend erwärmend sinnlich	gegen Zellulitis beruhigend aufbauend entstauend

352

Wirkungsweise der ätherischen Öle

Wirkung/Öl	Körperlich	Geistig-seelisch	Auf der Haut
Rose *Rosa damascena,* *Rosa centifolia,* *Rosa gallica*	antiseptisch adstringierend menstruations- fördernd wundheilend kühlend krampflösend	ausgleichend sinnlich antidepressiv	klärend erfrischend adstringierend
Rosmarin *Rosmarinus* *officinalis*	antiseptisch krampflösend anregend herzstärkend leberstärkend blutdrucksteigernd blutzuckersenkend	belebend aufrichtend Nerventonikum strukturierend bewußtseins- stärkend	fördert Vernarbung fördert Heilung antiseptisch
Thymian *Thymus vulgaris,* *Thymus serphyllum*	krampflösend antiviral appetitfördernd potenzsteigernd desinfizierend	aufbauend nervenstärkend konzentrations- steigernd	antiseptisch wundheilend entgiftend
Wacholder *Juniperus communis*	desinfizierend entgiftend krampflösend blutreinigend	nervenstärkend konzentrations- fördernd	entwässernd fördert Vernarbung fördert Heilung anregend reinigend
Weihrauch *Boswellia thurifera,* *Boswellia Carterii*	antibakteriell bei tiefer Einatmung	beruhigend ausgleichend entspannend	hautglättend beruhigend pflegend
Ylang-Ylang *Cananga odorata*	potenzsteigernd sinnes- stimulierend	ausgleichend beruhigend	haarwuchsfördernd
Zimtrinde *Cinnamomum* *ceylanicum*	antibakteriell krampflösend verdauungs- fördernd magenstärkend	wärmend leicht sinnlich nervenstärkend kreativitäts- steigernd	antiparasitär durchblutungsfördernd
Zitrone *Citrus limonum*	antibakteriell säure- neutralisierend fiebersenkend	anregend klärend erhellend konzentrations- fördernd	stark antibakteriell straffend desinfizierend entschlackend

Aura-Soma-Therapie

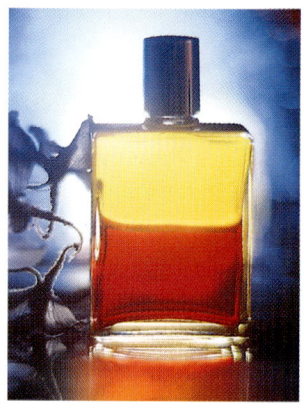

Balanceöle sind Mischungen aus natürlichen Substanzen – und heilsam für Körper und Seele.

Weiterentwicklung
Seit dem Tod von Vicky Wall im Jahr 1991 wird die Herstellung der Essenzen von ihrem Nachfolger Mike Booth weitergeführt. Noch heute wächst Aura Soma weiter, und neue Öle werden entwickelt. Die Zahl 100 soll demnächst erreicht werden.

Kurzinformation

- Aura-Soma-Mischungen bestehen aus natürlichen Elementen: Pflanzenfarben, Pflanzenölen, ätherischen Ölen, Wasser
- Die Heilmethode ist eine Kombination aus Aroma-, Farb- und Edelsteintherapie; die Öle, die Farben und die Edelsteine dienen dem Abbau von Blockaden; unterstützt wird dies u. a. durch Chakren- und Fußreflexzonenmassagen sowie durch Entspannungsübungen

Aromen, Farben, Edelsteine

Die Aura-Soma-Therapie wurde 1983 von der Engländerin Vicky Wall erfunden, die als Pharmazeutin und Kabbalistin den Weg zu dieser Heilmethode fand. Aura Soma ist eine kombinierte Aroma-, Farb- und Edelsteintherapie. Ausgangspunkt waren auch hier die Erkenntnisse früherer Kulturen, beispielsweise Ideen aus dem Gedankengut des Buddhismus: In dieser Religionsphilosophie wird Farbe als Vermittler zwischen der feinstofflichen und der materiellen Ebene verstanden.

Der Erfolg von Aura Soma beruht auf einem wahren Kraftpaket von heilenden Substanzen. Die Wirkungen von ätherischen Ölen, Farben und Edelsteinen sind in einer einzigen Therapie zusammengefaßt – eine bisher einmalige Kombination.

Aura Soma wirkt ganzheitlich – nämlich auf den Körper (= Soma) und auf Geist und Seele (= Aura). Für die Anwendung dieser Kombinationsmethode braucht man nur ein paar wenige Minuten Zeit, jeweils morgens und abends – und doch erhält man einen tiefen Einblick in eine eigene innere Welt.

Träumend im Land des Regenbogens

Interessant ist die Entstehung der Therapie. Vicky Wall, eine sehr sensitive Frau mit orthodox-jüdischem Hintergrund, war erblindet. In ihren Träumen konnte sie jedoch sehen; sie sah verschiedene Rezepturen für flüssige Substanzen und begann damit, diese herzustellen. Die Resultate waren wunderschöne Farbkombinationen – ätherische Öle, die auf einer wäßrigen Flüssigkeit schwimmen. Und diese Mischungen erwiesen sich als heilkräftig: Vicky Wall fand heraus, daß die verschiedenen Farbkombinationen der Fläschcheninhalte, als Öl-in-Wasser-Emulsion direkt auf die Haut der verschiedenen Zonen der Chakren aufgetragen, heilend wirken.

Natürliche Inhalte

Balanceöle

Die Inhaltstoffe sind ausnahmslos aus natürlichen Substanzen, wie z.B. aus pflanzlichen Ölen, die je nach Farbgebung mit natürlichen Farbstoffen aus diversen Pflanzen oder Rinden hergestellt werden. Die wäßrige Lösung dieser Mischungen besteht aus einem im Spezialverfahren hergestellten Wasser, das zusätzlich einen kleinen Anteil des heiligen Wassers von Glastonbury enthält.

Es gibt zur Zeit 94 verschiedene Aura-Soma-Mischungen (Balanceöle); sie sollen in nächster Zeit ergänzt werden, so daß eine Anzahl von 100 Balanceölen erreicht wird.

Pomander

Weiterhin stehen die sogenannten 14 Pomander zur Verfügung. Dies sind ähnlich zusammengesetzte Öle wie die oben genannten Aura-Soma-Mischungen – auf Alkoholbasis und mit einem Zusatz von Teebaumöl.

Quintessenzen

Zusätzlich gibt es noch 14 Quintessenzen, die verstärkt auf die feinstoffliche Ebene wirken sollen.

Anwendung

Die Wirkungen von Aura-Soma-Mischungen helfen bei psychosomatischen, spirituellen und mentalen Schwierigkeiten bzw. bei Notfällen. Sie werden von Ärzten, Heilpraktikern und Therapeuten angewandt und eignen sich zur Selbstbehandlung. Die Selbstbehandlung ist geradezu gefordert, denn der Klient wählt selbst seine anfänglichen vier Flaschen aus. Dabei gilt:

- Die erste Flasche betrifft unser Potential.
- Die zweite Flasche charakterisiert die persönlichen Blockaden.
- Die dritte Flasche stellt unsere gegenwärtige Situation dar.
- Die vierte Flasche symbolisiert unsere zukünftigen Möglichkeiten und Chancen.

Mit Ihrem persönlichen Berater machen Sie verschiedene Tests (Chakren und Energiezentrum betreffend), dann verwenden Sie das auf Sie abgestimmte Öl nach Anweisung Ihres Beraters.

Grundsätzliches zur Farbtherapie

Farben stehen in einem sehr engen Zusammenhang mit unserem Körper und unserer Seele. Ständig sind wir von Farben umgeben, aber oft nehmen wird diese nur noch unterschwellig wahr, da sie uns in unserem Umfeld zu selbstverständlich geworden sind.

Pflege für Seele und Haut

Die Kombination von Öl und Wasser gilt schon seit alters als ausgesprochen hautfreundlich und hautpflegend. Die beiden Wirkstoffe werden durch Schütteln miteinander verbunden.

Die Mystik der Kabbala

Da Vicky Wall kabbalistisch beeinflußt war, enthält Aura Soma auch Elemente dieser jüdischen Geheimlehre. Die Schüttelbewegungen, die man mit den Mischungen durchführt, gehen auf Rituale der Kabbalisten zurück. Jeder Finger entspricht dabei einem Element: der Daumen dem Äther, der Zeigefinger der Luft, der Mittelfinger dem Feuer, der Ringfinger dem Wasser und der kleine Finger der Erde.

Goldgelb auf Karmesinrot: Die pflanzlichen Öle schwimmen auf einer Flüssigkeit, die immer etwas vom heiligen Wasser aus Glastonbury enthält. Die Öl-in-Wasser-Emulsionen werden auf die jeweiligen Chakren aufgetragen und einmassiert.

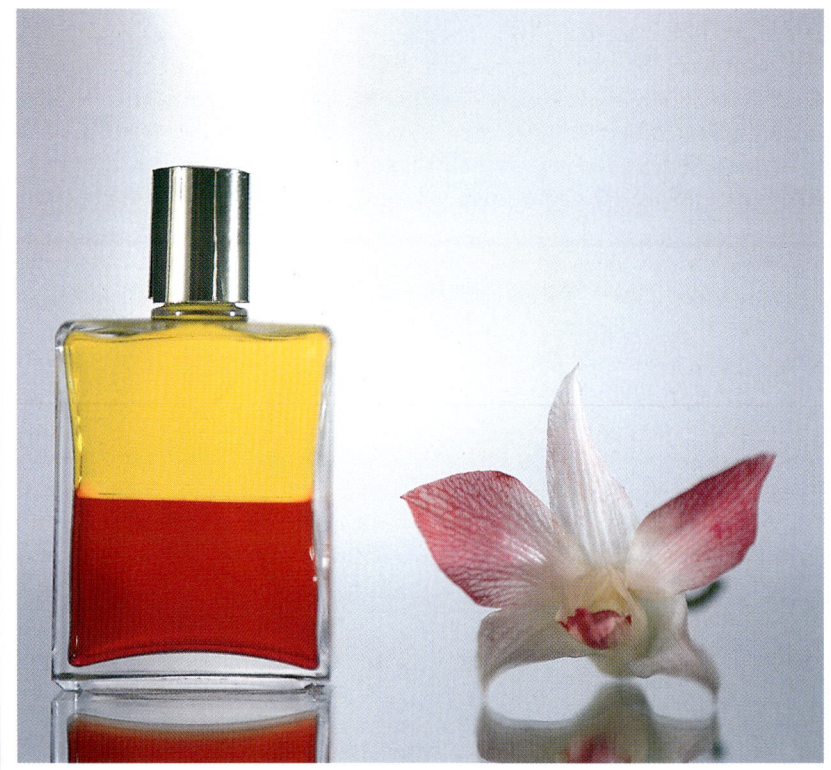

Farbe und Licht
Isaac Newton löste mit seiner Entdeckung, daß alle Farben letztlich Brechungen des Lichtes sind, eine philosophische Debatte aus. Zunächst herrschten Verunsicherung und Enttäuschung, und einige Schriftsteller der Romantik behandelten die Farben nur noch als bloßen Schein, als reine Täuschung.

Die Farblehre ist eigentlich schon sehr alt – ihre Ursprünge reichen 5000 Jahre zurück. Viele Persönlichkeiten aus Kunst und Wissenschaft haben sich bei der Entdeckung und der Erforschung der Farblehre bzw. Farbpsychologie verdient gemacht: Newton, Goethe, Itten – um nur einige wenige zu nennen.

Sie sollten wissen, wie Farben wirken!

Haben Sie sich schon jemals Gedanken gemacht, warum Sie kalte Füße hatten, als Sie blaue Strümpfe trugen? Warum Sie im Winter so gerne Mandarinen, Orangen, Paprika und Tomaten essen? Wissen Sie, warum Ihr Chef letzte Woche so nervös und gereizt war, als Sie das rote Kostüm anhatten? Probieren Sie es einfach einmal aus, und tragen Sie bei Ihrer nächsten Halsentzündung einen blauen Rollkragenpulli! Im folgenden geben wir Ihnen eine kurze Charakteristik der hauptsächlichen Farben an die Hand:

● *Weiß* ist eine kalte Farbe, und sie hat die hellste Farbschwingung. Weiß verbindet man mit Sauberkeit, Reinheit, Klarheit und Unschuld. Weiß kann aber auch ein Zeichen von Unnahbarkeit und Distanz sein. In Asien ist Weiß eine Trauerfarbe, in Europa und den USA eine Farbe des Glücks.

● *Schwarz* ist für viele Menschen eine negative Farbe, weil man sie in unserem Kulturkreis oft mit Tod, Trauer und Depression verbindet. Schwarz ist eine kalte Farbe und wird oftmals bei besonderen Festlichkeiten getragen. Auch schillernde Persönlichkeiten kleiden sich bevorzugt in Schwarz und erscheinen dadurch interessant und unnahbar. Schwarz wirkt auch geheimnisvoll und undurchsichtig. In Asien ist Schwarz eine Glücksfarbe, da man mit ihr Reichtum verbindet. Viele Frauen kleiden sich gern schwarz, weil man diese Farbe leicht mit anderen kombinieren kann. Außerdem ist es weit verbreitet, sich schwarz zu kleiden, wenn man einige Kilogramm, die man zuviel auf die Waage bringt, optisch wegmogeln möchte, denn Schwarz macht schlank. Doch Vorsicht – dies trifft leider nicht immer zu!

● *Blau* ist mit Abstand die beliebteste Farbe in unseren Breitengraden, weil ihr viele positive Eigenschaften zugeschrieben werden. Blau ist die Hoffnung, die Treue, das Fernweh, die Weite, das Große und das Seriöse. Denken Sie nur an die Berufskleidung der Manager und Bankiers – die Farbe Blau ist vertrauenswürdig. Beachten Sie in diesem Zusammenhang die Firmenfarben von Kreditinstituten. Geldgeschäfte haben mit Vertrauen und Seriosität zu tun. Blau ist eine kalte Farbe, deshalb läßt Blau den Blutdruck sinken. Wenn Sie also einen Termin haben und aufgeregt sind, dann tragen Sie an diesem Tag ein blaues Kostüm oder einen blauen Blazer. Blau entspannt, ist ausgleichend und harmonisierend. Blau wirkt entzündungshemmend und wurde schon seit alters zur Heilung von Entzündungen und zur Fiebersenkung eingesetzt.

● *Indigo* ist eine verdichtete Farbkonzentration von Blau und wirkt folglich intensiver. Indigo ist eine mystische Farbe, zielt auf das Unterbewußtsein und aktiviert spirituelle Kräfte. Außerdem steht diese Farbe für Ausgeglichenheit, Gelassenheit und Friedfertigkeit. Therapeutisch wendet man Indigo zur Schmerzstillung, Heilung und Beruhigung an.

● *Grün* sind die Natur, das Vertrauen, die Regeneration und die Beruhigung. Grün wirkt erfrischend und konzentrationsfördernd. Grün ist die Farbe der Harmonie und des Friedens. Grün läßt Rötungen verschwinden und hilft bei Nervosität und Unruhe.

● *Rot* ist die männliche Farbe (während Blau die weibliche ist). Rot ist voller Aktivität und Kraft. Rot steht für Lebensfreude und Lebensenergie. Haben Sie nicht auch manchmal Tage, an denen Sie voller Energie aus dem Bett springen und die Welt umarmen könnten? Dies sind sogenannte Rottage, an denen einem meist alles gelingt, was man sich vorgenommen hat. Doch Vorsicht: Rot kann auch kämpferisch, aggressiv und aufregend wirken. Rot läßt den Blutdruck ansteigen, erzeugt Wärme und erotische Spannung.

Religiöse Farben

Farben sind zum Symbol bestimmter Religionen geworden. Grün ist die Farbe des Islam, Gelb die Farbe der indischen Asketengewänder (die vom Buddhismus und Lamaismus übernommen wurde). Parsen betrachten Weiß als die Farbe des Lichts. Das orthodoxe Christentum hat als Festfarbe Weiß und als Bußfarbe Violett.

Politische Farben

Farben haben einen so hohen Symbolwert, daß sich auch politische Gruppen der Farben bedienen. Um nur ein paar Beispiele zu nennen: Rot ist die Farbe der Sozialisten, Schwarz die der Anarchisten, Grün die von landwirtschaftlichen oder Umweltorganisationen.

Kulturelle Farben

Gelb hat in der westlichen Kultur auch eine negative Komponente. Gelb gilt als Farbe des Neides. Ganz anders in China: Hier symbolisiert Gelb die Farbe der Mitte, der Harmonie, der Ausgeglichenheit. Die chinesische Philosophie ordnete die Farben den Himmelsrichtungen und den Jahreszeiten zu: Blau war die Farbe des Ostens und des Frühlings, Rot diejenige des Südens und des Sommers, Weiß die Farbe des Westens und des Herbstes, und Schwarz charakterisierte schließlich den Norden und den Winter.

Farben und Sinnesempfindungen

Schon seit alters betrachtete man Farben im Zusammenhang mit anderen sensitiven Empfindungen. Blau ist eine weibliche, passive Farbe – und sie wurde als kalte Farbe betrachtet. Rot ist die männliche, aktive Farbe; sie gilt als warm.

- *Gelb* ist die Farbe des Lichtes, des Goldes und des Ruhmes. In Europa kann man nicht soviel mit dieser Farbe anfangen. Gelb macht glücklich, ausgeglichen und fröhlich. Laut Johann Wolfgang von Goethe macht Gelb den Faulen fleißig – deshalb wird die Farbe Gelb auch häufig in Büros, Seminar- und Konferenzräumen angewendet. Therapeutisch wirkt Gelb auf Leber und Galle sowie auf die Verdauungsorgane.

- *Orange* verbreitet Heiterkeit und Lebensfreude. Orange ist eine warme Farbe und strahlt Geborgenheit, Gemütlichkeit und Behaglichkeit aus. Durch die Farbe Orange wird unsere Kontaktfähigkeit zur Umwelt verbessert. Orange läßt uns für eine Weile unsere negativen Stimmungen vergessen. In modernen Kliniken, Kuranlagen und Schulen werden die Räume in orangefarbenen Akzenten gehalten.

- *Violett* ist eine ganz besondere Farbe – eine Mischung von Rot und Blau. Violett wird auch als Farbe der Grenzüberschreitung bezeichnet und wirkt inspirierend auf das Unterbewußtsein. Sie haben wahrscheinlich auch schon eine violette Phase in Ihrem Leben durchgemacht. In Zeiten der Umwandlung, Veränderung, des Mit-sich-selbst-Beschäftigtseins neigt man dazu, violette Töne zu bevorzugen. Violett wird auch mit Magie und Mystik in Verbindung gebracht. Therapeutisch hilft die Farbe bei Kopfschmerzen und Nervosität.

Vielleicht hat Sie diese Übersicht ein bißchen zum Nachdenken gebracht. Wie schon anfangs erwähnt: Wir laufen alle fast blind durch die Welt – und dies mit offenen Augen. Wir nehmen die kleinsten Dinge und Reaktionen unseres Körpers nicht mehr bewußt wahr, obwohl es so einfach wäre. Wir sollten endlich zu der Erkenntnis kommen, daß unser Körper unser bester Freund ist – und Freundschaft muß man pflegen! Farben können Sie therapeutisch ganz leicht und auf unterschiedliche Weise anwenden. Ab jetzt werden Sie also hoffentlich farbsüchtig werden und sich und Ihre Umwelt mit ganz anderen Augen sehen!

Anwendung von Farben

- Direkte Farbbestrahlung auf Akupunkturpunkte
- Farbbestrahlung mit einer Farbfolie oder mit einer Farbglühbirne
- Tragen von bestimmten farbigen Kleidungsstücken
- »Farbessen« von bestimmten Lebensmitteln
- Farbige Gestaltung Ihrer Wohnung oder Ihres Büros

Grundsätzliches zur Edelsteintherapie

Edelsteine stellen energetische Kraftspender dar, da sie Schwingungen aussenden. Bestimmte Edelsteine haben (ebenso wie bestimmte Farben) eine Affinität zu den Schwingungsfrequenzen des menschlichen Körpers und können hier heilende Wirkungen entfalten.

Wirkung auf die sieben Chakren

Jeder menschliche Körper besitzt sieben Energiezentren, sieben Chakren; ihnen sind bestimmte Farben zugeordnet.

- Basiszentrum: rot
- Sakralzentrum: orange und apricot
- Solarplexuszentrum: gelb und gold
- Herzzentrum: grün und rosa
- Kehlkopfzentrum: blau und türkis
- Stirnzentrum: tiefblau und lapislazuliblau
- Kronenzentrum: violett

In der Edelsteintherapie wird die Harmonisierung der Chakren angestrebt. Am einfachsten kann man dies mit Hilfe eines entsprechenden Steines in Anhängerform, den man bei sich trägt, in die Praxis umsetzen. Weiterhin können Sie die positive Wirkung der Edelsteine durch eine Massage nutzen, indem Sie Ihre Reflexzonen mit dem entsprechenden Edelstein massieren. Man kann die Steine auch auf die entsprechenden Akupunkturpunkte oder Chakren auflegen, auf diese Weise entfaltet sich ihre Wirkung ebenfalls. Sie können für diese Therapieform teure Edelsteine auswählen (Diamant, Saphir, Smaragd, Rubin), aber auch die erschwinglicheren Steine wie Zitrin, Granat, Lapislazuli, Karneol, Tigerauge usw.

Chakren

Die Bezeichnung »Chakra« kommt ursprünglich aus Indien. Diese Energiezentren stehen mit verschiedenen Organen des Körpers in Beziehung. Jedes Chakra hat eine andere Schwingungsfrequenz, die unterschiedliche Bereiche des Körpers anspricht.

Edle Mineralien

Das Phänomen der heilenden Kraft von Steinen war auch schon der heiligen Hildegard von Bingen bekannt. Sie beschrieb im 12. Jahrhundert nicht allein die Heilkraft von Kräutern, sondern auch verschiedene Wirkungsweisen von Edelsteinen.

Wirkung von Edelsteinen

- Rote, orangefarbene, rosa- bzw. rostfarbene und dunkelrote Steine helfen, die Lebenskraft anzuregen. Sie stärken Ihre Gesundheit und unterstützen das Durchsetzungsvermögen.

- Grüne, türkisfarbene und blaue Edelsteine bewirken körperliche und seelische Reinigung und Regeneration.

- Gelbe und hellbraune Steine helfen dabei, die Lebensenergie wieder zu aktivieren, stimmen fröhlich, optimistisch und ausgeglichen.

- Violette, zyklam- und pinkfarbene Edelsteine wirken auf das Unterbewußtsein, inspirieren, fördern die Kreativität und machen selbstbewußt.

Autogenes Training

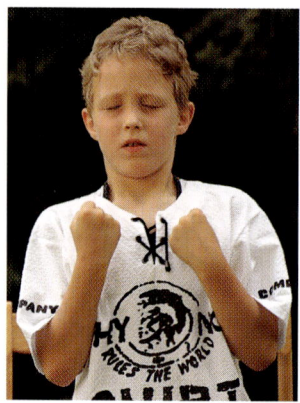

Mit der sogenannten Rücknahme holt sich der Übende aus seinem autosuggestiven Zustand in die Realität zurück.

Kurzinformation

● Autogenes Training besteht aus konzentrierten Entspannungs-übungen, die zu einer psychovegetativen »Umschaltung« führen

● Die Übungen beruhen auf dem Grundsatz, daß ein Gefühl, ein Gedanke oder eine Konzentration sich im Körper auswirken kann

Konzentration ist alles

Das autogene Training ist eine Methode der konzentrativen Selbstent-spannung. Es stellt einen Weg nach Innen dar, der mit Hilfe verschiedener Übungen gefunden werden kann. I. H. Schultz, der Begründer dieser Methode, war von Hypnosetechniken und von Jogapraktiken beeinflußt. Mit den von ihm entwickelten speziellen Übungen sollen die negativen Auswirkungen von Anspannung, Streß und Ärger beeinflußt werden.

Stufenweise voran

Willentliche Herbeiführung
Die Empfindungen, die beim autogenen Training entstehen, erlebt man normalerweise oft unwillkürlich, z. B. als Entspannung beim Einschlafen oder bei einem Spaziergang. Das Faszinierende beim autogenen Training ist, daß man solche wohligen Empfindungen nach entsprechender Übungszeit sehr schnell willentlich herbeiführen kann.

Die Übungen des autogenen Trainings erlernt man in Stufen. Auf autosuggestive Weise kann man dann schließlich Körperfunktionen und -empfindungen, die normalerweise willentlich nicht beeinflußbar sind, verändern – dies gilt beispielsweise für den Herzschlag und für die Körperwärmeempfindung. Ziel der Konzentrations-übungen ist es, Spannungszustände auszugleichen, Verkrampfungen zu beseitigen und Schmerzen zu lindern. Das autogene Training eignet sich hervorragend zur Vorbeugung von körperlichen und psychischen Disharmonien, denn mit Hilfe der Übungen gewinnt man auch eine positive Einstellung, eine größere innere Ruhe und vor allem Gelassenheit. Darüber hinaus hilft es, die Leistungsfähigkeit und die geistige Konzentration (vor allem die Gedächtnislei-stung) zu steigern.

Nur Übung macht den Meister

Beim autogenen Training ist es von großer Wichtigkeit, daß regel-mäßig geübt wird. Die Übungen können in Liegehaltung oder in Sitzhaltung (günstig ist die sogenannte Kutscherhaltung) ausgeführt werden. Mittlerweile gibt es verschiedene Kurzvarianten bzw. Grundübungen, die nur einen Teil des Programms bzw. vereinfachte Übungen anbieten.

Die sechs Schritte eines solchen Elementarprogramms lauten:

- Schwere
- Wärme
- Herzruhigstellung

- Atemruhigstellung
- Leibwärme
- Stirnkühle

Zu Beginn einer Übungsabfolge muß zunächst die Selbstversenkung, eine Konzentration auf die Ruhe, erfolgen. Der Übende sagt sich: »Ich bin ganz ruhig« (nicht: »Ich werde ganz ruhig« o. ä.). Er muß sich ganz auf die Gegenwart konzentrieren, um zu einer autosuggestiven Beeinflussung durch die folgenden Übungen zu kommen. Für viele ist es anfangs ausgesprochen schwierig, diesen Zustand zu erreichen, denn wir sind es nicht gewöhnt, uns wirklich auf einen einzigen Gedanken zu konzentrieren. Das ist normal; doch in dieser Phase ist es vor allem wichtig, daß der Übende nicht aufgibt, sondern weitermacht und versucht loszulassen.

Dann beginnt die erste Übung, die Schwere-Übung. Der Übende konzentriert sich als Rechtshänder auf seinen rechten Arm, als Linkshänder auf seinen linken. Die Konzentrationsformel dazu lautet: »Mein rechter (linker) Arm ist schwer.« Der Übende konzentriert sich etwa 2 Minuten lang darauf, bis er das Schwereerlebnis der Muskelentspannung im Arm spüren kann. Dann erfolgt die Kombination von Ruhe- und Schwere-Übung, bevor man mit der nächsten Übung, der Wärme-Übung, weitermacht.

Unabhängig davon, wie viele der Übungen man ausführt – am Ende muß die sogenannte Rücknahme stehen. Sie verläuft in 3 Stufen: »Arme fest!« bedeutet, daß der Übende die Arme ausstreckt, die Fäuste ballt und dann die Arme wieder an den Körper zieht. Dann atmet er ein paarmal tief ein und aus; schließlich gibt er sich selbst das Kommando »Augen auf!«. Die Rücknahme ist enorm wichtig, um aus dem autosuggestiven Zustand wieder in die Realität einzutauchen.

Nur beim Fachmann

Autogenes Training sollten Sie nicht im Selbstversuch erlernen, sondern bei einem Fachmann, der Ihnen nötige Tips und Korrekturen mit auf den Weg gibt. Ein Selbsttraining führt oft nicht zum gewünschten Ergebnis und endet dann in Frustration. Doch wenn Sie diese Form der Selbstentspannung erst einmal beherrschen, können Sie die auf diese Weise erreichten entspannenden Wirkungen gezielt und schnell abrufen.

Eine höhere Stufe des autogenen Trainings stellen dann Meditationstechniken dar, die diese Wirkungen intensivieren – eine Methode, die Sie allerdings auch nur bei ausgebildeten Psychotherapeuten erlernen sollten.

Vorstellungen

Für den Anfänger kann es hilfreich sein, wenn er sich ein Bild vorstellt oder eine angenehme Situation bzw. ein wohliges Erlebnis imaginiert. Wichtig ist es vor allem, Störquellen wie Radio, Fernseher, Telefon u. ä. auszuschalten.

Übungszeiten

Sie sollten 3mal täglich üben. Empfehlenswerte Übungszeiten sind Tageseinschnitte wie: nach dem Aufwachen, während der Mittagspause und vor dem Einschlafen. Das morgendliche Üben fällt »Nachtmenschen« schwer; sie sollten es daher nicht im Bett machen, denn die Gefahr ist groß, daß man dabei wieder einschläft.

Bach-Blütentherapie

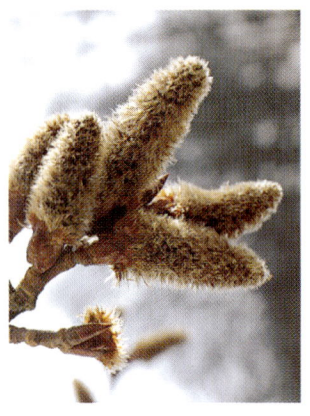

Eine vielseitig einsetzbare Bach-Blüte: Aspen, im deutschsprachigen Raum Espe oder Zitterpappel genannt.

Mit sanften Pflanzen die Gesundheit stärken

Viele Gesundheitsstörungen haben ihren Ursprung in unserer Seele. Unbekannte, verdrängte oder nicht aufgearbeitete Gefühle manifestieren sich als seelische Konflikte, die zu einem späteren Zeitpunkt körperliche Befindlichkeitsstörungen hervorrufen können. Aufgrund dieser Erkenntnis entwickelte Dr. Edward Bach eine Heilmethode, die eine gewisse Ähnlichkeit zur Homöopathie aufweist: die Bach-Blütentherapie.

Eine Blütenmischung für die Seele

Ein Leben für die Blüten

Im Alter von 43 Jahren verkaufte Dr. Bach 1930 seine Praxis und zog sich aufs Land zurück. Bis dahin war er ein erfolgreicher Bakteriologe gewesen, der u. a. auch die Bach-Nosoden (homöopathische Mittel) entdeckt hatte. In Wales auf dem Lande konzentrierte er seine ganze Schaffenskraft auf die von ihm entdeckte Therapie. Alle seine Blütenessenzen testete er im Selbstversuch.

Die 38 verschiedenen Blütenessenzen und ihre individuelle Charakterisierung dienen dazu, die aktuellen persönlichen Gemütszustände positiv zu beeinflussen. Bücher zum Thema »Bach-Blüten« stellen dar, wie die verschiedenen Pflanzen wirken und wie man die Blütenessenzen bei akuten und zeitweiligen negativen Seelenzuständen (z. B. bei Ängsten, depressiven Verstimmungen, Unsicherheiten usw.) individuell einsetzen kann. Ziel der Bach-Blütentherapie ist es, eine seelische Reinigung zu bewirken, um dadurch eine größere persönliche Entfaltung zu erreichen.

Bach-Blüten sind also keine Medikamente, sondern Heilpflanzen, die im psychosomatischen Bereich wirken. Doch sie können als erfolgversprechende Ergänzung zu anderen Therapien eingesetzt werden.

Wirkung der Bach-Blüten

Die Schulmedizin bezweifelt teilweise noch immer die Wirksamkeit homöopathischer Mittel: Wegen der starken Verdünnung der homöopathischen Substanzen könne es keine bzw. nur eine sehr geringe Wirkung geben.

Auch bei den Bach-Blüten gibt es noch keine zufriedenstellende Erklärung über die eigentliche Wirkungsweise. Fest steht jedoch, daß die Bach-Blütenessenzen ihre Wirkung im feinstofflichen Bereich entfalten, d.h., daß geringste Reize, gezielt eingesetzt, eine hohe Reichweite haben.

Sie bestimmen, ob Sie gesund sein möchten!

Dr. Bachs Ansatz war: Der Heiler ist in uns selbst. Wir sind in der Lage, durch eine Veränderung unserer seelischen Haltung wieder gesund zu werden, denn diese hat uns ursprünglich krank gemacht. Tatsächlich kann man tagtäglich beobachten, wie Menschen aufgrund ihrer schlechten inneren Verfassung krank werden. Ein Beispiel: Stellen wir uns einen Auszubildenden im Friseurbereich vor, welcher innerlich seit zwei Jahren unter den Folgen eines schlechten Betriebsklimas leidet. Frustration und Unterdrückung sowie innere Kündigung lassen den Auszubildenden für alle möglichen Erkrankungen anfällig werden, besonders für Allergien. Schon ein grippaler Infekt wird geradezu »herbeigesehnt«, um mindestens eine Woche Abstand von der ungeliebten Arbeit zu haben. Umgekehrt wird ein Lehrling, der mit Freude und Eifer seiner Ausbildung nachgeht, selbst bei Schnupfen nicht zu Hause bleiben, denn bei einer befriedigenden Arbeit, bei der man sich selbst verwirklichen kann, wird der Infekt sehr schnell verschwinden oder erst gar nicht zum Ausbruch kommen.

Positives Denken zurückgewinnen!

Die inneren positiven Gefühle und die aufbauenden Gedanken geben dem Körper die Kraft zu heilen. Beispiele für diese Tatsache gibt es genügend. Bach-Blüten können sowohl bei aktuellen Störungen als auch zur Vorbeugung angewandt werden. Besonders zu erwähnen sind die verblüffenden Ergebnisse bei Kindern – und auch bei Haustieren.

Behandlungsverlauf bei der Bach-Blütentherapie

Die entsprechende Wirkung der Blütenessenzen ist individuell verschieden und hängt vor allem stark von der Dauer der Beschwerden und des negativen psychischen Zustandes ab. Eine Verbesserung des Befindens setzt nicht unmittelbar nach der ersten Einnahme ein. Man rechnet mit einem Zeitraum von 3 bis 7 Tagen. Es ist sogar möglich, daß es am Anfang der Behandlung kurzfristig zu einer Verstärkung der Symptome (ähnlich wie es ja auch bei homöopathischen Mitteln der Fall ist) kommt. Dies sollte jedoch auf gar keinen Fall zum Abbruch der Behandlung führen.

Häufig werden auch sehr intensive Träume erlebt, oder man verspürt ständige Müdigkeit und den starken Wunsch, sich zurückzuziehen, allein zu sein. Dies können einige der möglichen Reaktionen sein, wenn Sie mit einer Bach-Blütentherapie beginnen. In vielen Fällen kommt es jedoch sehr schnell zu einer positiveren und energiegeladenen Stimmung. Bei akuten Zuständen, besonders nach der Einnahme von Rescue-Remedy-Notfalltropfen, tritt oft innerhalb von wenigen Stunden eine deutliche Besserung ein.

Gemütszustände

Es gibt 7 hauptsächliche Gemützustände, die sehr gut auf eine Behandlung mit Bach-Blüten ansprechen:
- Angst
- Unsicherheit
- Mangelndes Interesse an der Gegenwart
- Einsamkeit
- Übersensibilität gegenüber äußeren Einflüssen
- Mutlosigkeit und Verzweiflung
- Übermäßige Sorge um andere.

Selbstverständlich müssen diese Gemütszustände dann noch weiter differenziert werden, um eine sinnvolle Anwendung zu gewährleisten.

»Wenn's schlimmer wird, wird's besser«

Dieses Prinzip der Homöopathie gilt auch für die Bach-Blütentherapie. Die sogenannte Erstverschlimmerung ist meistens ein Zeichen, daß die richtigen Blütenessenzen ausgewählt wurden.

Eine Besserung des Befindens, ob nun im akuten Fall oder bei lang anhaltenden Störungen, kann folgendermaßen aussehen:

Bezugsmöglichkeiten
In Großbritannien und in der Schweiz kann man die Blütenessenzen in jeder Drogerie sehr preisgünstig erstehen. Sie können sie aber auch über das Deutsche Bach-Büro bestellen:
● Dr. Edward Bach Centre
German Office
Lippmannstraße 57
22769 Hamburg

Wichtig!
Für Kinder, Tiere und Menschen, denen Alkohol nicht zuträglich ist, wird zur Konservierung der Bach-Blütenmischung Obstessig empfohlen.

● Disharmonische Gemütszustände wie Mutlosigkeit, Depression, Angst, Verzweiflung und Verbitterung werden überwunden, und dadurch kann eine veränderte positive Einstellung zum Leben gewonnen werden.
● Die Bach-Blütentherapie leistet Ihnen auch sehr gute Dienste bei Ihrer persönlichen Entfaltung und Weiterentwicklung. Charakterschwächen und unangenehme Eigenarten, wie Neid, Putzsucht, Schulmeisterei, Einmischung, Stolz, Minderwertigkeitsgefühle und Aggressionen, können kompensiert werden und zu mehr Menschlichkeit, Offenheit, Toleranz und Zufriedenheit führen.
● Gute Ergebnisse erzielt man mit der Bach-Blütentherapie auch bei chronischen Erkrankungen und den damit verbundenen negativen seelischen Zuständen. Allerdings: Wie bereits erwähnt, ist es mit der Bach-Blütentherapie nicht möglich, körperliche Beschwerden zu heilen – jedoch das daraus resultierende negative seelische Befinden.

Anwendung und Mischung der Blütenessenzen

Es gibt zwei hauptsächliche Möglichkeiten der Anwendung:

● Eine profunde Methode ist die Behandlung durch einen erfahrenen Therapeuten. Dieser führt zunächst eine gründliche Anamnese (Befragung) durch und wird Ihnen dann die Ihnen entsprechenden Bach-Blüten verordnen. Wahrscheinlich wird er Ihnen eine Kombination von 3 bis 5 verschiedenen Bach-Blüten vorschlagen. Diese können Sie dann mit Hilfe eines Rezeptes in Ihrer Apotheke mischen lassen.
● Eine zweite Möglichkeit stellt die Selbstbehandlung dar. Sie können die Vorratsflaschen der Blütenessenzen, die sogenannten Stock Bottles, in den meisten Apotheken kaufen.

Wenn Sie Ihre Essenzen selbst mischen möchten, dann gehen Sie folgendermaßen vor. Sie benötigen:

● Die Vorratsflaschen (Stock Bottles) der ausgewählten Blütenessenzen
● Ein Pipettenfläschchen (in der Apotheke erhältlich), das 30 ml fassen kann
● Frisches Wasser ohne Kohlensäure
● Zum Konservieren 40prozentigen Alkohol (z. B. Korn, Obstler, Brandy, Cognac etc.).

Pro 30 ml zu mischender Lösung geben Sie je Blütenessenz 3 Tropfen von den Vorratsflaschen in das Pipettenfläschchen (sollten Sie beispielsweise 4 verschiedene Essenzen mischen wollen, dann sind es insgesamt 4 mal 3 = 12 Tropfen), dann füllen Sie das Fläschchen zu drei Vierteln mit dem Wasser und zu einem Viertel mit dem Alkohol auf.

Damit ist Ihre individuelle Bach-Blütenmischung fertig. Sie ist etwa 4 Wochen lang haltbar und sollte innerhalb dieser Zeit aufgebraucht werden.

Dosierung der Bach-Blütenmischung

Sofern Ihr Therapeut Ihnen keine spezielle Dosierung verordnet hat, nehmen Sie von Ihrer Mischung bitte 4mal täglich jeweils 4 Tropfen. Dr. Bach empfahl, die Tropfen morgens, mittags, nachmittags und abends vor dem Essen einzunehmen. Besonders zu empfehlen ist es, die Tropfen unter oder auf der Zunge noch eine Zeitlang im Mund zu behalten – bis zur vollen Entfaltung der Wirkung.

Bei der Behandlung von akuten Fällen kann man auch ohne weiteres im Abstand von jeweils 20 Minuten 4 Tropfen der Bach-Blüten zu sich nehmen.

Ein wichtiger Hinweis: Nebenwirkungen und eine Überdosierung sind aufgrund der speziellen Wirkungsweise der Blütenessenzen nicht möglich.

Anwendungsdauer

In akuten Fällen sollte man die Mischung 3 bis 6 Wochen einnehmen, d.h. so lange, bis das Pipettenfläschchen aufgebraucht ist. Auch eine langfristige Einnahme ist möglich, jedoch sollte der aktuelle Gemütszustand zeitweise überprüft und eventuell zu einer dem veränderten Seelenzustand angepaßten Mischung gewechselt werden.

Haltbarkeit
Bei den Stock Bottles brauchen Sie sich keine Gedanken bezüglich der Haltbarkeit machen, denn diese sind aufgrund ihrer Herstellung sehr lange haltbar.

Rescue Remedy
**Die Rescue-Remedy-Notfalltropfen sind eine spezielle Kombination von 5 Blütenessenzen, eine Mischung von Cherry Plum (Kirschpflaume), Clematis (Weiße Waldrebe), Impatiens (Drüsentragendes Springkraut), Rock Rose (Sonnenröschen) und Star of Bethlehem (Doldiger Milchstern).
Es handelt sich hierbei um ein Erste-Hilfe-Mittel, das nur bei außergewöhnlichen Belastungen eingesetzt werden sollte.**

Grenzen der Selbstbehandlung

● **Die Wirkung der Blütenessenzen bezieht sich auf seelische Aspekte wie die Lösung von Blockaden, Befreiung von Angstzuständen, Überwindung von depressiven Verstimmungen usw. Beachten Sie bitte unbedingt, daß im Falle von organischen oder chronischen Erkrankungen und Notfällen die Bach-Blütentherapie auf keinen Fall andere wichtige Medikamente ersetzen kann. Sie können die Blütenessenzen zusätzlich zur Unterstützung des seelischen Gleichgewichts anwenden. Sie dürfen jedoch keinesfalls auf einen Arzt verzichten.**

Die richtige Essenz bzw. Mischung
Um die richtige Blütenessenz bzw. Kombination von Blütenessenzen zu finden, muß der momentane seelische Zustand genau analysiert werden. Wenn Sie sich unsicher fühlen, gibt es verschiedene Möglichkeiten. Ist es mangelndes Selbstvertrauen, hilft Certo; ist es eher Entscheidungsunfähigkeit, wirkt Scleranthus; bei Unentschlossenheit wäre Wild Oat das Mittel der Wahl etc.

Jelängerjelieber
Honeysuckle (Geißblatt) trägt im Deutschen auch den Namen Jelängerjelieber. Der Name deutet schon auf den Anwendungsbereich. Menschen, die zu sehr in der Vergangenheit verhaftet sind, hilft diese Blütenessenz, eine neue, veränderte Gegenwart leichter zu akzeptieren.

Die 38 Blütenessenzen nach Dr. Bach

Bach-Blüte	Deutscher Name	Anwendung bei
Agrimony	Odermennig	Schüchternheit, Übersensibilität
Aspen	Zitterpappel, Espe	Angstzuständen
Beech	Rotbuche	Kleinlichkeit, Realitätsverlust
Centaury	Tausendgüldenkraut	Fehlendem Durchsetzungsvermögen
Cerato	Bleiwurz	Mangelndem Selbstvertrauen
Cherry Plum	Kirschpflaume	Angst vor Kontrollverlust
Chestnut Bud	Kastanienknospe	Inkonsequenz
Chicory	Wegwarte	Egoismus
Clematis	Weiße Waldrebe	Mangelnder Konzentration
Crab Apple	Holzapfel	Ordnungs- und Sauberkeitsfanatismus
Elm	Ulme	Versagensängsten, Überforderung
Gentian	Herbstenzian	Pessimismus, schneller Entmutigung
Gorse	Stechginster	Hoffnungslosigkeit
Heather	Heidekraut	Ichbezogenheit
Holly	Stechpalme	Negativer Lebenseinstellung
Honeysuckle	Geißblatt	Vergangenheitsbezogenheit
Hornbeam	Hainbuche	Mentaler Erschöpfung
Impatiens	Drüsentragendes Springkraut	Ungeduld, innerer Unruhe
Larch	Lärche	Mangelndem Selbstvertrauen

Die 38 Blütenessenzen nach Dr. Bach

Bach-Blüte	Deutscher Name	Anwendung bei
Mimulus	Gefleckte Gauklerblume	Konkreten Ängsten, fehlendem Mut
Mustard	Wilder Senf	Depressiver Stimmung
Oak	Eiche	Starrsinn, Sturheit
Olive	Olive	Streßbedingter Erschöpfung
Pine	Schottische Kiefer	Schuldgefühlen, Selbstvorwürfen
Red Chestnut	Rote Kastanie	Übertriebener Ängstlichkeit
Rock Rose	Sonnenröschen	Schrecken, innerer Unruhe
Rock Water	Quellwasser	Selbstkasteiung, krankhafter Selbstdisziplin
Scleranthus	Einjähriger Knäuel	Entscheidungsunfähigkeit, Gefühlsschwankungen
Star of Bethlehem	Doldiger Milchstern	Sorgen, Schmerzen, unverarbeiteten Erlebnissen
Sweet Chestnut	Edelkastanie	Verzweiflung, Hoffnungslosigkeit
Vervain	Eisenkraut	Unruhe, innerer Anspannung
Vine	Weinrebe	Unterdrückung anderer
Walnut	Walnuß	Persönlichkeitsschwäche
Water Violet	Sumpfwasserfeder	Überlegenheitsgefühl, Isolation
White Chestnut	Weiße Kastanie, Roßkastanie	Mangelnder Konzentration, quälenden Gedanken
Wild Oat	Waldtrespe	Selbstfindungsproblemen, Unentschlossenheit
Wild Rose	Heckenrose	Resignation, Passivität
Willow	Weide	Verbitterung

Keine Blütenessenz

Rock Water ist das einzige Heilmittel, das nicht aus einer Blütenessenz oder einer Blütenmischung besteht, sondern aus reinem, heilkräftigem Quellwasser.

Star of Bethlehem

Star of Bethlehem, der Doldige Milchstern, ist mit der Zwiebel und dem Knoblauch verwandt. Die gleichnamige Blütenessenz hilft bei großen seelischen Erschütterungen, wie sie etwa durch den Tod eines geliebten Menschen ausgelöst werden.

Körper und Psyche

Erkrankungen sind ein äußeres Zeichen für innere Unausgewogenheit. Mit den 38 Blütenessenzen kann Körper und Seele auf natürliche Weise geholfen werden, wieder in Einklang zu kommen.

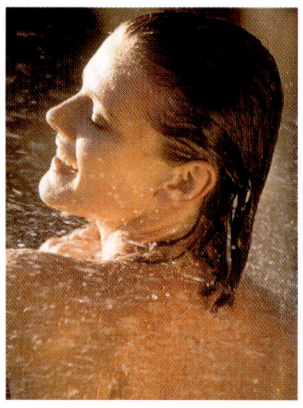

Die sogenannte Dauerbrause wirkt wie eine natürliche Lymphdrainage, die Schadstoffe rascher aus dem Körper abtransportiert.

Haut, Bindegewebe und Organe
Die Haut steht in enger Beziehung zu unserem Nervensystem. Bestimmte Hautareale sind bei Erkrankungen der ihnen zugeordneten Organe besonders berührungs- und schmerzempfindlich. Durch Bindegewebsmassage (Reflexzonenmassage) dieser Hautstellen kann man auf die erkrankten Organe heilend einwirken.

Entsäuerung

Kurzinformation

- Entsäuerungstherapien setzen bei der Behebung der Übersäuerung des lockeren Bindegewebes im Körper an
- Mit einer basenreichen Diät, unterstützt durch Sport und Bewegung, Einläufe und Dauerbrausen, wird der gesamte Körper wirkungsvoll entgiftet

Die Tücken des Bindegewebes

Jede Entzündung, Rötung und Schwellung des Gewebes geht immer mit einer Übersäuerung desselben einher. Auch die meisten Stoffwechselerkrankungen zeigen in ihrer Symptomenfolge Entzündungen und damit letztlich Übersäuerungen. Das sogenannte lockere Bindegewebe, das jede Zelle unseres Körpers umschließt, ist der Ort, an dem alle wichtigen Stoffwechselleistungen und Informationsübertragungen zwischen Nerven und Zellen stattfinden. Damit diese Leistungen normal ablaufen können, muß dieser Bereich im Gleichgewichtszustand sein. Jede pH-Veränderung (d.h. jede saure oder basische Veränderung) dieses Milieus hat drastische Auswirkungen auf die Zellen.

Kleine Veränderungen mit maximalen Folgen

Die pH-Veränderungen im Umkreis von Zellen können durch die verschiedensten Ursachen hervorgerufen werden; doch immer haben sie weitreichende Folgen.

● Ein Beispiel: Verstopfte kleine Blutgefäße führen zu einer Sauerstoffunterversorgung. Diese Unterversorgung bewirkt, daß ein anderer Energieverbrauch, nämlich eine Verbrennungsaktion ohne Sauerstoff, stattfindet. Das wiederum hat zur Folge, daß überschüssige Milchsäure produziert wird. Das Zuviel an Säure führt schließlich zu einer Übersäuerung des Gewebes. Solche Stellen am Körper lassen sich als kleine harte und schmerzende Knötchen ertasten; sie werden als Gelosen oder Haftspangen bezeichnet.

Nicht nur falsche Ernährung oder Bewegungsmangel, sondern auch Vergiftungen mit Schwermetallen oder Lösungsmitteln – eine Vergiftungsart, die in unserer Zeit sehr häufig geworden ist – können das lockere Bindegewebe um die Zellen in seinem Gleichgewicht empfindlich stören.

Weite Kreise sind betroffen

Bei etwa 90 Prozent der deutschen Bevölkerung kann man von einer Übersäuerung des Körpers sprechen. Einen Großteil der Schuld an dieser Situation trägt die heutige Ernährung. Anstelle von basenreichen, basenspendenden Nahrungsmitteln werden zu viele Fertiggerichte, zuviel tierisches Eiweiß und zu viele raffinierte Kohlenhydrate gegessen.

Auch die Seele leidet

Aufgrund der unausgeglichenen Stoffwechsellage des Körpers ist es nicht verwunderlich, daß viele Menschen sich auch in bezug auf ihr psychisches Gleichgewicht als sehr labil erweisen. Übersäuerung führt zu aggressiven Stimmungen, und die Umgangssprache weist uns direkt auf den eigentlichen Grund hin: Man ist »sauer«. Ein Körper, dessen Gewebe sauer ist, ist auch in seiner Psyche sauer und reagiert entsprechend.

Wie sauer ist der Körper?

Wie kann man seinen individuellen Säuregrad feststellen? Am besten legen Sie dazu eine Tabelle an. Testen Sie 4mal am Tag Ihren Urin mit einem Lackmuspapier (die Streifen können Sie in der Apotheke erwerben). Normalerweise sollte der Urin einen pH-Wert zwischen 6,5 und 7,5 aufweisen. Messen Sie 14 Tage lang die Werte, und errechnen Sie dann Ihren Durchschnittswert. Daraus können Sie leicht ersehen, welche Leistung Ihre Nieren als Säurepuffer erbringen, denn die Nierenleistung läßt Rückschlüsse auf die eigentliche Übersäuerung im Gewebe zu. Wenn Ihre Werte im sauren Bereich liegen, sollten Sie Ihre Ernährung umstellen. Im folgenden erhalten Sie ein paar allgemeine Tips, wie Sie dabei vorgehen und was Sie sonst noch beachten sollten.

So helfen Sie dem Körper, Säuren abzubauen!

Bewegung

Die einfachste Methode zur Entsäuerung, die jeder durchführen kann, ist die körperliche Bewegung. Durch Jogging, Radfahren, Wandern oder durch eine andere körperliche Anstrengung ist man gezwungen, tiefer und schneller einzuatmen. Beim Ausatmen wird dann vermehrt Kohlensäure abgegeben. Dies hilft bereits, um Säuren teilweise »abzupuffern«.

Trinken Sie!

Bei jeder Übersäuerung ist es zunächst ganz wichtig, viel Wasser zu trinken. Empfehlenswert sind salzarme stille Mineralwässer. Sinnvoll ist es auch, sich eine Wasseraufbereitungsanlage (gibt es in Apotheken, Reformhäusern u.a.) anzuschaffen.

Sauer
Unsere Sprache zeigt uns die enge Verbindung von Körper und Seele – gerade was das Phänomen der Übersäuerung anbelangt – in verschiedenen Redewendungen: »sauer reagieren«, »ein säuerliches Gesicht ziehen«, »einem das Leben sauer machen«.

Lackmus
Lackmus ist ein wasserlöslicher, natürlicher blauer Farbstoff, der aus mehreren vergärten Flechtenarten gewonnen wird. Er ist ein hervorragender Indikator für Säuren und Basen.

Kartoffeln und Gemüse sind die Hauptbestandteile der sogenannten Basensuppe. Der Basenüberschuß dieser Suppe verringert den Säuregrad des Körpers.

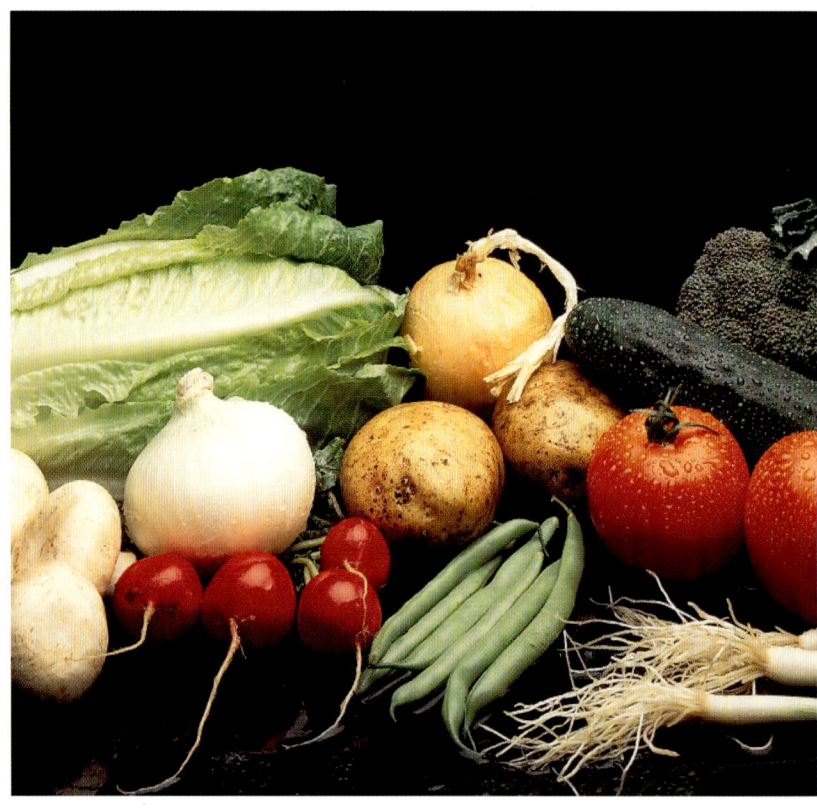

»Nahrung soll Heilmittel sein!«
Dieser Ausspruch wird dem großen griechischen Arzt Hippokrates zugeschrieben; er gilt heute mehr denn je. Achten Sie bei Ihrer Ernährung auf wertvolle Nahrungsmittel aus biologischem Anbau.

Ernährungsumstellung

Die Ernährung spielt eine große Rolle, um Säuren »abzupuffern« bzw. gar nicht erst entstehen zu lassen. Hierbei ist es ganz wichtig, möglichst wenig säurespendende Nahrungsmittel zu sich zu nehmen. Säurespender sind vor allem: raffinierte Kohlenhydrate (weißes Brot, Zucker etc.), Fleisch und natürlich auch Reis und Nudeln. Basenspender, die dem Körper den Ausgleich bringen sollen, sind Kartoffeln und Gemüse. Bewährt haben sich die sogenannten Basensuppen, die aus einer Kartoffelgrundlage und Gemüse hergestellt werden.

Hilfreich sind zu Beginn einer Ernährungsumstellung auch Fastenkuren, beispielsweise die F. X. Mayr-Diät oder eine Saftfastenkur. Danach fangen Sie vorsichtig mit den Basensuppen an.

● Saftfasten: Trinken Sie morgens 1 bis 2 Tassen Kräutertee (Fenchel, Melisse u. ä.), mittags 1/4 l Gemüsesaft, nachmittags wieder 1 bis 2 Tassen Kräutertee und abends 1/4 l frischgepreßten Fruchtsaft. Die Gesamtflüssigkeitsmenge sollte bei 3 l pro Tag liegen; Sie können ergänzend ungesüßte Kräutertees oder natriumarmes Mineralwasser zwischendurch zu sich nehmen.

Dauerbrause

2mal täglich sollte man sich für jeweils 10 Minuten unter die sogenannte Dauerbrause stellen. Dazu bringen Sie den Duschkopf sehr hoch über Ihrem Kopf an und lassen sich dann sanft berieseln. Diese sanfte Massage wirkt wie eine natürliche Lymphdrainage, die sich speziell für den Nacken und den Kopf eignet. Bei dieser Duschmethode werden die Schadstoffe rascher über die Lymphwege abtransportiert, und das Säuregleichgewicht wird schneller wiederhergestellt.

Doppeleinlauf

Bei starken Schmerzen, z.B. bei Rheuma oder Gicht, hat es sich bewährt, einen Doppeleinlauf durchzuführen.

● Erster Einlauf: Zunächst wird 1/2 l Wasser in einen sogenannten Irrigator eingefüllt, den man dann in Knie-Ellenbogen-Lage in den Darm einlaufen läßt. Kurz darauf sollte der Darminhalt entleert werden.

● Zweiter Einlauf: Sofort nach dem ersten Einlauf soll der zweite erfolgen. Hierzu werden 1 l Wasser und zusätzlich ein Basensalz, z.B. Bullrichsalz (1 EL auf 1 l Wasser), in das Plastikgefäß eingefüllt. Der zweite Einlauf geschieht am besten in Linksseitenlage. Man legt sich auf die linke Seite, stellt das Einlaufgefäß nicht zu hoch (die Höhe eines Couchtisches genügt für ein nicht zu starkes Gefälle) und läßt die Flüssigkeit langsam einlaufen. Diese Flüssigkeit sollte etwa 15 Minuten im Darm bleiben. Um sie dort zu halten, ist es wichtig, ganz ruhig zu atmen. Mit etwas Training ist das jedoch kein Problem.

Die Basenflüssigkeit des zweiten Einlaufs puffert sehr viele Säuren im Darm ab und lindert die Schmerzen bei entzündlichen Erkrankungen. Sollten Sie unter einer Schwermetall- oder Lösungsmittelvergiftung leiden, bewährt sich dieser Doppeleinlauf ebenfalls, doch anstelle von Basensalz sollte dann ein Algenpräparat (z.B. Chlorella, etwa 5 bis 6 Tabletten auf 1 l Wasser) genommen werden. Auch eine Zugabe von Basensalzen zur Nahrung ist möglich.

Ausleitetherapien

Es gibt noch weitere Verfahren, um dem Körper Schad- und Giftstoffe zu entziehen – beispielsweise über die Haut. Vor allem bei Schadstoffen, die nicht so leicht über das Bindegewebe und über die Lymphe abtransportiert werden können, bieten sich solche Methoden an. Hierzu zählen die sogenannten Aschner-Verfahren; dabei handelt es sich um Trockenschröpfung, Petechiale-Saugmassage, blutige Schröpfung oder Baunscheidt-Einreibung.

Basensalze

Sollte sich bei den routinemäßigen Messungen mit Lackmuspapier der Urin ständig im sauren Bereich befinden, ist es günstig, mit der Nahrung auch Basensalze (Bullrichsalz, Basofer, Neukönigsfördener Mineraltabletten usw.) aufzunehmen. Basica-Pulver läßt sich leicht in kalte Speisen wie Müsli oder Joghurt einrühren.

Baseninfusion

Bei starken Entzündungen, etwa bei einem Rheumaanfall, Neurodermitis usw., ist es sinnvoll, sich vom Arzt eine sogenannte Baseninfusion geben zu lassen, die die Schmerzen lindern kann.

Weitere Entsäuerungstherapien

In starken Fällen und bei chronischen Entzündungen haben sich auch Cantharidenpflaster bewährt, die allerdings nur unter Kontrolle des Arztesangewandt werden sollten. Ebenso hilfreich: ansteigende Fußbäder, die stark anregend auf den Organismus wirken.

Feldenkrais

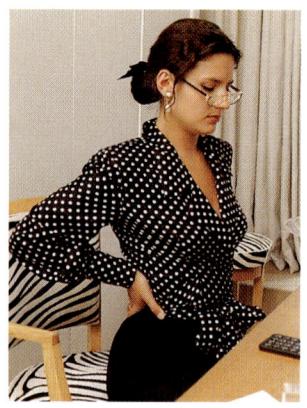

Wir sitzen und stehen meistens mit zu großer Muskelanspannung. Das führt zu Verspannungen und Verkrampfungen.

Antiautoritär
Starre Zielsetzungen und Begriffssysteme werden bei der Feldenkrais-Methode vermieden. Selbständiges Lernen ist die Voraussetzung für die psychische, geistige und körperliche Entwicklung.

Kurzinformation

- Therapie, die Verkrampfungen des Bewegungsapparates auflösen will
- Es handelt sich nicht um ein starres Regelsystem von Übungen; sehr wichtig ist bei der Feldenkrais-Methode auch die Anleitung zur Selbstbeobachtung, um Fehlhaltungen zu korrigieren

Den Muskelpanzer aufbrechen

Alles, was wir tun, kann nur als Bewegung geschehen. Unser Bewegungsapparat ist Teil unseres Ausdrucks, Teil unseres Selbst. Gefühle wie Liebe, Hoffnung, Angst, Trauer, Freude, Neid etc. und Schwierigkeiten im körperlichen und geistigen Bereich beeinflussen unseren gesamten Organismus und wirken auch prägend auf unsere Bewegungsabläufe.

Der Physiker Moshé Feldenkrais (1904–1984) erforschte diesen Zusammenhang zwischen Bewegungsapparat, Neurophysiologie und psychischen Phänomenen. Danach bestehen zwischen Körper, Gehirn und Seele engste Beziehungen. Feldenkrais entwickelte eine Methode, um den von ihm so genannten Muskelpanzer, den er auf autoritäte Erziehung, soziale Zwänge und seelische Disharmonien zurückführte, aufzulösen.

Ein sanfter Weg zur Selbstheilung

»Bewußtheit durch Bewegung« heißt eines der Bücher von Feldenkrais. Bei der von ihm entwickelten Bewegungstherapie lernt man, falsche Bewegungsmuster zu erkennen, die sich im Lauf der Jahre eingeschlichen haben, und neue Bewegungsmöglichkeiten zu entdecken, die zudem ein Gefühl für das eigene Ich vermitteln. Bei dieser Therapie ist es übrigens gar nicht so wichtig, welche Bewegungen man macht; von Bedeutung ist vielmehr, wie man diese Bewegungen ausführt.

Grundlage der Feldenkrais-Methode ist es vor allem, die Bewegungsabläufc nicht als »starrc« Übungen abzuleisten, sondern die eigenen Bewegungen im momentanen Lebensprozeß zu beobachten. Denn eine »Übung«, d.h. eine Wiederholung von Bewegungen, ist nur dann sinnvoll, wenn man sich dabei jedesmal neu erfahren und etwas mehr von sich selbst begreifen kann. Dies ist die wichtigste Voraussetzung, um Fehlhaltungen zu korrigieren.

Entspannende Bewegung

Ein zentrales Anliegen der Feldenkrais-Methode ist die minimalisierte Muskelanspannung denn nur wenn sich unsere Muskeln und Sehnen in einem entspannten Zustand befinden, können wir Verkrampfungen vermeiden. Gelernt wird deshalb, wie Bewegungen nicht mit Kraft ausgeführt werden, sondern quasi mechanisch, mit einer Betonung der Gelenkbewegungen – die Bewegung wird dann ein bißchen vergleichbar mit derjenigen einer Marionette. Hierzu zwei Beispiele:

- Wenn wir uns aus einer Rückenlage aufsetzen, bewegen wir normalerweise viele Muskeln, beispielsweise spannen wir dabei die Bauchmuskeln besonders stark an. Das kann man vermeiden, indem man sich zunächst aus der Rückenlage auf die Seite rollt, dann die Knie anzieht und sich anschließend hochrollt. Auf diese Weise kommen nur minimale Muskelanspannungen zustande, die Bewegung wird fließend – eine Fließbewegung, wie wir sie alle als Kinder noch ausgeführt haben. Kleine Kinder machen nämlich noch diese rollenden und fließenden Bewegungsabläufe; kein Kind richtet sich von der Rückenlage direkt in eine Sitzhaltung auf.
- Man will etwas von einem Regal herunterholen. Wenn man sich nach einem Gegenstand hochstreckt, wird der Körper oft einseitig belastet und gerät in eine Verkrampfung; die eine Schulter wird höher gezogen als die andere. Diese Bewegung kann man aber recht leicht in eine Diagonale überführen, die von den Zehenspitzen des linken Fußes bis zu den Fingerspitzen der rechten Hand reicht. Auch dadurch werden bestimmte Muskelgruppen nicht übermäßig strapaziert oder gar gezerrt.

Sie bestimmen selbst

Die Feldenkrais-Arbeit wird meistens in kleineren Gruppen vorgenommen – ganz ohne Zwang. Sie bestimmen selbst, welche Bewegungen Sie machen und ob Sie diese machen. Wichtig ist, daß Sie sich Ihre ganz alltäglichen Bewegungen bewußt machen, daß Sie – beispielsweise beim Kochen – erkennen, wenn Sie einseitige und verkrampfte Bewegungen (z. B. das Rühren einer Suppe) ausführen. Erst diese Einstellung ermöglicht es den Übenden, allmählich dazu zu kommen, falsche Bewegungen aufzuheben, ihr Selbstbild zu verändern und – ein Anliegen, das dem Begründer dieser Methode besonders wichtig war – Verantwortung für sich selbst und für seinen Körper zu übernehmen.

Die Feldenkrais-Methode kennt auch die Form der Einzeltherapie. In diesem Fall werden dem zu Behandelnden durch bestimmte massageähnliche Techniken seine Verkrampfungen bewußt gemacht und auch gelöst.

Keine Überanstrengung
Geübt wird bei der Feldenkrais-Methode vorwiegend im Liegen, um körperliche Anstrengungen und verkrampfende Muskelanspannungen weitgehend zu vermeiden. Diese Methode ist also auch für ältere Menschen oder Menschen mit chronischen Schmerzen des Bewegungsapparates gut geeignet. Einigen Übenden passiert es sogar, daß sie während des Unterrichts irgendwann so entspannt sind, daß sie einschlafen.

Selbstbestimmung und Loslassenkönnen
Die Betonung von Selbstbestimmung und Bewußtheit bei der Feldenkrais-Methode hat ihren Gegenpol in der Idee vom Loslassenkönnen. Um Spannungen aufzubrechen, muß man versuchen loszulassen bzw. bereit sein, die bewußte Kontrolle über seinen Körper aufzugeben.

Homöopathie

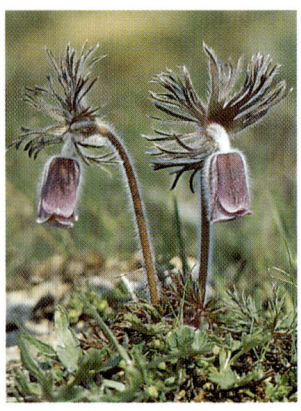

Pulsatilla wird gerne bei Hämorrhoiden und Krampfadern eingesetzt.

Kurzinformation

- Die Homöopathie betrachtet den ganzen Menschen; die körperlichen, geistigen und seelischen Symptome sind ausschlaggebend für die Therapie
- Behandelt wird mit Arzneimitteln, die auf Urtinkturen zurückgehen (Ausgangsstoffe sind Pflanzen, Tiere, Mineralien, Metalle, Krankheitserreger) und die in unterschiedlichen sogenannten Potenzierungen verabreicht werden

Nicht mit Kanonen auf Spatzen schießen!
Immer mehr Menschen wollen sich nicht mehr den teilweise beträchtlichen Nebenwirkungen von Medikamenten aussetzen – vor allem nicht bei harmloseren Erkrankungen wie z. B. einer Erkältung. Das Bewußtsein, daß die Krankheitserreger nur die eine Seite der Medaille sind, daß wir selbst auch für unsere Krankheiten mitverantwortlich sind, weil wir unseren Körper überfordern bzw. Raubbau an unserem Immunsystem betreiben, setzt sich immer mehr durch.

Die Tücken einer einfachen Erkältung

Wohl jeder hat schon einmal eine Erkältung gehabt und kennt daher die typischen Symptome: Schnupfen, Heiserkeit, Husten sowie Hals- und Gliederschmerzen. Und wohl jeder weiß, wem er diese Beschwerden zu verdanken hat, nämlich einer Unzahl von Schnupfenviren, die sich in unseren oberen Atemwegen festgesetzt haben und sich dort einen erbitterten Kampf mit den Abwehrkräften unseres Immunsystems liefern. Es ist auch klar, wie dann – gemäß dieser Theorie – die Erkältung wirksam zu bekämpfen ist: Die Viren müssen weg, sie müssen aus unserem Organismus entfernt werden. Und so gehen viele von uns zum Apotheker oder Arzt mit der Erwartung, daß er uns irgendein Mittel verschreibt, das den ungebetenen Gästen in unserem Körper den Garaus macht. Außerdem erwarten wir, daß uns auch ein Medikament gegen die lästigen Symptome verabreicht wird und wir möglichst schnell wieder ohne Fieber und tropfende Nase an unsere Arbeit gehen können.

Die Viren sind nur zur Hälfte schuld

Meistens werden unsere Erwartungen enttäuscht: Das Schmerzmittel beseitigt zwar die Gliederschmerzen, doch schon wenige Tage später hat uns die Erkältung abermals gepackt. Und der Hustensaft bringt wohl den Husten zum Verschwinden, doch dafür bekommen wir es auf einmal mit Atemproblemen zu tun. Der Grund für das häufige Versagen dieser Mittel: Die Geschichte mit den Schnupfenviren ist nur die halbe Wahrheit. Die ganze Wahrheit liegt nämlich nicht nur in den äußeren Erkrankungsfaktoren, sondern auch in unserem Inneren, in unserem allgemeinen Gesundheitszustand, in unserer Psyche, in unserer generellen Einstellung zu Gesundheit und Krankheit und in der individuellen Taktik unseres Körpers, mit solchen ungebetenen Parasiten umzugehen.

Im Blickpunkt steht der ganze Mensch

Die Homöopathie versucht nun, diesen inneren Bedingungen der Entstehung einer Krankheit Rechnung zu tragen – und geht dabei auf sehr alte Erkenntnisse zurück. Schon in der Antike gab es ganzheitliche Betrachtungen des kranken Menschen. So vertrat der griechische Arzt Hippokrates bereits vor 2500 Jahren die Ansicht, daß man nicht die Krankheit, sondern den kranken Patienten in seiner Gesamtheit behandeln müsse. Denn schließlich sei jede Krankheit letzten Endes nichts anderes als der Ausdruck dafür, daß der Körper sein verlorengegangenes Gleichgewicht wiederherzustellen versucht – und bei diesem Bemühen müsse man ihn wirksam unterstützen.

Und noch etwas entdeckte Hippokrates – eine Methode, die zum Meilenstein der modernen Homöopathie werden sollte: die erfolgreiche Behandlung von Gleichem mit Gleichem bzw. von Ähnlichem mit Ähnlichem. Gegen das Fieber bei einer Erkältung müsse man also etwas verschreiben, was bei einem gesunden Menschen die Temperatur ansteigen läßt, und gegen den Schnupfen müsse etwas verabreicht werden, was beim gesunden Menschen die Nase tropfen läßt. Aufgrund dieser Ähnlichkeitsmethode entstand der Name Homöopathie (griechisch: homoios = gleichartig, ähnlich; pathos = Leid, Schmerz, Krankheit).

Der Schritt zur modernen Therapie

Der entscheidende Durchbruch gelang der Homöopathie durch den deutschen Arzt Samuel Hahnemann (1755–1843). Im Jahr 1790 übersetzte Hahnemann das Arzneimittelbuch eines schottischen Arztes ins Deutsche und stieß darin auf den Hinweis, daß die Malaria mit Hilfe der Chinarinde wirksam bekämpft werden könne. Der schottische Mediziner begründete den Erfolg der Chinarinde mit ihren Bitterstoffen, – das aber konnte Hahnemann ganz und gar nicht überzeugen. Er entschloß sich daher zum Selbstversuch. Mehrere Tage lang nahm er zweimal täglich kleine Mengen von Chinarinde ein, mit dem Ergebnis, daß er nach jeder Einnahme von den typischen Symptomen der Malaria heimgesucht wurde. Hahnemanns Schlußfolgerung: Das Geheimnis der Chinarinde liegt weniger in ihren Bitterstoffen als vielmehr in ihrer Eigenschaft, beim gesunden Menschen genau jene Symptome hervorzurufen, die sie beim kranken Menschen heilen kann.

Hahnemann begann nun damit, seine Selbstversuche auch auf andere Wirkstoffe auszudehnen, und viele andere Ärzte sollten seinem Beispiel folgen. Die Ergebnisse dieser Pionierleistungen führten zu einem umfangreichen Therapiesystem mit einigen hundert Heilstoffen, die alle nach dem Prinzip »similia similibus curantur« (Ähnliches wird mit Ähnlichem geheilt) funktionieren.

Signaturenlehre
Die Homöopathie steht in Verbindung mit der viel älteren Heilpflanzenlehre. Die Heilwirkung von bestimmten Kräutern wurde danach eingeschätzt, welche Ähnlichkeit die Pflanze in bezug auf die zu heilende Krankheit aufwies. Ein Beispiel: Der blutrote Farbstoff, der bei Reibung aus den gelben Blüten des Johanniskrauts austritt, wurde als Fingerzeig aufgefaßt, daß Johanniskraut bei Krankheiten mit Blutungen helfen würde. Und tatsächlich ist es ein hervorragendes Wundkraut bei frischen Wunden und Blutergüssen.

Schon fast 200 Jahre
1807 führte Hahnemann den Begriff »Homöopathie« ein, im Gegensatz dazu bezeichnete er die Schulmedizin als Allopathie. Ungefähr zur gleichen Zeit entstand auch die Isopathie, die in Anlehnung an die Homöopathie Gleiches mit Gleichem behandelt.

Anamnese

Wer zum erstenmal zu einem Homöopathen geht, wird vielleicht erstaunt sein. Die homöopathische Fallaufnahme (die Anamnese) ist ein sehr langes, ausführliches Gespräch, das sich nicht nur um Symptome dreht, sondern in dem der Arzt auch versucht, den vor ihm sitzenden Menschen zu begreifen: wie er sitzt, wie er redet, ob er hektisch, resignativ, depressiv wirkt etc.

Symptomenverzeichnisse

Homöopathen besitzen sogenannte Repertorien, die ganze Symptomreihen aufführen. Dies erleichtert dem Arzt, die Summe der Symptome des Patienten zu bewerten und das gesuchte Simile (das geeignete ähnlichste Mittel) zu finden. Denn je genauer die Analyse der Symptome ausfällt, desto zielgerichteter führt sie zum wirksamen Mittel.

Die homöopathische Heilmethode hat mittlerweile in der Medizin eine weite Verbreitung gefunden. Es gibt zwar noch keine staatlichen oder universitären Forschungsinstitute für Homöopathie, doch zumindest wurde sie als Pflichtfach ins Medizinstudium aufgenommen. Das Arzneimittelgesetz nennt die Homöopathie als eine der besonderen Therapierichtungen, und ihre Belange werden auch beim Bundesgesundheitsamt vertreten. Die Zahl der Ärzte mit der – von den Landesärztekammern vergebenen – Zusatzbezeichnung »Homöopathie« geht bereits in die Tausende: Tendenz steigend.

Homöopathie zielt auf unsere »Software«

Homöopathische Mittel gehören in jede Hausapotheke und eignen sich vortrefflich zur Selbstmedikation. Der Grund dafür ist, daß sie – im Unterschied zur Schulmedizin – nicht die »Hardware«, sondern die »Software« in unserem Körper zu erreichen versuchen. Während die Schulmedizin (von den Homöopathen gern als Allopathie bezeichnet) konkret am erkrankten Organ und den eingedrungenen Parasiten ansetzt, wirkt die homöopathische Therapie auf das Steuerungssystem unseres Körpers; sie unterstützt ihn also bei seinem Bemühen, selbsttätig die Krankheit in den Griff zu bekommen. Homöopathie schießt also nicht – wie sonst in der pharmazeutischen Medizin üblich – mit Waffen, die unserem Körper mehr oder weniger fremd sind. Sie unterstützt vielmehr genau diejenigen Heilungsprozesse, über die unser Organismus ohnehin schon verfügt, die aber bei der konkreten Erkrankung, aus welchen Gründen auch immer, nicht zum Tragen gekommen sind. Verständlich, daß das Risiko von Nebenwirkungen bei einer Therapie, die sich ganz in den Dienst natürlicher Abläufe stellt, vergleichsweise gering ausfällt.

Gleichwohl darf in der Homöopathie nicht »gewildert«, d.h. nicht wahllos alles geschluckt werden, was nur »irgendwie« helfen kann. Denn auch in der »Software« eines Körpers kann man natürlich Störungen provozieren. Wer will, daß ihm homöopathische Mittel wirklich helfen, muß sich selbst und seine Krankheit zunächst genau beobachten und analysieren. Das folgende Beispiel soll dies verdeutlichen.

Genau beobachten!

Angenommen, Sie haben sich eine Erkältung geholt. Ihre Nase tropft, Sie spüren einen starken Niesreiz, und wenn Sie die Nase putzen, zeigt sich ein weißer Schleim. Für die Erkältung an sich können nun mehrere homöopathische Mittel in Frage kommen: Aconitum D30, Allium cepa D6, Kalium bichromicum D4 oder Hepar sulfuris D6.

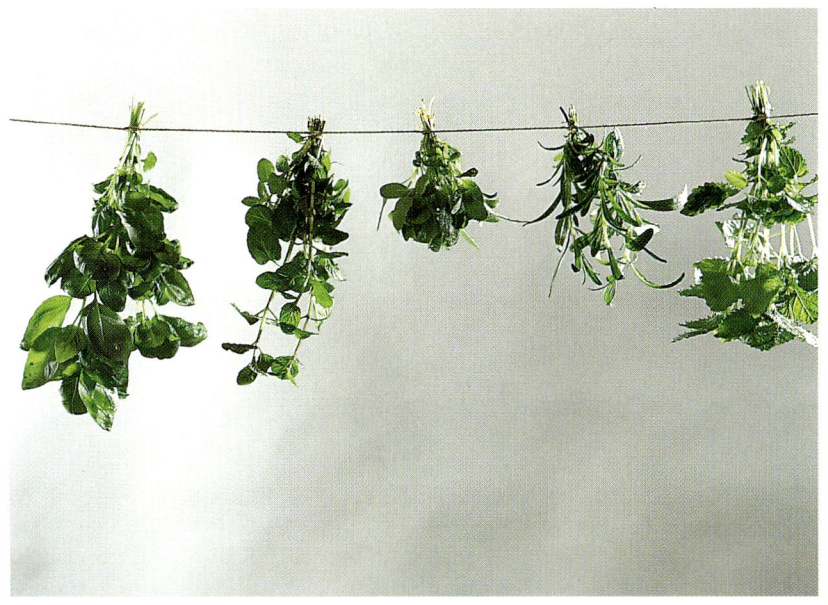

Die aufgeführten Mittel finden Sie auch unter dem Stichwort »Erkältung« in diesem Buch, doch es wäre ein Fehler, sie alle einnehmen zu wollen. Möglicherweise würden die Mittel sich gegenseitig neutralisieren, so daß Sie überhaupt keine Besserung verspüren würden; vielleicht würde Ihnen sogar schlecht werden, weil Sie die »Software« Ihres Körpers überfordert hätten, und sicherlich würden Sie in der Apotheke beim Kauf aller Mittel eine Menge Geld bezahlen.

Treffen Sie eine Auswahl!

Also müssen Sie eine Auswahl treffen, und dafür müssen Sie das Arzneimittelbild des betreffenden Medikaments studieren und mit Ihren Krankheitssymptomen vergleichen. So finden Sie unter Aconitum D30, daß es am besten zu Beginn der Erkältung wirkt. Wenn Sie also schon mehrere Tage an Ihrer Erkältung laborieren, ist es für Sie wertlos. Bei Allium cepa D6 findet sich die Anzeige »starker Niesreiz« (wen wundert's, da ja die Küchenzwiebel, deren Wirkstoffe in Allium cepa enthalten sind, gesunde Menschen zum Niesen zwingt). Sie leiden unter starkem Niesreiz, also ist Allium cepa D6 für Sie das richtige Mittel. Kalium bichromicum D4 hilft hingegen, wenn die Erkältung schlimmer geworden ist und von gelbem, fadenziehendem Sekret begleitet wird. Sie haben jedoch keinen gelben Schleim an sich beobachten können, also ist Kalium bichromicum für Sie auch nicht das richtige Mittel. Sie sondern ja weißen Schleim ab, und dieses Symptom findet sich im Arzneimittelbild von Hepar sulfuris D6 – das dürfte das richtige Medikament für Sie sein.

Urtinkturen

Homöopathische Mittel werden aus sogenannten Urtinkturen hergestellt: Belladonna etwa aus dem reinen Tollkirschenextrakt, Sepia aus den Beuteln des Tintenfisches. Urtinkturen sind entweder pflanzlichen, tierischen oder mineralisch-metallischen Ursprungs – oder es handelt sich direkt um Krankheitserreger.

Modalitäten

Zur Beurteilung des richtigen homöopathischen Mittels wird auch auf die sogenannten Modalitäten geachtet. Das sind die äußeren Einflüsse oder Maßnahmen, die eine Erkrankung verbessern oder verschlechtern (z. B. Kälte und Wärme, Tageszeiten, Nahrungsmittel u. ä.).

Wichtig!

Unter einigen Stichpunkten dieses Buches werden ätherische Öle bzw. Teebaumöl zur Selbstbehandlung von Beschwerden empfohlen. Bitte beachten Sie, daß Sie bei der Einnahme von homöopathischen Mitteln keine ätherischen Öle verwenden dürfen, da diese die Wirkung beeinträchtigen könnten. Entscheiden Sie sich hier bitte immer nur für eine Therapieform. Die Ansicht, viel hilft viel, ist falsch.

Darreichungsformen

Wenn Sie schließlich die richtige Auswahl getroffen haben, können Sie zur Apotheke gehen und sich dort die ausgesuchten Mittel kaufen. Homöopathische Mittel zum Einnehmen gibt es prinzipiell in drei Formen, nämlich als:

- Tropfen (die alkoholhaltig sind)
- Tabletten
- Kügelchen (Globuli).

Für die Wirksamkeit des homöopathischen Mittels spielt es kaum eine Rolle, in welcher Form es verabreicht wird. Natürlich darf man keine Tropfen nehmen, wenn man Alkoholprobleme hat. Aber ansonsten ist es eher bedeutungslos, ob Sie Kügelchen, Tabletten oder Tropfen wählen. In unserem Buch finden Sie zwar Vorgaben wie 1 bis 2 Tabletten, 5 bis 10 Tropfen oder 10 bis 20 Kügelchen (Globuli), doch Sie können auch andere Darreichungsformen wählen. Die Umrechnung geht wie folgt:

- 1 bis 2 Tabletten = 5 bis 10 Tropfen = 10 bis 20 Kügelchen

Die richtige Dosierung

Wichtiger als die Darreichungsform ist die Dosierung des betreffenden Mittels. Die Packungsbeilage der homöopathischen Heilmittel wird Ihnen dazu keine große Hilfe sein, da die einzelnen Substrate ja bei sehr unterschiedlichen Krankheiten zum Einsatz kommen können und ihre Wirksamkeit von Individuum zu Individuum stark variieren kann. Halten Sie sich daher zunächst an die Vorgaben in diesem Buch; sollten Sie bei einem homöopathischen Arzt in Behandlung sein, sind natürlich dessen Vorgaben für Sie bindend.

Wenn es schlimmer wird

Homöopathische Mittel wirken mitunter binnen weniger Stunden, der Kranke fühlt sich dann insgesamt in »Genesungsstimmung« und erlebt sich vor allem psychisch deutlich auf dem Weg der Besserung. In diesem Fall können Sie die Dosis halbieren und schließlich ganz mit der Einnahme aufhören. Häufig kommt es jedoch auch zu einer sogenannten Erstverschlimmerung, d. h., daß die Symptome sich mit der Einnahme des homöopathischen Mittels zunächst einmal verschlimmern. Dies ist kein Grund zur Panik. Im Gegenteil – die Erstverschlimmerung zeigt an, daß sich an den erkrankten Stellen Veränderungen abspielen und daß Sie das richtige Mittel gewählt haben.

Denken Sie daran, daß homöopathische Mittel ja im strengeren Sinn nichts anderes sind als verdünnte Gifte, die im unverdünnten

Zustand bei gesunden Menschen genau die Symptome hervorrufen, die sie beim erkrankten Menschen heilen können.

Im Ernstfall zum Arzt!

Zu beachten ist allerdings, daß die Erstverschlimmerung in einem erträglichen Rahmen bleiben sollte. Wenn die Beschwerden akut zunehmen, entsprachen Potenz und Dosis nicht Ihrer persönlichen Sensibilität. Sie sollten dann auf jeden Fall die Dosierung und auch die Potenz (angegeben im Namensanhang als Buchstaben-Zahlen-Kombination wie D6 oder C100) verringern bzw. – in ernsteren Fällen – einen Arzt aufsuchen.

Wenn nichts passiert

Das falsche Mittel haben Sie schließlich gewählt, wenn gar nichts passiert, die Symptome gleichbleiben oder nach einer anfänglichen Linderung zurückkehren. In diesem Fall muß die Arznei gewechselt oder je nach Schweregrad der Erkrankung der Arzt aufgesucht werden; möglicherweise haben Sie ja bei Ihrem Check der Symptome etwas übersehen.

Homöopathie für die Hausapotheke – unser Tip!

Es gibt bekanntlich Erkrankungen, Verletzungen und Unfälle, die besonders häufig auftreten. Aus diesem Grund sollten Sie sich einen homöopathischen Erste-Hilfe-Kasten zulegen, damit die Kranken schneller an Hilfe kommen und nicht jedesmal aufs neue der mühselige Weg zur Apotheke angetreten werden muß. Ihre homöopathische Hausapotheke sollten Sie mit den im Kasten aufgeführten Mitteln ausrüsten.

Potenzieren

Die Urtinkturen werden schrittweise verdünnt und damit wirksamer gemacht. Ein scheinbarer Widerspruch – doch die Wirksamkeit widerlegt ihn. Hahnemann nannte diese schrittweise Verdünnung potenzieren. Es gibt D-, C-, LM- und Q-Potenzen.

Wichtig!

Bei manchen Konstitutionsmitteln ist Vorsicht geboten, da diese bei hoher Potenz chronische Erkrankungen in akute verwandeln können. Sie sollten daher einen Homöopathen über schon lange bestehende Beschwerden informieren bzw. solche Mittel im Zweifelsfall nicht anwenden.

Homöopathische Mittel für die Hausapotheke

- **Aconitum D6 gegen Seitenstechen, Erkältungen und Fieber im Anfangsstadium, Hals- und Ohrenschmerzen**
- **Arnica D6 gegen Sportverletzungen und Insektenstiche**
- **Drosera Pentarkan (Kombinationsmittel) gegen Husten**
- **Echinacea Pentarkan S (Kombinationsmittel) zur Stärkung der Abwehrkraft**
- **Magnesium phosphoricum D12 gegen Krämpfe**
- **Rhus toxicodendron D6 gegen Hautausschlag, Warzen, Jucken sowie Verstauchungen, Muskelsteifigkeit und Prellungen**
- **Zum Verreiben: Calendumed Salbe DHU gegen Sportverletzungen aller Art**

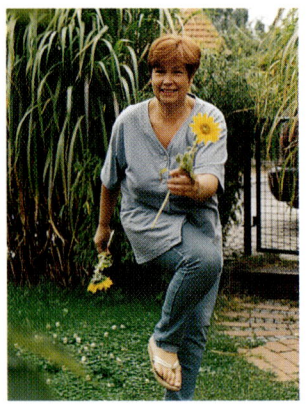

Die Überkreuzbewegung verbessert Fehlhaltungen.

Kinesiologie

Kurzinformation

- Kinesiologie ist die Lehre von der richtigen Bewegung
- Sie ist eine Kombination von Chiro- und Physiotherapie, Massage, Ernährungslehre und Psychologie, die sich an die chinesische Energielehre anlehnt
- Eine entscheidende Bedeutung kommt dabei dem Abbau von Streßfaktoren zu

Stressoren

Stressoren sind diejenigen Faktoren, die Streß auslösen. Damit können sehr unterschiedliche Phänomene gemeint sein, innere und äußere. Eine zu hohe Anzahl solcher Streßfaktoren kann den Körper überfordern. Bestimmte Ereignisse haben sehr hohe Streßwerte, die in einem Punktesystem erfaßt werden. An erster Stelle steht hier der Tod des Partners – mit 100 Punkten, während ein Wohnungswechsel »nur« mit etwa 20 Punkten zu Buche schlägt.

In der Balance mit sich selbst

Kinesiologie, die Lehre von der Bewegung, stellt eine wirkungsvolle Methode zur Selbsthilfe dar, um das gestörte Allgemeinbefinden zu verbessern. Sie ist ein ganzheitliches, zur Bioenergetik gehörendes Naturheilverfahren. Auch sind hier die Erkenntnisse der chinesischen Energielehre mit aufgenommen. Um die bioenergetischen Kreisläufe des Körpers aufrechtzuerhalten, geht die Kinesiologie – wie die Akupunktur und Akupressur auch – von einer ausgeglichenen Lebensenergie (chinesisch: Chi) aus. Ist das Chi gestört, so entstehen Disharmonie und Krankheit. Ist es hingegen in der richtigen Balance, dann ist das Energieniveau erhöht, und die körpereigenen Abwehrkräfte werden gestärkt.

Lebensenergie und Streß

Die Kinesiologie wurde in den sechziger Jahren in den USA von Dr. George Goodheart, einem Chiropraktiker, entwickelt und kann bis heute, vor allem auch in Europa, große Erfolge verzeichnen. Bei der Kinesiologie wird zunächst anhand der Muskeln des Klienten eine Diagnose gestellt. Dr. Goodheart fand nämlich heraus, daß bei bestimmten Muskeltests die Muskeln schwach reagierten und daß es einen Zusammenhang zwischen den jeweiligen Muskeln und bestimmten Meridianen, also den Leitbahnen, in denen nach chinesischem Verständnis das Chi fließt, gab. Mit einer speziellen Massagetechnik konnte die gestörte Muskelenergie jedoch sehr schnell wieder gestärkt werden.

Was bringt nun solche Störungen zustande? Wie kommt es, daß die Lebensenergie nicht mehr frei fließen kann? Hauptverursacher ist das, was wir heute Streß nennen, denn Streß bewirkt Energieblockaden. Die Kinesiologie geht davon aus, daß drei hauptsächliche Bereiche zu berücksichtigen sind, um die Gesundheit zu erhalten und Streßfaktoren abzubauen.

Die drei hauptsächlichen Ansatzpunkte bzw. Bereiche der Kinesiologie sind:

- Bewegungsapparat
- Stoffwechselsystem
- Psychischer Bereich.

Alle drei Bereiche sollten stets im Gleichgewicht sein. Wenn es in einem zu einer Störung kommt, gerät das Energiesystem des Körpers aus der Balance. Besonders in unserer heutigen Zeit sind oftmals zwei oder auch alle drei Bereiche massiv gestört. Da wir ständig abgehetzt sind oder unter Zeitdruck stehen, stellt dieser Zustand einen idealen Nährboden für Krankheiten dar. Unter Streß sind wir verspannt (Muskulatur), gereizt (psychisch) und neigen zu Verstopfung oder Durchfall (Stoffwechsel) – und schon kann das Chi, die Lebensenergie, nicht mehr frei fließen.

Positiver und negativer Streß

Man unterscheidet zwischen zwei Arten von Streß:

- Positiven Streß (Eustreß: z.B. wenn man sich verliebt)
- Negativen Streß (Disstreß: z.B. bei der Angst vor dem Verlust des Arbeitsplatzes).

Beide Streßarten blockieren den normalen Energiekreislauf im Gehirn, und so kommt es zu Blackouts, Angst und gesteigerten bis unangenehmen Gefühlen. Streß ist allerdings nicht allein negativ zu bewerten; er ist in manchen Fällen lebensnotwendig, um uns wichtige Impulse zu geben, intuitiv auf eine Situation zu reagieren. Doch ständiger – vor allem negativer – Streß ohne anschließende Entspannungsphasen macht uns krank.

Der Muskeltest

Die Kinesiologie zielt darauf ab, Streß abzubauen bzw. gar nicht erst aufkommen zu lassen. Grundlage für eine Therapie ist dabei zunächst einmal die Diagnose mit Hilfe des Muskeltests, bei dem man die Energieblockaden im Körper feststellen kann. Unter Streß reagieren die Muskeln schwach, bei Streßfreiheit reagieren sie hingegen stark. Sogar die Verträglichkeit von Lebensmitteln kann man auf diese Weise testen. Probieren Sie doch einmal diesen Muskeltest bei Ihrem Partner aus. Sie testen dafür den Deltamuskel (er zieht sich über das Schultergelenk auf den Oberarm und ermöglicht die Bewegung des Armes vom Körper weg) entweder des rechten oder des linken Armes. Der Deltamuskel steht stellvertretend für die gesamte Muskulatur; er wird deshalb auch Indikatormuskel genannt.

Meridiane

Das Chi fließt in den sogenannten Meridianen, Energieleitbahnen, die nach chinesischem Verständnis den Körper durchziehen. Auf ihnen verlaufen die Akupunkturpunkte (siehe hierzu auch »Akupresssur und Akupunktur«).

Energieblockaden

Wie die chinesische Medizin geht auch die Kinesiologie davon aus, daß bei Krankheiten Energieblockaden in den Meridianen vorliegen. Diese Energieblockaden können durch Akupunktur und Akupressur beeinflußt werden – aber auch die kinesiologischen Übungen regen den Energiefluß wieder an und bringen den Menschen ins Gleichgewicht.

- Die Testperson steht locker und aufrecht vor Ihnen, der eine Arm hängt entspannt nach unten. Sie legen eine Hand hinter dem Handgelenk der Testperson auf den zu testenden Arm, der waagrecht ausgestreckt ist. Dann legen Sie Ihre andere Hand auf die Schulter des herabhängenden Armes der Testperson, um diese zu fixieren.
- Bitten Sie die Testperson bei der Aufforderung »Halten«, Ihrem Druck standzuhalten. Ist die betreffende Person in der Lage, Ihrem Druck standzuhalten, dann testet der Muskel stark, und es ist Energie vorhanden. Testet der Muskel schwach, so zittert der Arm oder geht sofort nach unten, ein Anzeichen dafür, daß hier die Energie erschöpft ist.
- Jetzt wiederholen Sie diesen Test nochmals, um festzustellen, wie psychischer Streß auf die Körperenergie der Testperson wirkt. Beziehen Sie die gleiche Position wie vorher, und bitten Sie nun die Testperson, sich etwas Unangenehmes vorzustellen, beispielsweise: »Stellen Sie sich vor, Ihre Mutter wäre krank« oder »Ihr Partner betrügt Sie«. Sie werden sehen, wie schnell die Energie im Muskel nachläßt und wie der Arm dem Druck nicht mehr standhalten kann und nach unten geht – ein weiterer Beweis für die Tatsache, daß negative Gedanken unsere Gesundheit beeinflussen können.

Auf diese Weise kann man sämtliche Muskeln testen, die – wie schon erwähnt – immer mit einem bestimmten Meridian in Verbindung stehen, und somit zu aufschlußreichen Erkenntnissen über Störungen im Energiekreislauf kommen.

Sanfte Therapie

Die Kinesiologie bietet zur Behebung eines erschöpften Energiezustandes sanfte und effektive therapeutische Maßnahmen an, die auf die drei hauptsächliche Bereiche/Ebenen zielen.

Erster Bereich: Bewegungsapparat

Hier sollte man versuchen, Diskrepanzen auszugleichen, d.h. Fehlstellungen und Fehlhaltungen wieder ins Gleichgewicht bringen. Dies kann durch ganz spezielle Übungen wie beispielsweise die Überkreuzbewegung geschehen. Die Überkreuzbewegung ist eine gegengleiche Bewegung, d.h., Sie bewegen z.B. gleichzeitig den rechten Arm und das linke Bein bzw. den linken Arm zusammen mit dem rechten Bein. Dies kann man in allen möglichen Varianten ausführen: im Stehen, im Gehen und im Sitzen. Bewegungen, die sich ebenfalls günstig auf den Bewegungsapparat auswirken, sind: Seilspringen, auf der Stelle laufen, Treppensteigen, Jogging, Skilanglauf, Schwimmen und Radfahren.

Zweiter Bereich: Stoffwechsel

Eine gesunde Ernährung, die eine regelmäßige Verdauung und Stoffwechselentschlackung zur Folge hat, ist ein zweites Anliegen der Kinesiologie. Sie können schon beim Muskeltest herausfinden, welche Nahrungmittel Ihnen zuträglich sind und welche nicht. Nehmen Sie einfach während des Tests ein Stück Würfelzucker in den Mund. Sie werden überrascht sein, wie schwach der Muskel testet, wenn Sie stoffwechselbelastende Vitaminräuber wie weißes Mehl und raffinierten Zucker zu sich nehmen. Wenn Sie dagegen ein Stück Obst im Mund halten (bitte nicht zerkauen!), werden Sie erleben, daß der Muskel stärker testet.

Dritter Bereich: Psyche

Wichtig ist vor allem der Abbau von negativen Gefühlen wie Neid, Eifersucht und Haß. Dies sind Stressoren, die sich letztlich gegen Sie selbst richten und Ihre Energie blockieren. Versuchen Sie, positiv zu denken. Sehen Sie nicht immer schwarz! Denken Sie an den bekannten Vergleich, daß für einen Pessimisten ein Glas halb leer ist, während ein Optimist das Glas als halb voll betrachtet.

Versuchen Sie, Prioritäten zu setzen, damit Sie nicht immer abgehetzt sind, machen Sie nur die Dinge, welche Ihnen wichtig sind. Versuchen Sie mit einer Zeit- und Zielplanung, die Ihnen zur Verfügung stehende Zeit besser zu strukturieren. Löschen Sie alte Denkmuster von Ihrer »Gehirndiskette«, und bespielen Sie sie neu – aber positiv. Und: Lassen Sie öfter mal Ihre Seele baumeln.

Hierzu haben sich vor allem Übungen zur Integration der beiden Gehirnhälften bewährt. Unsere Gehirnhälften haben bekanntermaßen verschiedene Funktionen; die eine ist eher für logische Prozesse zuständig, die andere für gestalterische. Beide können sich gegenseitig blockieren. Eine einfache Übung: Stellen Sie sich mit locker ausgebreiteten Armen hin, und stellen Sie sich vor, daß Ihre Gehirnhälften in beiden Händen liegen. Führen Sie langsam die Hände zusammen, und vereinigen Sie diese.

Noch ein Wort zu den Übungen

Die Kinesiologie wird heute von verschiedenen Heilberufen als begleitende Therapie angewandt – z. B. von Zahnärzten, Psychotherapeuten, Naturheilkundlern. In der Folge haben sich verschiedene, teilweise ganz spezifische Übungen entwickelt, die auf emotionalen Streßabbau, auf Hilfe bei einer Gewichtsreduktion, auf Heilung bei Schlafstörungen u. ä. zielen. Wichtig ist hierbei, daß die Triade (Dreiheit) von Bewegungsapparat, Stoffwechsel und Psyche gewahrt bleibt, daß also die Übungen nicht einseitig sind, sich beispielsweise nur auf den Stoffwechsel beziehen, sondern ein Paket bilden, das alle Bereiche umfaßt.

Vorsicht bei Genußmitteln!

Sie brauchen auf Genußmittel nicht zu verzichten, doch Sie sollten Ihre Ernährung verstärkt auf Energielieferanten ausrichten: Obst, Gemüse, Müsli, Sauermilchprodukte. Wichtig ist auch, daß Sie genügend Flüssigkeit zu sich nehmen – mindestens 2 l täglich, am besten Mineralwasser.

Think positive!

Gefühle haben einen enormen Einfluß auf uns. Machen Sie sich dies bewußt. Und bestimmte Gesten und Haltungen beeinflussen Gefühle. Beispielsweise intensiviert ein gesenkter Kopf negative Empfindungen. Die Vorstellung einer angenehmen Situation oder eines angenehmen Erlebnisses läßt geradezu automatisch ein Lächeln um Ihre Lippen spielen. Versuchen Sie daher bewußt, negative Gedanken in positive zu überführen. Sie werden merken: Es hilft!

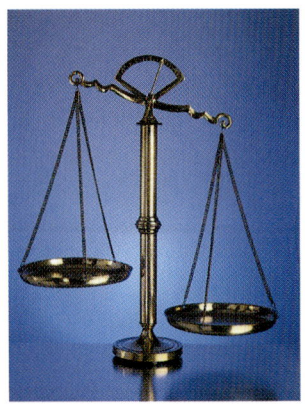

Eine gestörte Balance des Körpers kann krank machend wirken.

Qi Gong

Kurzinformation

- Qi-Gong-Übungen nähren und entwickeln das Chi, das nach chinesischer Vorstellung unsere Lebensenergie darstellt
- Die Übungen stärken den Bewegungsapparat und führen zu einer bestimmten Atemtechnik; sie sind mit meditativen Aspekten verbunden

Qi Gong sind Übungen, welche die Lebenskraft Chi oder Qi (auch die Schreibweise »Yi« existiert) stärken. Wichtigste Voraussetzung ist das Erreichen vollkommener Ruhe und Entspannung. Es handelt sich um Übungen, die von einem aufrechten Rückgrat und einem freien Atem getragen sind – in Verbindung mit meditativen Vorstellungen.

Geboren aus dem Tanz

Qi Gong ist wohl schon gut 4000 Jahre alt und hat sich aus sogenannten Heiltänzen entwickelt. Der Heiltanz war im damaligen China (wie bei anderen Völkern auch) ein Mittel, um die Harmonie mit sich selbst und der Natur wiederherzustellen. Man imitierte dabei auch Tierbewegungen, z.B. Bewegungen von Bären, Affen und Vögeln, um bestimmte Kräfte im Menschen zu mobilisieren.

Chi, Yin und Yang, Tao

Die Lebenskraft Chi spielt in der chinesischen Philosophie und Naturheilkunde eine zentrale Rolle. Bei Erkrankungen oder Befindlichkeitsstörungen ist das Chi gestört. Die Lebensenergie hängt mit den entgegengesetzt und gleichzeitig in Verbindung wirkenden Kräften von Yin und Yang zusammen. Stellen Sie sich Yin und Yang in Form von zwei Waagschalen vor. Optimal ist es, wenn beide Schalen im Gleichgewicht sind – dann ist auch der Körper in Harmonie, und er ist gesund. Verlieren diese Waagschalen ihre Balance, so ist entweder ein Überschuß von Yang und ein Defizit von Yin vorhanden oder umgekehrt. Yin und Yang unterliegen einer ständigen Wandlung, gleichzeitig sind sie eingebettet in einen Zyklus. Denn: Alles Positive kann auch negative Eigenschaften besitzen und alles Negative positive Eigenschaften. In jedem Unglück liegt schon der Same des Glücks und umgekehrt. In der Wechselwirkung von Yin und Yang zeigt sich das Tao, das »höchste Letzte« der chinesischen Philosophie.

Im Sitzen, Stehen oder Liegen
Qi-Gong-Übungen können im Stehen, im Liegen oder auch im Sitzen ausgeführt werden. Ursprünglich waren die Übungen auf das Stehen beschränkt, und damit wird der Anfänger wohl auch beginnen. Leichter fällt es allerdings vielen, wenn sie sitzen können, denn Qi-Gong-Übungen erfordern ein konzentriertes Stehen in verschiedenen Positionen über längere Zeiträume – bei Fortgeschrittenen bis zu 1 Stunde.

Das Chi nähren

Eine große Rolle spielen bei den Qi-Gong-Übungen die Speicherorte des Chi. Der Übende muß sich auf diese Punkte konzentrieren, um hier das Chi verstäkt anzusammeln. Eine zentrale Stelle für die Chi-Sammlung ist das sogenannte Zinnoberfeld (das untere Dantian) – ein paar Zentimeter unterhalb des Bauchnabels gelegen. Dieses Dantian bildet das Zentrum des Körpers; dabei handelt es sich weniger um eine reale Körperstelle, sondern eher um ein mentales Konstrukt, einen imaginären Schwerkraftpunkt im Körperinnern, und jeder Übende muß mit der Zeit sein individuelles Zentrum in diesem Bereich finden. Das mittlere Dantian befindet sich in Herz-Lungen-Höhe, das obere (das »dritte Auge«) zwischen den Augenbrauen auf der Stirn. Ansonsten gelten auch für Qi Gong die üblichen Akupunkturpunkte.

Ziel der Übungen ist es, das Chi hauptsächlich ins untere Dantian abzusenken. Die Zwerchfellmuskeln werden dadurch entspannt, die Organe sinken ebenfalls etwas ab, und die Atmung wird (imaginär) tiefer in den Bauch geführt. Auf diese Weise wird der Bauchbereich frei, und mit jedem Atemzyklus wird eine Organbewegung bewirkt. Die Folge: Der Blutfluß zirkuliert freier, die Funktionen des Stoffwechsels werden verbessert.

Eine kleine Warnung!

Qi-Gong-Übungen sollten nur bei fachkundigen Lehrern erlernt werden, die den Übenden ständig korrigieren. Bei eigenmächtigen, gewaltsamen Selbstversuchen – z.B. die Organe nach unten zu drücken – könnten erhebliche gesundheitliche Schäden entstehen. Andererseits: Es erfordert viel Geduld, bis der Übende die weitreichenden Wirkungen spürt, die Qi Gong auslösen kann. Doch auch schon der Anfänger bemerkt ein verändertes und verbessertes Körpergefühl – auch ohne in die tiefen Gründe dieser stark philosophisch beeinflußten Meditationspraktik vorzustoßen.

Vielfalt der Stile

In China finden sich sehr viele verschiedene Qi-Gong-Techniken, entsprechend der jeweiligen philosophischen Richtung. Es gibt Schulen, welche eher den körperlichen Aspekt hervorheben, gemäß der buddhistischen Philosophie, die an den Kampfschulen der Shaolin weiterentwickelt wurde. Qi Gong kann aber auch mental nach dem Taoismus oder nach den Prinzipien des Konfuzianismus interpretiert werden, wonach die Ordnung und das ausgeglichene Verhalten der Menschen in Harmonie mit dem Tao erlangt werden.

Die zentrale Idee einer gesundheitlichen Stärkung zieht sich allerdings durch alle Stile: Wenn das Chi ungehindert fließen kann, ist der Mensch mit sich im Einklang – und gesund.

Auf der Suche nach dem ewigen Leben

Zinnober war früher sehr kostbar und wurde mit einem sagenhaften Elixier in Zusammenhang gebracht, das unsterblich machen sollte.
Auch deshalb wurde den Qi-Gong-Übungen nachgesagt, daß sie gesünder machen würden und ein längeres Leben garantierten.

»Ist der Bauch entspannt, fließt das Chi frei«

Es ist ein langsam voranschreitender Prozeß, das Chi abzusenken. Und es hat viel mit der Vorstellungskraft zu tun. Nur über die Bauchatmung und über bestimmte Methoden, bei denen man auf dem Rücken liegt, kann dies schneller geschehen.

Wem hilft Qi Gong?

Die Indikationen für regelmäßig ausgeführte Qi-Gong-Übungen sind z.B. Verdauungs- und Stoffwechselprobleme, hoher Blutdruck, Nervosität, Magenbeschwerden, Rückenschmerzen, Bronchitis, Kopfschmerzen und Übelkeit.

Reflexzonenmassage

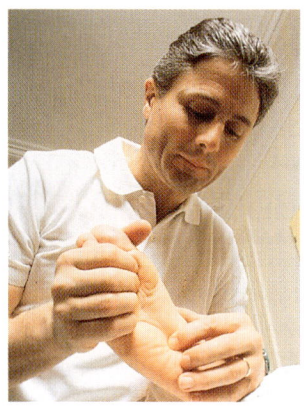

Fußreflexzonenmassage: Die Stimulierung bestimmter Punkte wirkt sich auf die entsprechenden inneren Organe aus.

An Fuß, Hand und Körper
Reflexzonenmassagen können am ganzen Körper durchgeführt werden, bevorzugt werden sie jedoch an Hand und Fuß vorgenommen. Alle Massagen beruhen allerdings auf dem gleichen Prinzip: Durch die Stimulierung soll der normale Spannungszustand der Reflexzonen wiederhergestellt werden, um per Fernwirkung über das vegetative Nervensystem die entsprechenden inneren Organe zu erreichen.

Kurzinformation

- Bei der Reflexzonentherapie werden bestimmte Druckpunkte der Hautoberfläche massiert, um Verspannungen und Schmerzen zu lindern bzw. um Einfluß auf Organerkrankungen zu nehmen
- Die Reflexzonenmassage zeigt eine gewisse Verwandtschaft zu Akupunktur und Akupressur; sie gründet ebenfalls auf dem Prinzip, daß bestimmte äußere Hautareale in Verbindung zu den inneren Körperorganen stehen

Die Verbindung von innen und außen

In Anlehnung an die klassische chinesische Akupunktur (und Akupressur) entwickelten sich im Lauf der Zeit mehrere verschiedene Reflexzonentherapien. Sie beruhen alle auf der Erkenntnis, daß die inneren Organe des menschlichen Körpers jeweils mit einem spezifischen Teil der Hautoberfläche in Verbindung stehen. Diese Verbindungen sind die sogenannten Reflexzonen, die eine gewisse Ähnlichkeit mit den Meridianen der chinesischen Akupunkturlehre besitzen.

Bei der Reflexzonenmassage werden diese Reflexzonen mittels verschiedener Massagetechniken an Punkten der Haut behandelt, um eine Linderung bei Verspannungen, Schmerzen, Bewegungseinschränkungen und psychosomatischen Beschwerden zu erreichen. Durch die Massage kommt es zur verstärkten Energiedurchflutung des Gewebes; der Abtransport von Gift- und Schlackenstoffen aus dem Gewebe wird gefördert, und die körpereigene Abwehr wird gestärkt. Außerdem wirkt die Reflexzonentherapie beruhigend und entspannend – sie verteilt letztlich Streicheleinheiten, und wer mag die nicht?

Fußreflexzonenmassage

Bekannt ist vor allem die Fußreflexzonenmassage. Sie geht auf die Masseurin E. Inham zurück, die diese Massage bereits in den dreißiger Jahren in den USA anwandte. Frau Inham bezog sich dabei auf Dr. William Fitzgerald, den Begründer der Zonentherapie, der sich um 1900 mit der Behandlung von Druckpunkten auf der Hautoberfläche beschäftigt hatte. Seine Zehnzoneneinteilung des Körpers geht auf uralte Überlieferungen der indianischen Volksmedizin zurück – unter Einbeziehung der alten chinesischen Akupressur- und Akupunkturlehre.

Reflexiv heißt widerspiegelnd

Es ist ein zentraler Gesichtspunkt der Fußreflexzonentherapie, daß sich das Gesamtorganbild des Körpers auf einer wesentlich kleineren Fläche – nämlich auf den Fußsohlen – widerspiegelt. Die zehn Längszonen (und drei Querzonen) Fitzgeralds haben ihre Entsprechung in bestimmten Fußpunkten. Die Zonen besitzen – dies ist empirisch nachgewiesen – Energiefelder, die eine direkte Verbindung zu den entsprechenden Körperorganen aufweisen, und man kann deshalb durch das Abtasten der verschiedenen Hautareale des Fußes eine Organdiagnose durchführen. Der Tastbefund liefert anhand der spontanen Reaktion des Patienten ein Gesamtbild, aufgrund dessen man Aussagen über den energetischen Zustand des Körpers machen kann. Schmerzen, die in einer bestimmten Zone auftreten, lassen Rückschlüsse auf eine Störung des dieser Zone zugeordneten Organs zu. Wendet man nun eine sanfte Reflexzonenmassage an dieser Stelle an, so wird das Hautareal von Mal zu Mal schmerzunempfindlicher reagieren, da durch den Einfluß der Massage eine bessere Durchblutung erreicht wird.

Unterschiedliche Anwendungen

Außer mit Massage- und Druckpunktanwendungen kann man auch mit einigen anderen Naturheilverfahren die Reflexzonen behandeln. Hierzu gehören:

- Wärmeanwendungen durch Auftragen von durchblutungsfördernden Kräutern, Pasten, Salben oder Masken
- Wärmeanwendungen in Form von Bestrahlungen
- Kälteanwendungen durch Eismassagen, Kühlsprays oder gekühlte Gelkissen
- Reizstrombehandlungen sowie Elektroakupunktur
- Farbtherapie in Form von Bestrahlung der entsprechenden Reflexzonen mit bestimmten Farben.

Reflexzonen und Neuraltherapie

In diesem Zusammenhang muß auch die von den Brüdern Huneke in den vierziger Jahren entwickelte Neuraltherapie erwähnt werden. Bei dieser Therapie wird ein bestimmtes Medikament (meistens das Lokalanästhetikum Procain) in oder unter die Haut gespritzt (man nennt dies Quaddeln) – und zwar in ein sogenanntes Störfeld. Spritzt man in dieses Störfeld, kommt es zu einem reflektorischen Abbau der Störung und zu einer Stimulierung organischer Bereiche. Hier trifft sich die Neural- mit der Reflexzonentherapie, denn wie letztere geht sie davon aus, daß die Störfelder auf der Haut (und auch im Innern des Körpers) Einfluß auf die Regelkreise des Organismus haben.

Reaktionen
Die Reflexzonentherapie kann sowohl beruhigend als auch kräftigend gestaltet werden – entweder durch die Intensität der Griffe oder durch die Variierung des Tempos. Der Patient empfindet dies als teilweise angenehm, teilweise unangenehm; es kann auch manchmal mit Schmerzen verbunden sein. Schmerzen werden bei der Reflexzonentherapie jedoch dahingehend verstanden, daß der Patient auf die Behandlung anspricht.

Nebenwirkungen
Nebenwirkungen der Reflexzonentherapie sind nicht bekannt, sofern die Behandlung nicht bei infektiösen und fieberhaften Erkrankungen, akuten Venen- und Lymphgefäßerkrankungen, Pilzerkrankungen oder Risikoschwangerschaften angewandt wird.

Tai Chi Chuan

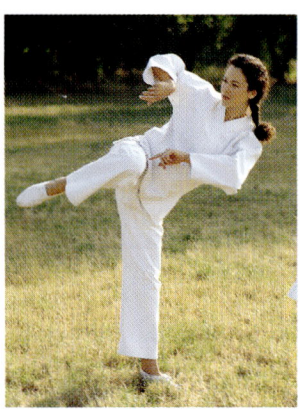

Sanfte und fließende Bewegungen kennzeichnen Tai Chi Chuan.

Kurzinformation

- Tai Chi Chuan, das chinesische »Schattenboxen«, ist eine Form der Bewegungsmeditation
- Ursprünglich gehörte Tai Chi Chuan zu den »weichen« chinesischen Selbstverteidigungsarten; mittlerweile ist es stärker unter dem meditativen und gesundheitlichen Aspekt in den Blickpunkt gerückt
- Bei der sogenannten Form von Tai Chi Chuan werden in ruhigen fließenden Bewegungen bestimmte Figuren ausgeführt, die den Körper entspannen und seine Selbstheilungskräfte aktivieren sollen

Eine Sagenfigur

Zhang Sanfeng gilt als eigentlicher Begründer von Tai Chi Chuan und lebte angeblich im 13. Jahrhundert. Erst im Alter von 95 Jahren soll er folgendes Erlebnis gehabt und daraufhin die grundlegenden Techniken von Tai Chi entwickelt haben: Ein Falke stürzte sich auf eine Schlange, doch diese wich ihm in kreisenden Bewegungen immer wieder aus. Der Vogel versuchte mehrere Angriffe, doch er mußte irgendwann erschöpft aufgeben. Sanfeng erkannte darin das grundlegende Prinzip von Yin und Yang, von sich gegenseitig bedingender Weichheit und Härte.

*Auf der ganzen Welt
gibt es nichts Weicheres und Schwächeres als das Wasser.
Und doch in der Art, wie es dem Harten zusetzt,
kommt nichts ihm gleich.
Es kann durch nichts verändert werden.
Daß Schwaches das Starke besiegt
und Weiches das Harte besiegt,
weiß jedermann auf Erden,
aber niemand vermag danach zu handeln.*
(Laotse)

Unbesiegbare Weichheit

Die Lehren des Laotse vom Tao hatten einen immensen Einfluß nicht nur auf die geistige Entwicklung Chinas, sondern beispielsweise auch auf Politik und Kriegsführung. Die chinesischen Kampfkünste – ob es sich nun um die sogenannten weichen wie Tai Chi Chuan oder um die harten handelt – enthalten immer auch einen philosophischen Aspekt, sind immer mehr als »rohe« Muskelkraftausübung. In den verschiedenen Schulen und Stilrichtungen dieser Kampfformen sollten sich Praxis und Theorie ergänzen; nicht nur der Körper sollte trainiert, sondern auch die Persönlichkeit kultiviert werden. Die innere Kraft und Lebensenergie (Chi) ist der Dreh- und Angelpunkt, die äußere Kraft nur eine Folge der inneren.
Die Entstehung von Tai Chi Chuan ist – wie auch die der anderen Kampfkünste – nicht genau zurückzuverfolgen. Frühe Formen (Tai Chi Gong) existierten wohl schon vor etwa 3 000 Jahren.

Das Besondere an Tai Chi Chuan ist, daß es im Unterschied zu anderen Kampftechniken nicht den Angriff betont, sondern die Selbstverteidigung. Die zugrundeliegende taoistische Philosophie gebietet, jede unnötige Konfrontation zu vermeiden.

Auf taoistische Prinzipien geht auch der zweite Aspekt von Tai Chi Chuan zurück: seine Bedeutung für die Gesundheit. Durch Tai Chi Chuan soll der Körper gekräftigt werden, indem das Chi, die Lebensenergie, vermehrt wird, indem der Körper quasi die Weichheit und Gelenkigkeit eines Kinderkörpers zurückerhält (gemäß der Ansicht, daß das Harte, die Verhärtung, zum Tod führt).

Tai Chi Chuan als Ganzkörpertraining

Die Figuren der Form von Tai Chi Chuan – im Yang-Stil sind es 124 Figuren – beziehen in ihren Bewegungen den gesamten Körper mit ein, alle inneren und äußeren Bereiche, die Organe und die Muskulatur. Alle Bereiche des Körpers sind immer gleichzeitig an einer Bewegung beteiligt. Unabdingbar dazu gehört die Atmung (obwohl der Anfänger dies noch nicht berücksichtigen sollte), denn sie löst die Zirkulation des Chi aus, und die Körperbewegungen unterstützen dies. Im folgenden sollen nur die wichtigsten Prinzipien dieser besonderen Art der Körperbewegung erläutert werden.

Schulterbreiter Stand und Verwurzelung

In Europa und den USA wird Tai Chi Chuan gleich als Bewegung gelernt. Manche chinesischen Schulen hingegen üben die Figuren der Form lange Zeit statisch – ein nicht ganz uninteressanter Aspekt, denn zunächst ist es für den Anfänger wichtig, anders stehen zu lernen. Die Füße werden parallel gestellt (wir neigen dazu, sie nach außen zu drehen) und stehen etwa schulterbreit auseinander; die Knie sind dabei nicht durchgedrückt, sondern leicht gebeugt und befinden sich tendenziell über dem dritten Zeh. Die mentale Vorstellung dabei ist, sich mit den Füßen in der Erde zu verwurzeln und sein Gleichgewicht zu finden. Schulterbreit, im sogenannten Bogenschritt, erfolgen dann die meisten Schritte der Form. Nach relativ kurzer Zeit hat der Übende bereits das Gefühl, auch im alltäglichen Leben anders und entspannter zu gehen bzw. sich generell lockerer zu bewegen.

Entspannte Schultern und »leerer« Nacken

Tai-Chi-Chuan-Anhänger sehen nicht gerade aus wie Arnold Schwarzenegger. Sie sind nicht besonders muskulös, und ihre Schultern »hängen« geradezu herab. Entspannte Schultern und der Schwerkraft folgende, abgesenkte Ellbogen ermöglichen – auch bei gehobenen Armen – eine völlig Entspannung der Kopf- und Schulterregion.

Wie die Kinder

Die stehende Stellung bei Tai Chi Chuan (und übrigens auch bei Qi Gong) lehnt sich an die Stellung von Kindern an, die gerade das Laufen lernen. Sie haben ihre Knie noch nicht durchgedrückt und sind leicht nach vorn geneigt. Auf diese Weise versuchen sie, in die Balance zu kommen. Das passiert ganz unverkrampft. Wenn sie hinfallen, verletzen sie sich im Normalfall auch nicht.

»Die weiße Schlange zeigt ihre Zunge«

Die Figuren von Tai Chi Chuan tragen teilweise sehr poetische Namen. Affe (der Affe weicht zurück), Tiger (den Tiger umarmen), Kranich (der weiße Kranich breitet seine Flügel aus), Hahn (goldener Hahn auf einem Bein) und Schlange verweisen auf Tierbewegungen, auf denen vielleicht die Frühformen von Tai Chi teilweise beruhen.

Neben der Soloform von Tai Chi Chuan gibt es auch eine Partnerform. Fortgeschrittene, die die Soloform beherrschen, können dann zur Schwert- und Säbelform übergehen. Hier wird mit den entsprechenden Waffen (zunächst in Holzform) geübt. Daneben gibt es noch eine Form mit Stöcken, die hierzulande allerdings selten angeboten wird.

Tai Chi Chuan ist in viele Stile zersplittert. Dies passierte schon relativ früh. Die einzelnen Schulen hielten ihre Techniken geheim, und es verbreiteten sich immer neue Varianten. Der bekannteste Stil, der im Westen gelehrt wird, ist der sogenannte Yang-Stil. In China wird auf öffentlichen Plätzen und in Schulen meist eine verkürzte Variante der Langform geübt.

Der »leere« Nacken kennzeichnet den entspannten Halsbereich, der notwendig ist, um die richtige Kopfstellung zu erreichen. Der Kopf soll so gehalten werden, als ob er an einem Faden im Himmel aufgehängt wäre. Mit der richtigen Haltung wird die Wirbelsäule gestreckt, und das Chi kann besser zirkulieren.

Sammlung des Chi im Zentrum

Eigentlich gibt es im Tai Chi keine Bewegung der oberen Gliedmaßen. Um einem Mißverständnis vorzubeugen – selbstverständlich werden Arm- und Handbewegungen ausgeführt, nur: Sie gehen alle vom Zentrum aus. Die Arme folgen den entsprechenden Bewegungen von Hüften und Beinen, und diese werden vom unteren Dantian aus gesteuert. Das untere Dantian ist das Schwerkraftzentrum des Körpers, ein imaginäres Kraftfeld, das ein paar Zentimeter unter dem Bauchnabel angesiedelt ist. Ins untere Dantian wird (wie beim Qi Gong) das Chi abgesenkt, d.h., die Zwerchfellmuskeln werden entspannt, die Organe sinken dann etwas mit ab, und die Atmung wird (imaginär) tiefer in den Bauch geführt, wodurch der Bauchbereich freier wird. Wichtig für den Anfänger ist es, diesen kleinen »Hexenkessel« in seinem Bauch zu erspüren und die Bewegungen von dort aus zu führen.

Yin und Yang

Das Schwerkraftzentrum des Körpers wird bei den Bewegungen eigentlich immer nur von einem – natürlich möglichst verwurzelten – Bein getragen, denn das andere ist in Bewegung. Das jeweils belastete Bein ist passiv (Yin), während das andere zu einem bestimmten Zeitpunkt 100prozentig beweglich und aktiv (Yang) ist. Bei der Verlagerung des Zentrums durchlaufen beide Beine alle Grade der Gewichtung von 0 bis 100 Prozent in einem fließenden Prozeß. Beide Beine werden nie länger gleichzeitig belastet. Die Beherrschung dieser Technik trägt zu den so grazil und leichtfüßig wirkenden Bewegungen von Tai Chi bei.
Das Prinzip von Yin und Yang, Leere und Gewichtung, gilt auch für die Armbewegungen und für die einzelnen Figuren der Form, die abwechselnd Yin und Yang sind.

Spiralierung

In einem späteren Stadium des Lernprozesses werden in einer geradegehaltenen Einheit von Handgelenken und Unterarmen sich öffnende (nach außen drehende, Yang) und sich schließende (nach innen drehende, Yin) Bewegungen durchgeführt. Auch beim Nacken kommt diese Spiralbewegung zum Einsatz. Die ständige Spiralierung unterstützt die Chi-Zirkulation und entspannt die Muskeln und Sehnen.

Wie sollte man Tai Chi Chuan lernen?

Tai Chi Chuan sollte bei einem erfahrenen Lehrer erlernt werden. Ein Selbststudium führt unweigerlich zu Frustration, denn gerade Anfänger müssen in ihren Haltungen und Bewegungen ständig korrigiert werden, wenn diese Bewegungsform nicht nur oberflächlich und äußerlich bleiben soll. Tai Chi Chuan wird meistens als Gruppenunterricht angeboten, ist aber auch als Einzelunterricht möglich. Auch Intensivkurse an mehreren Wochenenden stehen zur Wahl. Wer Tai Chi ernsthaft betreiben möchte, dem sei zu Semesterkursen geraten, denn in der langsamen Entwicklung der Form – mit viel Zeit zum Üben zu Hause – können Fehlhaltungen meist besser korrigiert werden. Im »Normalfall« braucht man drei Semester, um die Form vollständig zu erlernen. Viele Kurse teilen dazu die Form in ihre drei Teile: Erde, Himmel und Mensch. Beim Üben der Form ist folgendes zu beachten:

- Geübt werden sollte regelmäßig (d.h. täglich) und immer zu bestimmten Zeiten.
- Geübt werden sollte auch immer am selben Ort, mit der Anfangsausrichtung nach Norden.
- Es ist keinerlei besondere Kleidung nötig, doch die Kleidung sollte bequem sein; geübt wird am besten in Socken.
- Vor der Übung sollte nicht gegessen oder getrunken werden, ebensowenig kurz danach.
- Vor der Übung sollte das Chi aktiviert werden, am besten mit einer Qi-Gong-Übung.
- Nach der Übung, bei Fortgeschrittenen nach dem Durchlaufen der Form, sollte eine kurze Meditation stehen.

Tai Chi Chuan und »I Ging«

»I Ging«, das »Buch der Wandlungen«, steht in engem Zusammenhang mit einigen Aspekten von Tai Chi Chuan. Dieses älteste Buch Chinas hat verschiedene Seiten: Es ist Orakelbuch, philosophischer Diskurs und eine sehr frühe mathematische Kombinatorik. Seine 64 Hexagramme gehen auf Trigramme zurück, die wiederum eine binäre Struktur haben (Yin und Yang). Das »I Ging« hat Bezüge zu den fünf Elementen (Wasser, Holz, Feuer, Erde, Metall) der chinesischen Philosophie, den vier Jahreszeiten, den vier Himmelsrichtungen, der Farbskala, Himmel und Erde.

Frühe Formen des »I Ging« bilden Rechtecke und Kreise ab, verweisen auf gerade und ungerade Zahlen; sie beeinflußten die mathematische Entwicklung, denn hier waren die Angaben für Rechenvorgänge wie Multiplikation und Potenzierung enthalten. Und: In den Trigrammen finden sich exakte Vorgaben für alle Bewegungen von Tai Chi Chuan.

Erde, Himmel, Mensch

Die chinesische Philosophie geht von einem triadischen Weltmodell aus, das auch in der Form von Tai Chi Chuan repräsentiert ist. Auf der breiten Basis der Erde steht der Mensch fest verwurzelt; mit dem Kopf schwebt er im Himmel, mit seinem Körper verbindet er Himmel und Erde. Ein Kopfstand (wie beispielsweise im indischen Yoga) ist dem Tai Chi Chuan daher äußerst fremd – das wäre »verkehrte« Welt.

Wem hilft Tai Chi Chuan?

Tai Chi Chuan ist für Menschen jeden Alters geeignet; es bedarf keiner besonders sportlichen Konstitution. Es dient generell der Stärkung des Immunsystems; besonders empfehlenswert ist es bei chronischen Verspannungen, Rückenschmerzen, Fehlhaltungen, einer Anfälligkeit für Infektionskrankheiten und zur Vorbeugung von Osteoporose. Manche Krankenkassen unterstützen mittlerweile Tai-Chi-Chuan-Kurse im Sinne einer Prophylaxe.

Teebaumöl

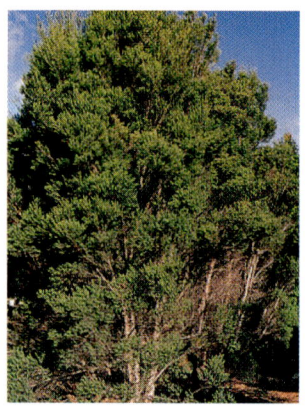

*Melaleuca alternifolia –
diese Teebaumart
liefert das ätherische Öl
gleichen Namens.*

Kurzinformation

- Teebaumöl ist ein Naturheilmittel aus den Blättern des australischen Teebaums
- Teebaumöl wirkt bei allen Hauterkrankungen sowie bei bestimmten Infektionskrankheiten
- Teebaumöl tötet Bakterien, Viren und Pilze

Nur eine einzige Sorte unter vielen

Teebaumöl wird aus den Blättern des australischen Teebaums gewonnen – eines speziellen Teebaums mit dem botanischen Namen Melaleuca alternifolia. Es gibt zahlreiche Teebaumsorten, doch nur diese eine ist für die Gewinnung des ätherischen Öls gleichen Namens geeignet. Diese Baumart gedeiht am besten in sumpfigen Gebieten, vorzugsweise an der Nordküste Australiens, in New South Wales, und im Süden des Landes, in Queensland. Der Botaniker Sir Joseph Banks brachte 1770 die Pflanze von einer Expedition nach England mit – aus dieser Zeit stammt auch der Name Teebaum (tea tree), da sich aus den würzigen Blättern Tee herstellen läßt.

Ein uraltes Heilkraut …

Bei den Aborigines, den Ureinwohnern Australiens, wurden die Blätter allerdings nicht nur als Tee verwendet, sondern der Aufguß wurde auch zur Wundheilung eingesetzt.
Ebenso wurde die Pflanze bei Verbrennungen, eitrigen Wunden, Quetschungen und zur Schmerzbekämpfung angewandt. Die Aborigines zerstampften die Teebaumölblätter, vermischten den Brei mit Lehm und trugen ihn in Form von Packungen auf erkrankte Hautstellen auf.

… das hochwirksam ist

Neueste Forschungen ergaben, daß die Blätter des Teebaumes unterschiedliche ätherische Öle enthalten. Hauptbestandteile sind Monoterpene, darunter das Cineol, besser bekannt unter dem Namen Eukalyptol, das sonst vorwiegend in Eukalyptusblättern zu finden ist. Ein großes Plus von Teebaumöl – besonders wenn es direkt auf die Haut aufgetragen wird – ist seine perkutane (d.h. durch die Haut hindurchgehende) Wirkung. Teebaumöl – und das unterscheidet es von anderen Heilmitteln – wirkt gegen alle ansteckenden Mikroorganismen: Pilze, Bakterien und sogar Viren.

Auf die Zusammensetzung kommt's an

Achten Sie bitte darauf, daß Sie qualitativ einwandfreies Teebaumöl kaufen. Ein Öl mit einem zu hohen Cineolgehalt kann zu Hautallergien führen, ein Öl mit zuwenig Cineolgehalt kann seine Heilwirkung nicht optimal entfalten. Als Anhaltspunkt dient folgender Wert Der Cineolgehalt sollte einen Anteil von 5 Prozent nicht übersteigen.

Antiseptisch, bakterizid und fungizid

Da Teebaumöl so effektiv gegen Mikroben wirkt, können bestimmte Bakterien-, Viren- und Pilzerkrankungen damit behandelt werden sowie alle Erscheinungen, die mit offenen Wunden, seien es kleine Brand- und Schnittwunden, Akne, Insektenstiche oder Hundebisse, einhergehen. Teebaumöl ist bei einem Pilzbefall von Haut und Schleimhaut (Ringelflechte, Fußpilz und Soor) hochgradig wirksam. Nicht zu vergessen ist seine bakterientötende Wirkung bei Infektionen der Atemwege, bei Erkältungen, Grippe, Nasennebenhöhlenentzündung und Bronchitis. Teebaumöl stärkt die körpereigene Abwehr und kann deshalb auch gut vorbeugend angewandt werden.

Im Moment laufen Forschungen, die eine eventuelle Wirksamkeit von Teebaumöl bei AIDS-Infizierten untersuchen.

Anwendungen

Sie können dieses ätherische Öl direkt auf die Haut auftragen oder als Kompresse bzw. Umschlag auf die entsprechenden Hautbezirke legen. Sie können aber auch ein paar Tropfen in Ihr Badewasser oder in Ihre Wasch- oder Körperlotion geben, um den Säureschutzmantel Ihrer Haut zu erhalten. Teebaumöl eignet sich für Mundspülungen, zur Massage und zur Gesichts- und Haarpflege. Sie können Teebaumöl inhalieren oder – wenn Sie eine Duftlampe besitzen – ein paar Tropfen in das Wasserschälchen geben. Teebaumöl ist hervorragend zur Verbesserung des Raumklimas geeignet und kann auch zur Desinfektion von Kleidern (z. B. bei Ungezieferbefall) dem Waschmittel beigefügt werden. Es sollte in keiner Reiseapotheke fehlen, denn der Duft des Teebaumöls vertreibt Ungeziefer aller Art.

Achtung, Allergien!

Teebaumöl ist zwar ein sanft wirkendes Naturheilmittel, doch bei empfindlichen Menschen kann es durchaus zu Hautreizungen oder Allergien führen. Machen Sie daher bitte zunächst einen Hauttest (1 Tropfen auf die Haut genügt). Unabhängig von allergischen Reaktionen sollten Sie die im Kasten aufgeführten Verwendungsverbote beachten.

Informationen zur Anwendung von Teebaumöl

- Teebaumöl ist nicht zur innerlichen Verwendung geeignet. Wenn Sie Mundspülungen machen, dürfen Sie das Öl nicht hinunterschlucken.
- Teebaumöl darf nicht in die Augen geraten.
- Teebaumöl sollte während der Schwangerschaft und bei Kindern unter 18 Monaten nicht angewandt werden.

Ein neues Mittel gegen Herpes

Menschen, die an dem lästigen – und immer wiederkehrenden – Bläschenausschlag leiden, haben mit Teebaumöl ein neues Mittel an der Hand. Teebaumöl kann sowohl bei Lippenherpes als auch bei Genitalherpes zum Einsatz kommen. Damit ist dieses Öl eine gute Alternative für starke Antivirusmittel, die entsprechende Nebenwirkungen zeitigen – allerdings nur, wenn es sich nicht um Herpeskomplikationen handelt.

Darreichungsformen

Mittlerweile gibt es Teebaumöl auch schon in Form von Cremes, Tabletten und als Zahnpasta.

Wichtig!

Falls Sie homöopathische Präparate nehmen, sollten Sie nicht gleichzeitig Teebaumöl verwenden. Die Mittel könnten sich in ihrer Wirkung beeinträchtigen.

Über dieses Buch

Impressum

© 1995 Südwest Verlag
GmbH & Co. KG, München
5., korrigierte Auflage 1997
Alle Rechte vorbehalten

Lektorat:
Dr. Elfriede Ledig
Medizinische Fachberatung:
Dr. med. Christiane Lentz
Redaktionsleitung:
Josef K. Pöllath
Bildredaktion:
Bettina Huber
Produktion:
Manfred Metzger
Umschlaggestaltung:
Michael Keller, München
unter Verwendung eines
Photos von Superbild
(Bernd Ducke), Grünwald
Layout:
Till Eiden
DTP/Satz:
Reiner Löb
Druck/Bindung:
Legoprint, Trento

Printed in Italy

Gedruckt auf chlor-
und säurearmem Papier

ISBN 3-517-01740-X

Über die Autoren

Dr. Norbert Kriegisch ist Arzt für Naturheilverfahren mit eigener Praxis in München. Seine Schwerpunkte sind die ganzheitliche Betrachtung von Gesundheitsstörungen und die natürlichen Behandlungsmethoden.
Dr. Jörg Zittlau lebt und arbeitet als freier Wissenschaftsjournalist – Schwerpunkt Medizin – im mittelfränkischen Schwabach.
Dagmar P. Heinke ist Heilpraktikerin und arbeitet seit 1985 in ihrer eigenen Praxis. Als Dozentin hält sie Seminare für Akupunktur, Akupressur und Farbtherapie ab.

Literatur

Blate, Michael: Heilkräuter als Medizin. Xenos Verlagsgesellschaft. Hamburg 1985
Brüggebors, Gela u.a.: Naturmedizin heute. Gräfe & Unzer Verlag. München 1993
Höhne, Anita: Heiltees, die Wunder wirken. Ariston Verlag. München 1992
Lange, Elisabeth: Heildiät gegen Pilze im Körper. Südwest Verlag. München 1995
McIntyre, Anne: Heilkräuter bei Beschwerden. Mosaik Verlag. München 1992
Roßmeier, Armin: Natürliche Diät bei Bluthochdruck. Südwest Verlag. München 1995
Stumpf, Werner: Homöopathie. Gräfe & Unzer Verlag. München 1993
Von Au, Franziska: Hausrezepte gegen alle Krankheiten. Südwest Verlag. München, 6. Auflage 1995
Wellmann, J./Meyer, J.: Gesundheit heute. Südwest Verlag. München 1994

Hinweis

Das vorliegende Buch ist sorgfältig erarbeitet worden. Dennoch erfolgen alle Angaben ohne Gewähr. Weder Autoren noch Verlag können für eventuelle Nachteile oder Schäden, die aus den im Buch gemachten praktischen Hinweisen resultieren, eine Haftung übernehmen.

Bildnachweis

Bayer AG, Leverkusen: 202, 206; Botanik-Bildarchiv Laux, Biberach a.R.: 112, 362; Forum für Homöopathie, Gauting: 50, 282, 374; Donatus Fuchs, Sidney: 392; Hoffmann-La Roche AG, Basel: 36; Interfoto, München: 362; Ulrich Kerth, München: 350; Alfred Pasieka, Hilden: 14, 34, 44, 56, 58, 64, 68, 80, 90, 98, 106, 114, 124, 126, 134, 138, 152, 156, 168, 174, 200, 218, 226, 230, 234, 248, 266, 272, 280, 284, 336, 340, 342; Claudia Rehm, Stockdorf: U4, 242, 244; Ludwig Reisner, Gundelfingen: 360; Hans Seidenabel, München: 274; Transglobe, Hamburg: 8, 72, 76, 92, 214, 238, 247, 308, 314 (Reporters), 12 (W. Wiese), 16, 50 (Aloha) 10 u.,18 (Studio Pieker GmbH), 20 (Tobias Wahl), 22 (B. Rickers), 24, 30, 48, 66, 70, 86, 100, 110, 128, 150, 166, 178, 204, 208, 222, 224, 290, 296, 334, 372 (Jerrican), 26 (Hans Dieter Brandl GDT), 28, 122 (Dr. Blume-Firla), 32, 60, 158, 172, 252, 276, 294 (TWFS), 36 (Uwe Thiel), 38, 42, 104, 116, 118, 130, 190, 210, 258, 260, 288, 316, 330, 332, 370, 384 (N. N.), 40 (Platen »Neue Heilmethoden«), 52 (Fredde Liebermann), 54 (UsMuc), 74, 120 (Klaus Tiedge), 78 (Jan Halaska), 82, 236 (Fotopic), 84, 148, 154, 170, 182, 184, 194, 206, 212, 256, 286, 318, 377 (Pawel Kanicki), 88 (Sven Picker), 94 (Zielke), 96 (Dieter Ziegler), 108 (Fabricius-Taylor), 112, 312 (R. König), 132 (Sipa Image), 140, 268, 368 (A. Schroeder), 142, 144 (Ambuschowa), 146 (Wayne Lankinen), 160 (Bässier), 162 (Margot Granitsas), 164 (Chad Ehlers), 192, 322 (Stephan Wallocha), 176, 282 (Philippe Royer), 180 (M. Herman), 186, 240 (Di Girolamo), 196 (Gerhard Höfer), 198 (Peter Wiegel), 216 (TG Ise Photo Library), 220, 262, 264 (Matthias Stolt), 228 (Studio Davino), 232 (A. Korda), 246 (H. Baesemann), 250, 292 (Ivo Hanak), 254 (W. Seeling), 270 (TW/Dominque), 278 (Peter Wiegel), 298 (Sygma/Pandis), 300 (Uwe Widmann), 302 (Bob Thomas), 304 (Karawasz), 306 (B.Veberholz), 310 (Popperfoto), 324 (Chad Ehlers), 326 (A. Proudon), 328 (Didier Ermakoff), 338 (Paul Katz), 344 (Klaus Tiedge), 346 (Self Magazine), 386 (Ph. Pasia), 388 (Tom Bionado); Michael Zuche, München: 354, 356

Heilmittel

Register

Hornbeam 213, 366
Huflattich 27f.
Hypericum 158, 169, 303, 317
Impatiens 291, 366
Ingwer 92, 109, 137
Ipecacuanha 36
Iris 109
Isländisch Moos 28
Jasmin 93, 109, 137, 295
Johanniskraut 64, 233, 244
Kalium bichromicum 153, 226
Kalium carbonicum 281
Kalmuswurzel 91
Kamille 19, 31, 35, 61, 86, 89, 133, 137, 143, 152, 165, 180, 195, 228, 237f., 240, 250, 253, 256, 297, 352
Kampfer 181, 211, 223
Kardamom 92, 109
Karottenbrei 236
Kartoffeln 42, 146
Knoblauch 117, 205
Kornblume 173
Kümmel 92, 109, 237, 324
Kürbiskerne 105
Lachesis 119, 144, 235
Lavendel 19f., 23, 45, 50, 61, 111, 133, 137, 216, 223, 253, 352
Ledum 235, 273, 307
Ledum oligoplex 51, 86
Leinsamen 42
Lindenblüten 32, 225, 228, 240
Lorbeer 64, 127, 217
Löwenzahn 331
Lungenkraut 28
Mädesüß 32
Magnesium carbonicum 237
Magnesium phosphoricum 237, 251, 285
Mais 117, 207
Majoran 45, 50, 61, 64, 95, 217, 231
Malve 165, 244
Melisse 19, 89, 111, 201, 217, 231, 233, 238, 244, 257, 297, 291, 333
Millefolium Pentarkan 98, 151
Mimulus 265, 289, 367
Mistel 115, 205, 209
Mönchspfeffer 97, 101
Moorpackungen 45
Mormordica-Tropfen 325
Muskat 64

Myhrre 194, 260
Myristica-sebifera-Tropfen 169
Myrrha Similiaplex 263
Nachtkerzenöl 23, 100
Natrium sulfuricum 305
Nelke 137, 255, 265
Neroli 109, 174, 217, 223, 259, 295
Nux vomica 57, 221, 301, 327, 329, 332
Oak 213, 367
Olive 213, 367
Olivenöl 25
Orange 111, 217, 352
Oregano 143
Patschuli 93, 174, 259
Petersilie 199
Petitgrain 223
Petroselinum 282
Pfefferminze 127, 137, 140, 211, 217, 223, 329
Pfennigkraut 166
Phytolacca 144, 149
Plantival 288
Plumbum aceticum 119
Pulsatilla 35, 239, 249
Quark 43, 192
Ranunculus Pentarkan 89
Red Chestnut 289, 367
Rescue-Remedy-Tropfen 253, 305, 315, 363
Rhus Rheuma Gel N 51
Rhus toxicodendron 21, 24, 51, 55, 61, 67, 73, 75, 105
Ringelblume 182, 197, 275
Rock Rose 112, 289, 291, 367
Rock Water 213, 367
Rose 97, 109, 111, 291, 295, 353
Rosenöl 19
Rosmarin 45, 50, 64, 71, 86, 127, 137, 203, 209, 211, 223, 269, 353
Rosmarinus oligoplex 95
Roßkastanie 119, 123, 317
Roterle 20, 23, 188
Ruta 51, 53, 73
Sabadillsamen 272
Sahne 93, 174, 258
Salbei 41, 111, 143, 148, 194, 211, 263
Sandelholz 92f., 109, 133, 217, 237f., 295, 297
Schafgarbe 97, 291

Schöllkraut 197, 233
Schwefelblüten 182
Sellerie 91
Senfwickel 27
Sepia 111
Silberweidentee 130, 139
Silicea 64, 288
Spargel 91, 201
Staphisagria 43, 107
Star of Bethlehem 291, 367
Stramonium Pentarkan 288
Sulfur 251
Sulfur Pentarkan 89, 169
Symphytum 53, 75, 309, 311
Taubnesselblüten 97, 166
Teebaumöl 15, 20, 23, 33, 61, 77, 87, 107, 121, 123, 145, 147, 153, 155, 163, 169, 171, 180, 183, 189, 195, 197, 227, **392**
Teufelskrallenwurzel 45, 49, 63, 85
Thallium metallicum 267
Thuja 77, 196f.
Thymian 29, 31, 35, 64, 71, 77, 143, 211, 223, 228, 231, 240, 256, 269, 277, 353
Tormentill 327
Traubensilberkerze 101
Traumeel S (Salbe und Tabletten) 73
Urtica 21, 167
Veilchen 43, 246f.
Veratrum album 247, 291, 327, 329
Vervain 213, 367
Vetiver 93, 174, 259
Viburnum opulus 98
Wacholder 61, 86, 95, 353
Walnußlotion 172
Walnut 265, 367
Wasser 333
Weidenrinde 256
Weihrauch 217, 353
Weißdorn 116, 201, 207
Wild Oat 112, 367
Ylang-Ylang 93, 109, 111, 133, 238, 295, 297, 353
Ysop 211
Zeder 109, 291
Zincum valerianicum 102, 239, 290
Zinnkraut 256, 269, 277
Zwiebel 155, 181, 266, 274
Zypresse 97, 113

Sachregister